毒キノコのいろいろ

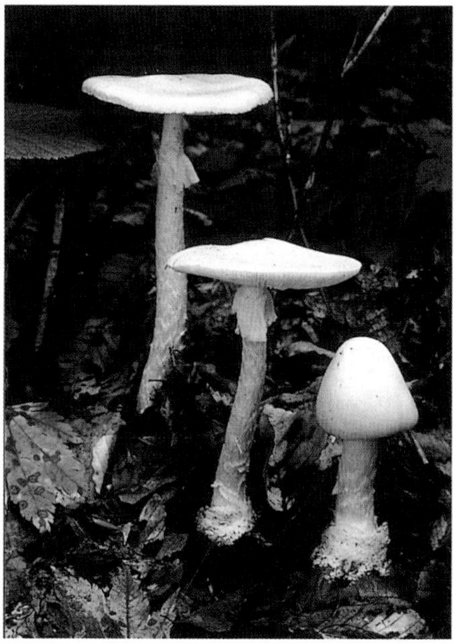

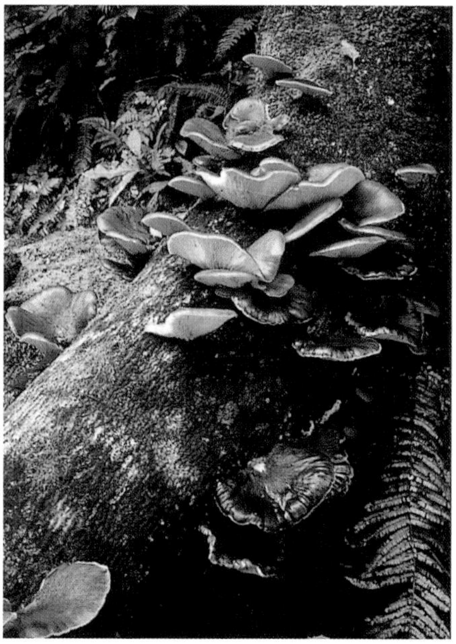

(左)**ドクツルタケ**　日本で一番毒性が強く，コレラ症状を呈して死に至る.

(右)**ツキヨタケ**　シイタケやヒラタケと間違えられやすく，日本で一番多いキノコ中毒.

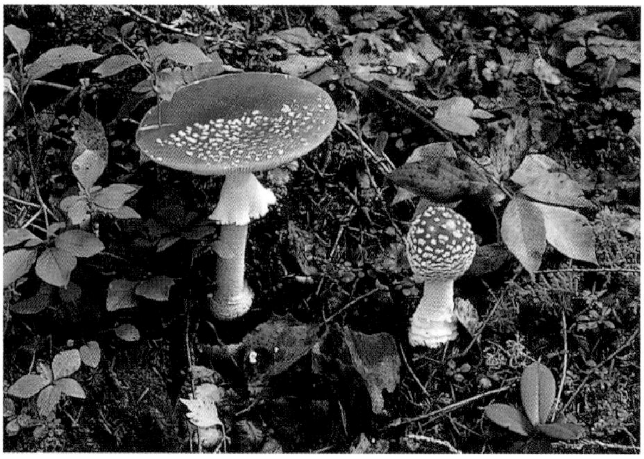

ベニテングダケ
中枢神経を冒し，精神錯乱，幻覚などを起こす.

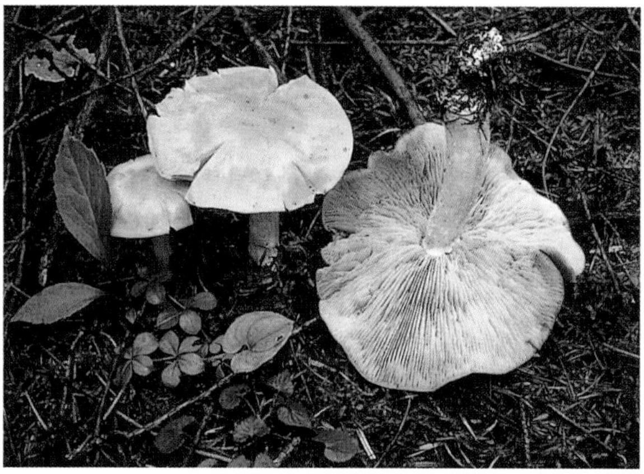

クサウラベニタケ
ツキヨタケについで中毒が多く，嘔吐，下痢，腹痛などの胃腸障害を起こす.

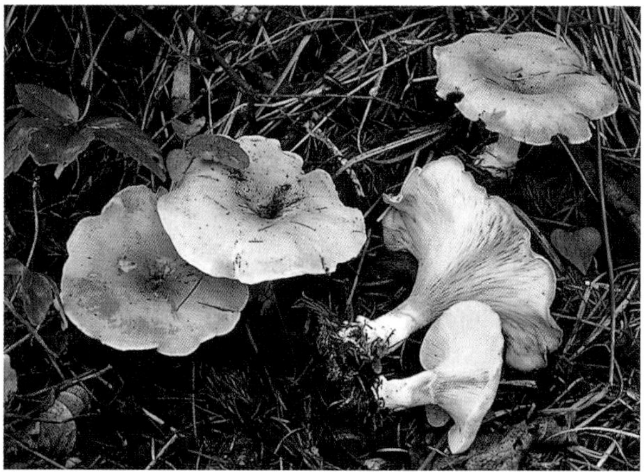

ドクササコ
手足の先端が赤く膨れ，焼け火箸を刺されるような激痛を起こす.

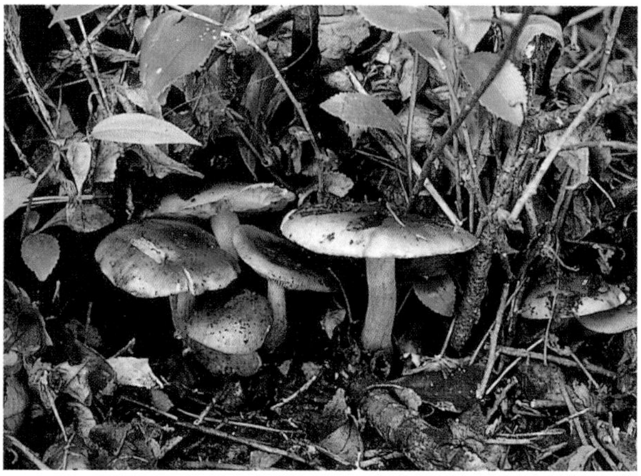

カキシメジ
激しい胃腸障害を起こす.

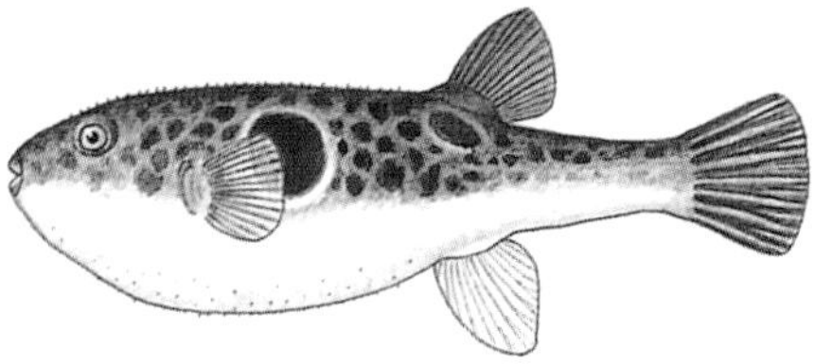

トラフグ　最も多く食用にされ，美味．肝臓，卵巣は猛毒．

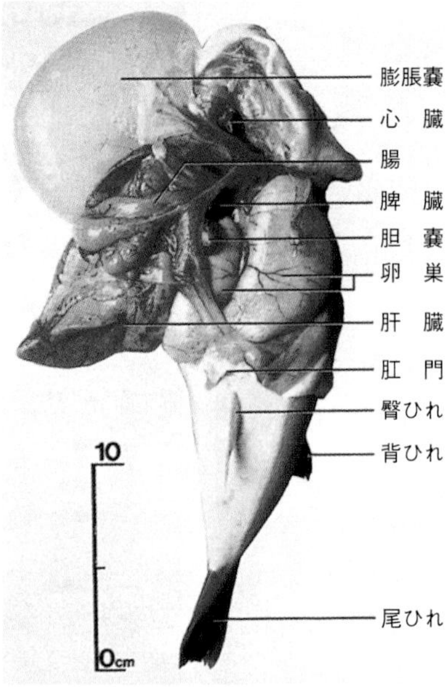
フグの解剖図
膨脹嚢
心　臓
腸
脾　臓
胆　嚢
卵　巣
肝　臓
肛　門
臀ひれ
背ひれ
尾ひれ
10
0cm

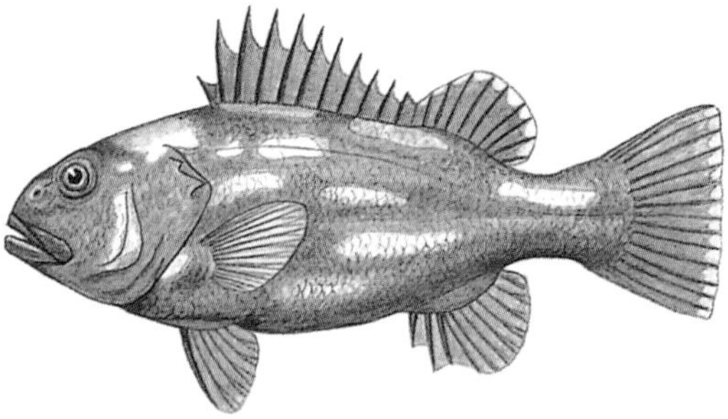

イシナギ　肝臓に多量のビタミンAを含む．症状は全身の皮膚の剥離．

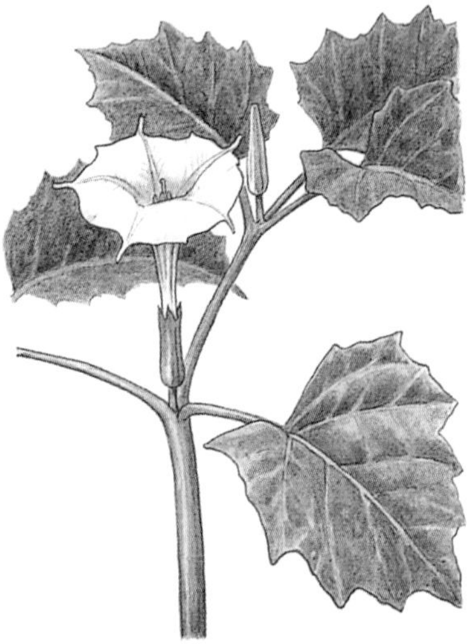

チョウセンアサガオ　種子がゴマに似ているため，誤食により狂騒状態を呈する．

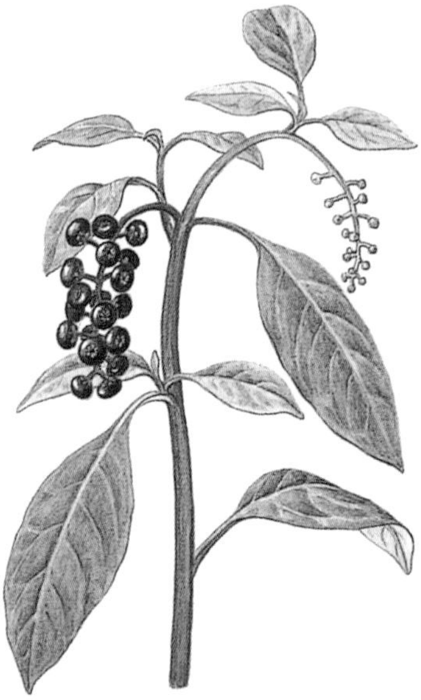

ヨウシュヤマゴボウ　根はヤマゴボウと間違えられやすく，嘔吐，下痢を起こす．

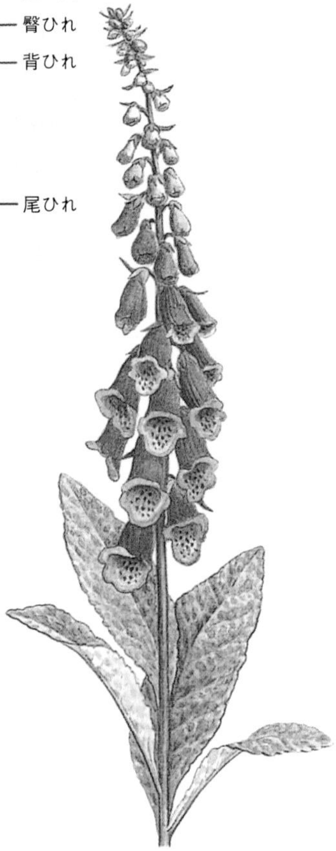

ジギタリス　葉がコンフリーに似る．心臓停止により死に至ることがある．

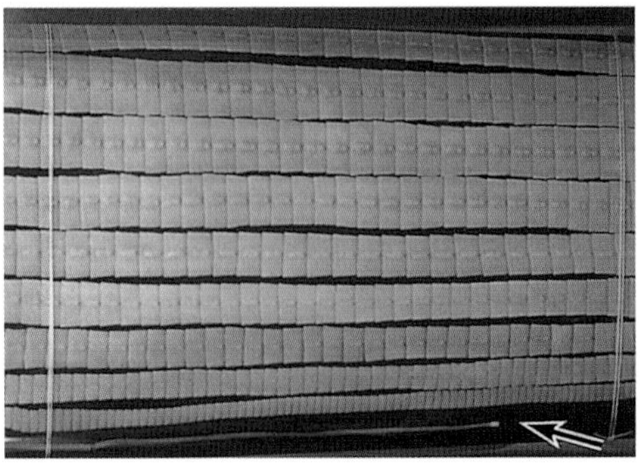

日本海裂頭条虫の虫体
体長は約5m，矢印は頭部．

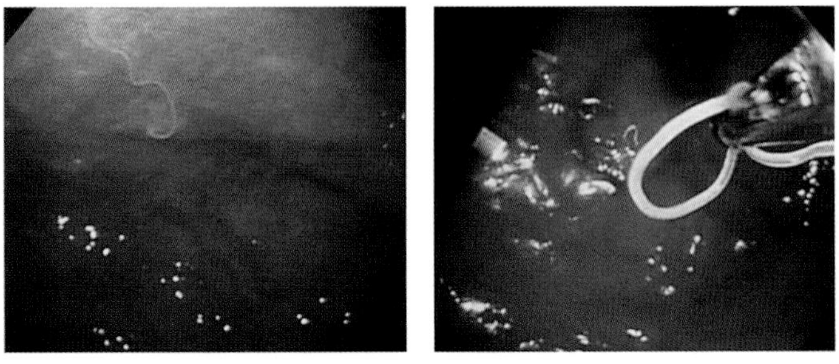

胃粘膜に穿入したアニサキス幼虫（左）**と胃カメラに通じた鉗子による除去**（右）
（名古屋市立大学医学部，等々力勇三先生撮影）

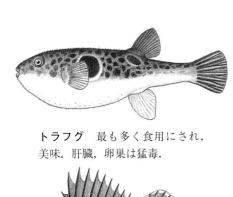

イラスト 食品の安全性
〈第4版〉

小塚　　諭 編

小栗重行・岸本　満
小塚　諭・清水英世　著

東京教学社

編・著者

小塚　　諭（こづか さとし）
元至学館大学健康科学部

小栗重行（おぐり しげゆき）
元愛知学泉大学家政学部

岸本　　満（きしもと みちる）
名古屋学芸大学管理栄養学部

清水英世（しみず ひでよ）
元岐阜市立女子短期大学

イラスト：梅本　昇，安富佐織
写真提供：伊沢正名／ネイチャー・プロダクション，厚生労働省生活衛生局乳肉衛生課編「改訂日本近海産フグ類の鑑別と毒性」中央法規出版

はしがき

本書は，食の安全性の確保に向けた新しい食品衛生行政のしくみをわかりやすく取り上げるとともに，管理栄養士養成の新ガイドラインに含まれる項目をすべて網羅するように編集し，以下の点に執筆上の重点をおいています．

本書の特徴

1．食品衛生学を勉強するすべての人に対応した教科書

栄養士養成施設で行う２単位用講義を念頭に，さらに管理栄養士を目指す学生にも十分対応できる内容としているほか，食品衛生関係法規の教科書としても十分な内容を網羅しています．

2．最新のデータと内容

食品衛生行政の内容や食中毒に関するデータは日々変化しており，本書では可能な限り新しい事実や知識を記述するよう努めました．

3．章のトビラで章全体の内容を把握

各章の最初のページに,その章で扱われる目的と内容をイラストと簡単な文章で表し,その章で学ぶ内容を一目で知ることができます．

4．図や表の他，イラストを多用し，内容をわかりやすく説明

本文は基本的なことを最優先にし，イラストや表を多用して，わかりやすく簡潔にまとめました．基本がしっかり身につきます．

5．章末には管理栄養士国家試験に準じた選択式問題を掲載

過去の国家試験に出題された問題を中心に項目ごとにまとめ，練習問題としました．

本書が管理栄養士や栄養士の養成施設で学ぶ学生諸君の良きテキストとして役立つことを切に願っております．またこれからも食品衛生上の動向や問題に対応して，最新の各種統計資料や知見をもり込んで，読者各位の要望に応えていきたいと考えています．読者の忌憚のないご意見，ご教示をいただければ幸いです．

最後に，本書の刊行にあたり，編集と校正のほか多大のご助言をいただきました，鈴木春樹氏を始めとした東京教学社編集部の方々に心から感謝を申し上げますとともに，イラスト作製にご尽力くださいました梅本昇，安富佐織の両氏に深く感謝を申し上げます．

2008 年 12 月

著　　者

第４版の刊行にあたって

食品の安全性をとりまく状況は以下のように大きく変化していることから，第４版に改版させて頂きました.

- 2015年4月より新たな「食品表示法」が施行され，アレルギー表示の見直し，栄養成分表示の義務化，機能性表示食品制度の導入などさまざまな変更点が加えられ，2020年4月より完全実施されることになりました.
- 2018年6月に，日本の食をとりまく環境変化や国際化等に対応させるため，食品衛生法の大きな改正が行われました．今回の改正では，7つのポイントが新たに導入され，公布の日から起算して2年を超えない範囲内で施行されることになりました.
- 2019年春に，新たな「管理栄養士国家試験出題基準（ガイドライン）」が公表され，2020年3月の第34回国家試験から適用されることになりました.
- 2012年12月に食品衛生法施行規則の一部が改正され，食中毒事件票の病因物質種別欄に寄生虫（クドア，ザルコシスティス，アニサキス，その他の寄生虫）が追加され，食中毒事件の内容が大きく変化しています.

そのため，今回の第4版では，

1. 改正された食品衛生法の7つのポイントを丁寧に解説するとともに，特に重要と思われるHACCPの制度化や食品用器具・容器包装のポジティブリスト制度の導入については，図やイラストを使ってわかりやすく説明しました.
2. 食中毒の発生状況（事件数，患者数）を最新のデータとするとともに，巻末資料2「病因物質別食中毒発生状況」を新しくしました.
3. 2019年9月に特定原材料に準ずるものとして指定された「アーモンド」をアレルギー物質に加えました.
4. 2017年4月より導入された，牛海綿状脳症（BSE）の検査制度の変更について，イラストを用いて説明を加えました.
5. 過去の国家試験に頻回出題された重要な語句については，読者にわかりやすいよう赤文字で強調しました.
6. 巻末資料3の「食品衛生法」を平成30年6月15日の最終改正版とするとともに，資料4「食品一般・食品別規格基準」の内容を更新しました.

2021年2月

著　　者

目　次

第1章　食品衛生行政と法規

第2章　食品の変質

第3章　食　中　毒

第4章　食品による感染症・寄生虫症

第5章　食品衛生管理

第6章　食品中の汚染物質

第7章　食品の器具と容器包装

第8章　食品添加物

第9章　新しい食品の安全性問題

第10章　食品の表示と規格基準

第1章 食品衛生行政と法規

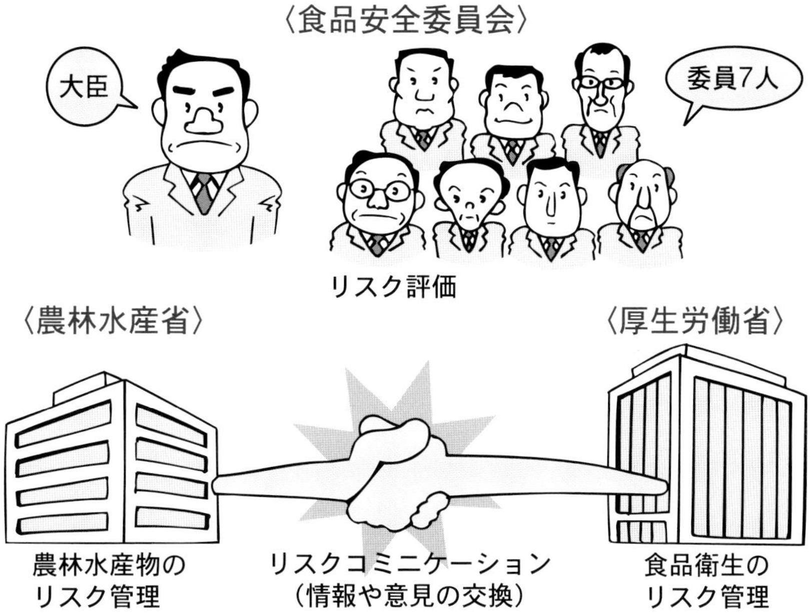
〈食品安全委員会〉
大臣
委員7人
リスク評価
〈農林水産省〉
〈厚生労働省〉
農林水産物の
リスク管理
リスクコミニケーション
(情報や意見の交換)
食品衛生の
リスク管理

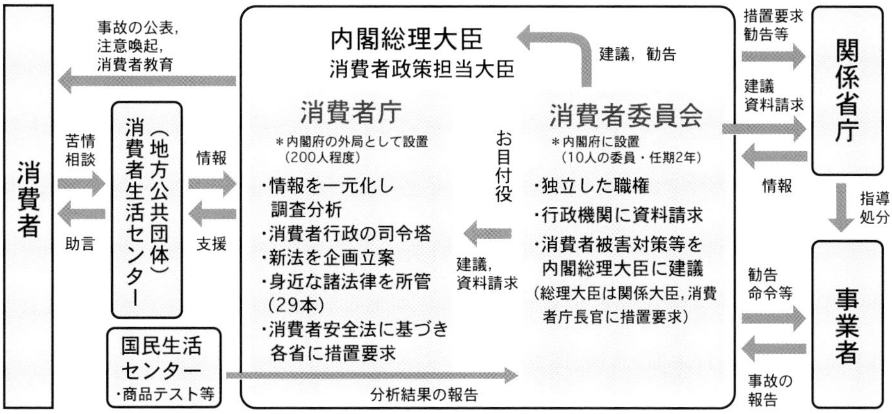
消費者
事故の公表，
注意喚起，
消費者教育
苦情
相談
助言
(地方公共団体)
消費者生活センター
情報
支援
国民生活
センター
・商品テスト等
分析結果の報告
内閣総理大臣
消費者政策担当大臣
建議，勧告
消費者庁
＊内閣府の外局として設置
(200人程度)
・情報を一元化し
調査分析
・消費者行政の司令塔
・新法を企画立案
・身近な諸法律を所管
(29本)
・消費者安全法に基づき
各省に措置要求
お目付役
建議，
資料請求
消費者委員会
＊内閣府に設置
(10人の委員・任期2年)
・独立した職権
・行政機関に資料請求
・消費者被害対策等を
内閣総理大臣に建議
(総理大臣は関係大臣，消費
者庁長官に措置要求)
措置要求
勧告等
建議
資料請求
情報
関係省庁
指導
処分
勧告
命令等
事故の
報告
事業者

近年，国内での食品の生産，加工などの技術が進歩する一方で，世界各地からさまざまな食品が輸入され，われわれの食生活は豊かで多様化してきている．しかし，輸入食品には農薬やメラミンなどの化学物質のほか，無許可食品添加物の混入などが問題となり，食品の安全確保の重要性は一層高まっている．そこで，食品による危害の発生を防止するために，食品の生産，製造から消費にいたるすべての過程で，国や地方自治体（都道府県・市町村）による食品衛生行政が行われている．

本章では，食品の安全性を確保するために策定された以下の食品衛生行政について学ぶ．

1) 食品安全行政のしくみ
2) 食品衛生関係法規（食品安全基本法・食品衛生法）
3) 食品安全の考え方
4) 食品衛生監視員と食品衛生管理者

1.1　食品安全（衛生）行政の対象と範囲

わが国では，憲法第25条により「国民が健康な生活を営む権利」が保証されている．それに基づいて，食品衛生の普及向上と公衆衛生を発展増進させるために，食品衛生法，薬事法，と畜場法，農薬取締法，水道法，健康増進法などの法律により食品衛生行政が行われてきた．

しかし，近年，日本国内での**BSE**（ウシ海綿状脳症）の発生や，それにかかわる偽装表示問題，無登録農薬の使用，輸入食品の残留農薬違反，ダイエット食品による健康被害，大企業による大規模食中毒事件など，食品の安全にからむ事件が続発し，従来の縦割りによる食品衛生行政では，食品の安全と消費者の健康を守るためには不十分であることが指摘された．

このため，食品の安全と食品安全行政に対する消費者の信頼を回復することが急務となり，2003年（平成15年），新しい食品安全行政の柱となる食品安全基本法が制定され，食品の健康影響のリスクを評価する食品安全委員会が内閣府に制定された（図1－1）．

ここでは「国民の健康保護」や「食品の安全性確保」のために行われている新たな食品安全行政や食品衛生行政の概要について簡単に述べる．

(1)　食品安全基本法と食品安全委員会

①　食品安全基本法

食品安全基本法は，日本国内でのBSE（ウシ海綿状脳症）の発生，偽装牛肉問題，残留農薬問題などを契機に，「食品の安全性の確保に関する施策を総合的に推進すること」を目的とする新しい食品安全行政を実施するために，2003年（平成15年）5月23日に公布，7月1日に施行された（目的；第1条）．

この法律では，「国民の健康の保護が最も重要」と基本理念に明記し，「生産から消費までの食品供給行程の各段階における適切な措置」や「国際的動向及び国民の意見に配慮しつつ，必要な措置が科学的知見に基づき講じられることによる国民の健康への悪影響の未然防止」を定めている（基本理念；第3～5条）．

また食品の安全性の確保に関して，国，地方公共団体，食品関連事業者の責任を明らかにしているほか，消費者にも食品安全の知識を深めた上で，実施への意見を表明するなど「積極的な役割」を果たすよう求めている（関係者の責務・役割；第6～9条）．

施策の策定に当たっての基本的な方針は，① 食品健康影響評価（リスク評価）の実施，② リスク評価に基づいた施策の策定（リスク管理），③ 関係者相互間の情報及び意見交換の促進（リスクコミュニケーション）を行うことになっており，その評価は，その時点の水準の科学的知見に基づいて，客観的かつ中立公正に実施することが定められている（基本的な方針；第11～21条）．この3つをリスク分析（リスクアナリシス）と呼ぶ．

また，これまでの食品安全行政（リスク評価・リスク管理）を担当してきた農林水産省や厚生労働省から独立した行政機関として，リスク評価とリスクコミュニケーションを行う「食品安全委員会」を内閣府に置いた点がこの法律の大きなポイントとなっている（食品安全委員会の設置；第22～38条）．

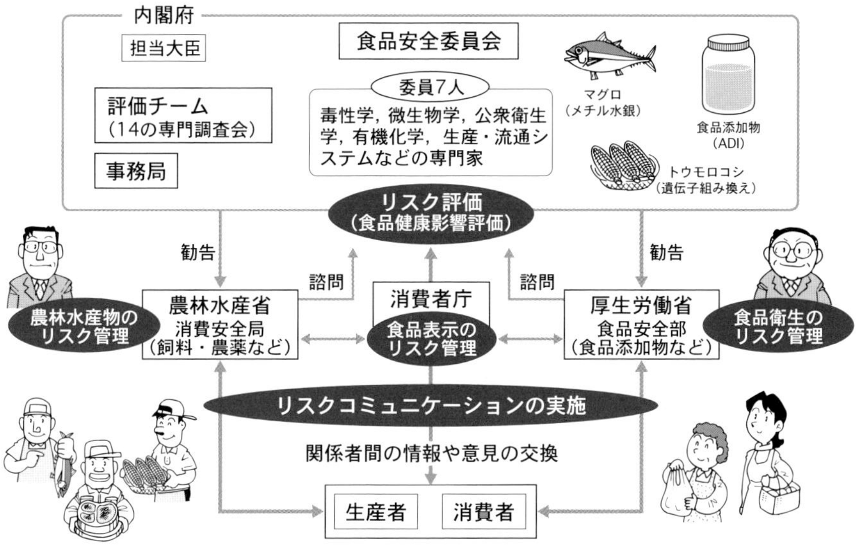
内閣府
担当大臣
食品安全委員会
委員7人
毒性学，微生物学，公衆衛生学，有機化学，生産・流通システムなどの専門家
評価チーム
（14の専門調査会）
事務局
マグロ
（メチル水銀）
食品添加物
（ADI）
トウモロコシ
（遺伝子組み換え）
リスク評価
（食品健康影響評価）
勧告
諮問
諮問
勧告
農林水産物のリスク管理
農林水産省
消費安全局
（飼料・農薬など）
消費者庁
食品表示のリスク管理
厚生労働省
食品安全部
（食品添加物など）
食品衛生のリスク管理
リスクコミュニケーションの実施
関係者間の情報や意見の交換
生産者
消費者

①リスク評価：リスク（食品を食べることによって有害な要因が健康に及ぼす悪影響の発生確率と程度）を科学的知見に基づいて客観的かつ中立公正に評価すること．

②リスク管理：リスク評価の結果を踏まえ，行政等が適切な規制等の措置を決定・実施すること．

③リスクコミュニケーション：リスク評価・リスク管理の内容等について，消費者，食品関連事業者，行政など関係者相互が，幅広い情報や意見の交換を行うこと．

図1-1　新たな食品安全行政組織の仕組み

この法律の成立に伴い，食品衛生法など食品安全に関連する7つの法律が同時に改正された．

②　食品安全委員会

食品の安全を科学的，客観的に判断（リスク評価）するための行政組織で，両議院の同意を得て内閣総理大臣が任命した毒性学等，微生物学等，有機化学（化学物質）等，公衆衛生学等，食品の生産・流通システム等，消費者意識･消費行動等，情報交流の7分野の専門家7人（非常勤3名）から組織されている．委員の任期は3年．

また専門の事項を調査審議するため，添加物，農薬，微生物といった危険要因ごとに14の専門調査会のほか，企画専門調査会，リスクコミュニケーション専門委員会，緊急対応専門調査会が設置される（240名程度）.

本委員会は① リスク評価の結果に基づいて農林水産省や厚生労働省などに対して健康への悪影響を低減するための措置（リスク管理）をとるよう勧告を行ったり，② 勧告に沿った措置がとられたかをチェックしたり，③ さらには食品の安全性について消費者を含む幅広い関係者の間で情報や意見を交換するリスクコミュニケーションの総合的な管理を行う．なお，大規模な食品事故などが起こった場合には，危害の拡大･再発防止のための危機管理に機動的に取り組む中心的な役割も担当する．

③　消費者庁と消費者委員会（消費者行政）

2009年9月1日に，「消費者行政の一元化」というスローガンの下に，消費者庁と消費者委員会が発足した（図1-2）

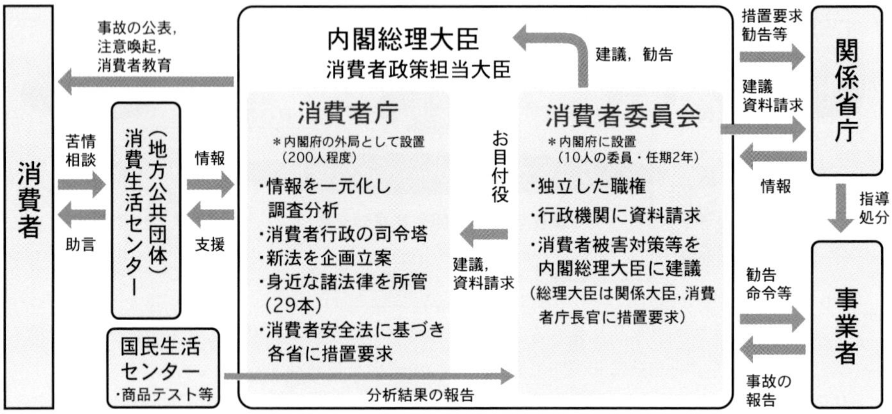
消費者
事故の公表，注意喚起，消費者教育
苦情相談
助言
（地方公共団体）消費生活センター
情報
支援
国民生活センター
・商品テスト等
分析結果の報告
内閣総理大臣
消費者政策担当大臣
建議，勧告
消費者庁
＊内閣府の外局として設置（200人程度）
・情報を一元化し調査分析
・消費者行政の司令塔
・新法を企画立案
・身近な諸法律を所管（29本）
・消費者安全法に基づき各省に措置要求
お目付役
建議，資料請求
消費者委員会
＊内閣府に設置（10人の委員・任期2年）
・独立した職権
・行政機関に資料請求
・消費者被害対策等を内閣総理大臣に建議
（総理大臣は関係大臣，消費者庁長官に措置要求）
措置要求勧告等
建議資料請求
情報
関係省庁
指導処分
勧告命令等
事故の報告
事業者

図1-2　消費者庁と消費者委員会

消費者庁の主な目的は，①「政策立案と規制の一元化」で，基本的な消費者政策の企画・立案などの権限が消費者庁に与えられるとともに，表示・取引・安全に関する29の法律が，消費者庁の所管あるいは他省庁との共管となった．たとえば，食品表示については，消費者庁の食品表示課が担当することになり，食品衛生法と**JAS**法の表示規制がより一元的に運用されることになる．また特別用途食品の表示も消費者庁に移管され，内閣総理大臣の許可を受けることとなった．②2つ目は，「情報の一元化」で，重大な人身被害等が発生したとの情報を得たときは，政府の行政機関の長，都道府県知事，市町村長，国民生活センターの長は，直ちに消費者庁に通知しなければならないと定められた．③3つ目は，「相談窓口の一元化」で，消費者安全法は，都道府県には消費生活センターの設置義務，市町村にはその設置の努力義務を定めて，消費生活センターを法律上の制度として初めて認知した．また，全国共通のナビダイヤルの番号0570-064-370（守ろうよ，みんなを）に電話すれば，地元の消費生活センターの相談窓口につながるという消費者ホットラインの開設が2010年1月から始まった．

消費者委員会は，内閣府内において消費者庁と同格の組織と位置付けられ，その役割は，消費者の意見を消費者行政に直接届けるとともに，消費者庁を含めた関係省庁の消費者行政全般を監視し，問題があれば自ら調査・審議して，総理大臣に建議することとされている．このため，消費者委員会には他の行政機関に対して資料の提出を要求する権限が与えられるとともに，独自の事務局がおかれている．

(3)　食品衛生法

昭和23年1月から施行された食品衛生法は，社会情勢に対応して改正が重ねられ，平成15年（2003年）には制定後50年ぶりの抜本的改正がなされた．さらに，それから15年が経過し，日本の食をとりまく環境変化や国際化等に対応させるため，平成30年（2018年）6月に食品衛生法の改正が行われた．改正では，以下の7つのポイントが導入され，令和3年（2021年）には営業許可業種の見直し，許可の要件である施設の基準も改正された（詳しくは巻末資料3を参照）．

①　大規模又は広域におよぶ「食中毒」への対策を強化（第21条の2～3，第66条）
②　「HACCPに沿った衛生管理」を制度化（第51条）
③　特定の食品による「健康被害情報の届出」を義務化（第8条）
④　「食品用器具・容器包装」にポジティブリスト制度を導入（第18条3項）
⑤　「営業許可制度」の見直しと「営業届出制度」の創設（第57条）
⑥　食品等の「自主回収（リコール）情報」は行政への報告を義務化（第58条）
⑦　「輸出入」食品の安全証明の充実 （第13条）

①　食品衛生法の主な内容

a. 食品衛生法の目的（第1条）

食品衛生法の目的は，「食品の安全性の確保のために公衆衛生の見地から必要な規制その他の措置を講ずることにより，飲食に起因する衛生上の危害の発生を防止し，もって国民の健康の保護を図ること」と，下線部の2つの目的が明示されている．

b. 食品事業者の責務（第3条）

食品事業者は，自らの責任で，食品や添加物の安全性を確保するため，知識及び技術の習得，原材料の安全性の確保，自主検査の実施等に必要な措置を講ずるとともに情報に関する記録を作成し，保存しなければならない．

c. 食品・添加物・器具・容器包装の定義（第**4**条）

① 食品とは，すべての飲食物と定義されているが，医薬品や医薬部外品及び再生医療等製品は「医薬品医療機器等法」で規定されるため，食品衛生法の対象外となる.

② 添加物とは，食品の製造過程や加工，保存の目的で食品に添加，混和，浸潤等によって使うものをいう.

③ 器具とは，飲食器，割ぽう具など食品に直接触れる機器等をいうが，農業や水産業で食品の採取に使用する鍬や漁網などの器具は含まない.

d. 販売を禁止する食品（第**6**条第**1**号～第**4**号，第**7**条，第**10**条，第**12**条，第**13**条など）

① 腐敗，変敗，未熟なもの

② 有毒，有害物質を含むもの

③ 病原微生物により汚染されているもの

④ 不潔，異物の混入しているもの（第6条，第1号～4号）

⑤ 安全性未確認の新たな食品（第7条）

⑥ 病死した獣肉の肉，骨，乳など（第10条）

⑦ 未許可の添加物を含む食品（第12条）

⑧ 許可された添加物や残留農薬等の使用基準違反食品（第13条）

わが国では，食中毒などの食品衛生法第6条違反がもっとも多い（図1–3）.

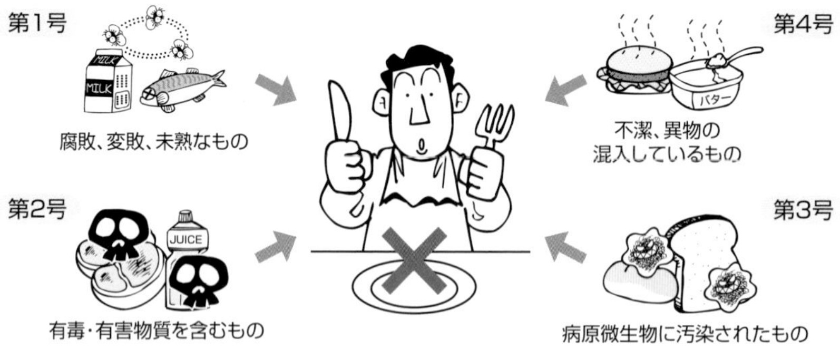
第1号
MILK
腐敗、変敗、未熟なもの
第2号
JUICE
有毒・有害物質を含むもの
第4号
バター
不潔、異物の
混入しているもの
第3号
病原微生物に汚染されたもの

図**1–3**　販売してはいけないものの一部（同第6条）

e. 指定成分を含む食品による健康被害情報の届け出の義務化（第**8**条）

事業者は，特別の注意を必要とする成分等を含む食品による健康被害が発生した場合，遅滞なく都道府県知事に届け出なくてはならない．

f. 病肉等の販売等の制限（第 10 条）

疾病にかかったり，へい死した獣畜の肉，骨，乳，臓器，及び血液等やへい死した家きんの肉，骨及び臓器等については，食品として販売等をしてはならない．また，獣畜の肉等の輸入については，輸出国の政府機関によって発行され，かつ，疾病やへい死した獣畜の肉，乳若しくは臓器若しくは家きんの肉若しくは臓器又はこれらの製品でない旨の「衛生事項」を記載した証明書を添付したものでなければ，輸入してはならない．

g. 輸入食品等の安全性の確保（第 11 条）

輸入食品の安全性確保のために，食肉や乳製品，水産食品など，重要な工程管理が必要な食品には衛生証明書の添付が輸入要件となった（対象食品に乳，乳製品が追加された）．また，第 6 条各号に掲げる食品又は添加物も輸入してはならない．

h. 指定外添加物の使用禁止（第 12 条）

人の健康を損なう恐れのないと定めた添加物（天然香料及び一般に食品として飲食に供されている物であって添加物として使用されるものを除く）以外は，販売，製造，輸入，使用してはいけない（添加物にポジティブリスト制度を導入）．

i. 指定添加物・残留農薬・残留動物用医薬品の規格基準（第 13 条）

厚生労働大臣は，販売用の食品若しくは添加物の製造，加工，使用，調理，保存等について規格や基準を定める．② また，その規格基準に合わない食品等については，製造，輸入，加工，使用，調理，保存，販売してはならない．③ 残留農薬や残留動物用医薬品が基準を超える食品についても，製造，輸入，加工，使用，調理，保存，又は販売してはならない．

j. 有毒有害な器具または容器包装の販売等の禁止（第 16 条）

有毒，有害な物質が含まれたり付着している器具または容器包装は販売したり，販売用に製造・輸入したり，営業上使用してはならない．

k. 器具・容器包装の規格と基準の設定（第 18 条）

厚生労働大臣は，販売用や営業上使用する器具・容器包装もしくはこれらの原材料につき規格を定め，これらの製造方法につき基準を定めることができる．② これらの規格・基準が定められたときは，規格に合わない器具・容器包装を販売したり，販売用に製造，輸入したり，営業上使用してはならない．また規格に合わない原材料を使用したり，基準に合わない方法により器具・容器包装を製造してはならない．③器具・容器包装は，安全が担保された政令で定められた材質の原材料を使用して製造しなくてはならない．（器具・容器包装にポジティブリスト制度を導入（合成樹脂が対象））

l. 器具・容器包装の表示基準（第19条・第20条）

器具または容器包装に関して表示の基準を定め，表示を義務付ける．また，虚偽または誇大な表示や広告を禁止している．食品，食品添加物の表示基準については食品表示法で定める．

m. 監視指導における連携協力体制（第21条の2～3，第66条）

厚生労働大臣は，広域的な食中毒の発生・拡大防止のため，国や都道府県が相互に連携・協力を行うとともに，「広域連携協議会」を設けることができる．

n. 臨検検査と収去（第28条）

厚生労働大臣または都道府県知事等が必要と認める場合は，担当者（食品衛生監視員）を事業所に立ち入り調査（臨検）させ，検査に必要な食品，添加物，器具・容器包装を収去（無償で採取）することができる．

o. 食品衛生監視員制度（第30条）

食品Gメンとも呼ばれ，行政側の立場から，検疫所では輸入食品を，保健所では食品の製造・流通・営業施設の衛生を監視指導する．監視員の資格は食品衛生法施行令第4条で，医師，歯科医師，薬剤師，獣医師の他，養成施設で所定の過程を修了したものなどに定められている（図1-6参照）．

p. 食品衛生管理者制度（第48条）

自主的衛生管理の立場から，乳製品，食肉製品，添加物などの製造加工施設には施設ごとに一定の資格をもつ食品衛生管理者をおき，施設の衛生管理や従業員を監督し，問題があれば営業者に意見を述べるよう定めている．

q. 原則全ての事業者に“**HACCP** に沿った衛生管理”を制度化（第 **51** 条）

厚生労働大臣は，厚生労働省令で，営業施設の衛生的な管理について① 一般的衛生管理に加え，② HACCP に沿った衛生管理の実施を，原則として全ての食品等事業者に求める（第 5 章 5.1（2）参照）．また，小規模事業者の負担に配慮し，取り扱う食品の特性等に応じた衛生管理について手引き書の作成を進める．HACCP に沿った衛生管理の制度化は 2021 年 6 月より実施された（図 1–4）．

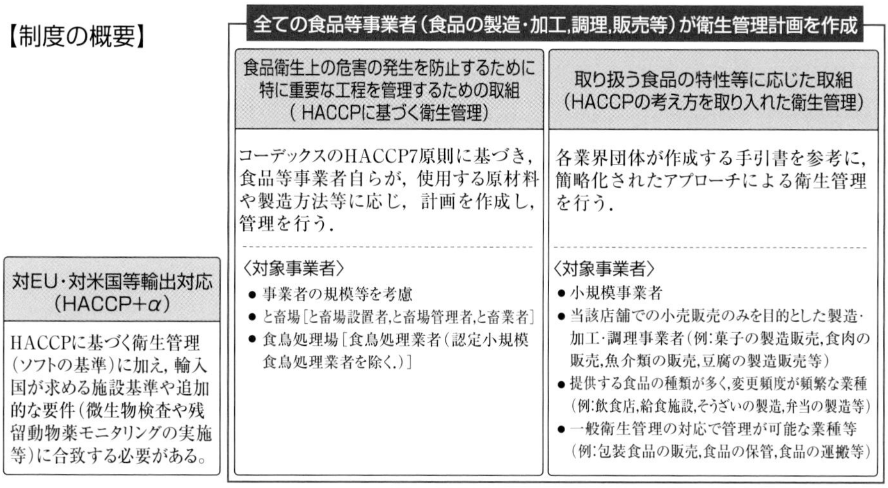
【制度の概要】
全ての食品等事業者（食品の製造・加工,調理,販売等）が衛生管理計画を作成
食品衛生上の危害の発生を防止するために特に重要な工程を管理するための取組（HACCPに基づく衛生管理）
コーデックスのHACCP7原則に基づき，食品等事業者自らが，使用する原材料や製造方法等に応じ，計画を作成し，管理を行う．
〈対象事業者〉
● 事業者の規模等を考慮
● と畜場［と畜場設置者,と畜場管理者,と畜業者］
● 食鳥処理場［食鳥処理業者（認定小規模食鳥処理業者を除く.）］
取り扱う食品の特性等に応じた取組（HACCPの考え方を取り入れた衛生管理）
各業界団体が作成する手引書を参考に，簡略化されたアプローチによる衛生管理を行う．
〈対象事業者〉
● 小規模事業者
● 当該店舗での小売販売のみを目的とした製造・加工・調理事業者（例:菓子の製造販売,食肉の販売,魚介類の販売,豆腐の製造販売等）
● 提供する食品の種類が多く,変更頻度が頻繁な業種（例:飲食店,給食施設,そうざいの製造,弁当の製造等）
● 一般衛生管理の対応で管理が可能な業種等（例:包装食品の販売,食品の保管,食品の運搬等）
対EU・対米国等輸出対応（HACCP+α）
HACCPに基づく衛生管理（ソフトの基準）に加え，輸入国が求める施設基準や追加的な要件（微生物検査や残留動物薬モニタリングの実施等）に合致する必要がある。

※ 取り扱う食品の特性等に応じた取組（HACCPの考え方を取り入れた衛生管理）の対象であっても，希望する事業者は，段階的に，食品衛生上の危害の発生を防止するために特に重要な工程を管理するための取組（HACCPに基づく衛生管理），さらに対EU・対米国輸出等に向けた衛生管理へとステップアップしていくことが可能．

※ 今回の制度化において認証の取得は不要．

図 **1–4**　**HACCP** に基づく衛生管理の制度

（資料：厚生労働省 HP より作成）

r. 営業許可（第 **55** 条）

食品営業施設には，政令で定める施設につき，条例で業種別に施設・基準（第 54 条）を定め，営業を営もうとするものは都道府県知事（保健所長）に営業許可を受けなければならない．都道府県知事は，許可に 5 年を下らない有効期間その他の必要な条件を付けることができる．

s. 回収と廃棄（第 **58** 条・第 **59** 条）

厚生労働大臣又は都道府県知事は，営業者が第 6 条，第 10 条～第 12 条，第 13 条第 2 項～第 3 項，第 16 条，第 18 条第 2 項～第 3 項の規定に違反，又は第 9 条第 1 項，第 17 条第 1 項に違反した場合，その食品，添加物，器具・容器包装を廃棄させ，営業者に対し食品衛生上の危害を除去するために必要な処置をとることを命ずることができる．また，第 20 条の虚偽・誇大な表示・広告の禁止規定に違反した場合においても，同様の処置をとることができる．

t. 営業の停止・禁止・取り消し（第 **60** 条）

都道府県知事等は，営業者が第 6 条，第 8 条第 1 項，第 10 条～第 12 条，第 13 条第 2 項～第 3 項，第 16 条，第 18 条第 2 項～第 3 項，第 19 条第 2 項，第 25 条第 1 項，第 26 条第 4 項，第 48 条第 1 項，第 50 条第 2 項，第 51 条第 2 項，第 52 条第 2 項，第 53 条第 1 項の規定に違反した場合，営業許可を取り消し，禁止し，もしくは期間を定めて停止することができる．

u. 食中毒の処置・患者の届け出（第 **63** 条）

食中毒が発生した場合，医師から届け出を受けた保健所長は速やかに原因の調査などを行うよう定められている．そのため，食中毒の事件数や患者数などの食中毒統計は医師からの届け出の数値が反映されることになる（食中毒統計ができるまでの過程は第 3 章 3.3 図 3–3 参照）．

v. 食品衛生推進員（第 **67** 条）

都道府県等は，食品等事業者の食品衛生の向上に関する自主的な活動を促進するため，社会的信望があり，かつ，食品衛生の向上に熱意と識見を有する者のうちから，食品衛生推進員を委嘱することができる．

w. 国民の意見の聴取と意見の反映（第 **70** 条，第 **71** 条）

厚生労働大臣や都道府県知事等は，第 6 条第 2 号ただし書，第 7 条第 1 項～第 3 項，同条第 4 項，第 8 条第 1 項，第 10 条第 1 項，第 12 条，第 13 条第 1 項，第 13 条第 3 項，第 18 条第 1 項，第 18 条第 3 項，第 23 条第 1 項，第 50 条第 1 項，又は第 51 条第 1 項，第 52 条第 1 項，第 54 条等について，広く国民の意見を求めるものとする．また，食品衛生に関する施策に国民又は住民の意見を反映させるため，当該施策の実施状況を公表し，国民・住民の意見を求めなければならない．

x. 罰則（第 **81** 条・第 **82** 条など）

第 6 条，第 10 条第 1 項，第 12 条，第 7 条第 1 項～第 3 項，第 59 条第 1 項，第 59 条第 2 項，第 60 条の規定に違反した者については，3 年以下の懲役又は 300 万円以下の罰金に処する．

第 13 条第 2 項～第 3 項，第 16 条，第 19 条第 2 項，第 20 条，第 55 条第 1 項規定に違反した者については，2 年以下の懲役又は 200 万円以下の罰金に処する．また，前項の罪を犯した者には，情状により懲役及び罰金を併科することができる．

1.2　食品の安全性の考え方

食品は人が生命維持に不可欠な栄養素を提供するものであり，健康保持のために毎日取り入れなければならないものである．よって，食品には健全性が必要で，かつ安全であることが求められる．しかし，食品中の成分あるいは付属する物質と人体との相互関係によっては食品を摂取したことが健康被害の原因となることがある．

(1)　食品に由来する危害要因（ハザード）

危害要因（ハザード）とは「健康に悪影響をもたらす原因となる可能性のある食品中の物質または食品の状態」である．ハザードには食品自体に由来する内因性要因と，外因性要因がある（表1–1）．

食品中に存在するハザードは，健康に悪影響を起こす可能性をもっている．したがって，食品の安全性確保においては食品に由来するハザードとそれに由来する健康被害をどう制御するかを考える必要がある．

表1–1　食べ物による健康障害

1)　食品自体によるもの(内因性要因)

- **(1)**　食物アレルギー…………卵アレルギー，そばアレルギーなど
- **(2)**　アンバランスな食生活…糖尿病，高血圧症，動脈硬化症などの生活習慣病(成人病)

2)　食品・水を媒介とするもの(外因性要因)

- **(1)**　生物学的因子
  - **a.** 食中毒
    - ①細菌性食中毒…感染侵入型(サルモネラ属菌，腸炎エルシニア)，生体内毒素型(腸炎ビブリオ，腸管出血性大腸菌，ウエルシュ菌など)，生体外毒素型(黄色ブドウ球菌，ボツリヌス菌)
    - ②自然毒食中毒…フグ毒(動物性)，毒キノコ(植物性)
    - ③化学性中毒……ヒ素，有機リン農薬など
    - ④カビ中毒症……アフラトキシン，そのほかのカビ毒
    - ⑤アレルギー様食中毒…ヒスタミン中毒(アジなどの青魚の干物)
  - **b.** 三類感染症…………赤痢菌，コレラ菌，チフス菌など
  - **c.** 人獣共通感染症……炭疽菌，結核菌，ブルセラ菌など
  - **d.** 寄生虫症……………アニサキス，日本海裂頭条虫など
- **(2)**　食品生産因子　①農薬
  - ②抗生物質
  - ③食品添加物
- **(3)**　環境汚染由来因子…有機水銀，カドミウムなど
- **(4)**　偶発事故由来因子…ヒ素，PCBなど

(2)　食品安全の基本的考え方

食品の安全を考えるとき，危害要因（ハザード）が微生物か，化学物質かにより健康被害をどのように制御するかの考え方が異なる．

(3)　食品のもつリスク

リスクとは「食品中にハザードが存在する結果として生じる健康への悪影響が起きる可能性とその程度（健康への悪影響が発生する確率と影響の程度）」である．食の安全性確保は食品がハザードに暴露される確率を明らかにし，その制御を実現することが必要となる．すなわち，原材料の生産から加工，販売，消費者の口に入るまでの全ての段階（フードチェーン）がリスクの発生と制御の対象となる．

食品由来のリスクは完全には排除できないため，食品摂取による健康被害のリスクをゼロにすることはできない．そのため「リスクはつねに残る」ことを前提に，食品のリスクが許容しうるリスクか，加工や調理や食べ方で避けられるリスクか，あるいは禁止などの制限が必要なものかを科学的に判断する必要がある．

(4)　安全と安心

「安全」と「安心」はひとくくりで使われることが多いが，はっきりと区別すべき概念である．安全とは科学的な事実を積み上げげた結果として保障されるものであり，科学的手法を用いた測定値として示すことができる客観的な尺度である．

一方，安心は人間が感じる主観的尺度であり，心情的な要素が大きく入り込む．また安心度は安全に対する理解度によって影響されたり，個人の感情によっても左右されることがある．したがって，安全度が同じでも人によっては異なった安心度を抱くこともあり，安全度が高くても安心感を得られないこともある．安心度を向上させるには確実な安全対策を掲げ，消費者に安心感を抱かせるような働きかけが必要となる．

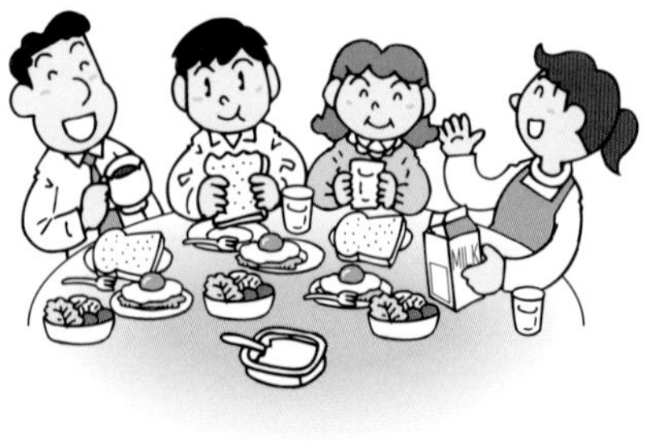

(5) リスク分析（リスクアナリシス）

安全度と安心度を向上させる科学的また概念的枠組みとして，リスク分析の適用が推進されている．リスク分析は，リスク評価（リスクアセスメント），リスク管理（リスクマネジメント），リスクコミュニケーションの3つの要素からなる（図1-5）．

科学的にリスク分析を行い，適切なリスク管理を実行することで安全度を向上させ，リスクコミュニケーションを通じてリスク管理の内容を開示し，リスク管理の妥当性を説明していくことで安心度を向上させることができる．

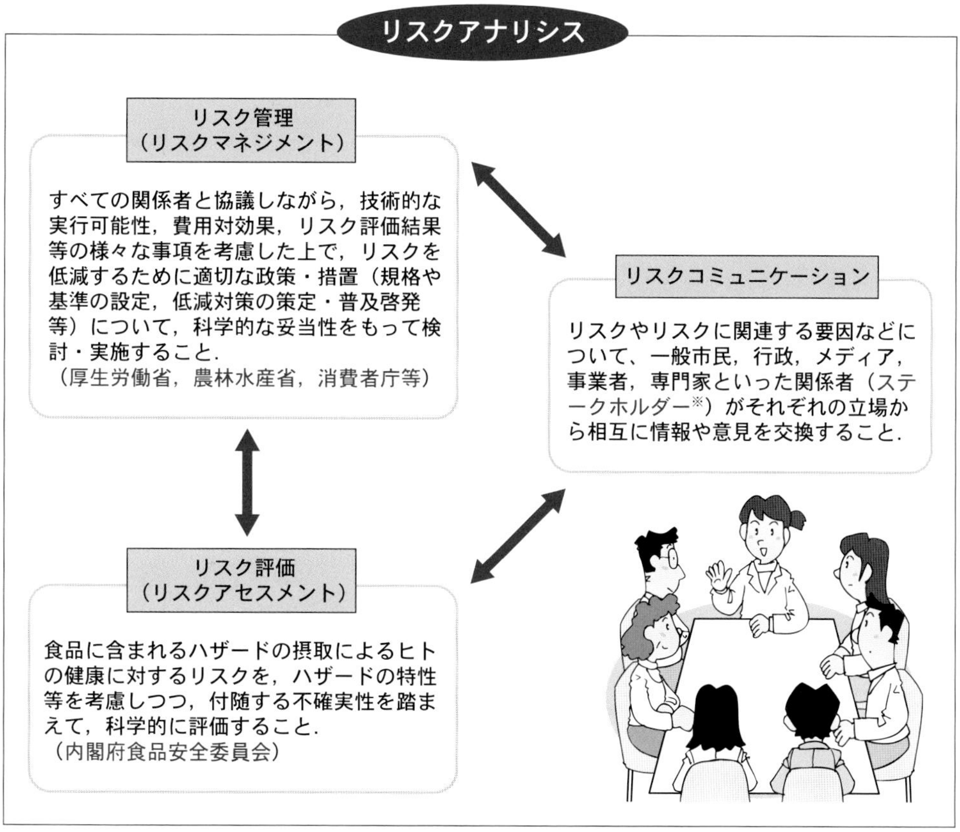
リスクアナリシス
リスク管理
（リスクマネジメント）
すべての関係者と協議しながら，技術的な実行可能性，費用対効果，リスク評価結果等の様々な事項を考慮した上で，リスクを低減するために適切な政策・措置（規格や基準の設定，低減対策の策定・普及啓発等）について，科学的な妥当性をもって検討・実施すること．
（厚生労働省，農林水産省，消費者庁等）
リスクコミュニケーション
リスクやリスクに関連する要因などについて、一般市民，行政，メディア，事業者，専門家といった関係者（ステークホルダー※）がそれぞれの立場から相互に情報や意見を交換すること．
リスク評価
（リスクアセスメント）
食品に含まれるハザードの摂取によるヒトの健康に対するリスクを，ハザードの特性等を考慮しつつ，付随する不確実性を踏まえて，科学的に評価すること．
（内閣府食品安全委員会）

※　ステークホルダー：すべての関係者．ここでは一般市民（消費者，消費者団体），行政（リスク管理機関，リスク評価機関），メディア，事業者（一次生産者，製造業者，流通業者，業界団体など），専門家（研究者，研究・教育機関，医療機関など）といった者が該当する．ステークホルダーは，食品安全の各段階においてそれぞれの立場でそれぞれの役割を果たす．

図1-5　リスクアナリシスのイメージ

（参考：内閣府　食品安全委員会HP「リスクアナリシス（リスク分析）の考え方」より作成）

1.3　食品衛生監視員と食品衛生管理者

(1)　食品衛生監視員による監視と指導

前述のように，食品衛生行政は科学的根拠に基づく指導・助言を主体に行われている．食べ物の安全確保のため，行政の最前線には食品衛生監視員を配置している．海空港の検疫所には国の，都道府県市の保健所には地方自治体の食品衛生監視員が配置されている（食品衛生法第30条）．国の監視員は輸入食品を監視し，輸入業者を指導している．また地方自治体の監視員は，食品製造施設，食品営業施設，食品流通施設などに対して，それぞれ監視と指導をしている（図1-6）．

監視とは，食品営業などに，法や規則など遵守すべき行為に違反していないかをチェックすることである．もし違反があれば，違反食品の排除，営業の停止，施設の改善などの行政処理が実施される．

指導とは，食品営業者に対し，実施すべきことと違反行為とを前もって示し，営業者の自主性を尊重し，自覚と責任のうえで法や規則を遵守させることを目的としている．

食品衛生監視員の資格要件は，公衆衛生，食品衛生，食品などの専門分野の学問を習得できる大学の学部・学科を卒業した者のほか，栄養士で2年以上食品衛生行政の事務に従事した経験のある者となっている（食品衛生施行令，第9条）．

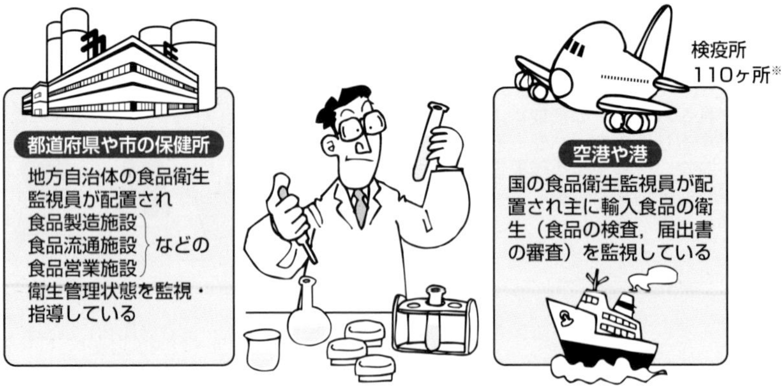
都道府県や市の保健所
地方自治体の食品衛生監視員が配置され
食品製造施設
食品流通施設
食品営業施設
などの
衛生管理状態を監視・指導している
検疫所
110ヶ所※
空港や港
国の食品衛生監視員が配置され主に輸入食品の衛生（食品の検査，届出書の審査）を監視している

※検疫所…本所13ヶ所，支所14ヶ所，出張所83ヶ所（2021年4月現在）

図1-6　国と地方の食品衛生監視員の仕事

(2)　自主的衛生管理

食品営業者は食品衛生法を遵守し，安全で純正な食品を消費者に提供しなければならない．食品衛生法では，食品営業者に対し食品を製造・加工・調理する過程で，衛生上の安全を確保するために，衛生管理に必要な基準を作成し，自主的に法を遵守することを義務付けている．この基準では，施設の基準・管理と保全，給水と汚物の衛生管理，食品などの取り扱い，従業員の健康管理基準などの手段を策定しなければならない．これを管理運営基準といっている．営業責任者はこの基準を関係従業員に実行させるために，実行可能な具体的なマニュアルを作成し，衛生上の危害の発生防止に努めなければならない．

①　食品衛生管理者

食品関係業者は自主的衛生管理を行うため，比較的複雑な製造工程で加工・生産される以下の11種類の業種（表1-2）や，過去に大きな事故を発生させた食品の製造または加工業者には，食品衛生法により製造施設や従業員を管理監督する専任の食品衛生管理者を置かなければならないと定められている（食品衛生法第48条）．この管理者になるには医師，薬剤師等の他，所定の教育を受けたものや，実務経験者のうち講習会の課程を修了した者などの資格が必要となる．

表1-2　食品衛生管理者の設置が必要な業種

乳・乳製品	食肉・魚肉製品		油脂食品		
①全粉乳(1.4kg以下の缶入り)，②加糖練乳，③調整粉乳	④食肉製品(ハム，ソーセージ，ベーコンなど)，⑤魚肉ハム，⑥魚肉ソーセージ	⑦放射線照射食品	⑧食用油脂(脱色・脱臭をへるもの)	⑨マーガリン ⑩ショートニング	⑪添加物

②　食品衛生責任者

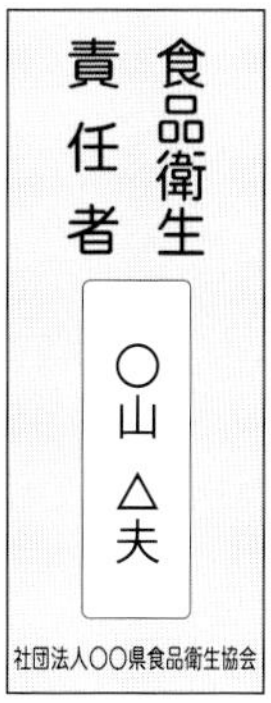
食品衛生
責任者
○山　△夫
社団法人○○県食品衛生協会

食品衛生法により地方自治体は食品営業施設などに管理運営基準の設定を義務付けており，この基準の中で営業施設には食品衛生責任者を置くように義務付けている．その業務は，施設の衛生管理と従業員の衛生教育を任務としている．その資格は，栄養士，調理師，製菓衛生師や定められた講習を受けた者から選任されている．

③　食品衛生推進員

1995年（平成7年）の法改正により新設された制度で，都道府県や保健所を設置する市は，飲食店営業者などの食品衛生の向上に関して自主的な活動を促進させるため，識見ある人に食品衛生推進員を委嘱して，食中毒の防止や食品衛生の向上を図ることになっている（食品衛生法第67条）．食品衛生推進員は飲食店営業者などからの相談に応じ，助言その他の活動を行う．

1.4　食品衛生関連法規

食品衛生に関する法規は食品衛生法，食品安全基本法のほかにさまざまな法律，法令がある．表1-3にその主なものを示した．ここでは主な関連法規の概要と表示にかかわる関連法規について述べる．

表1-3　食品衛生関連法規

<table>
<tr><td colspan="2">食品衛生</td><td>食品衛生法
食品安全基本法</td></tr>
<tr><td rowspan="4">関連法規</td><td>資格</td><td>栄養士法，調理師法，製菓衛生師法</td></tr>
<tr><td>栄養改善</td><td>健康増進法</td></tr>
<tr><td>消費者保護</td><td>農林物資の規格化等に関する法律（JAS法）
不当景品類及び不当表示防止法（景表法）
消費者保護基本法，消費者基本法
製造物責任（PL）法
家庭用品品質表示法，消費生活用製品安全法
化学物質の審査及び製造等の規制に関する法律
有害物質を含有する家庭用品の規制に関する法律</td></tr>
<tr><td>その他</td><td>と畜場法
食鳥処理の事業の規制及び食鳥検査に関する法律（食鳥検査法）
感染症の予防及び感染症の患者に対する医療に関する法律
（感染症法），計量法，地方自治法，地域保健法
学校給食法，旅館業法，医療法，検疫法，農薬取締法
医薬品医療機器等法，水道法
水質汚濁防止法
毒物及び劇物取締法</td></tr>
</table>

（谷村ほか編　「食品衛生学」南江堂　p.195　1995　を一部変更，追加）

(1)　健康増進法

この法律は国民の健康の増進の総合的な推進に関し基本的な事項を定めるとともに，国民の栄養の改善，健康の増進を図るための措置を講じ，もって国民保健の向上を図ることを目的としている．

食品の安全衛生に関しては健康増進法第43条で特別用途食品の表示許可について以下のように定めている．「販売に供する食品につき，乳児用，幼児用，妊産婦用，病者用その他内閣府令で定める特別の用途に適する旨の表示をしようとする者は，内閣総理大臣の許可を受けなければならない」．さらに，第61条では許可を得た特別用途食品に対して食品衛生監視員は製造施設，貯蔵施設または販売施設に立ち入ること，販売している食品を収去し検査することができるとしている．

また，特別用途食品のうち，「食生活において特定の保健の目的で摂取をする者に対し，その摂取により当該保健の目的が期待できる旨の表示をするもの」を特定保健用食品と定義し（食品表示基準第3条第2項），表示許可を申請する際には当該食品が食生活の改善に寄与し，その摂取により国民の健康の維持増進が図られる理由及び1日当たり摂取目安量及び摂取をする上での注意事項を記載しなければならないとしている．

特別用途食品及び特定保健用食品には商品名，消費期限または賞味期限，保存方法のほか，許可証票（マーク）を表示することになっている．

(2)　農林物資の規格化等に関する法律（JAS法）

適正かつ合理的な農林物資の規格を制定し，普及させることによって，農林物資の① 品質の改善，② 生産の合理化，③ 取引の単純公正化及び，④ 使用または消費の合理化を図るとともに，農林物資の品質に関する適正な表示を行うことによって一般消費者の選択に資し，もって農林物質の生産及び流通の円滑化，消費者の需要に即した農業生産等の振興並びに消費者の利益の保護に寄与することを目的とした法律である．英語標記がJapanese Agricultural Standardで，一般にJAS（ジャス），その規格を**JAS**規格と呼ぶことが多い．

この法律は農林水産大臣が制定した日本農林規格（JAS規格）による検査に合格した製品にJASマークをつけることを認める「**JAS**規格制度」と，一般消費者の選択に資するために農林水産大臣が制定した品質表示基準に従った表示をすべての製造業者または販売業者に義務付ける「品質表示基準制度」の2つからなる．

(3)　不当景品類及び不当表示防止法（景品表示法；景表法）

この法律は，独禁法（私的独占の禁止及び公正取引の確保に関する法律）が禁止する不公正な取引方法の1つである不当顧客誘引行為のうち，不当な景品及び表示に関する行為を適切かつ迅速に規制するために，その規制手続の特例を定めたもので，公正な競争を確保し，一般消費者の利益を保護することを目的とする．

景表法は，① 景品類に関する規制と，② 表示に関する規制に分けられる．食品衛生に関連するのは表示の面である．本法令に基づく義務表示事項はないが，以下の不当表示を禁じている．

① 優良誤認

商品の品質，規格，その他の内容について実際のものまたは同類のものよりも著しく優れていると誤認される表示．

② 有利誤認

商品の価格，その他の取引条件について実際のものまたは同類のものよりも著しく有利と誤認される表示．

③ その他，商品の取り引きに関する事項について一般消費者に誤認されるおそれのある表示で公正取引委員会が指定するもの．

公正取引委員会が指定するもののうち食品に関連するものは，次の2つである．

a. 無果汁の清涼飲料水等についての表示（無果汁であることが記載されていない）

b. 商品の原産国に関する不当な表示（原産国の判別が困難）

(4) と畜場法

と畜場とは，獣畜（牛，馬，豚，めん羊及び山羊の5種類の家畜のみで，鹿や猪などは対象外）をとさつして解体し，食肉に加工する施設をいう．この法律は，と畜場の経営及び食用に供するために行う獣畜の処理の適正の確保のために公衆衛生の見地から必要な規制その他の措置を講じ，もって国民の健康の保護を図ることを目的としている．

衛生確保を目的にと畜場の衛生管理，と畜業者が講ずべき衛生措置，と畜検査などが定められている．と畜場以外の場所では，食用に供する目的で獣畜をとさつ，解体することを禁じており，と畜検査はとさつ前の生体検査，解体前検査，解体後検査が義務付けられている．また，と畜場以外の場所で解体された肉，内臓，または解体後検査を受けずに持ち出された肉，内臓を，食品として販売する目的で譲り受けることを禁じている．

(5) 食鳥処理の事業の規制及び食鳥検査に関する法律（食鳥検査法または食鳥処理法）

食鳥（鶏，あひる，七面鳥など）処理の事業について公衆衛生の見地から必要な規制その他の措置を講じるとともに，食鳥検査の制度を設けることにより，食鳥肉等に起因する衛生上の危害の発生を防止し，もって国民の健康の保護を図ることを目的とした法律である．対象は，年間30万羽以上の食鳥を処理する事業所に限られ，衛生確保を目的に衛生管理等の基準，食鳥処理衛生管理者，食鳥検査などについて定めている．食鳥検査はとさつ前の生体検査，食鳥と体の内臓を摘出する前に行う脱羽後検査，食鳥と体の内臓を摘出後に行う内臓摘出後検査が義務付けられている．

(6) 医薬品，医療機器等の品質，有効性及び安全性の確保等に関する法律（医薬品医療機器等法・薬機法）

2014年（平成26年）11月25日の薬事法等の改正により，名称が薬事法から「医薬品医療機器等法・薬機法」に改められた．この法律では容器包装に入れられた加工食品保健機能食品（いわゆる健康食品を含む）に対し，医薬品と誤認される恐れのある表示や広告，食品の形状を禁止している．食品が医薬品的な効能効果を標ぼうすると，その食品は医薬品と見なされ，無承認の医薬品として医薬品医療機器等法違反に問われる．ヒトの口に入る全ての飲食物は表1-4に示すように医薬品か食品に分類され，いろいろな法律により管理されている．

表1-4 医薬品と食品の区分と関連する法律

	広義の医薬品		食　品			
	医薬品	医薬部外品	保健機能食品			一般食品（いわゆる健康食品含む）
			特定保健用食品	機能性表示食品	栄養機能食品	
定義している法律	医薬品医療機器等法		健康増進法・食品衛生法・食品表示法			食品衛生法・食品表示法
効果効能の表示	国の認可により表示可能			企業の責任により表示可能	定められた栄養機能のみ可能	不可（記述すると医薬品医療機器等法違反）
販売の規制	薬局・薬店のみ（例外事項あり）	一般小売店でも販売可能				

(7) 食品表示法

この法律は，食品表示が食品の安全性や食品の選択に重要な役割を果たしていることから，食品表示基準を定めそれを遵守することで，一般消費者の利益の増進を図るとともに，これまでの3つの法律とともに，国民の健康の保護及び増進，食品の生産流通の円滑化，消費者の需要に即した食品の生産の振興に寄与することを目的としている．これにより，食品関連事業者は，表示基準に従った表示がされていない食品を販売することができず（食品表示法第5条），食品表示法に対応した表示が求められる．詳細については，第10章「食品の表示と規格基準」を参照．

(8) アレルギー物質を含む食品の表示

2002年（平成14年）4月より食品衛生法に基づき，アレルギー物質を含む食品については消費者の健康危害の発生を防止する観点から図1-7に示す特定原材料5品目（卵，乳，小麦，そば，落花生）の表示が義務付けられ，2008年6月からえびとかにが、2023年3月にはくるみ（表示推奨から表示義務に変更）が追加され**8**品目となった．また，特定原材料に準ずるものとして2019年9月からアーモンド，2024年3月にはマカダミアナッツが追加され，現在**20**品目が表示を推奨されている（図1–8）.

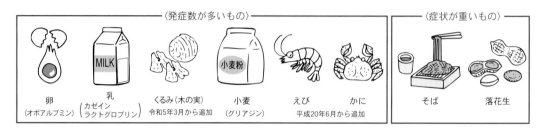
〈発症数が多いもの〉
〈症状が重いもの〉
MILK
小麦粉
卵
(オボアルブミン)
乳
(カゼイン
ラクトグロブリン)
くるみ(木の実)
令和5年3月から追加
小麦
(グリアジン)
えび
かに
平成20年6月から追加
そば
落花生

発症数が多かったり，症状が重いため必ず表示しなければいけないもの

図1–7　表示が義務付けられている特定原材料(8品目)

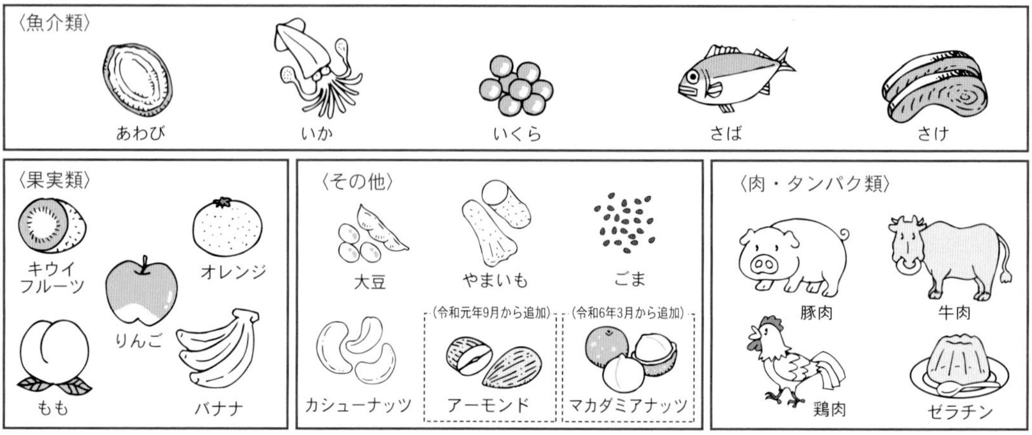
〈魚介類〉
あわび
いか
いくら
さば
さけ
〈果実類〉
キウイ
フルーツ
オレンジ
りんご
もも
バナナ
〈その他〉
大豆
やまいも
ごま
(令和元年9月から追加)
(令和6年3月から追加)
カシューナッツ
アーモンド
マカダミアナッツ
〈肉・タンパク類〉
豚肉
牛肉
鶏肉
ゼラチン

発症例が少ないもので表示の義務はない.

図1–8　表示が推奨されている特定原材料に準ずるもの(推奨品目：20品目)

表示の対象範囲は容器包装された加工食品及び添加物で，流通過程の食品への表示のほか，キャリーオーバーや加工助剤など微量であっても表示が義務付けられている．しかし，原材料の総タンパク量が一定量（数μg/g，数mg/kg）以下の場合は表示が免除される．ただし，可能性表示の「入っているかもしれない」，「入っている場合があります」等は認められない.

アレルギー表示は，新しい食品表示法から，原則，個別表示となったが，例外として，一括表示も可能である．また「卵」を「玉子」や「たまご」のように表示できる「代替表記」は使用できるが，特定加工食品の表示免除はできなくなった（第10章10.1 (3) ④変更点2参照）.

1.5 コーデックス

コーデックス（Codex）とはコーデックス・アリメンタリウス（Codex Alimentarius）というラテン語からきた言葉で，食品規格という意味をもつ．1963年，国連の食糧農業機関（FAO）と世界保健機関（WHO）が合同で，国際的な食品規格を作ることが決められ，以来，消費者の健康を保護し，公正な食品貿易を推進させることなどを目的に国際的に採用できる食品等の規格基準の策定を行ってきた．その食品規格計画（Joint FAO/WHO Food Standards Programme）の実施機関が食品規格委員会（CAC；Codex Alimentarius Commission），通称コーデックス委員会という（図1-9）．事務局はFAO本部（ローマ）にあり，日本は1966年（昭和41年）に加盟した（2020年1月現在，加盟188ヶ国・1機関；欧州共同体）．現在，世界的に通用する食品規格はこの規格のみで，これをコーデックス規格と呼んでいる．

コーデックス委員会の任務は，FAO/WHO合同食品規格計画に従って国際的に貿易さ

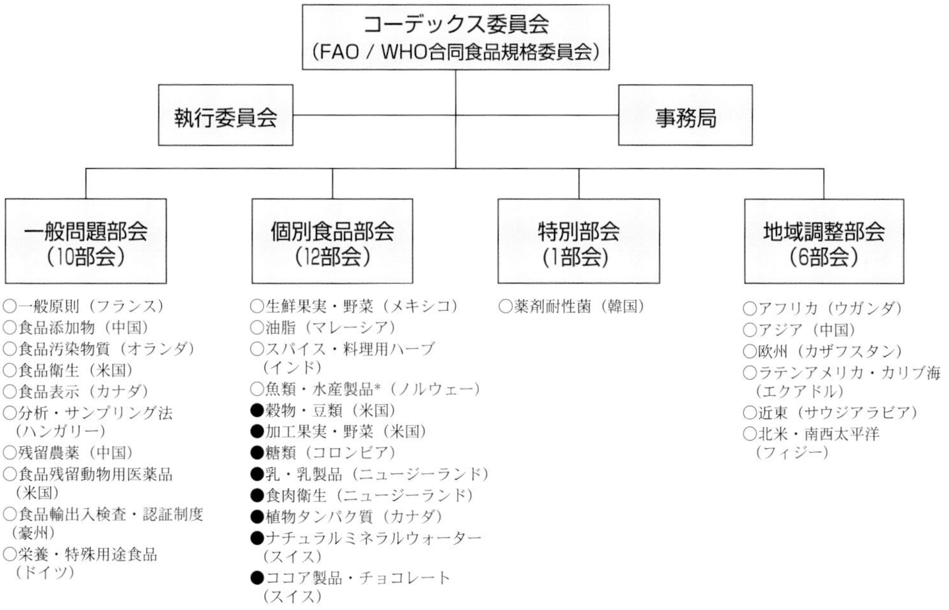
コーデックス委員会
(FAO / WHO合同食品規格委員会)
執行委員会
事務局
一般問題部会
(10部会)
個別食品部会
(12部会)
特別部会
(1部会)
地域調整部会
(6部会)
○一般原則（フランス）
○食品添加物（中国）
○食品汚染物質（オランダ）
○食品衛生（米国）
○食品表示（カナダ）
○分析・サンプリング法（ハンガリー）
○残留農薬（中国）
○食品残留動物用医薬品（米国）
○食品輸出入検査・認証制度（豪州）
○栄養・特殊用途食品（ドイツ）
○生鮮果実・野菜（メキシコ）
○油脂（マレーシア）
○スパイス・料理用ハーブ（インド）
○魚類・水産製品*（ノルウェー）
●穀物・豆類（米国）
●加工果実・野菜（米国）
●糖類（コロンビア）
●乳・乳製品（ニュージーランド）
●食肉衛生（ニュージーランド）
●植物タンパク質（カナダ）
●ナチュラルミネラルウォーター（スイス）
●ココア製品・チョコレート（スイス）
○薬剤耐性菌（韓国）
○アフリカ（ウガンダ）
○アジア（中国）
○欧州（カザフスタン）
○ラテンアメリカ・カリブ海（エクアドル）
○近東（サウジアラビア）
○北米・南西太平洋（フィジー）

注）1．●印の部会は，休会中．
2．*印の部会は，Working by Correspondence（対面での会合以外の方法での作業）．
3．（ ）内の国はホスト国名．
4．執行委員会は，議長，3副議長，6地域調整国(アフリカ，アジア，欧州，ラテンアメリカ・カリブ海，近東，北米・南西太平洋)及び7地域代表(アフリカ，アジア，欧州，ラテンアメリカ・カリブ海，近東，北米，南西太平洋)で構成．第42回総会(2019年7月)において，日本はアジア地域代表に選出された．

図1-9 コーデックス委員会の組織国

（資料：農林水産省HPより作成，2020年12月現在）

れる食品の規格または衛生規範を作成することである．1993年にはHACCPシステム運用のためのガイドラインがコーデックス委員会から示され，HACCPシステムが世界各国に急速に普及，実践される1つのきっかけとなった．委員会の下には，計29部会が設けられており，部会は参加国の中から選ばれたホスト国が運営し，会議は通常ホスト国で開催される．この部会が中心となって国際勧告規格，衛生取扱規範，残留農薬基準などの作成や，食品全般に共通する課題に関する基準の作成を行っている．

関連の機関には，**FAO／WHO**合同食品添加物専門家会議（JECFA）や**FAO／WHO**合同残留農薬専門家会議（JMPR）があり，食品添加物残留農薬，汚染物質などの安全性評価や**1**日摂取許容量（Acceptable Dairy Intake ： **ADI**）の設定を行っている．

練習問題

問１　食品安全基本法に関する記述である．正しいものの組合せはどれか．

a. 食品安全基本法では食品の安全性の確保に関して，国，地方公共団体，食品関連事業者の責任を明らかにしている．

b. 食品安全委員会は食品の健康影響のリスクを管理する機関として内閣府に制定された．

c. 食品安全基本法によると，「食品の安全性の確保に第一義的な責任を有している」のは地方公共団体である．

d. 食品安全基本法では消費者にも食品安全の知識，理解を深めた上で「積極的な役割」を果たすよう求めている．

1. aとb　2. bとc　3. cとd　4. bとd　5. aとd

問２　食品衛生法に関する記述である．正しいものの組合せはどれか．

a. 食品衛生法では腐敗，変敗，未熟なものの販売を禁止している．

b. 食品営業施設には業種別に施設基準があり，営業施設で営業するものは都道府県知事（保健所長）に許可を受けなければならない．

c. 食品衛生法の対象は食品，添加物，器具及び容器包装で乳児が口に入れる可能性のある玩具などは含まれない．

d. 食中毒が発生した場合，医師から届け出を受けた保健所長は都道府県知事の指示を受けて原因の調査などを行う．

1. aとb　2. bとc　3. cとd　4. bとd　5. aとd

問３　食品衛生法に関する記述である．正しいものの組合せはどれか．

a. 国の食品衛生監視員は輸入食品を監視し，地方自治体の監視員は食品製造施設，食品営業施設，食品流通施設などをそれぞれ監視・指導している．

b. 自主的衛生管理を行うために，乳製品，食肉製品等の11の業種で加工・生産される食品製造業では，食品衛生法により製造施設や従業員を管理監督する食品衛生責任者を置かなければならない．

c. 食品衛生法により地方自治体は食品営業施設などに管理運営基準の設定を義務付けており，この基準の中で営業施設には食品衛生管理者を置くように義務付けている．その業務は，施設の衛生管理と従業員の衛生教育を任務としている．

d. 食品衛生法では食品営業者に対し食品を製造・加工・調理する過程で，衛生上の安全を確保するために衛生管理に必要な基準を作成し自主的に法を遵守することを義務付けている．

1. aとb　2. bとc　3. cとd　4. bとd　5. aとd

問4　食品のもつリスクに関する記述である．正しいものの組合せはどれか．

a. リスクとは「健康に悪影響をもたらす原因となる可能性のある食品中の物質または食品の状態」をいう．

b. ハザードとは「食品中に危害要因が存在する結果として生じる健康への悪影響が起きる可能性とその程度（健康への悪影響が発生する確率と影響の程度）」をいう．

c. リスク分析はリスク評価（リスクアセスメント），リスク管理（リスクマネジメント），リスクコミュニケーションの3つの要素からなる．

d. リスクコミュニケーションとはリスク評価，リスク管理の内容について一般消費者，食品業界，行政機関を含むすべての関係者が情報交換し，情報を共有することである．

1. aとb　2. bとc　3. cとd　4. bとd　5. aとd

問5　食品の表示等に関する記述である．正しいものの組合せはどれか．

a. アレルギー物質を含む食品については特定原材料5品目（卵，乳，小麦，そば，大豆）の表示が義務付けられた．また，特定原材料に準ずるものとして20品目の食品が表示を奨励されている．

b. 遺伝子組換え食品の品質表示では大豆，とうもろこし，じゃがいも，ナタネ，落花生の5種類の作物（生食ならばすべて表示対象）と，それから作られる加工食品30品目に表示が義務付けられた．

c. FAOとWHO合同の食品規格計画の実施機関を食品規格委員会（CAC；Codex Alimentarius Commission），通称「コーデックス委員会」という．

d. HACCPシステム運用のためのガイドラインが1993年にコーデックス委員会から示され，その2年後にわが国ではHACCPシステムを取り入れた「総合衛生管理製造過程」といわれる衛生管理の手法が食品衛生法に導入された．

1. aとb　2. bとc　3. cとd　4. bとd　5. aとd

【答】問1—5，問2—1，問3—5，問4—3，問5—3

第2章 食品の変質

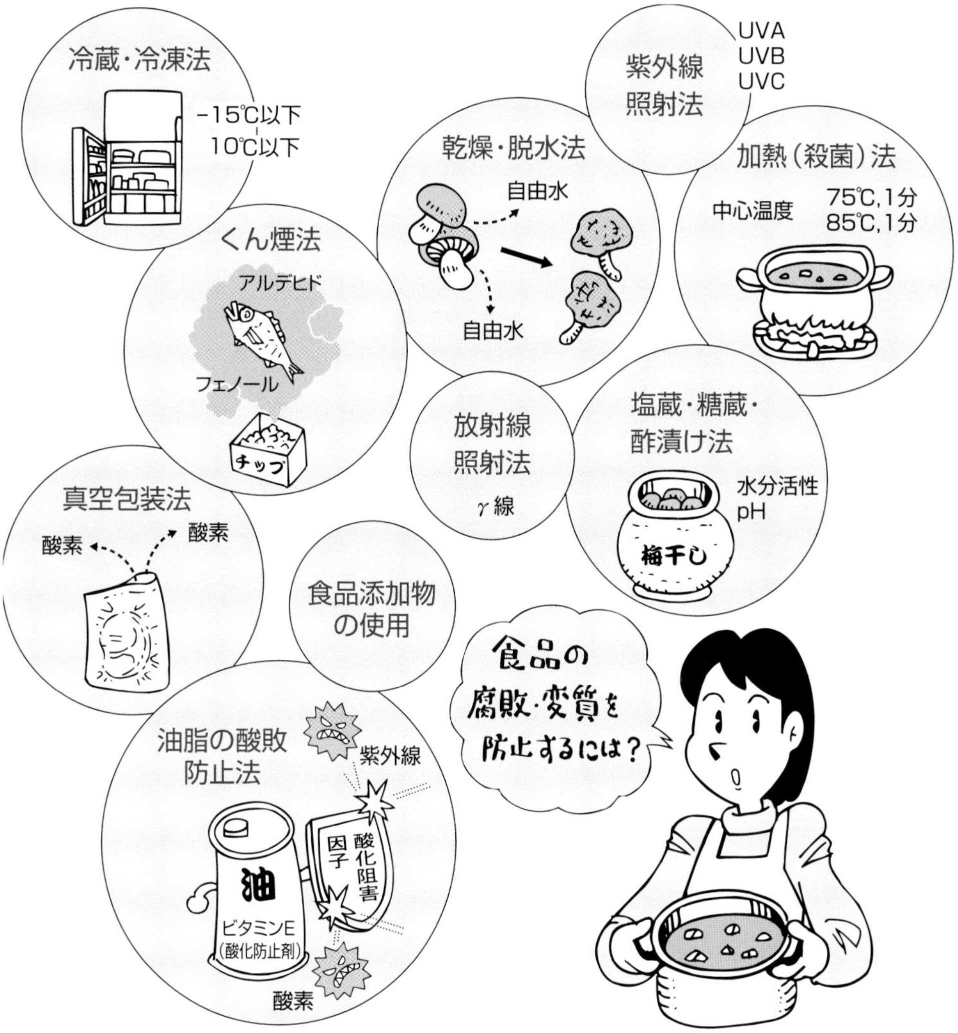
冷蔵・冷凍法
−15℃以下
10℃以下
くん煙法
アルデヒド
フェノール
チップ
乾燥・脱水法
自由水
自由水
紫外線
照射法
UVA
UVB
UVC
加熱（殺菌）法
中心温度
75℃,1分
85℃,1分
放射線
照射法
γ線
塩蔵・糖蔵・
酢漬け法
水分活性
pH
梅干し
真空包装法
酸素
酸素
食品添加物
の使用
油脂の酸敗
防止法
紫外線
油
ビタミンE
（酸化防止剤）
酸化阻害
因子
酸素
食品の
腐敗・変質を
防止するには？

私たちの食物は，農産物，畜産物，水産物の生鮮品及びこれらを材料とした加工食品が中心である．生鮮食品や加工食品は，いずれも生産されてから消費されるまでのすべての段階で食品成分，風味，色調，形状などに変化が生じないことが望ましい．しかし，現実には，食品自体がもっている酵素類による自己消化や，食品を取り巻く環境中の微生物，大気中の酸素などにより，食品成分の変化が起こって有害物質などが生じ，可食性を失うことが多く発生する．本章では，このような食品の変質を防止し，食品の衛生及び安全を確保する方法を理解するために以下の項目について学ぶ．

1） 微生物に関する基本的事項
2） 食品成分の変化と腐敗，変敗
3） 油脂の酸敗
4） 食品の変質防止法

2.1　微生物に関する基本的事項

(1)　微生物の種類と大きさ

食品衛生上問題となる微生物は，主に細菌，カビ，酵母，ウイルスである．これらの大きさ及び特徴の一部を図2-1に示す．

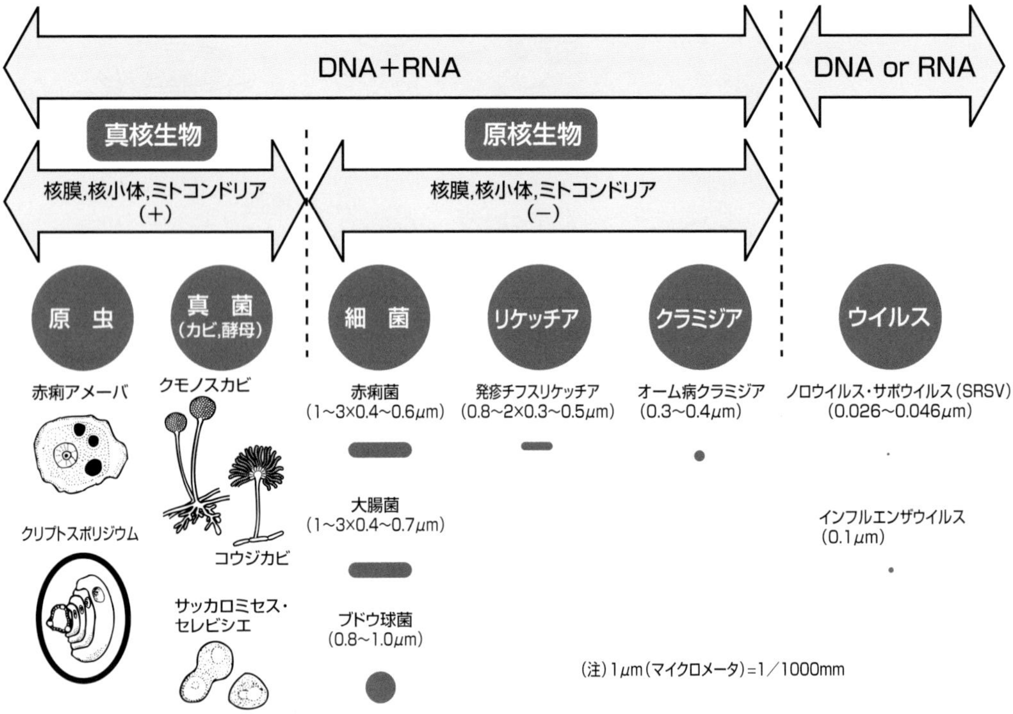
DNA+RNA
DNA or RNA
真核生物
原核生物
核膜,核小体,ミトコンドリア
(+)
核膜,核小体,ミトコンドリア
(−)
原　虫
真　菌
(カビ,酵母)
細　菌
リケッチア
クラミジア
ウイルス
赤痢アメーバ
クモノスカビ
赤痢菌
(1~3×0.4~0.6μm)
発疹チフスリケッチア
(0.8~2×0.3~0.5μm)
オーム病クラミジア
(0.3~0.4μm)
ノロウイルス・サポウイルス(SRSV)
(0.026~0.046μm)
大腸菌
(1~3×0.4~0.7μm)
インフルエンザウイルス
(0.1μm)
クリプトスポリジウム
コウジカビ
サッカロミセス・
セレビシエ
ブドウ球菌
(0.8~1.0μm)
(注)1μm(マイクロメータ)=1/1000mm

図**2-1**　微生物の分類と大きさの比較

(2)　微生物の形態と増殖様式

細菌，カビ，酵母の代表的な形態を図2-2及び図2-3に示す．細菌は2分裂により，カビは胞子により，そして酵母は出芽により増殖する．

また，腐敗菌や食中毒菌の一部が属する *Bacillus*（バチルス）属や *Clostridium*（クロストリジウム）属の芽胞（内生胞子）はさまざまな環境条件に対して強い抵抗性を示す場合が多く，食品衛生上注意しなければならない．

(3)　微生物の増殖に影響を及ぼす要因

食品に付着した微生物が増殖する場合には種々の環境要因に大きく影響を受ける．食品のように付着している微生物の種類が単一ではない環境下では，さらに生物的な要因も加わってくる．一般に，生育に適した環境下に置かれれば微生物は速やかに増殖を始める．反対に，不適当な環境下においては増殖は緩慢となるか，あるいは停止，死滅してしまう．したがって，微生物にとって適・不適な環境要因とは何かを把握することができれば，腐敗菌や食中毒菌のような有害微生物の増殖を制御することが可能となる．

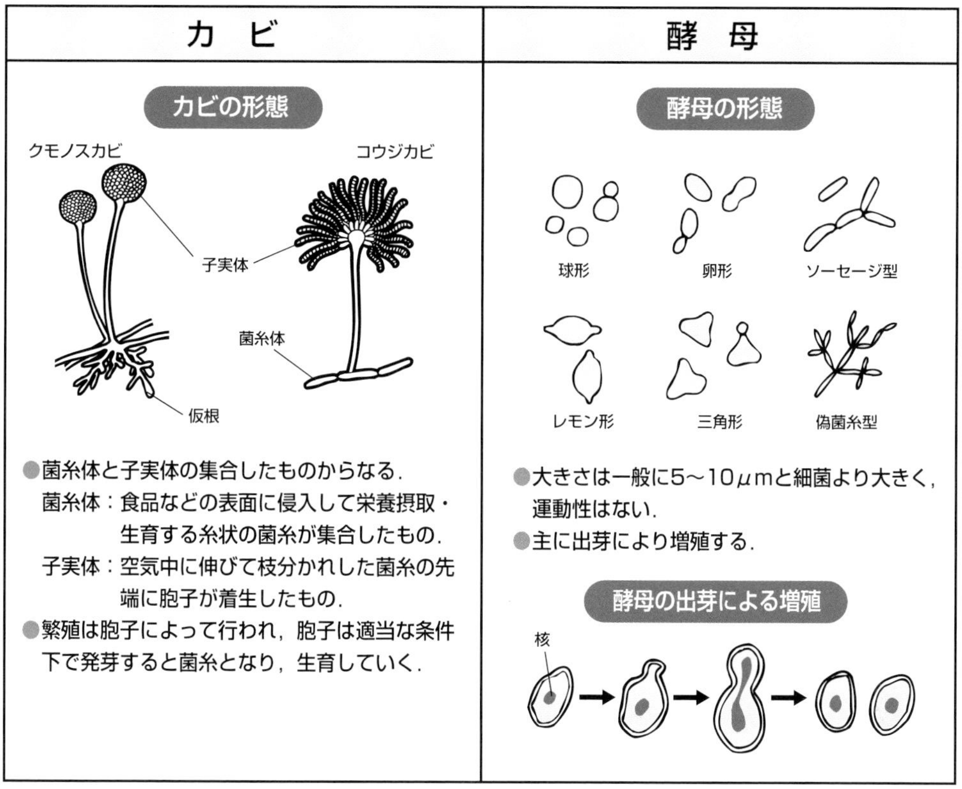
カ　ビ
酵　母
カビの形態
クモノスカビ
コウジカビ
子実体
菌糸体
仮根
●菌糸体と子実体の集合したものからなる．
菌糸体：食品などの表面に侵入して栄養摂取・生育する糸状の菌糸が集合したもの．
子実体：空気中に伸びて枝分かれした菌糸の先端に胞子が着生したもの．
●繁殖は胞子によって行われ，胞子は適当な条件下で発芽すると菌糸となり，生育していく．
酵母の形態
球形
卵形
ソーセージ型
レモン形
三角形
偽菌糸型
●大きさは一般に5～10μmと細菌より大きく，運動性はない．
●主に出芽により増殖する．
酵母の出芽による増殖
核

図２-２　カビと酵母の特徴

① 栄養素

食品に関係のある細菌，カビ，酵母は増殖に有機物を必要とする従属栄養菌がほとんどであり，他の生物と同様に炭素源，窒素源，無機塩類などの栄養素が必要となる．これらの栄養素は主にエネルギー源や菌体構成成分の合成などに利用される．

② 温　度

微生物の種類によって増殖に最も適した温度があり，これを至適温度という．この至適温度より低くても高くても微生物の増殖は低下し，下限である最低増殖温度以下では増殖不可能であるが，ほとんどの微生物は生存している．また，上限の最高増殖温度以上では菌体内の酵素タンパク質などが熱変性を起こして死滅する．微生物は増殖可能な温度域によって，図2-4に示すように低温微生物，中温微生物，高温微生物に分類される．

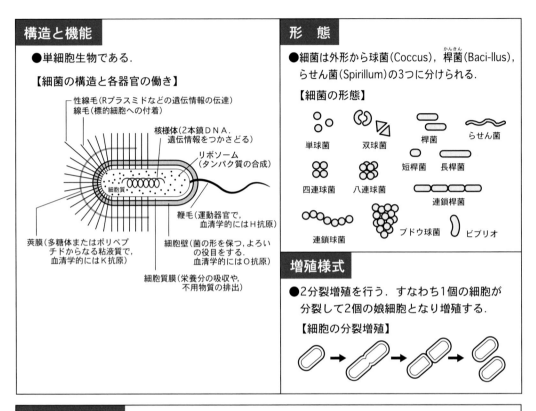

構造と機能

●単細胞生物である．

【細菌の構造と各器官の働き】

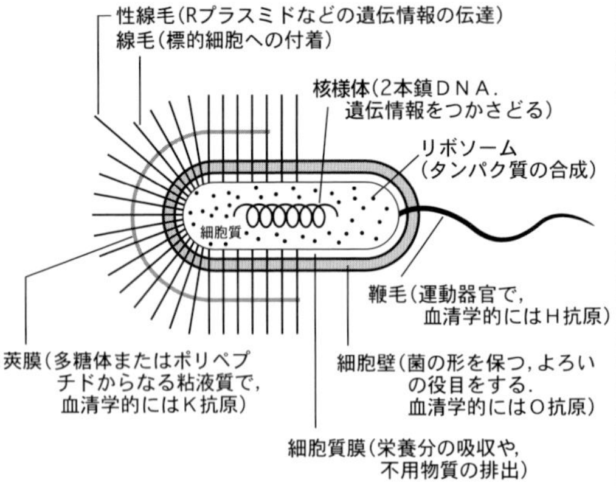

性線毛（Rプラスミドなどの遺伝情報の伝達）
線毛（標的細胞への付着）
核様体（2本鎖ＤＮＡ．遺伝情報をつかさどる）
リボソーム（タンパク質の合成）
細胞質
鞭毛（運動器官で，血清学的にはＨ抗原）
莢膜（多糖体またはポリペプチドからなる粘液質で，血清学的にはＫ抗原）
細胞壁（菌の形を保つ，よろいの役目をする．血清学的にはＯ抗原）
細胞質膜（栄養分の吸収や，不用物質の排出）

形　態

●細菌は外形から球菌（Coccus），桿菌（かんきん）（Baci-llus），らせん菌（Spirillum）の3つに分けられる．

【細菌の形態】

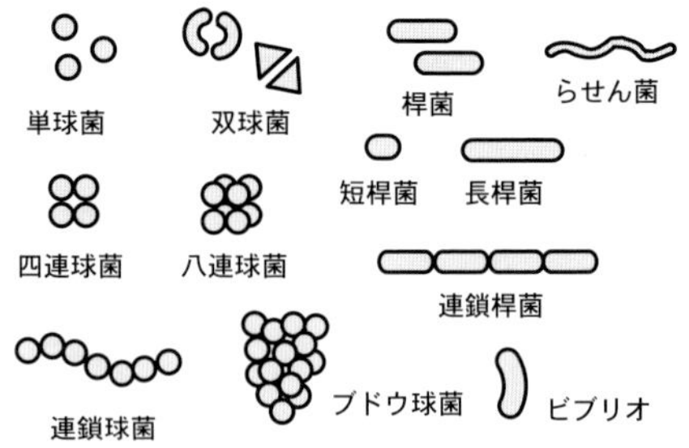

単球菌
双球菌
桿菌
らせん菌
短桿菌
長桿菌
四連球菌
八連球菌
連鎖桿菌
連鎖球菌
ブドウ球菌
ビブリオ

増殖様式

●2分裂増殖を行う．すなわち1個の細胞が分裂して2個の娘細胞となり増殖する．

【細胞の分裂増殖】

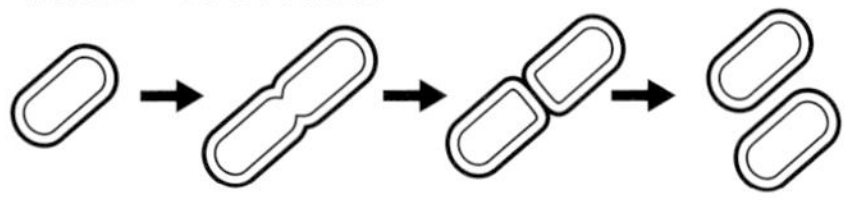

芽胞（内生胞子）

●食中毒原因菌であるボツリヌス菌，ウエルシュ菌などの *Clostridium*属や，セレウス菌などの *Bacillus*属の細菌は，栄養素の不足など外的環境が悪化した場合，菌体内に耐久型の休眠芽胞を形成する．芽胞は100℃以上の加熱や乾燥，消毒薬などに対し強い抵抗性を示す．そして生育に適した環境下では発芽し，栄養細胞となって増殖を繰り返す．したがって食品の加熱殺菌工程などにおいては，これら芽胞形成菌が残存しないよう温度管理に十分注意を払う必要がある．

【芽胞の構造】

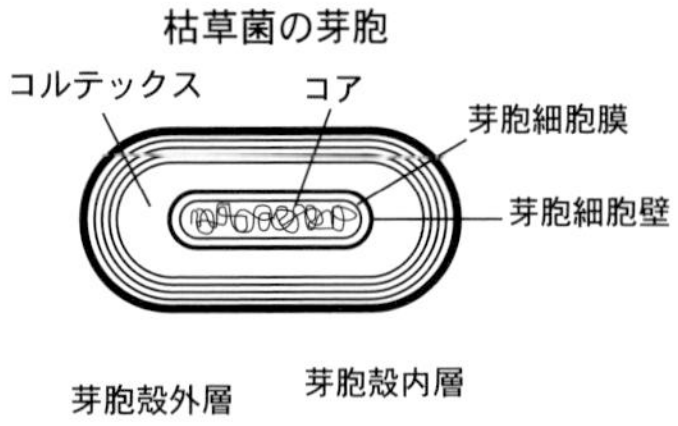

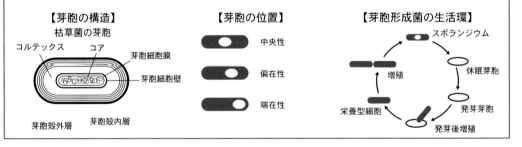

枯草菌の芽胞
コルテックス
コア
芽胞細胞膜
芽胞細胞壁
芽胞殻外層
芽胞殻内層

【芽胞の位置】

中央性
偏在性
端在性

【芽胞形成菌の生活環】

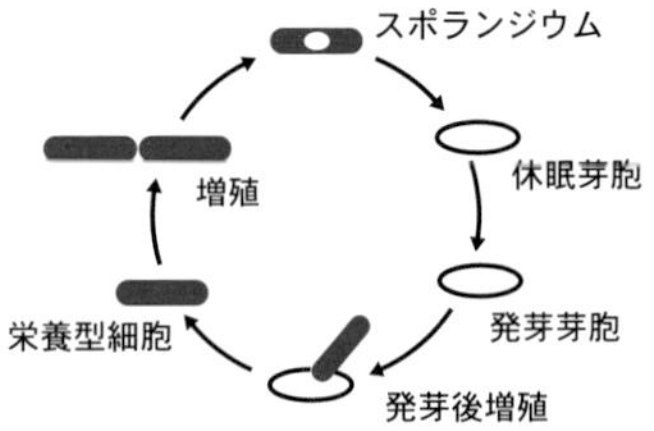

スポランジウム
休眠芽胞
発芽芽胞
発芽後増殖
栄養型細胞
増殖

図2-3　細菌の特徴

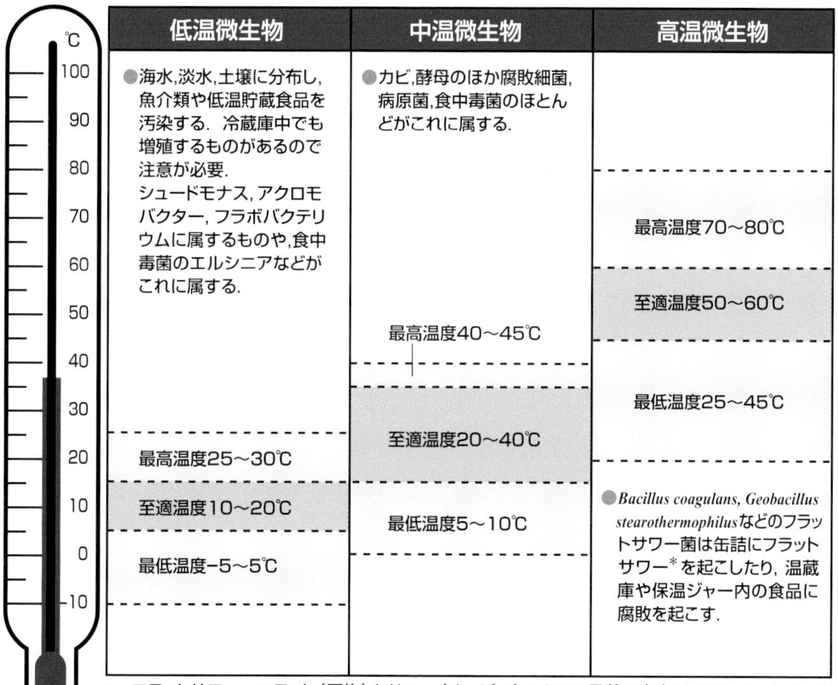
℃
100
90
80
70
60
50
40
30
20
10
0
-10
低温微生物
中温微生物
高温微生物
●海水,淡水,土壌に分布し,魚介類や低温貯蔵食品を汚染する. 冷蔵庫中でも増殖するものがあるので注意が必要.
シュードモナス, アクロモバクター, フラボバクテリウムに属するものや,食中毒菌のエルシニアなどがこれに属する.
最高温度25～30℃
至適温度10～20℃
最低温度−5～5℃
●カビ,酵母のほか腐敗細菌,病原菌,食中毒菌のほとんどがこれに属する.
最高温度40～45℃
至適温度20～40℃
最低温度5～10℃
最高温度70～80℃
至適温度50～60℃
最低温度25～45℃
●*Bacillus coagulans, Geobacillus stearothermophilus*などのフラットサワー菌は缶詰にフラットサワー*を起こしたり, 温蔵庫や保温ジャー内の食品に腐敗を起こす.

* フラットサワー…フラット（平均）とサワー（すっぱい）の2つの言葉に由来している.ホットベンダー（55℃）で加温販売されている缶コーヒーなどが,缶は膨張せずに内容物が酸性化する現象.

図 **2-4** 微生物と増殖可能温度域

③ 酸素要求性

微生物は増殖時における酸素の要求性によって，表 2-1 のように好気性菌（微好気性菌を含む），通性嫌気性菌，偏性嫌気性菌の 3 つに分類される．

表 **2-1** 微生物と酸素要求性

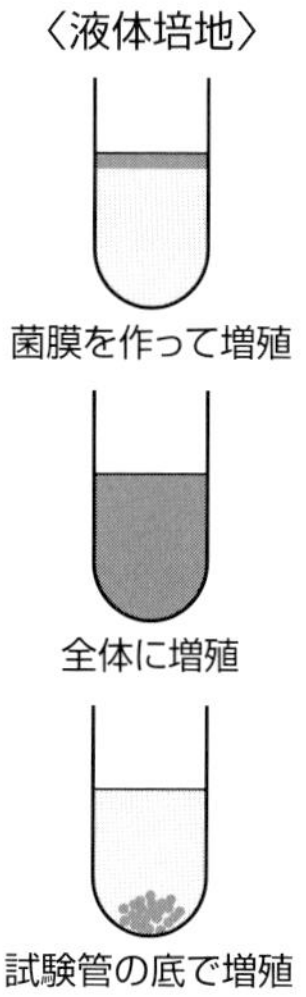
〈液体培地〉
菌膜を作って増殖
全体に増殖
試験管の底で増殖

分　類	性　質	微生物の例
好気性菌	酸素がないと増殖できない.（空気中の酸素濃度：20 % でよく増殖する）	すべてのカビ，枯草菌，セレウス菌*，納豆菌，酢酸菌
微好気性菌	酸素濃度 3 ～ 5 % の微好気性でよく増殖する.	カンピロバクター*
通性嫌気性菌	酸素があってもなくても増殖できるが，あった方が増殖しやすい.	酵母，大腸菌，サルモネラ属菌*，腸炎ビブリオ菌*など大部分の食中毒菌や病原細菌
偏性嫌気性菌	酸素があると増殖できない.	ボツリヌス菌*，クロストリジウム，ウエルシュ菌*，ビフィズス菌

* 食中毒菌

④ pH

一般に細菌の発育可能pH域は広く，pH 4.0～10.0の間にある．しかし，有害菌の多くはpH 5.0～9.0に発育可能pH域があるが，至適**pH**域はpH 7.0～7.6で，この範囲で代謝活性は最も高い．また，カビや酵母の至適pH域はpH 6.0～6.5にある．

いずれも至適pH域から離れたところでは微生物の増殖は抑制される．

⑤ 水 分（水分活性）

微生物を構成する物質の中で水分の占める割合は細菌が80～85％，カビは約85％，酵母は約75％といずれも高い．外界からの栄養分の輸送や代謝産物の排出などは，いずれも細胞膜を介した内と外との水溶液系における溶存成分のやりとりとして行われる．さらに微生物が有する各種酵素は水溶性タンパクであることや，菌体内の浸透圧を一定に保つためにも微生物にとって水分は不可欠である．

食品中の水分はその存在形態により糖質，タンパク質，アミノ酸など食品成分と結合した結合水（bound water）と，食品成分と結合していない自由水（free water）の2種類あり，このうち微生物が利用できるのは自由水のみである．したがって微生物の増殖や食品の保存性は，単に水分含量（％）ではなく，自由水の含量により影響を受ける．この微生物が利用できる水の量（純水に対する割合）を表したものが水分活性（Aw : water activity）であり，次の式で表される．

$$Aw = \frac{P：\text{食品を入れた密封容器内の水蒸気圧}}{P_0：\text{同一温度における純水の水蒸気圧}}$$

（純水の $Aw = 1.0$）

微生物の増殖には一定以上の水分活性が必要であり，図2-5に示すように，一般に細菌は0.90以上，酵母は0.88以上，カビは0.80以上で，これ以下では耐乾性あるいは耐浸透圧性の微生物以外は増殖しない．したがって食品の水分活性を，微生物が必要とする最低水分活性以下にすれば増殖は抑制され，食品の保存性を高めることができる．食品の水分活性は乾燥脱水によって低下させることができるが，砂糖や食塩を加えることによって結合水を多くし，自由水を少なくしてAwを低下させることもできる．

ちょっとメモ　滅菌・消毒・殺菌・除菌・静菌・抗菌とは？

滅菌：すべての微生物を死滅または除去し，無菌状態にすること．
消毒：病原性のある特定の微生物のみを死滅させ，感染を防止すること．
殺菌：単に微生物を死滅させる行為をさす．（滅菌・消毒を含む）
除菌：微生物の数を減らし，清浄度を高めること．
静菌：微生物の増殖を阻止すること．
抗菌：対象物の表面または内部での微生物の増殖を持続的に阻止すること．

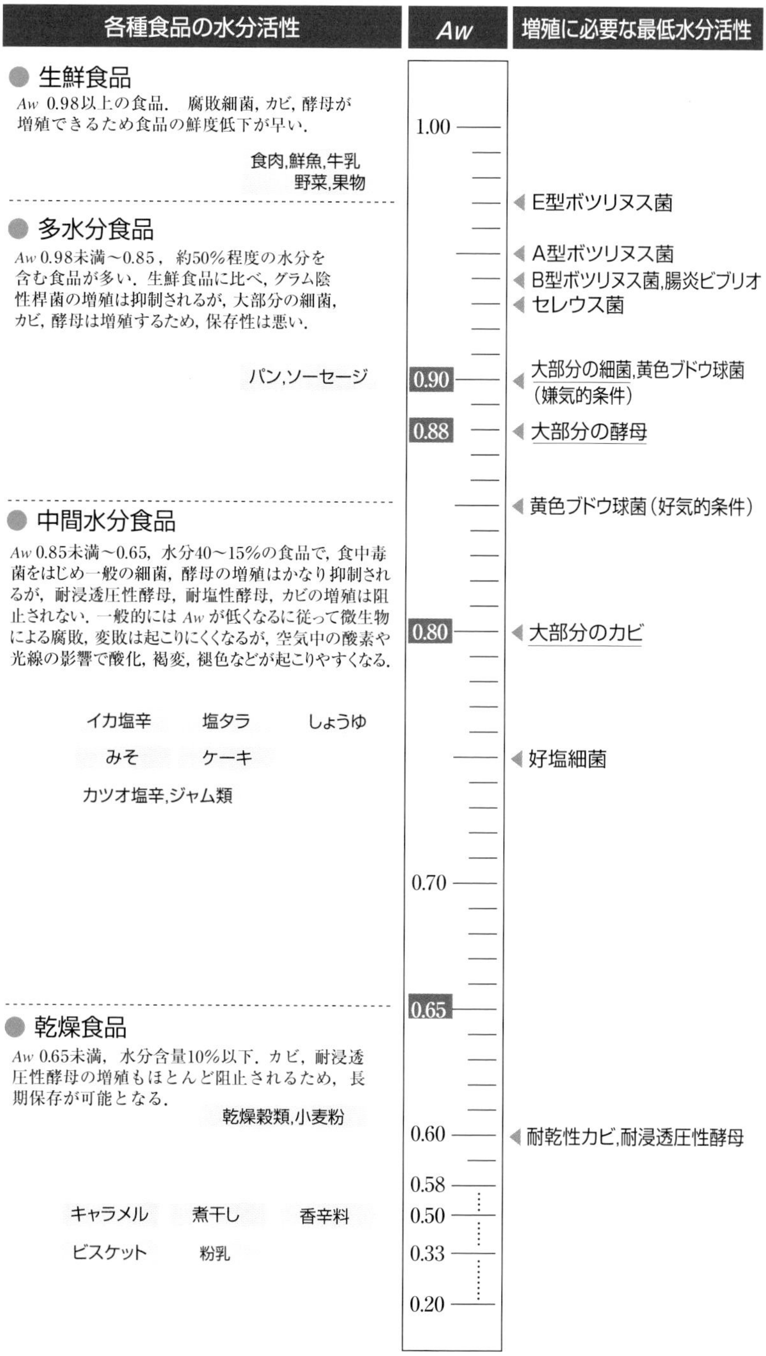
各種食品の水分活性
Aw
増殖に必要な最低水分活性
生鮮食品
Aw 0.98以上の食品． 腐敗細菌，カビ，酵母が増殖できるため食品の鮮度低下が早い．
食肉，鮮魚，牛乳
野菜，果物
多水分食品
Aw 0.98未満～0.85，約50％程度の水分を含む食品が多い．生鮮食品に比べ，グラム陰性桿菌の増殖は抑制されるが，大部分の細菌，カビ，酵母は増殖するため，保存性は悪い．
パン，ソーセージ
中間水分食品
Aw 0.85未満～0.65，水分40～15％の食品で，食中毒菌をはじめ一般の細菌，酵母の増殖はかなり抑制されるが，耐浸透圧性酵母，耐塩性酵母，カビの増殖は阻止されない．一般的には Aw が低くなるに従って微生物による腐敗，変敗は起こりにくくなるが，空気中の酸素や光線の影響で酸化，褐変，褪色などが起こりやすくなる．
イカ塩辛
塩タラ
しょうゆ
みそ
ケーキ
カツオ塩辛，ジャム類
乾燥食品
Aw 0.65未満，水分含量10％以下．カビ，耐浸透圧性酵母の増殖もほとんど阻止されるため，長期保存が可能となる．
乾燥穀類，小麦粉
キャラメル
煮干し
香辛料
ビスケット
粉乳
1.00
0.90
0.88
0.80
0.70
0.65
0.60
0.58
0.50
0.33
0.20
E型ボツリヌス菌
A型ボツリヌス菌
B型ボツリヌス菌，腸炎ビブリオ
セレウス菌
大部分の細菌，黄色ブドウ球菌（嫌気的条件）
大部分の酵母
黄色ブドウ球菌（好気的条件）
大部分のカビ
好塩細菌
耐乾性カビ，耐浸透圧性酵母

図 2-5 食品の水分活性と微生物の増殖に必要な最低水分活性

以上のような増殖に影響を及ぼす環境要因が適切な状態の場合，細菌は図 2-6 に示すように，ほぼS字状の曲線を描くように増殖する．これを細菌の増殖曲線という．

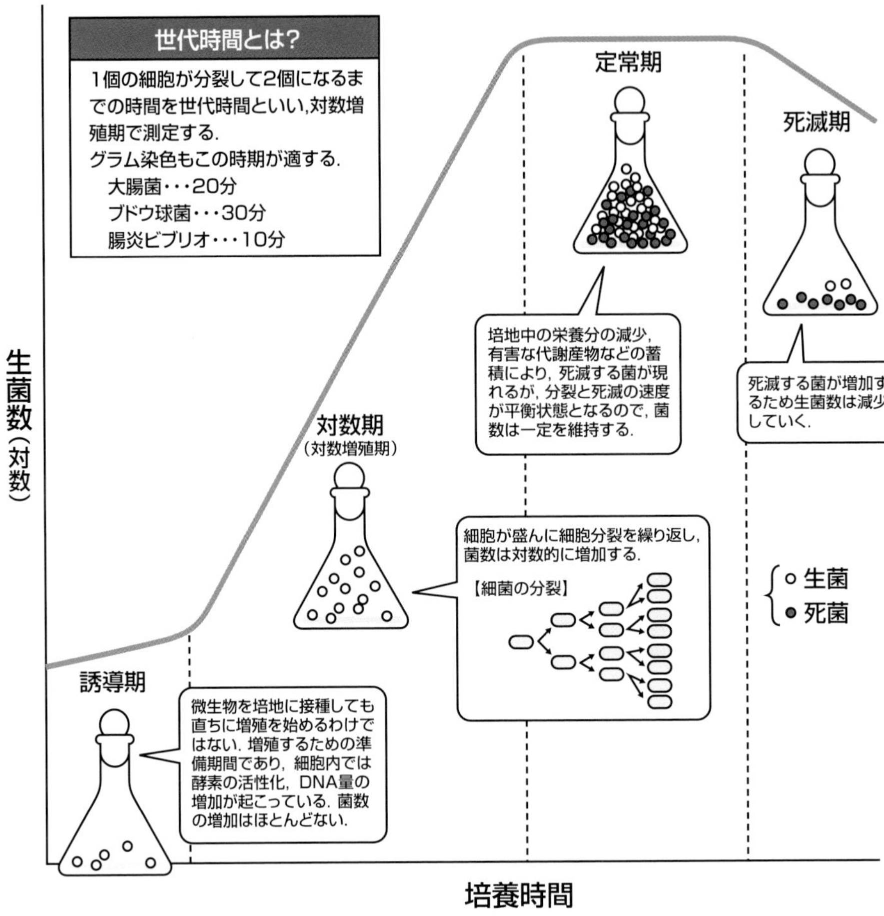
世代時間とは?
1個の細胞が分裂して2個になるまでの時間を世代時間といい,対数増殖期で測定する.
グラム染色もこの時期が適する.
大腸菌・・・20分
ブドウ球菌・・・30分
腸炎ビブリオ・・・10分
定常期
培地中の栄養分の減少,有害な代謝産物などの蓄積により,死滅する菌が現れるが,分裂と死滅の速度が平衡状態となるので,菌数は一定を維持する.
死滅期
死滅する菌が増加するため生菌数は減少していく.
生菌数(対数)
対数期
(対数増殖期)
細胞が盛んに細胞分裂を繰り返し,菌数は対数的に増加する.
【細菌の分裂】
生菌
死菌
誘導期
微生物を培地に接種しても直ちに増殖を始めるわけではない.増殖するための準備期間であり,細胞内では酵素の活性化,DNA量の増加が起こっている.菌数の増加はほとんどない.
培養時間

図2-6　細菌の増殖曲線

(4)　微生物の殺菌

食品衛生分野では殺菌は非常に重要な手段であるが，これについては後述する.

2.2　食品の腐敗

食品には，ヒトの健康維持に必要な各種栄養素や水分，その他の成分が含まれている．しかし，同時にそれらの栄養素などは微生物の増殖に必要な成分でもあることがほとんどである．したがって，食品を放置しておくと一次汚染・二次汚染によって付着した微生物が食品中で増殖し，外観，味，臭気などに好ましくない変化が生じて，ついには可食性を失う．このような食品の劣化現象を一般的に“食べ物が腐る”と呼んでいる．特に，タンパク質や核酸などの窒素化合物を含む食品の場合は悪臭と有害物質を伴うが，これらの劣化を狭義の腐敗という.

(1) 食品を汚染する微生物の由来

農作物，畜産物，水産物などの生鮮食品は，収穫または捕獲された時点において土壌，海水，淡水，大気など自然環境中に存在している微生物の汚染をすでに受けており，その食品に最も増殖しやすい微生物が優先的に増殖し，固有のミクロフローラ（微生物叢）を形成している（一次汚染）．さらにこれらの食品が原料として加工され，保存，流通，消費されるまでの過程においても，一次汚染菌に加えてさらに加工施設の環境や，ヒトの手指，容器・器具類などから，多種多様な微生物の汚染を受ける（二次汚染）．このような食品の微生物汚染によって食品の腐敗が起こったり，時には食中毒の発生にいたることもありうる．したがって，食品を汚染する微生物の由来を理解しておく必要がある（図 2-7）．

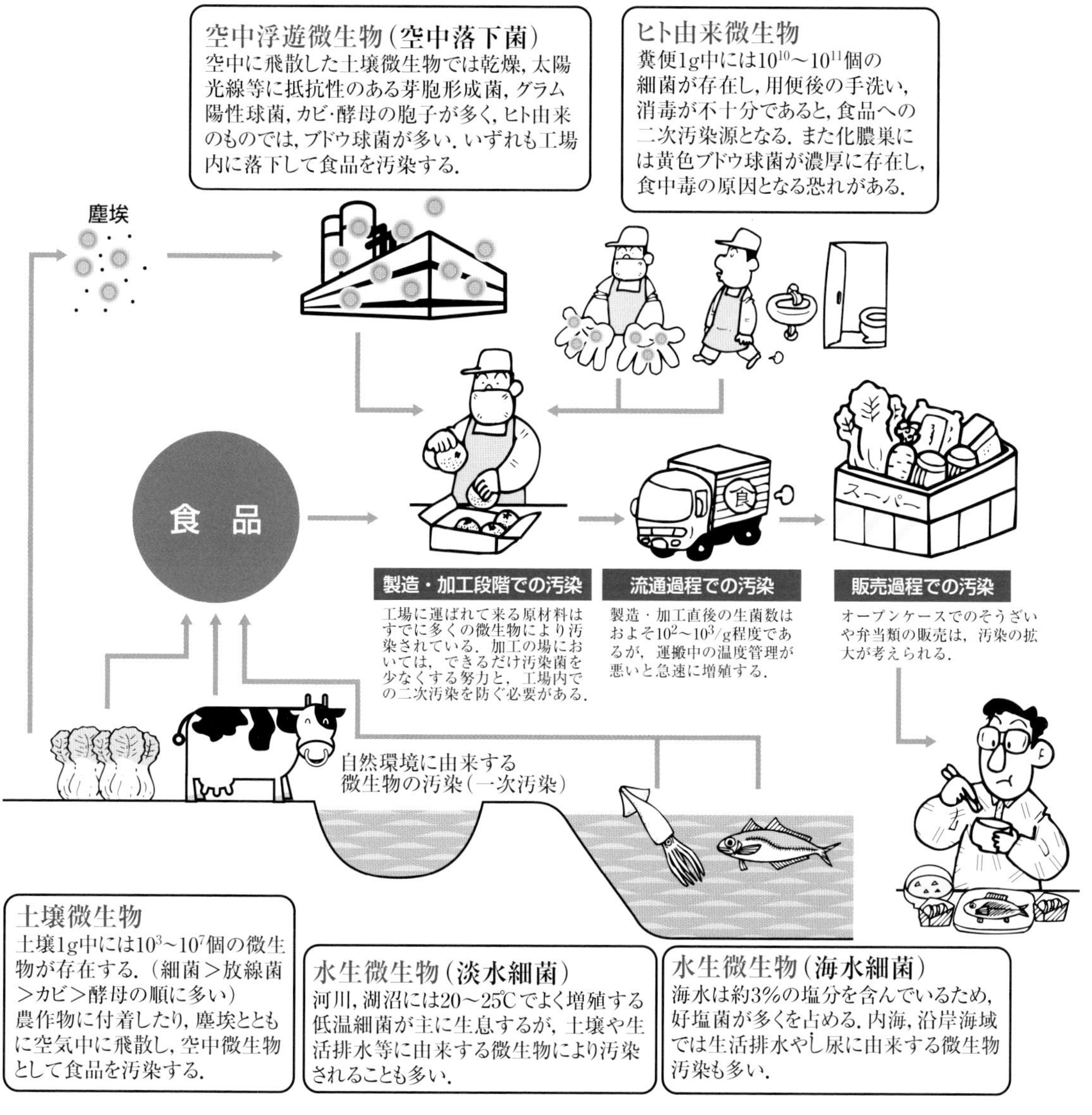
空中浮遊微生物（空中落下菌）
空中に飛散した土壌微生物では乾燥，太陽光線等に抵抗性のある芽胞形成菌，グラム陽性球菌，カビ·酵母の胞子が多く，ヒト由来のものでは，ブドウ球菌が多い．いずれも工場内に落下して食品を汚染する．
ヒト由来微生物
糞便1g中には10^{10}～10^{11}個の細菌が存在し，用便後の手洗い，消毒が不十分であると，食品への二次汚染源となる．また化膿巣には黄色ブドウ球菌が濃厚に存在し，食中毒の原因となる恐れがある．
塵埃
食品
食
スーパー
製造・加工段階での汚染
工場に運ばれて来る原材料はすでに多くの微生物により汚染されている．加工の場においては，できるだけ汚染菌を少なくする努力と，工場内での二次汚染を防ぐ必要がある．
流通過程での汚染
製造・加工直後の生菌数はおよそ10^2～10^3/g程度であるが，運搬中の温度管理が悪いと急速に増殖する．
販売過程での汚染
オープンケースでのそうざいや弁当類の販売は，汚染の拡大が考えられる．
自然環境に由来する
微生物の汚染（一次汚染）
土壌微生物
土壌1g中には10^3～10^7個の微生物が存在する．（細菌＞放線菌＞カビ＞酵母の順に多い）
農作物に付着したり，塵埃とともに空気中に飛散し，空中微生物として食品を汚染する．
水生微生物（淡水細菌）
河川，湖沼には20～25℃でよく増殖する低温細菌が主に生息するが，土壌や生活排水等に由来する微生物により汚染されることも多い．
水生微生物（海水細菌）
海水は約3%の塩分を含んでいるため，好塩菌が多くを占める．内海，沿岸海域では生活排水やし尿に由来する微生物汚染も多い．

図 2-7 食品汚染微生物の由来

(2) 腐敗による食品成分の変化

タンパク質や核酸を含む食品において起こる成分の変化を図2−8に示す．食品中の酵素による自己消化と微生物の作用によってタンパク質や核酸が低分子化し，悪臭の原因物質や有害物質が生成される．

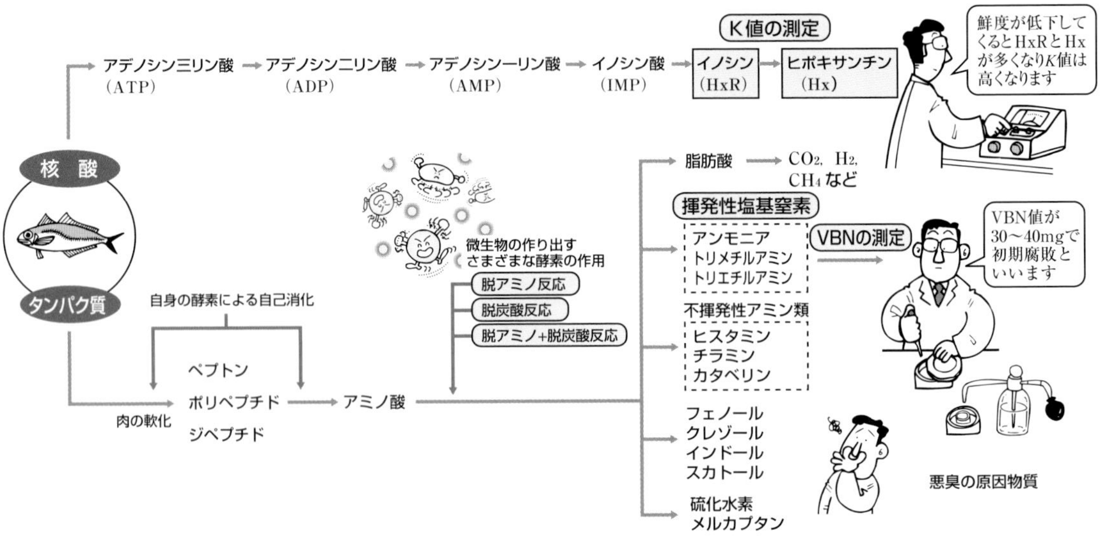
K値の測定
アデノシン三リン酸 (ATP)
アデノシン二リン酸 (ADP)
アデノシン一リン酸 (AMP)
イノシン酸 (IMP)
イノシン (HxR)
ヒポキサンチン (Hx)
鮮度が低下してくるとHxRとHxが多くなりK値は高くなります
核酸
タンパク質
脂肪酸
CO2, H2, CH4など
揮発性塩基窒素
アンモニア
トリメチルアミン
トリエチルアミン
VBNの測定
VBN値が30〜40mgで初期腐敗といいます
微生物の作り出すさまざまな酵素の作用
脱アミノ反応
脱炭酸反応
脱アミノ+脱炭酸反応
自身の酵素による自己消化
ペプトン
ポリペプチド
ジペプチド
肉の軟化
アミノ酸
不揮発性アミン類
ヒスタミン
チラミン
カタベリン
フェノール
クレゾール
インドール
スカトール
硫化水素
メルカプタン
悪臭の原因物質

図2−8　微生物によるタンパク質の分解と核酸の変化

(3) 食品の腐敗判別法

腐敗の判別には，食品に付着している生菌数を測定する微生物学的方法，腐敗の進行に伴って産生されるさまざまな腐敗生成物を測定する化学的方法，外観・臭気・味などヒトの五感による官能的方法があるが，単独で確実に判定する方法は確立されていないので，これら複数の方法を組み合わせて判定するのが望ましい．ここでは化学的判定法の一部を述べる．

① 一般細菌数（生菌数）

検査試料食品の一般的な中温菌（35℃で発育）の汚染状況を示す指標で，食品の安全性，保存状態，衛生的な取り扱いなどの良否を評価するために用いられる．

一般的に菌数が少なければ適切な取り扱いがされていることを意味する．

② 大腸菌群数

衛生管理上の指標として用いられる．食品中における大腸菌群の存在は食中毒菌などを対象とする加熱殺菌の不良あるいは不潔な取り扱いによる二次汚染を示唆する．

大腸菌群は自然界にも広く分布するため，糞便汚染を示す大腸菌（*E.coli*）の検査も並行して行われることが多い（大腸菌と大腸菌群の区別については第3章3.5図3−26参照）．

③　揮発性塩基窒素（VBN，volatile basic nitrogen）

食品の腐敗が進行すると，タンパク質が分解されてアンモニア，アミン類などの揮発性の塩基性物質が生成，蓄積されてくる．これを揮発性塩基窒素（VBN）といい，主に魚介類の鮮度を判定する指標として使われている．通常，**Conway** 法（微量拡散法）によって VBN を定量し，アンモニア量として算出する．

魚肉の鮮度と VBN 値*：　初期腐敗魚肉…　30 ～ 40mg / 100g
　　　　　　　　　　　腐敗魚肉………　50mg 以上 / 100g

＊：尿素を多く含むサメ，エイなどは鮮度がよくてもアンモニアの生成が多く，本法は適用不可．

④　*K* 値

魚肉の鮮度を，核酸（ATP 関連物質）の変化量から表したものである．魚肉中の ATP は死後，図 2-8 に示すように酵素的に分解されて急速に変化する．

ATP → ADP → AMP → イノシン酸 → イノシン → ヒポキサンチン

したがって，鮮度が良好な場合は ATP，ADP，AMP が多く，鮮度低下とともにイノシン，ヒポキサンチンが増加する．*K* 値は ATP 関連物質成分中に占めるイノシンとヒポキサンチンの百分率であり，その値が小さいほど鮮度は良好となる．

$$K\text{値}(\%) = \frac{\text{イノシン} + \text{ヒポキサンチン}}{\text{ATP} + \text{ADP} + \text{AMP} + \text{イノシン酸} + \text{イノシン} + \text{ヒポキサンチン}} \times 100$$

魚肉の鮮度と *K* 値　：　死後直後の魚……………　10％以下
　　　　　　　　　　　さしみ・すし種用の魚…　20％以下
　　　　　　　　　　　初期腐敗魚肉……………　60 ～ 80％

2.3　油脂の酸敗

油脂や食品に含まれる油脂成分は，空気中に放置しておくと，過酸化物などの有害物質が生成され，色調や臭気などが変化して品質が劣化する．この現象を油脂の酸敗といい，不飽和脂肪酸を多く含む植物油や魚油で起こりやすい．

油脂に含まれる不飽和脂肪酸は光や熱，鉄や銅などの金属の作用によって脂肪酸ラジカルとなり，さらに酸素と結合して脂肪酸過酸化ラジカルとなる．これは非常に反応性に富んでおり，未反応の脂肪酸分子から水素を奪って過酸化物（ヒドロペルオキシド）になるとともに，新たな脂肪酸ラジカルを生成させる．この反応は自己触媒的に連続して起こるので，油脂の自動酸化ともいわれている．

油脂の過酸化物を摂取すると，腹痛，下痢，嘔吐などの症状が表れる．食品中で発生した過酸化物は腸からほとんど吸収されないので，生活習慣病の危険因子とはならない．

(1)　油脂の酸敗の促進因子と阻害因子

油脂を多く含む加工食品や冷凍魚，畜肉などの脂肪部分も長期保存の間に過酸化物が生成するので注意をはらうとともに冷蔵保存の過信は避けるべきである（油脂の酸敗に関与する因子については表6-7（165頁）を参照）．

(2)　油脂の酸敗の判別法

主な化学的指標として，酸価，過酸化物価，カルボニル価について述べる．

①　酸価（AV，acid value）

油脂1g中に含まれる遊離脂肪酸を中和するのに要する水酸化カリウムのmg数のことをいう．油脂の酸敗が進むと遊離脂肪酸が増加してくる．酸敗が進むとともに酸価は大きくなる．

②　過酸化物価（POV，peroxide value）

油脂中の過酸化物（ヒドロペルオキシド）をヨウ化カリウムと反応させるとそれに対応してヨウ素が遊離する．そのヨウ素をチオ硫酸ナトリウムで滴定し，油脂1kg中のミリ当量で示したものがPOVで，POVは時間の経過とともに上昇するが，ある時点から減少してくる（図2-9）．一方カルボニル価（COV）は時間の経過につれて上昇する．

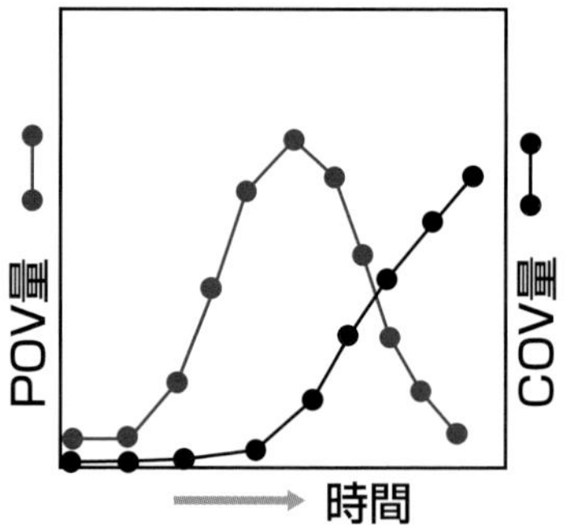
POV量
COV量
時間

図2-9　油脂の酸敗における POV，COV の経時的変化

ちょっとメモ　酸価・過酸化物価について規格基準が定められている食品とは？

わが国では，即席めん類（めんを油脂で処理したもの）についてのみ，AVが3を超え，またはPOVが30を超えないことが「食品衛生法の規格基準」の中で定められている．一方，油菓子（油脂分10％以上）についてはAV3を超え，かつPOV 30を超えないこと，ならびにAV 5を超え，またはPOV 50を超えないことが「通知文書」で定められている．また，揚げ油については，AV 2.5を超えたもの（カルボニル価50を超えたもの他）を規制する規格が「弁当及び惣菜の衛生規範」の中で定められている．

③　カルボニル価（COV，carbonyl value）

油脂1kg中に含まれるカルボニル化合物のミリ当量数で示したものである．油脂からの過酸化物がさらに分解されてアルデヒド類やケトン類などのカルボニル基を有する化合物が生成される．これらは油脂の品質低下をもたらし，油脂の酸敗の1つの目安となる．

図2-9に示すように，酸敗の初期段階ではPOVは高い値を示すが次第に減少し，酸敗の後期ではCOVの値が上昇する．したがって，油脂の酸敗の程度を1つの指標で表現することはできない．

2.4　食品の変質防止

食品の保存に際しては，変質させないように十分な配慮をする必要がある．ここでは，微生物による食品の腐敗・変敗防止と，酸素による油脂の酸敗防止の2つに分けて述べる．

（1）　微生物による食品の腐敗・変敗防止

食品の腐敗・変敗を防止するには，原因となる微生物の汚染防止と，その増殖の抑制が重要となる．そのためには，以下の①～⑨のような方法で，微生物の増殖に必要な各種要因を制御するとよい．

①　冷蔵・冷凍法

食品を低温に保ち，微生物の増殖や食品中の酵素作用を阻止・抑制する方法である．冷蔵法では，低温菌や好冷菌のような微生物が徐々に増殖して食品の品質劣化が起こるため，短期間の保存となる．さらに，冷蔵庫の扉の開閉により容易に庫内の温度は上昇するので，冷蔵庫での冷蔵保存を過信すべきではない．

冷凍法では，微生物の増殖はほぼ完全に抑制されるため長期保存が可能である．しかし，増殖は阻止されても死滅することはほとんどないため，製造過程での衛生上の不備から微生物汚染を受けている冷凍保存では，解凍後に残存する微生物が急速に増殖するおそれがあるので，取り扱いに十分注意する必要がある．

食品衛生法で冷蔵とは**10**℃以下を，冷凍とは－**15**℃以下と定められている．主な食品の低温保存方法を表2-2に示す．

②　乾燥・脱水法

乾燥とは食品中の水分を気体にして除去する操作をいい，脱水とは液体のまま除去する操作をいう．いずれも食品中の自由水を微生物が増殖できない限界以下まで除去し，図2-10に示すように水分活性（Aw）を低下させて微生物の増殖を抑制する方法である．乾燥法には自然乾燥と人工乾燥があり，多くの食品加工に利用されている（表2-3）．

表2-2　食品の低温保存方法

方　法	温　度	適用食品例
冷　蔵	10℃以下(5℃前後)	食品一般
チルド	0℃前後	生鮮魚貝類，食肉など
パーシャルフリージング	0～－3℃	魚介類の干物など
冷　凍	－15℃以下(法的規格基準)	冷凍食品

表2-3　食品の主な乾燥法

自然乾燥		日干し，陰干し	魚の干物，干ししいたけ，干し柿など
人工乾燥	加　圧	加熱→加圧→噴出	ポンセンベイなどの多孔質乾燥食品
	常　圧	熱風乾燥	乾燥野菜など
		噴霧乾燥	粉乳，ココア，香辛料など
		被膜乾燥	乾燥マッシュポテト，α化デンプンなど
	減　圧	真空乾燥	粉末味噌汁など
		凍結乾燥	インスタントコーヒー，乾燥野菜など

乾燥した食品は，吸湿しないような方法で保管する必要がある．

③　加熱（殺菌）法

微生物は増殖可能域を超えた高い温度状態に置かれると，菌体成分であるタンパク質の熱変性や代謝機能に異常をきたし，細胞損傷を受けて死滅する．加熱法は食品を加熱処理し，存在する微生物を死滅させて保存性を高める方法である．一般の細菌は熱に弱く，70℃，30分間の加熱で死滅するが，酵母やカビの胞子は85℃以上の加熱で，また細菌の芽胞は121℃，20分間以上の高圧蒸気滅菌法で処理しないと完全には死滅しない．このように微生物の状態や種類により熱抵抗性が異なるため，食品の種類によっては加熱殺菌に要する温度や時間が異なってくる．そのため，主な食品の規格基準にはそれぞれの加熱殺菌条件が定められている（表2-4）．

④　くん煙法

サクラ，クヌギ，ナラなどのチップを不完全燃焼させて発生する煙で魚介類や食肉加工品などをいぶすことにより，食品の保存性を高めることができる．煙中に含まれるホルムアルデヒド，フェノール，アセトン，酢酸などが食品の表面からしみ込み，微生物に対し静菌・殺菌作用を示す．

表2-4 主な食品，乳・乳製品の規格基準に定められている加熱殺菌条件

食品	加熱殺菌条件*1
清涼飲料水，果汁(pH4.0 未満のもの)	65 ℃ 10 分
清涼飲料水，果汁(pH4.0 以上のもの)	85 ℃ 30 分
非加熱食肉製品以外の食肉製品及び鯨肉製品	63 ℃ 30 分
魚肉ソーセージ，魚肉ハム	80 ℃ 45 分
特殊包装かまぼこ	80 ℃ 20 分
包装豆腐	90 ℃ 40 分
容器包装詰加圧加熱殺菌食品*2	120 ℃ 4 分
牛乳，加工乳など	62～65 ℃ 30 分
無糖練乳(濃縮乳)	115 ℃ 15 分

＊1 またはこれと同等以上の効力を有する方法.
＊2 pH が 4.6 を超え，かつ，水分活性(Aw)が 0.94 を超えるもの.

(厚生労働省ホームページより作成)

⑤ 真空包装法

非通気性の包装フィルムまたは容器に食品を入れ，脱気して密封する方法である．この場合，脱酸素剤を同封することが多い．真空包装することにより好気性菌やカビの増殖はほぼ完全に抑制されるが，逆に嫌気性菌の増殖には好都合となる．

⑥ 紫外線

紫外線の中で最も殺菌作用が強いのは 250 ～ 260 nm の波長域である．市販の紫外線殺菌灯の波長は **254 nm** で，厨房内の空気の殺菌に用いられるほか，まな板などの殺菌にも利用されるが，効果があるのは照射された表面のみである．直接，食品を殺菌するものではないが，間接的に食品の衛生を保ち，劣化を防ぐことにつながることになる．

⑦ 放射線

わが国で食品に対して放射線の使用が認められているのは，ジャガイモの発芽防止の目的のみである．コバルト **60**（^{60}**Co**）からの γ 線照射で，ジャガイモの吸収線量は **150** グレイ以下，再照射はできないとされている．一方，海外では，タマネギ，ニンニク，乾燥野菜，香辛料，冷凍魚介類，食肉加工品などへの照射が認められている国もあり，これらの食品を輸入する場合に問題となることがある．

⑧ 塩蔵・糖蔵・酢漬け

塩蔵や糖蔵は，食品中の水分活性を低下させ，微生物の増殖に必要な自由水をうばうことにより食品の保存を長くする方法である．ただし，好塩性菌や耐塩性菌も存在するので食塩濃度に配慮する必要がある．また，酢漬けは魚介類や野菜を生のまま，あるいは塩蔵後に食

酢などの有機酸に漬けることによりpHを低下させ，微生物の増殖を抑制する方法である．

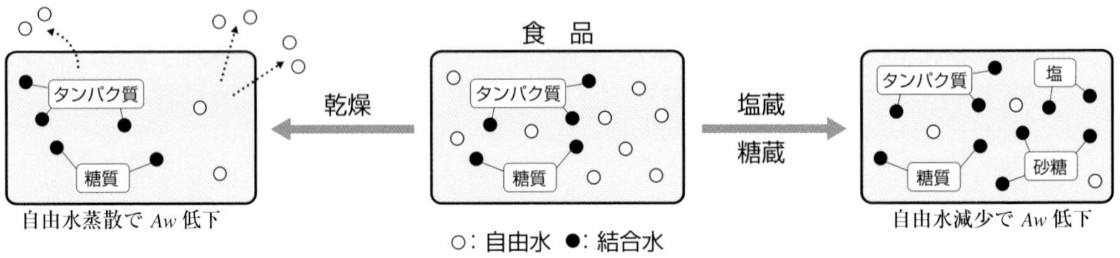
食 品
タンパク質
糖質
乾燥
塩蔵
糖蔵
塩
砂糖
自由水蒸散で Aw 低下
自由水減少で Aw 低下
○: 自由水 ●: 結合水

図2-10 水分活性（*Aw*）を低下させる方法

⑨ 食品添加物

微生物による食品の腐敗・変敗を防ぐために保存料，防カビ剤，殺菌料，日持向上剤などの食品添加物が使用される．これらの食品添加物については使用基準が定められているものがある．詳細は第8章の食品添加物の項で述べる．

(2) 油脂の酸敗防止

通常，食用油脂や油脂を含む食品は空気中の酸素の存在下で取り扱われ，なおかつ，加熱調理や食品加工されることが多いため，油脂の酸化反応が起こることは免れない．しかし，油脂の酸化阻害因子（表6-7）を応用することによって酸敗をある程度抑制することができる．酸敗の原因となる不飽和脂肪酸を多く含む植物油や魚油においては特に重要である．

① 酸 素

酸素は空気中で約21％を占めている．したがって，油脂の酸化を防ぐためには空気との接触を可能な限り絶つ必要がある．そのため空気との接触面積を小さくする容器で保存したり，保存容器内に不活性ガスを封入する．また，酸素が透過しにくい包装材料を使用して真空包装したり，酸素除去剤を使用することも効果的である．魚介類を冷凍保存する場合は，貯蔵中の“油焼け”を防ぐために，冷凍直後に氷水中をくぐらせてその表面に薄い氷の被膜；氷衣（グレーズ）をつけるグレーズ法が用いられる．

② 温 度

油脂の酸化は化学反応であり，反応速度を抑制するためには低温で保存することが有効となる．しかし，この反応は低温でも徐々に進行する．

③ 光

大きなエネルギーを有する紫外線は油脂の酸化を著しく進行させる．また，植物油にはクロロフィルなどの光増感剤が微量ながら含まれているといわれており，可視光線でも酸化が進行する．したがって，植物油は暗所で保存するとか，光を遮断する缶や着色瓶で保管するのがよい．プラスチック容器では缶よりも酸化が起こりやすい．

④ 金 属

鉄，銅，マンガン，ニッケルなど，微量に含まれる金属は油脂の酸化反応の触媒として作用し，酸化を促進させるので，クエン酸やEDTAなどのキレート剤を用いて酸化を抑制することができる．

⑤ 酵 素

豆類や穀類をはじめ，多くの農産物に含まれているリポキシゲナーゼは油脂の酸化に関与しているが，加熱処理によって失活する．冷凍品を製造する際に短時間湯通しする操作を行うのはそのためであり，ブランチング（**blanching**）処理という．

⑥ 酸化防止剤

油脂の酸化を抑制するために，植物油などは油溶性の酸化防止剤（ビタミンEなど）が添加されている．また，ワインなどには水溶性の酸化防止剤（エリソルビン酸）が添加されている．詳細は第8章の食品添加物で述べる．

⑦ 水分活性

水分活性が低くなると脂肪の酸化やカルボニル反応が起きやすくなる．

油脂の酸敗に大きな影響を及ぼす因子は酸素（空気），温度，光である．植物油に関しては，密封して冷暗所で保存するのが望ましい．また，自動酸化が起こるので，使用ずみの油と未使用の油を混ぜないようにすることが大切である．

練 習 問 題

問1 食品の腐敗・変敗に関する記述である．正しいものの組合せはどれか．

a. 揮発性塩基窒素量は，食品から発生するアンモニアやトリメチルアミン類を測定して求める．

b. 揮発性塩基窒素量が100g当たり50mgに達すると初期腐敗と判定される．

c. わが国では，タマネギの発芽防止のために放射線照射が許可されている．

d. *K*値は，魚肉に含まれるアミノ酸の分解物を測定することによって求められる．

e. 水分活性が0.90以上の場合，ほとんどの細菌は増殖が可能である．

1. aとc　2. aとe　3. bとd　4. bとe　5. cとd

問2　食品の変質防止に関する記述である．正しいものの組合せはどれか．

a. 微生物の増殖に必要なのは結合水である．

b. 水分活性が0.65以下の食品には，ほとんどの微生物は増殖できない．

c. 冷凍保存の温度は－18℃以下とすることが食品衛生法で定められている．

d. 真空包装により好気性菌の増殖は防止できるが，嫌気性菌の増殖は抑制できない．

e. 冷凍保存することにより，ほとんどの細菌は死滅する．

1. aとc　2. aとe　3. bとd　4. cとd　5. bとe

問3　油脂の酸化に関する記述である．誤ったものの組合せはどれか．

a. 油脂に含まれる飽和脂肪酸が酸化されやすい．

b. 鉄，銅，ニッケルなどの遷移金属は油脂の自動酸化で触媒的な役割を果たす．

c. 油脂の酸化防止剤として，ビタミンEを使用することが多い．

d. 油脂の自動酸化は，冷蔵保存程度の低温でも徐々に進行する．

e. 過酸化物価の測定には，ヨウ化カリウムと水酸化カリウムの試薬を使用する．

1. aとc　2. aとe　3. bとd　4. cとd　5. bとe

問4　次の記述のうち，正しいものの組合せはどれか．

a. 微生物は，増殖可能温度域以外の温度域では死滅する．

b. 一般の細菌は，環境要因が適していれば世代時間は20～30分の場合が多い．

c. 紫外線照射により食品の中心部まで殺菌することが可能である．

d. 真空凍結乾燥した食品は，冷凍保存する必要がある．

e. くん煙中のホルムアルデヒド，フェノール，酢酸などは保存効果を示す．

1. aとc　2. aとe　3. bとd　4. cとd　5. bとe

問5　次の組合せのうち，正しいものはどれか．

a.　パーシャルフリージング ―――― 0℃前後

b.　保存料 ―――― エリソルビン酸

c.　油脂の酸価 ―――― 遊離脂肪酸量

d.　乾燥法 ―――― 自由水の除去

e.　タンパク質の分解 ―――― 有機酸の生成

1. aとc　2. aとe　3. bとd　4. cとd　5. bとe

【答】問1―2，問2―3，問3―2，問4―5，問5―4

第3章　食　中　毒

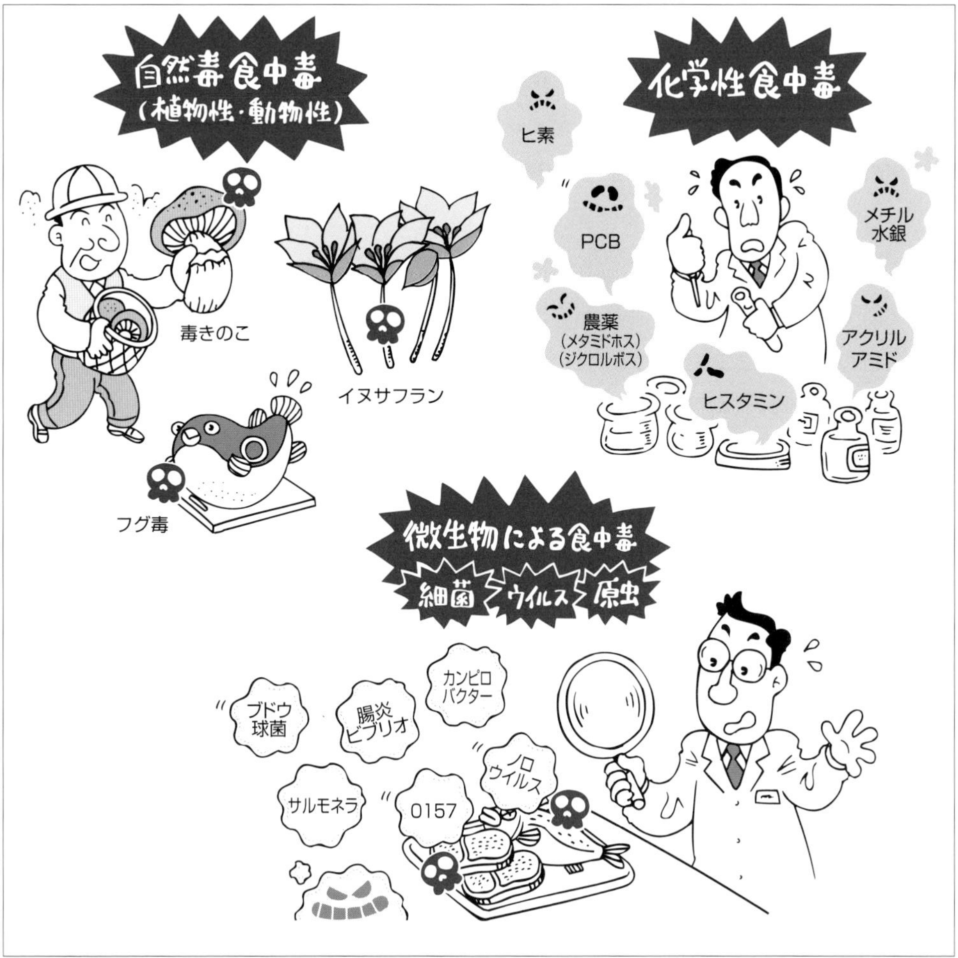
自然毒食中毒
(植物性・動物性)
毒きのこ
イヌサフラン
フグ毒
化学性食中毒
ヒ素
PCB
メチル
水銀
農薬
(メタミドホス)
(ジクロルボス)
アクリル
アミド
ヒスタミン
微生物による食中毒
細菌
ウイルス
原虫
ブドウ
球菌
腸炎
ビブリオ
カンピロ
バクター
ノロ
ウイルス
サルモネラ
O157

食中毒とは，「ヒトが食品に付着・増殖している食中毒菌や，有害・有毒物質が混入している食品を摂取した場合に起こる，比較的急性の胃腸炎を主症状とする健康障害のこと」とされている．わが国では**1947**年（昭和**22**年）につくられた食品衛生法の中で，食中毒統計を作成することが義務付けられ，食中毒の事件数・患者数・死者数・病因物質などの統計がとられてきた．それによれば，わが国の衛生状態は以前よりも改善されたにもかかわらず，近年の事件数や患者数に大きな変動はなく，毎年多くの食中毒患者が発生している．

本章では食中毒の発生状況や発生原因を理解し，食中毒の予防方法を理解するために，以下の項目について学ぶ．化学性食中毒の詳細については第**6**章，原虫については第**4**章を参照．

1）　食中毒の定義
2）　食中毒の種類
3）　食中毒の発生状況
4）　食中毒の種類（自然毒食中毒・微生物性食中毒・ウイルス性食中毒）

3.1 食中毒の定義

食品衛生法ではその第58条（食中毒の処理）の中で，食品，添加物，器具や包装容器などによって起こる中毒を食中毒と定義している．わが国ではこれまで食中毒菌や有毒・有害な食品を摂取することによって起こる急性胃腸炎を主として食中毒として取り扱い，ウイルス，原虫，消化器系感染症の原因となる赤痢菌やチフス菌などはその対象にしてこなかった．しかし腸管出血性大腸菌 **O157** の出現や伝染病予防法の廃止と感染症法の成立により，近年では「病原細菌，ウイルス，原虫などの微生物，アニサキスなどの寄生虫，トラフグや毒キノコなどの動物性・植物性自然毒のほか，農薬などの化学物質などで汚染した食物が原因で起こる比較的急性の胃腸炎（腹痛，下痢，嘔吐など）」を食中毒として取り扱い，その病因物質がより多岐に広がった．コレラ，赤痢，腸チフスなどこれまで法定伝染病として扱われてきた菌も，1999年（平成11年）4月の「感染症の予防及び感染症の患者に対する医療に関する法律」（以下感染症法）の施行以降，食品が原因で起こった場合は食中毒として扱い，食中毒統計に加えられることとなった（図3-1）.

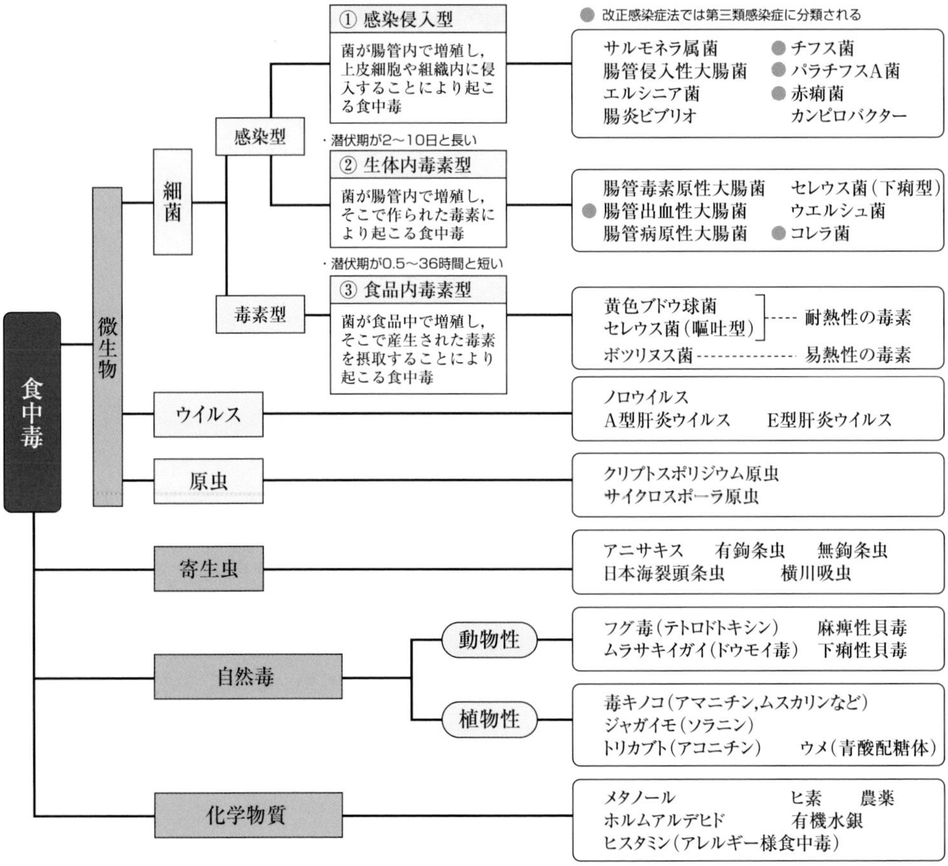
食中毒
微生物
細菌
感染型
毒素型
① 感染侵入型
菌が腸管内で増殖し，上皮細胞や組織内に侵入することにより起こる食中毒
・潜伏期が2～10日と長い
② 生体内毒素型
菌が腸管内で増殖し，そこで作られた毒素により起こる食中毒
・潜伏期が0.5～36時間と短い
③ 食品内毒素型
菌が食品中で増殖し，そこで産生された毒素を摂取することにより起こる食中毒
● 改正感染症法では第三類感染症に分類される
サルモネラ属菌　● チフス菌
腸管侵入性大腸菌　● パラチフスA菌
エルシニア菌　● 赤痢菌
腸炎ビブリオ　カンピロバクター
腸管毒素原性大腸菌　セレウス菌（下痢型）
● 腸管出血性大腸菌　ウエルシュ菌
腸管病原性大腸菌　● コレラ菌
黄色ブドウ球菌
セレウス菌（嘔吐型）
耐熱性の毒素
ボツリヌス菌
易熱性の毒素
ウイルス
ノロウイルス
A型肝炎ウイルス　E型肝炎ウイルス
原虫
クリプトスポリジウム原虫
サイクロスポーラ原虫
寄生虫
アニサキス　有鉤条虫　無鉤条虫
日本海裂頭条虫　横川吸虫
自然毒
動物性
植物性
フグ毒（テトロドトキシン）　麻痺性貝毒
ムラサキイガイ（ドウモイ毒）　下痢性貝毒
毒キノコ（アマニチン,ムスカリンなど）
ジャガイモ（ソラニン）
トリカブト（アコニチン）　ウメ（青酸配糖体）
化学物質
メタノール　ヒ素　農薬
ホルムアルデヒド　有機水銀
ヒスタミン（アレルギー様食中毒）

図3-1 食中毒の分類

3.2 食中毒の種類

食中毒は図3-1のように微生物，寄生虫，自然毒，化学物質食中毒に分類され，さらに細菌性食中毒はその発症の機序から① 感染侵入型，② 生体内毒素型，③ 食品内毒素型の3つに大別される．①と②はともに生体内で菌が増殖することにより食中毒症状が現れるので，潜伏期が比較的長く，③の食品内毒素型に対して単に感染型と呼ばれている．毒素型食中毒は食品中で産生された毒素を飲食物といっしょに摂取することにより起こるため，潜伏期が短い．

近年，腸管出血性大腸菌などの新しい食中毒菌の出現により，発症菌量や伝染力の強さだけで食中毒菌と赤痢菌，コレラ菌などの旧法定伝染病起因菌とを区別することが困難になってきた．そのため，ノロウイルス，クリプトスポリジウム原虫なども含め，水や食品を媒介として起こった感染症を食水媒介感染症（food－water－borne infection）と呼び，行政上は食中毒として扱うこととなった（図3-2）．

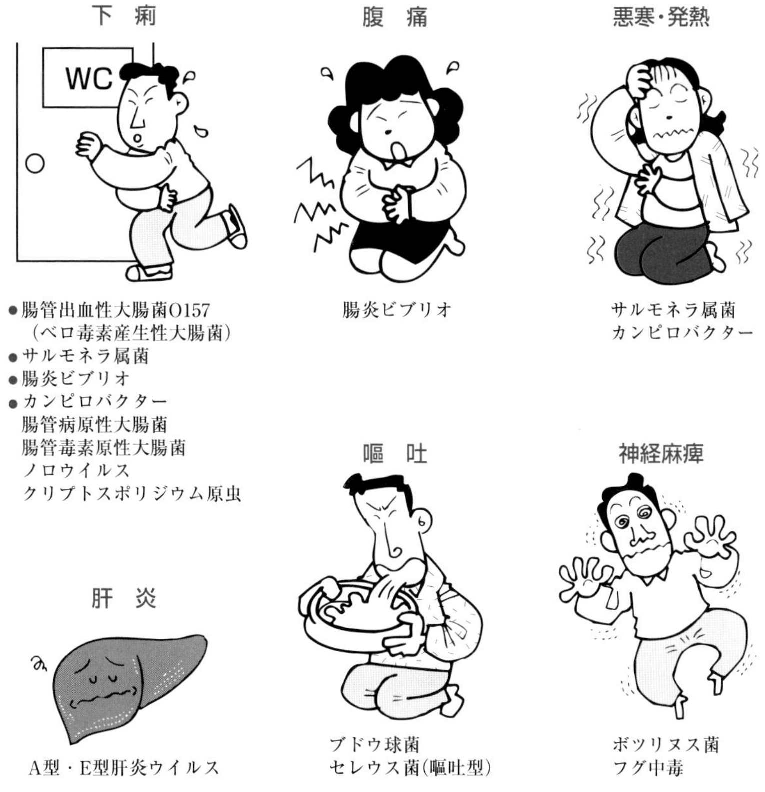
下 痢
WC
●腸管出血性大腸菌O157
（ベロ毒素産生性大腸菌）
●サルモネラ属菌
●腸炎ビブリオ
●カンピロバクター
腸管病原性大腸菌
腸管毒素原性大腸菌
ノロウイルス
クリプトスポリジウム原虫
腹 痛
腸炎ビブリオ
悪寒・発熱
サルモネラ属菌
カンピロバクター
嘔 吐
ブドウ球菌
セレウス菌(嘔吐型)
神経麻痺
ボツリヌス菌
フグ中毒
肝 炎
A型・E型肝炎ウイルス

図3-2 いろいろな食中毒症状
（● 血便の見られるもの）

3.3　食中毒の発生状況

食中毒事件が起こった場合，食品衛生法第 63 条の規定により，患者を診察または死体を検案した医師は保健所長に，保健所長は都道府県知事に，都道府県知事は厚生労働大臣にそれぞれ届け出・報告をすることになっている．厚生労働省は 1952 年（昭和 27 年）より，これらをまとめた食中毒統計を作成し，公表している（図 3−3）．しかし，患者の症状が軽い場合には医師の診療を受けないことも多いので，実際の食中毒発生件数や患者数は統計上の数字よりもはるかに多いと推測されている．

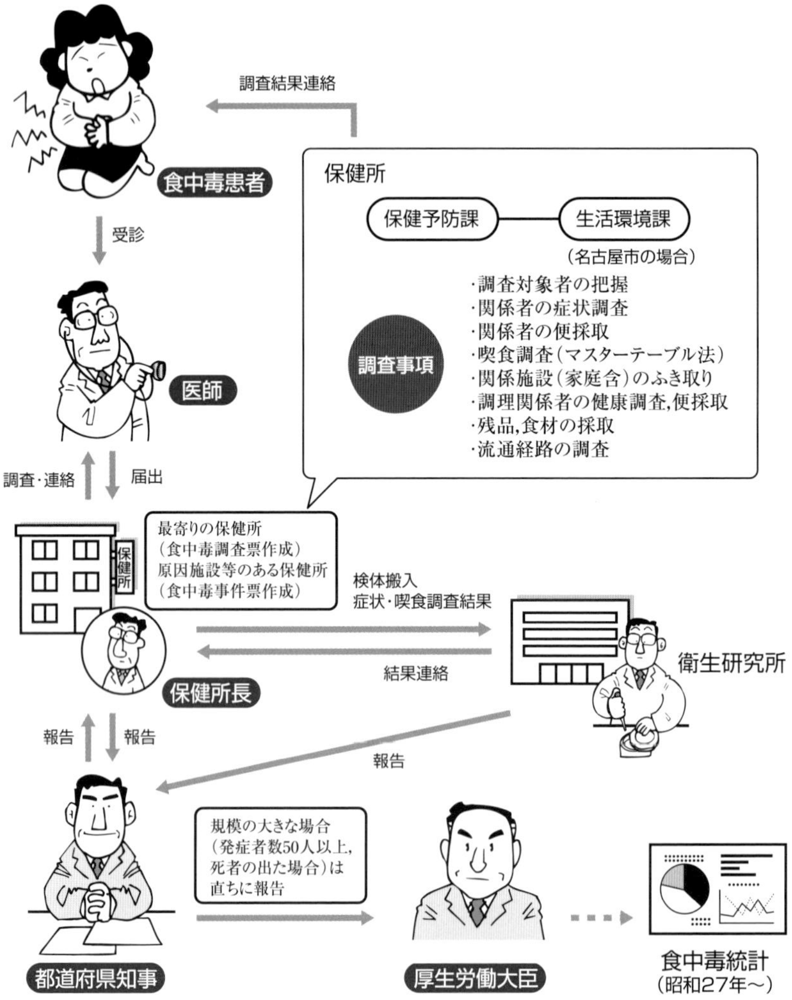
調査結果連絡
食中毒患者
受診
保健所
保健予防課
生活環境課
(名古屋市の場合)
調査事項
·調査対象者の把握
·関係者の症状調査
·関係者の便採取
·喫食調査（マスターテーブル法）
·関係施設（家庭含）のふき取り
·調理関係者の健康調査,便採取
·残品,食材の採取
·流通経路の調査
医師
調査·連絡
届出
保健所
最寄りの保健所
（食中毒調査票作成）
原因施設等のある保健所
（食中毒事件票作成）
検体搬入
症状·喫食調査結果
結果連絡
衛生研究所
保健所長
報告
報告
報告
規模の大きな場合
（発症者数50人以上，
死者の出た場合）は
直ちに報告
都道府県知事
厚生労働大臣
食中毒統計
(昭和27年〜)

図 3−3　食中毒事件の届け出と調査

(1)　食中毒事件の移り変わり

1952 年（昭和 27 年）から 2019 年（令和元年）までの食中毒事件数と患者数，死者数の年次推移を図 3-4 に示した．事件数は昭和 30 年代に年間 2000 件以上あったものが，2001 年（平成 13 年）以降の近年では 1000 ～ 1500 件/年で推移している．患者数は，大きな食中毒事件のたびに突出する場合もあるが，近年では 20000 ～ 25000 人/年前後（2006 年を除く）であり，以前に比べ冷蔵庫の普及など公衆衛生面は進歩しても，患者数の減少に変化は見られていない．死者数については，昭和 40 年代までは年間 100 人以上であったが，徐々に減少して昭和 60 年代以降は 10 人以下（1996 年と 2001 年を除く）となったが，ゼロにはいたっていない．死亡原因物質としては，イヌサフランや毒キノコなどの植物性自然毒や腸管出血性大腸菌などの細菌によるものが多くを占めている．これら事件数，死者数の減少は食品衛生行政や食品衛生管理体制の強化や医療の進歩によるものと考えられている．

また，近年は 1 事件当たりの患者数が多い大型の食中毒が増えている．この原因は外食産業の拡大や，流通経路の変化により，大量調理施設で作られた食品を一斉に食べる機会が増えたためと考えられる．

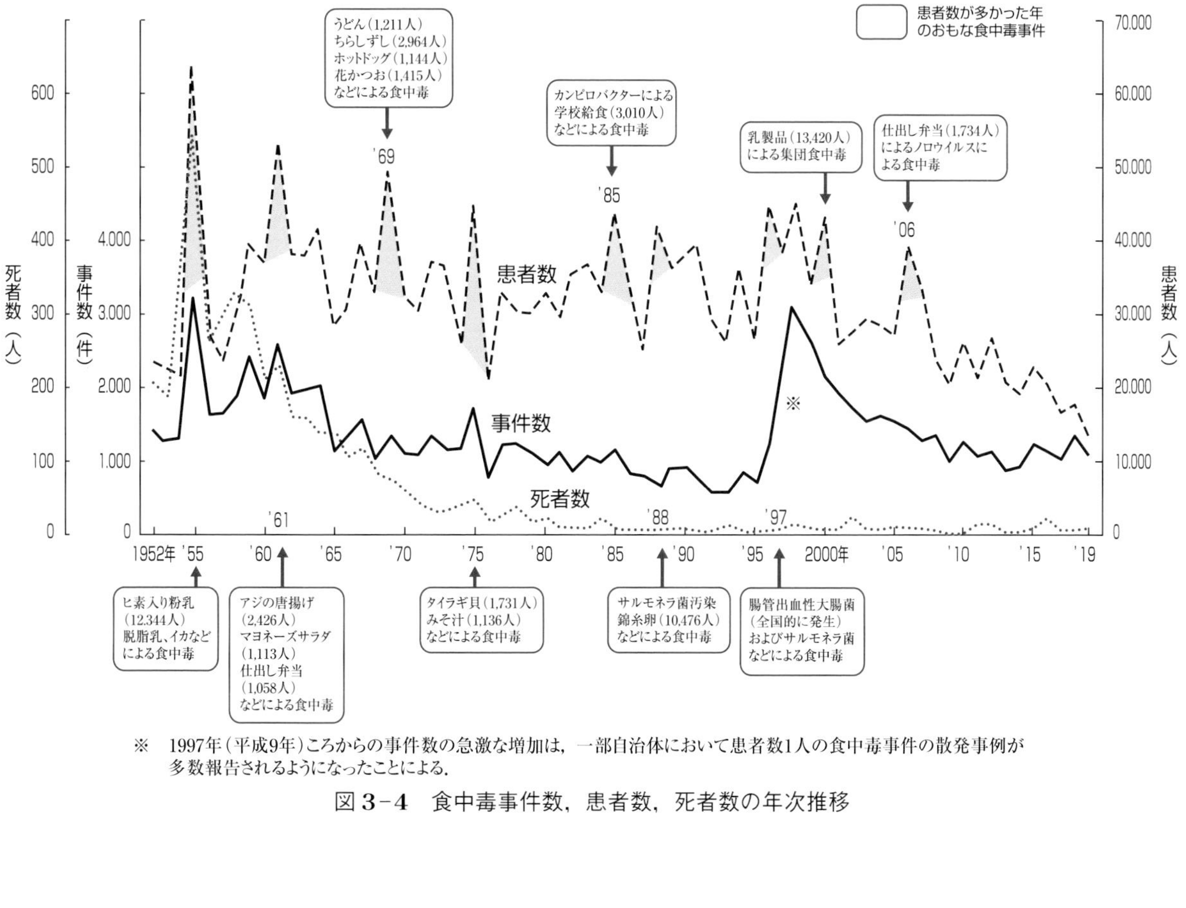

患者数が多かった年のおもな食中毒事件
うどん（1,211人）ちらしずし（2,964人）ホットドッグ（1,144人）花かつお（1,415人）などによる食中毒
カンピロバクターによる学校給食（3,010人）などによる食中毒
乳製品（13,420人）による集団食中毒
仕出し弁当（1,734人）によるノロウイルスによる食中毒
'69
'85
'06
'61
'88
'97
患者数
事件数
死者数
※
死者数（人）
事件数（件）
患者数（人）
0
100
200
300
400
500
600
1,000
2,000
3,000
4,000
10,000
20,000
30,000
40,000
50,000
60,000
70,000
1952年
'55
'60
'65
'70
'75
'80
'85
'90
'95
2000年
'05
'10
'15
'19
ヒ素入り粉乳（12,344人）脱脂乳、イカなどによる食中毒
アジの唐揚げ（2,426人）マヨネーズサラダ（1,113人）仕出し弁当（1,058人）などによる食中毒
タイラギ貝（1,731人）みそ汁（1,136人）などによる食中毒
サルモネラ菌汚染錦糸卵（10,476人）などによる食中毒
腸管出血性大腸菌（全国的に発生）およびサルモネラ菌などによる食中毒

※　1997年（平成9年）ころからの事件数の急激な増加は，一部自治体において患者数1人の食中毒事件の散発事例が多数報告されるようになったことによる．

図 3-4　食中毒事件数，患者数，死者数の年次推移

(2) 食中毒はどんな施設で発生しやすいか

事件数では飲食店，家庭，旅館，仕出し屋の順に多く，患者数では飲食店，仕出し屋，旅館，給食施設をもつ事業場の順となっており，事件数，患者数ともに飲食店が最も多い（図3－5，図3－6）．また給食施設を併設する学校，老人ホーム，事業所における食中毒は事件数こそ少ないが，患者数の占める割合が高い．これは成人より抵抗力の弱い学童や老人は被害を受けやすく，大量調理を行う給食施設などに従事する者は十分な注意を払わなければならないことを示している．一方，家庭で発生する食中毒は，事件数は多いが，毒キノコやフグによる散発的な食中毒が多く含まれるため，患者数としては全体の1～2％で，死者も出ている．

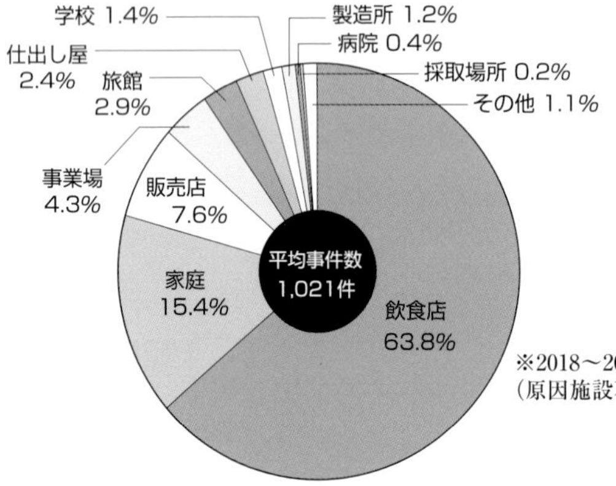
学校 1.4%
製造所 1.2%
病院 0.4%
仕出し屋 2.4%
旅館 2.9%
採取場所 0.2%
その他 1.1%
事業場 4.3%
販売店 7.6%
平均事件数 1,021件
家庭 15.4%
飲食店 63.8%

図3－5 原因施設別に見た食中毒事件数の割合

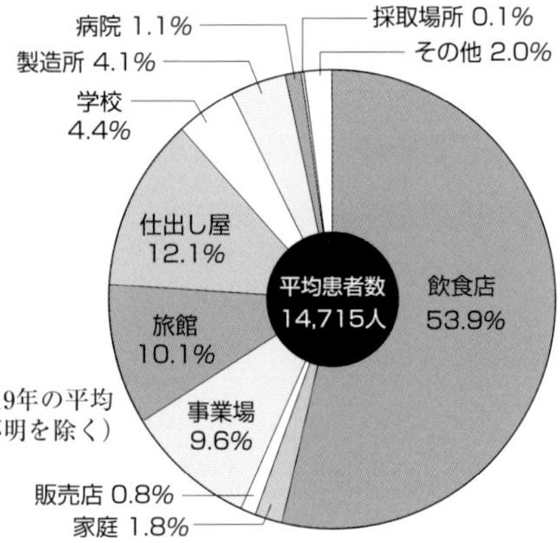
病院 1.1%
採取場所 0.1%
製造所 4.1%
その他 2.0%
学校 4.4%
仕出し屋 12.1%
平均患者数 14,715人
飲食店 53.9%
旅館 10.1%
※2018～2019年の平均（原因施設不明を除く）
事業場 9.6%
販売店 0.8%
家庭 1.8%

図3－6 原因施設別に見た食中毒患者数の割合

（資料：厚生労働省 HP より作成）

(3) 食中毒の原因食品は何か

わが国の食中毒の原因食品は，事件数では，魚介類，肉類，複合調理食品の順で多く，患者数では複合調理食品が最も多い（2019年（令和元年）；9.0％）．また原因食品の特定はなかなか困難である．その原因は，近年の食中毒事件の病因物質は発症菌（ウイルス）量が少なくても食中毒を引き起こすためと考えられる．食中毒が起こった場合，喫食者の摂取した食品と発症の有無とを表にまとめ，原因食品を特定するというマスターテーブル法（図3－19）が使われている．

(4) 食中毒の病因物質は何か

図3－7，図3－8に示すように，細菌及びウイルスなどの微生物による食中毒が事件数は55％，患者数は90％を占めている（詳細は巻末資料2病因物質別食中毒発生状況を参照）．また，近年の食中毒病因物質の上位4位（事件数，患者数）を表3－1に示した．

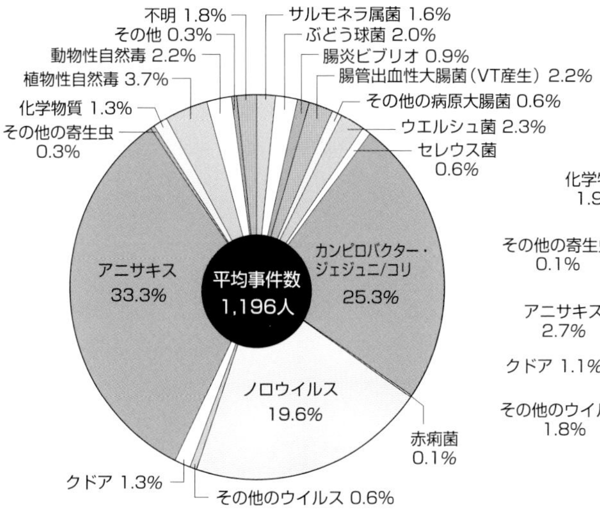
不明 1.8%
その他 0.3%
動物性自然毒 2.2%
植物性自然毒 3.7%
化学物質 1.3%
その他の寄生虫
0.3%
サルモネラ属菌 1.6%
ぶどう球菌 2.0%
腸炎ビブリオ 0.9%
腸管出血性大腸菌（VT産生） 2.2%
その他の病原大腸菌 0.6%
ウエルシュ菌 2.3%
セレウス菌
0.6%
アニサキス
33.3%
平均事件数
1,196人
カンピロバクター・
ジェジュニ/コリ
25.3%
ノロウイルス
19.6%
赤痢菌
0.1%
クドア 1.3%
その他のウイルス 0.6%

図 **3-7**　病因物質別に見た
食中毒事件数の割合

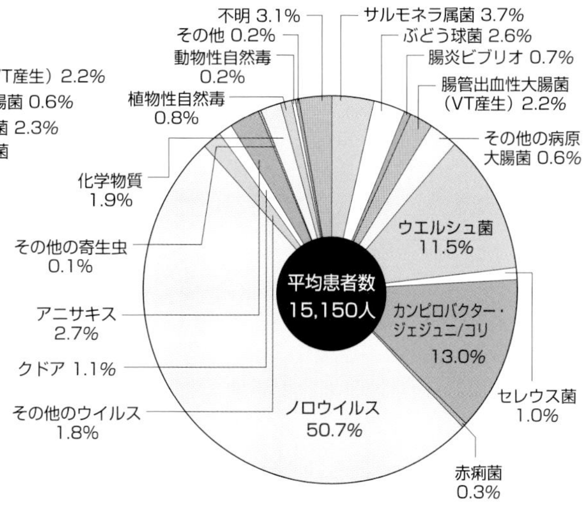
不明 3.1%
その他 0.2%
動物性自然毒
0.2%
植物性自然毒
0.8%
化学物質
1.9%
その他の寄生虫
0.1%
アニサキス
2.7%
クドア 1.1%
その他のウイルス
1.8%
サルモネラ属菌 3.7%
ぶどう球菌 2.6%
腸炎ビブリオ 0.7%
腸管出血性大腸菌
（VT産生） 2.2%
その他の病原
大腸菌 0.6%
ウエルシュ菌
11.5%
平均患者数
15,150人
カンピロバクター・
ジェジュニ/コリ
13.0%
セレウス菌
1.0%
ノロウイルス
50.7%
赤痢菌
0.3%

図 **3-8**　病因物質別に見た
食中毒患者数の割合

注：2018 ～ 2019 年の平均（資料：厚生労働省 HP より作成）

(5)　食中毒が発生しやすい季節はいつか

2019 年（令和元年）に発生した食中毒事件数を月別にまとめて図に示した．以前の細菌性食中毒は 6 月から 9 月にかけての夏期に多く発生したが，室内の温度管理がゆきとどくようになった現在では，1 年を通じて発生している点に注目すべきである．一方，ウイルス性食中毒は冬期に多発している（図 3-9）．植物性自然毒による食中毒が 9 月，10 月の秋期に集中しているのは毒キノコによるものであり，3 月から 5 月にかけての春期は野草による食中毒が発生している．動物性自然毒による食中毒が秋期から冬期に増加しているのはフグによるもので，それ以外は貝毒やシガテラ毒魚（第 3 章 3.4 参照）によることが多い（図 3-10）．

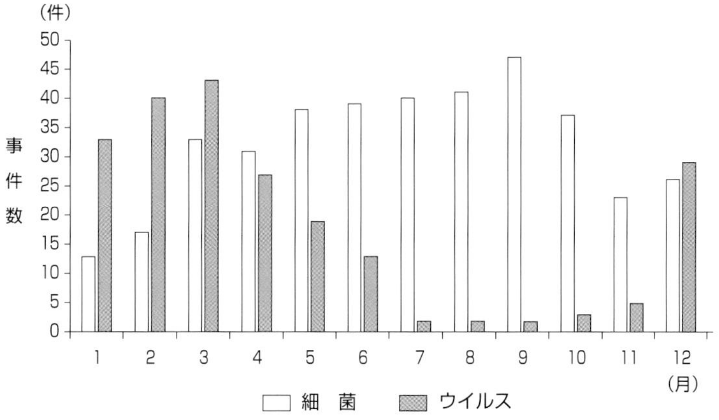
(件)
50
45
40
35
30
25
20
15
10
5
0
事件数
1
2
3
4
5
6
7
8
9
10
11
12
(月)
細　菌
ウイルス

図 **3-9**　微生物による食中毒の月別発生状況（2019 年）
（資料：厚生労働省 HP より作成）

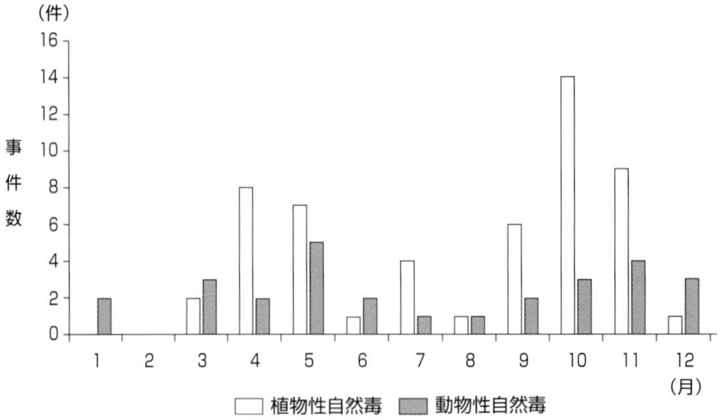
(件)
16
14
12
10
8
6
4
2
0
事件数
1
2
3
4
5
6
7
8
9
10
11
12
(月)
植物性自然毒
動物性自然毒

図3-10　自然毒による食中毒の月別発生状況（2019年）

（資料：厚生労働省 HP より作成）

表3-1　近年の食中毒病因物質の上位4位（上段；事件数　下段；患者数）

	第1位	第2位	第3位	第4位
2016年	ノロウイルス(354件)	カンピロバクター(339件)	アニサキス(124件)	植物性自然毒(77件)
(平成28年)	ノロウイルス(11397人)	カンピロバクター(3272人)	ウエルシュ菌(1411人)	サルモネラ(704人)
2017年	カンピロバクター(320件)	ノロウイルス(214件)	アニサキス(230件)	サルモネラ(35件)
(平成29年)	ノロウイルス(11397人)	カンピロバクター(2315人)	ウエルシュ菌(1220人)	サルモネラ(1183人)
2018年	アニサキス(468件)	カンピロバクター(319件)	ノロウイルス(256件)	植物性自然毒(36件)
(平成30年)	ノロウイルス(8475人)	ウエルシュ菌(2319人)	カンピロバクター(1995人)	サルモネラ(640人)
2019年	アニサキス(328件)	カンピロバクター(286件)	ノロウイルス(212件)	植物性自然毒(53件)
(令和元年)	ノロウイルス(6889人)	カンピロバクター(1937人)	ウエルシュ菌(1166人)	サルモネラ(476人)

（資料：厚生労働省 HP より作成）

3.4　自然毒食中毒

動植物がもともと保有している有害成分や，食物連鎖を通して動物の体内に取り込まれた有毒成分を自然毒という．また，これらを誤って食することにより中毒を引き起こすことがあり，これを自然毒食中毒と呼ぶ．自然毒が何に含まれているかにより植物性自然毒と動物性自然毒に大別される（図3-11）．

ここでは，自然毒中毒を起こす動植物とその中毒物質について学ぶ．

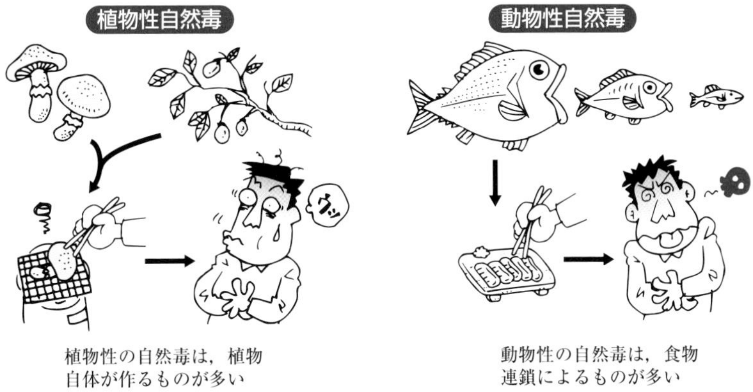
植物性自然毒
動物性自然毒
植物性の自然毒は，植物
自体が作るものが多い
動物性の自然毒は，食物
連鎖によるものが多い

図 3-11　植物性自然毒と動物性自然毒

(1)　植物性自然毒

自然界には多くの植物が生息しているが，食用に適したもの，適さないものがある．

①　毒キノコ

植物性自然毒食中毒の病原物質の中では毒キノコによるものが最も多い．日本の気候はキノコの生育に適しているため，数多くのキノコが生息しており，その数は約 2500 種にも及ぶといわれている．しかし，毒キノコの種類は 50 種程度と少なく，そのうち食中毒を起こすキノコは 10 種類以内のキノコによって引き起こされている．キノコによる食中毒は，秋（9 月～ 10 月）を中心に全国各地の家庭で起こることが多く，その要因としては，キノコに関する知識不足による場合が大半を占める（図 3-12，ちょっとメモ参照）．主な毒キノコには，ツキヨタケ，クサウラベニタケ（イッポンシメジ），カキシメジ，ドクササコ等があり，ツキヨタケはシイタケやヒラタケなどの食用キノコと間違えやすいため，キノコ中毒の半数以上を占めている．

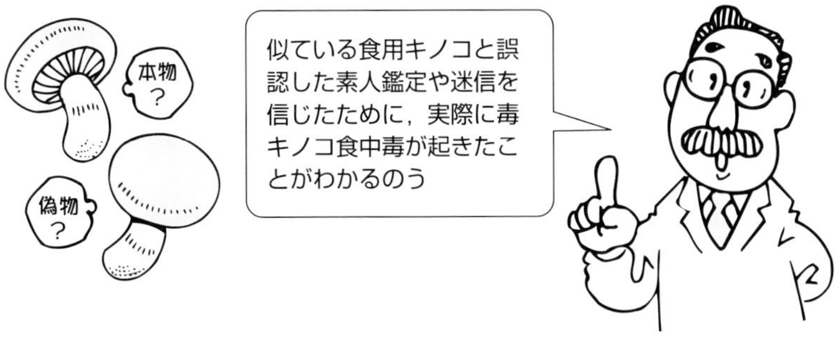
本物
?
偽物
?
似ている食用キノコと誤認した素人鑑定や迷信を信じたために，実際に毒キノコ食中毒が起きたことがわかるのう

図 3-12　毒キノコ

毒キノコによる中毒症状には嘔吐，下痢，腹痛などの胃腸症状を示すものと，幻覚など神経症状を示すもの，手足のしびれなど末梢症状を示すものがある．表 3-2 に症状別のキノコ中毒の分類と特徴を示した．

表 3-2　日本における症状別キノコ中毒の分類と特徴

毒のタイプ	中毒症状	主な毒キノコ	特徴	毒成分
細胞を破壊し，肝臓，腎臓にダメージを与える致死毒 〈コレラ型〉	摂取後6～10時間後に発症． 猛毒でコレラ様の激しい腹痛・嘔吐・下痢で脱水状態となる． 肝臓，腎臓の組織が破壊され死にいたる．	タマゴテングダケ	欧米での発生が多く日本ではまれである．	環状ペプチド（アマニチン）
		シロタマゴテングダケ	松の混ざった雑木林に見られ，傘，ひだ，柄とも白色で美しい．	〃
		ドクツルダケ（口絵参照）	広葉樹林内の地上に見られ，シロタマゴテングタケに似る．1本以上で確実に死にいたる．	〃
主に胃腸に作用する毒 〈胃腸炎型〉	摂食後，30分～3時間後に発症．腹痛，嘔吐，下痢などの胃腸炎症状が主であり，致死的ではない．	ツキヨタケ（口絵参照）	ブナなど広葉樹の枯木に群生．発光性があり，暗い所では青白色に光る．ヒラタケ，シイタケと誤食されることが多い．	イルージンS（ランプテロール），セスキテルペン
		クサウラベニタケ（口絵参照）	広葉樹林内地上に群生．ウラベニホテイシメジと誤認されることが多い．	不明
		カキシメジ（口絵参照）	雑木林，松林に見られる．	不明
主に中枢神経に作用する毒 〈中枢神経型〉	摂食後20分～2時間後に発症．中枢神経を冒し，異常興奮，狂騒状態，幻覚などを起こす．	ワライタケ	馬糞や堆肥上に群生．	プシロシビン プシロシン
		オオワライタケ	広葉樹枯木に群生．	不明
		ヒカゲシビレタケ	日本特産種で，夏～秋に草地，林道などに群生．	プシロシビン プシロシン
		ベニテングタケ（口絵参照）	傘は赤～橙赤色で，表面に白色のいぼがある．山奥の広葉・針葉樹林内の地上に群生．	ムスカリン
主に自律神経に作用する毒 〈自律神経型〉	摂食後20分～2時間後に発症．副交感神経を刺激し，顔面紅潮，脈拍増加，発汗亢進，諸臓器の痙攣などを起こす．	ヒトヨタケ	春～秋に庭，畑に群生．アルコール飲料とともに摂取すると中毒を起こす．ホテイシメジも同様の中毒を起こす．	コプリン
		シロトマヤタケ	全体に白色で，ツヤがあり美しい．針葉樹林内の地上に群生．	ムスカリン

そのほかに摂食後4～5日後に手足の先が赤く腫れ，激痛が約1ヶ月間持続するドクササコ中毒（口絵参照）がある．

ちょっとメモ　有毒キノコを見分けるには知識と経験が必要

キノコにまつわる以下の迷信はすべてウソ．

- ●柄が縦にさけるものは食べられる…（猛毒の毒ツルタケの柄も縦に裂ける）
- ●地味な色をしたキノコは食べられる…（クサウラベニタケは地味な色だが毒キノコ．タマゴタケは鮮やかな色だが食用可）
- ●虫が食べているキノコは食べられる…（ナメクジやショウジョウバエの幼虫は毒キノコも食べる）
- ●ナスといっしょに料理すれば毒消しになる…（ナスの解毒作用は確認されていない）
- ●塩漬にすると食べられる…（カキシメジは食用となるが，すべてのキノコとは限らない）

なお食用キノコでもβグルカンが多く，大量に食べると下痢などが起こる．

ちょっとメモ　スギヒラタケ食中毒事件

主に新潟県や秋田県に生息するスギヒラタケは地元の住民の間で食用キノコとして食され，これまで健康被害の報告もなかった．しかし，2004年（平成16年），東北地域で腎機能の低下しているヒトがスギヒラタケを摂取した場合に急性脳症が多発する事件が報告された．そのため厚生労働省は同年10月22日，安全性が確認されるまでの間，腎機能の低下していないヒトも含め，スギヒラタケの摂取を控えるよう注意喚起する旨の通知を出した．その後，原因究明が進められているが，その原因は未だ明らかになっていない．

②　ジャガイモ（ばれいしょ）

ジャガイモはアルカリ食品で，良質のタンパク質（少量），ビタミンB_1，Cを比較的多く含み，世界で広く食されている．しかし，ソラニン（その他にチャコニン）という苦みのある有毒成分を含み，これらを200 mgから400 mg（小児ではその1/10以下）摂取すると中毒を発症するといわれている．主な症状は，喫食後20分ごろから，吐き気，嘔吐，下痢，腹痛，脱力感，めまい，呼吸困難などを呈するが，一般的に軽症で，速やかに回復する．ソラニンは芽の部分に特に多く，ついで外皮（緑変部）に含有されている．日本中毒情報センターに寄せられる中毒情報では，ジャガイモに関するものは毎年30～40件程度が報告されている．ジャガイモによる中毒を防ぐには，① 苦みを感じたら食べない，② 芽が出たものは，その部位を完全に取り除き，皮も同時に取り除く，③ 外皮が緑化，さらに褐色化したものは，食べない．ソラニンは水溶性なので茹でることで減少するが，熱には安定（210 ℃ 10分で分解）であることに注意する．

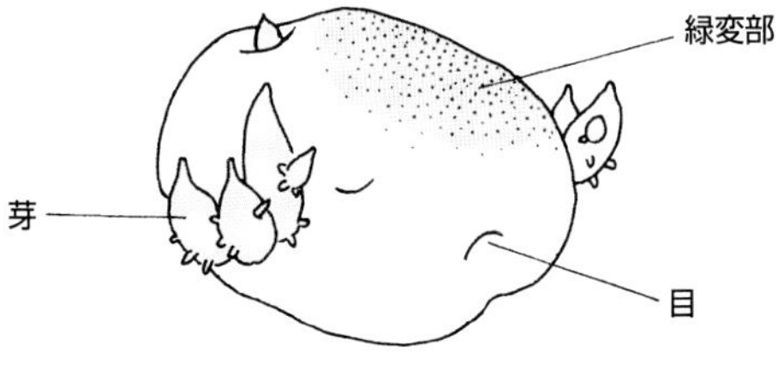
緑変部
芽
目

ソラニンはジャガイモの芽と緑変部にあり

ちょっとメモ　ジャガイモによる食中毒事件例

2006年（平成18年），東京都内の小学校内で理科実習用に栽培されたジャガイモを給食室で皮のまま茹でて6年生の児童らが喫食したところ，132名中75名が腹痛，吐き気，喉の痛み等の食中毒を起こした．ジャガイモによる食中毒は，児童や園児が栽培したもので起きることが多く，市販のジャガイモによる食中毒はほとんどない．

③　梅，アオイ豆（ビルマ豆），キャッサバ

梅，アンズ，桃などバラ科植物の未熟な果実や種子，南方産のアオイ豆（ビルマ豆）には青酸配糖体のアミグダリンが含まれ腸内細菌の酵素により分解されてシアン化水素（青酸）を生成し，呼吸毒となる．症状としては，主に頭痛，四肢の蟻走(ぎそう)感，嘔吐，下痢に始まり，呼吸困難，筋強直，重症の場合は呼吸麻痺で死にいたる．しかし，アミグダリンの含有量からみると，よほど大量に食べない限り中毒の心配はない．なお，豆類には規格基準が定められており，その成分規格にシアン化合物を検出してはいけないが，生あん原料となるサルタニ豆などについては例外的にHCNとして500 ppm以下のシアン化合物を含んでもよいと定められている．これらは豆をくり返し水にさらすことにより完全に除去することが可能である．

キャッサバはアフリカ中部，南アフリカ北中部，東南アジア諸島で食料資源として栽培され，タピオカの原料にもなる．しかし，キャッサバの一部の種類には青酸配糖体のリナマリンを含有しているものがあり，海外では不十分な処理による中毒が報告されている．

ちょっとメモ　アンズの薬効

アンズやモモの仁(にん)は，古くから生薬の杏仁（キョウニン），桃仁（トウニン）として用いられている．アミグダリンを薬効成分とし，経口では去痰(きょたん)・鎮咳(ちんがい)などのほか，かゆみ止めなどの塗り薬としても用いられている．

④　ギンナン

イチョウの種子であるギンナン（銀杏）を多食するとまれに中毒を引き起こすことが知られている．近年，ギンナン中毒の原因物質はビタミンB_6に似た化合物で，**4-O-メチルピリドキシン（アンチビタミンB_6）**であることが判明した．この物質は，脳内でビタミンB_6の働きを阻害する結果，脳内の抑制性神経伝達物質（γ-アミノ酪酸：GABA）の生成を妨害することから，痙攣けいれん，嘔吐，呼吸困難，発熱，意識障害などの中毒症状を起こす．体内のビタミンB_6量とも関係しており，小児では7～150粒，成人では30～300粒を食べると中毒が発症するといわれている．なお，古くから日本，中国ではギンナンを薬用として利用してきた．

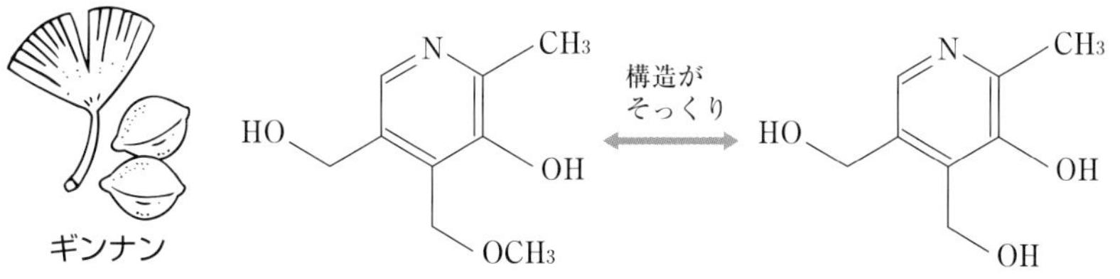
ギンナン
N
CH3
HO
OH
OCH3
構造が
そっくり
N
CH3
HO
OH
OH

4-O-メチルピリドキシン
（アンチビタミンB_6）

ビタミンB_6

※小児が銀杏を多く食べると，嘔吐の後に，激しい痙攣発作を起こし死亡することがある．ビタミンB_6を注射すれば，症状は数時間で消える．

⑤　オゴノリ

生のオゴノリ（刺身のツマ）を水に漬けて刻むと，多量のプロスタグラジンが合成され，これを食べたヒトが食中毒を起こした例がある．市販の刺身のツマは石灰処理※されており，無毒である．茹でても無毒化されない．食後短時間で嘔吐，下痢が起こり，血圧低下作用により日本で報告のあった中毒例８例のうち３人の女性が死亡した．

※石灰処理：オゴノリによる食中毒は，オゴノリがもつ酵素が一緒に食べた魚の脂質成分と体内で反応し，プロスタグランジンE_2という中毒物質を作るため起こると考えられている．そのため，市場に出回っている緑色に変色したオゴノリは，石灰水につけて酵素の働きをなくしてある．

⑥　イヌサフラン

イヌサフラン（園芸名：コルチカム）の誤食による食中毒は，ここ数年で死亡事例が複数報告されている．植物全体に有毒成分のコルヒチンという猛毒が含まれており，少し食べただけでも下痢や嘔吐，皮膚の知覚減退，呼吸困難などの症状を引き起こし，重篤な場合には死亡することがある．この毒は，加熱調理しても無毒化されない．食中毒は葉をギョウジャニンニクと間違えたり，球根をギョウジャニンニクやニンニク，タマネギと間違えて食べることにより起きている．球根1/4個程度または葉を４～５枚食べると死にいたると推定されている．

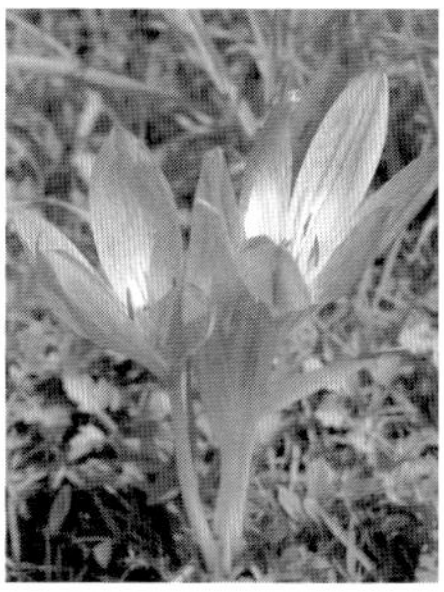
イヌサフラン（花）

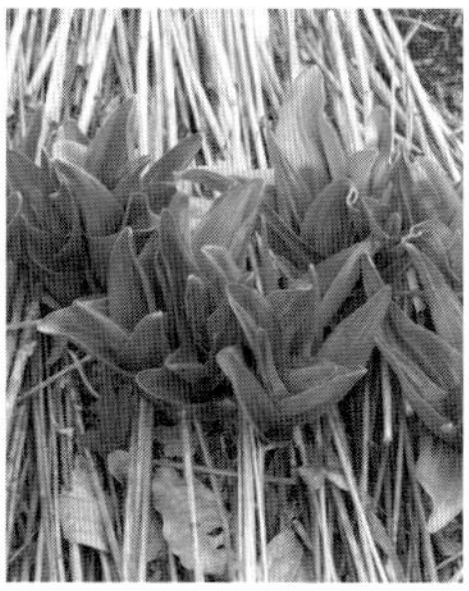
葉はギョウジャニンニクに似る

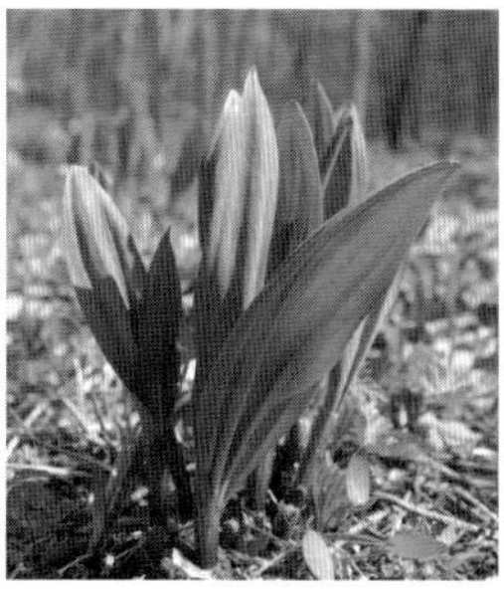
ギョウジャニンニクの葉

⑦　その他の有毒植物

イヌサフランのほかにも，スイセン，トリカブト，チョウセンアサガオ等の誤食やギンナンによる食中毒が発生している．それらの有毒成分と中毒症状を表3-3に示した．いずれも家庭菜園や山菜採りでの採取間違いによる事例が多くを占めている．採取間違いは，新芽の出る4～5月ごろに多く発生しているが，球根の誤食事例などは秋以降にも発生していることから，季節を問わず注意が必要である．

表3-3　主な植物性食中毒

自然毒を含む植物 (有毒部分)	植物性自然毒名	中毒症状
ジャガイモ (芽・緑変部)	ソラニン	吐き気，嘔吐，下痢，腹痛，脱力感，めまい，呼吸困難など
未熟な梅やアンズ (実・種)	アミグダリン (青酸配糖体)	頭痛，嘔吐，下痢，呼吸困難，重症の場合は呼吸麻痺
アオイ豆(全体)， キャッサバ(根茎の皮)	リナマリン	痙攣，嘔吐，呼吸困難，発熱，意識障害など
ギンナン(実)	4-O-メチルピリドキシン (アンチビタミン B_6)	嘔吐や下痢，神経麻痺など
ヒガンバナ， スイセン(全草)	リコリン	嘔吐，下痢，中枢神経の麻痺，大量に食べると死にいたる
チョウセンアサガオ (全草・種子・根) (口絵参照)	アトロピン， スコポラミン	急性中毒：腹痛，下痢，嘔吐，頭痛，灼熱感など 慢性中毒：血管収縮による下肢(特に足先)の壊死など
ドクゼリ(全草)	チクトキシン	嘔吐や強直性痙攣を起こし，呼吸麻痺により死亡する
ジキタリス(葉) (口絵参照)	ジキトキシン	下痢，嘔吐，心臓障害など
トリカブト(根)	アコニチン	めまい，舌，四肢などのしびれ，胃の灼熱感，血圧降下，呼吸麻痺
ヨウシュヤマゴボウ (口絵参照)	フィトラッカトキシン (サポニン混合物)	吐き気，嘔吐，腹痛，下痢など
オゴノリ(刺身のツマ)	プロスタグランジン E_2	食後数時間で嘔吐，下痢，血圧低下，チアノーゼなど

ちょっとメモ　大豆イソフラボン

現在，大豆イソフラボンが有する女性ホルモン様作用が女性の更年期障害に伴う骨粗鬆症の防止にも役立つ健康食品として世界中で注目されている．しかし，乳幼児や妊産婦の過剰摂取には害があると指摘されていた．2006年（平成18年）5月，食品安全委員会は大豆イソフラボンを含む特定保健用食品（トクホ）の安全性評価を行い，大豆イソフラボンの1日摂取量の上限を70～75 mgとし，トクホなどで食事以外に追加摂取する場合の上限を1日30 mg（目安量）とした．

(2) 動物性自然毒

自然界には植物性自然毒同様，多くの動物性自然毒がある．ここでは，食中毒の原因となる主な動物とそれに含まれる自然毒を表3-4に示した．

表3-4 主な動物性食中毒

毒化する魚介類	中毒の原因物質	中毒症状	販売規制
フグ	フグ毒(テトロドトキシン)	神経麻痺に伴う呼吸困難	10MU/g *1 以下
ドクウツボ，バラハタ，オニカマスなど	シガテラ毒(シガトキシン，マイトトキシン，スカリトキシン)	温度感覚異常(ドライアイスセンセーション)，下痢，嘔吐，腹痛	ドクカマス(別名オニカマス)食用禁止魚第1号
イシナギ	(過剰のビタミンA)	嘔吐，頭痛，皮膚の剥離など	食用禁止魚第2号
バラムツ，アブラソコムツ	(ワックスエステル類)	下痢	バラムツ食用禁止魚第3号，アブラソコムツ食用禁止魚第4号
アオブダイ，ヒロハオキギガニ	アオブダイ毒(パリトキシン)	筋肉痛，関節炎，ミオグロビン尿症	規制なし
コイ	コイ毒5-α-チプリノール，スルフェノール)	腎･肝不全，嘔吐，痙攣など	規制なし
ホタテガイ，アサリ，カキ，ムラサキイガイなど	麻痺性貝毒(サキシトキシン，ゴニオトキシン)	フグ毒と同じ	4MU/g *2 以下
ホタテガイ，アサリ，カキ，ムラサキイガイなど	下痢性貝毒(オカダ酸，ディノフィシストキシン)	下痢，嘔吐腹痛など	0.05MU/g *3 以下
ヒメエゾボラ，エゾボラモドキなど	(テトラミン)	めまい，船酔い感，吐き気，頭痛など	規制なし
バイガイ	バイの毒(スルガトキシン，ネオスルガトキシン，プロスルガトキシン)	視力減退，瞳孔拡大，口渇など	規制なし
ムラサキイガイ，ダンジネスクラブ，ハナヤギ	ドウモイ酸	下痢，嘔吐，腹痛，記憶喪失など	規制なし

*1 体重20gのマウスに腹腔内投与し30分で死亡させる毒力を1MU(マウスユニット)と定めている．
*2 体重20gのマウスに腹腔内投与し15分で死亡させる毒力を1MU(マウスユニット)と定めている．
*3 体重20gのマウスに腹腔内投与し24時間で死亡させる毒力を1MU(マウスユニット)と定めている．

①　魚　類

フグ中毒　　フグに含まれる毒素はテトロドトキシンと呼ばれるもので，この毒素を摂取することでフグ中毒が発症する．フグ毒はフグの種類，臓器，季節などで異なる．また，臓器では卵巣と肝臓に多く含まれているが，腸，皮，精巣，筋肉にも含まれる場合もある．テトロドトキシンの毒力は大変強いため，フグの調理は都道府県等の条例により許可制とされている．第一市場を流通するフグ，フグ加工品についての販売規制は，10 MU/g（体重 20 g のマウスに腹腔内投与した際，30 分で死亡させる量を 1 マウスユニット：1 MU）という毒力の目安が設けられている．フグ中毒の発症メカニズムと中毒症状を図 3−13 に示した．

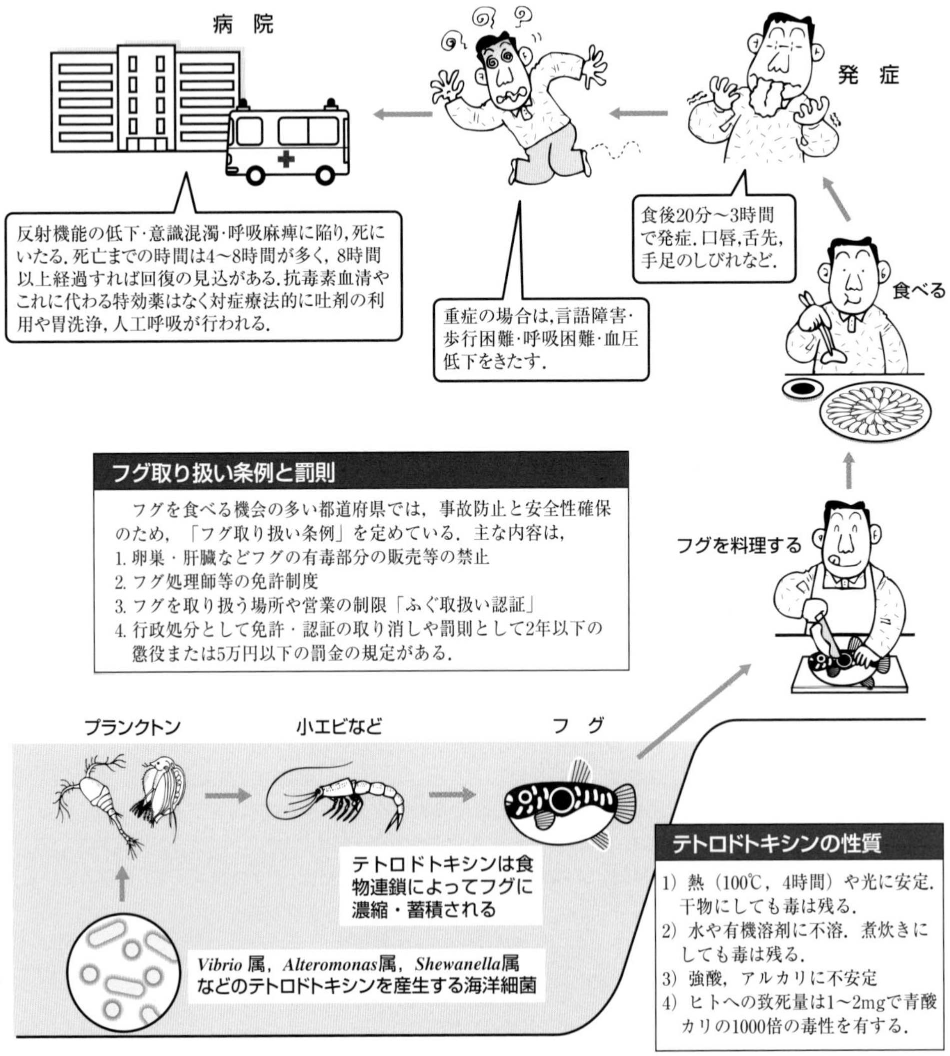
病　院
反射機能の低下·意識混濁·呼吸麻痺に陥り，死にいたる．死亡までの時間は4～8時間が多く，8時間以上経過すれば回復の見込がある．抗毒素血清やこれに代わる特効薬はなく対症療法的に吐剤の利用や胃洗浄，人工呼吸が行われる．
重症の場合は，言語障害·歩行困難·呼吸困難·血圧低下をきたす．
発　症
食後20分～3時間で発症．口唇，舌先，手足のしびれなど．
食べる
フグを料理する
フグ取り扱い条例と罰則
フグを食べる機会の多い都道府県では，事故防止と安全性確保のため，「フグ取り扱い条例」を定めている．主な内容は，
1. 卵巣・肝臓などフグの有毒部分の販売等の禁止
2. フグ処理師等の免許制度
3. フグを取り扱う場所や営業の制限「ふぐ取扱い認証」
4. 行政処分として免許・認証の取り消しや罰則として2年以下の懲役または5万円以下の罰金の規定がある．
プランクトン
小エビなど
フ　グ
テトロドトキシンは食物連鎖によってフグに濃縮・蓄積される
Vibrio 属，*Alteromonas*属，*Shewanella*属などのテトロドトキシンを産生する海洋細菌
テトロドトキシンの性質
1）熱（100℃，4時間）や光に安定．干物にしても毒は残る．
2）水や有機溶剤に不溶．煮炊きにしても毒は残る．
3）強酸，アルカリに不安定
4）ヒトへの致死量は1～2mgで青酸カリの1000倍の毒性を有する．

図 3−13　フグ中毒発症のメカニズムと中毒

またフグ毒の特徴は次のとおりである．

● テトロドトキシンと呼ばれ，神経細胞の Na イオンチャネルの活性化を阻害する神経毒である．その化学構造を図 3–14 に示した．

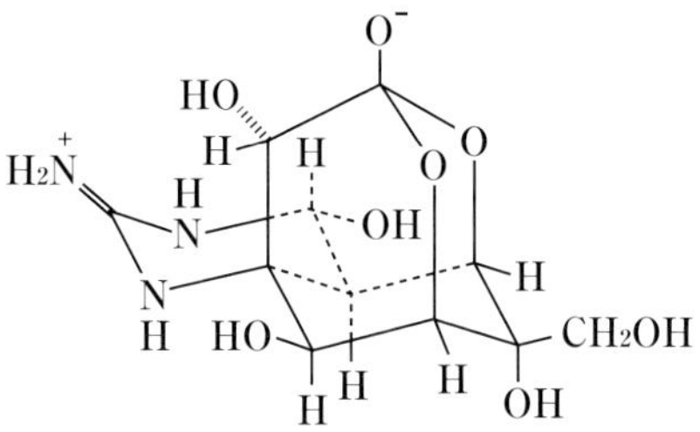

図 **3–14**　テトロドトキシンの化学構造

● ヒトへの致死量は 1 ～ 2 mg，約 10000 MU（マウスユニット：体重 20g のマウスを 30 分で殺す毒素量が 1 MU）で青酸カリの約 1000 倍の猛毒である．

● 水及び有機溶媒に不溶，塩酸や酢酸に可溶の弱塩基性物質．強酸，アルカリには弱い．100 ℃，4 時間の加熱や，日光にも安定であるため，煮炊き，干物にしても毒性は残存する．

● 卵巣，肝臓に多く存在するが，フグの種類によっては皮，精巣，筋肉に含まれるものもある．表 3–5 にフグの種類と臓器別の毒性を示した．

表 **3–5**　フグの種類と臓器別の毒性　（谷巌博士による）

フグの種名	卵巣	精巣	肝臓	腸	皮	肉	血液
クサフグ	●	◎	●	●	⦿	◎	
コモンフグ	●	⦿	●	⦿	⦿	◎	
ヒガンフグ	●	◎	●	⦿	⦿	○	○
ショウサイフグ	●	○	●	⦿	⦿	◎	
マフグ（ナメラフグ）	●	○	●	⦿	⦿	○	
メフグ*	●	○	⦿	⦿	⦿	○	
アカメフグ	⦿	○	⦿	◎	⦿	○	
トラフグ（口絵参照）	⦿	○	⦿	◎	○	○	○
シマフグ	⦿	○	⦿	◎	○	○	
ゴマフグ	⦿	○	⦿	○	◎	○	
カナフグ	○	○	⦿	○	○	○	
サバフグ	○	○	○	○	○	○	
ヨリトフグ（カワフグ）	○	○	○	○	○	○	

● 猛毒　1000 MU 以上　⦿ 強毒　100 MU 以上　◎ 弱毒　10 MU 以上　○ 無毒　10 MU 以下

＊　メフグはわが国の近海にはいない．揚子江流域で食用とし，朝鮮半島西側から南シナ海に分布し，福岡などの市場にときどき入荷するという．

- 産卵期にあたる旬の頃（12～5月）が最も毒力が強い．
- テトロドトキシンは，フグが体内合成する固有の毒素ではなく，他の多くの動物の中にも保有しているものがあることから，食物連鎖によってフグに濃縮・蓄積されるものと考えられている．表3-6にテトロドトキシンを保有する動物を示した．

表3-6　テトロドトキシン及び関連物質を保有する主な動物

動物名		毒の所在	分　布
軟体動物	（腹足類）		
	ボウシュウウボラ①	中腸腺	静岡，和歌山，三重，宮崎
	バイ	〃	福井
	オオナルトボラ	〃	静岡
	（頭足類）		
	ヒョウモンダコ②	後部唾液腺	オーストラリア，伊豆，南九州，南西諸島
節足動物	スベスベマンジュウガニ③	全体	三浦半島など
	ウモレオウギガニ④	〃	フィリピン
脊椎動物	（魚類） ツムギハゼ⑤	皮，内臓，生殖腺，筋肉	奄美大島，沖縄，台湾，フィリピン
	（両生類）	皮，卵，卵巣，筋肉，血	北米，日本
	Taricha 属などのイモリ⑥	液皮	コスタリカ
	Atelopus 属のカエル⑦		

注）動物名に付された丸数字①～⑦は下図に対応．

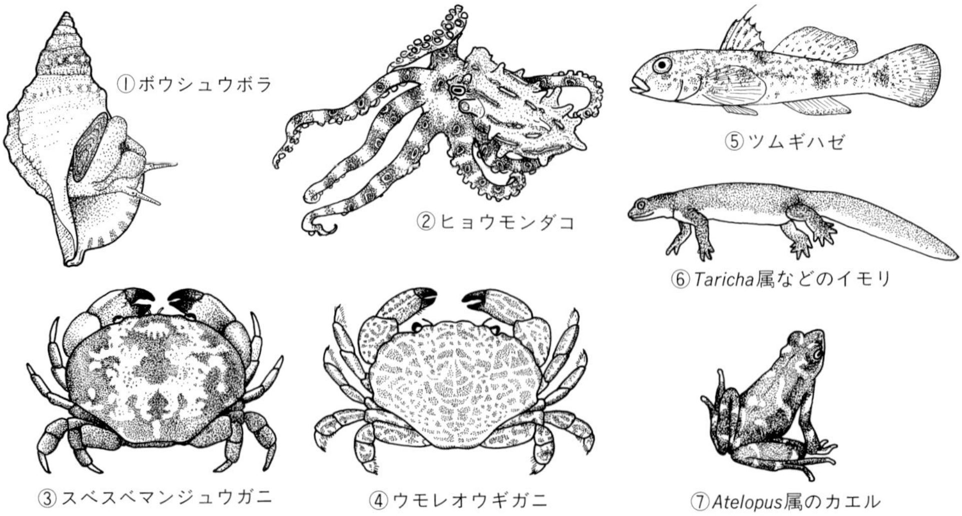
①ボウシュウボラ
②ヒョウモンダコ
⑤ツムギハゼ
⑥*Taricha*属などのイモリ
③スベスベマンジュウガニ
④ウモレオウギガニ
⑦*Atelopus*属のカエル

ちょっとメモ　幻のフグ特区

2004年（平成16年）6月，佐賀県は小泉内閣が進める経済活性化を柱とした規制改革特区に「フグ特区」を申請した．フグは海底にいるヒトデや貝など毒のある生物を食べ，その毒を体内に蓄積するといわれている（食物連鎖）．そこで，稚魚の時からアジやオキアミなど無毒の餌で育てれば毒はできない点に着目し，トラフグの肝の無毒化に成功し，特区での商品化を目指した．しかし，国はフグの毒化メカニズムが未だ明確でないとの理由で，フグ特区は認めず，幻と化した．

シガテラ中毒　　シガテラ毒魚とは特異な神経症状を呈する食中毒（シガテラ）の原因となる魚の総称である．主に，熱帯・亜熱帯海域のサンゴ礁回りに生息する毒魚で，300種とも500種ともいわれている．特に問題となるのはカンパチ，ヒラマサ，バラハタ，オニカマス（ドクカマス）など20種類程度の魚類で，これらの肉に含まれる毒素の摂取により中毒が発生する．主な毒素として知られるのが，脂溶性のシガトキシン（CTX）で，その毒力はフグ毒（テトロドトキシン）の約20倍も強い毒素であるが，含まれる量が少ないため死にいたることはない．また，水溶性のマイトトキシンの毒力はシガトキシンの9倍，テトロドトキシンの約200倍で，現在知られている海洋生物毒の中で最強の毒素とされている．

主な症状はしびれ等の神経症状，温度感覚異常（ドライアイスセンセーション），急性胃腸炎などである．症状は長びき，完治までに数ヶ月以上かかることもある．

シガテラはカリブ海，太平洋，インド洋など広い地域で発生し，世界中で毎年2万人を超える人が中毒を起こしていると推定されている．日本では沖縄県や南九州で毎年10件程度の中毒事例が報告されている．また，海外からの輸入量の拡大に伴い，国内全域で本食中毒が報告されている．シガテラの発症メカニズムと中毒症状を図3-15に示した．

イシナギ中毒　　北海道以南の深海に生息するハタ科の魚で，体長は1m以上にもなる大型魚（口絵参照）である．筋肉部は食用となるが，ビタミンAを多量に含む肝臓（50～150万国際単位/g）を食べると中毒が起きる．症状は，摂食後数時間で激しい頭痛，発熱，嘔吐，顔面浮腫が現れる．続いて数日後に顔面，頭部に水疱や皮膚の離が起こり，重症の場合は全身の皮膚がむけるという特異的な中毒である．またイシナギのほかサワラ，メヌケなどの肝臓で発生することもある．原因はビタミンAの過剰症と考えられており，厚生労働省は1960年（昭和35年）にイシナギの肝臓の食用禁止措置をとった．

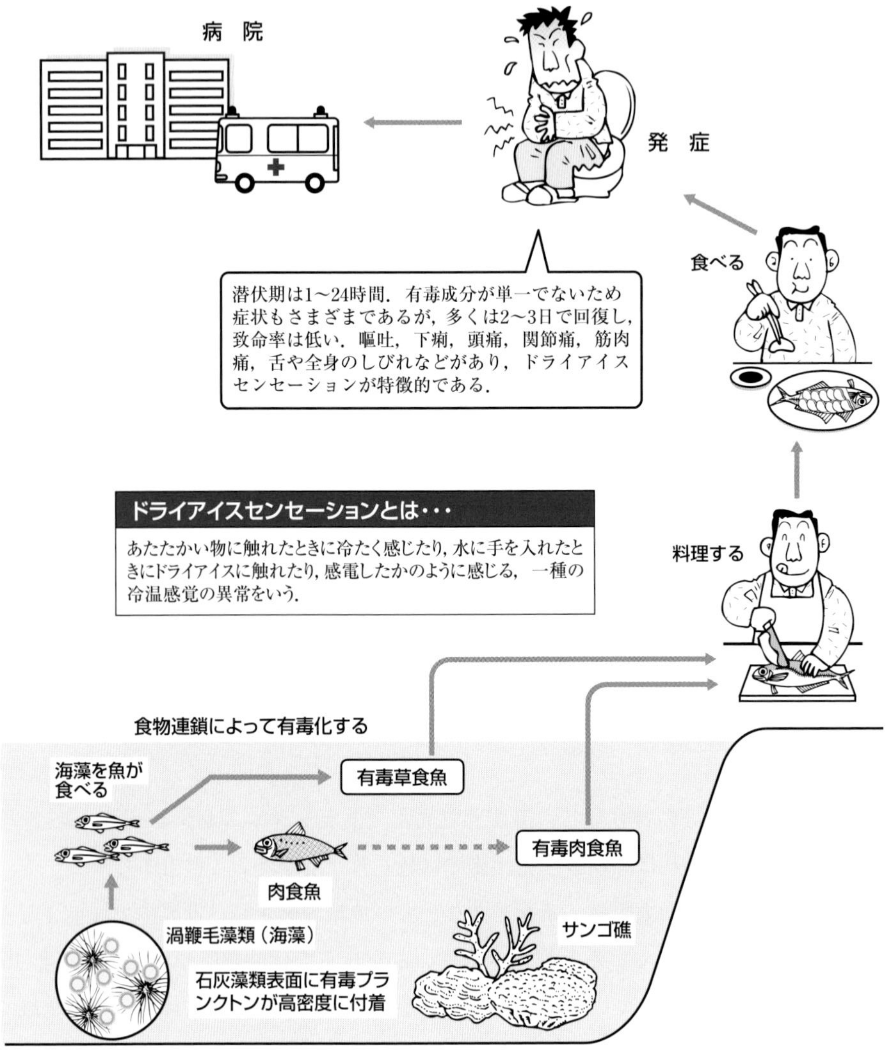
病 院
発 症
食べる
潜伏期は1〜24時間．有毒成分が単一でないため症状もさまざまであるが，多くは2〜3日で回復し，致命率は低い．嘔吐，下痢，頭痛，関節痛，筋肉痛，舌や全身のしびれなどがあり，ドライアイスセンセーションが特徴的である．
ドライアイスセンセーションとは・・・
あたたかい物に触れたときに冷たく感じたり，水に手を入れたときにドライアイスに触れたり，感電したかのように感じる，一種の冷温感覚の異常をいう．
料理する
食物連鎖によって有毒化する
海藻を魚が食べる
有毒草食魚
有毒肉食魚
肉食魚
渦鞭毛藻類（海藻）
サンゴ礁
石灰藻類表面に有毒プランクトンが高密度に付着

図 **3-15**　シガテラ中毒の発症メカニズムと中毒症状

アブラソコムツ，バラムツ中毒　　アブラソコムツ，バラムツのような深海魚の筋肉中には，不消化性のワックスエステルが約 20 %も含まれるため，腹痛を伴った激しい下痢を起こす．バラムツは 1970 年（昭和 45 年），アブラソコムツは 1981 年（昭和 56 年）に食用禁止となった．

アオブダイ中毒　　アオブダイは体長約 80 cm，青緑色の中型魚で，西日本や伊豆諸島などに生息し，釣り魚として人気がある．地域的に毒化する傾向があり，その肝臓を食して中毒を起こす．有毒成分はパリトキシンであり，潜伏時間は 5 〜 34 時間，筋肉痛，関節痛，舌や全身のしびれを起こし，筋肉組織破壊，ミオグロビン尿症，呼吸困難から死にいたる．

(3) 貝　類

麻痺性貝毒（PSP），下痢性貝毒（DSP）（二枚貝による食中毒）　ある種の二枚貝は，海水中の有毒プランクトンの一種で，貝毒を産生する渦鞭毛藻類（うずべんもうそうるい）を捕食し，食物連鎖により貝の毒化が発生する（フグ，シガテラの毒化メカニズムと同じ）．日本では麻痺性貝毒と下痢性貝毒が報告されているが，その他の貝毒としては神経性貝毒，記憶喪失性貝毒などが知られている．現在，厚生労働省の通達により，二枚貝にあっては麻痺性貝毒が 4 MU/g，下痢性貝毒が 0.05 MU/g を超えるものについては食品衛生法第 6 条第 2 号に違反するものとして取り扱うこととなっている．この基準を上回った場合，出荷自主規制などの措置がとられる（図 3−16）．

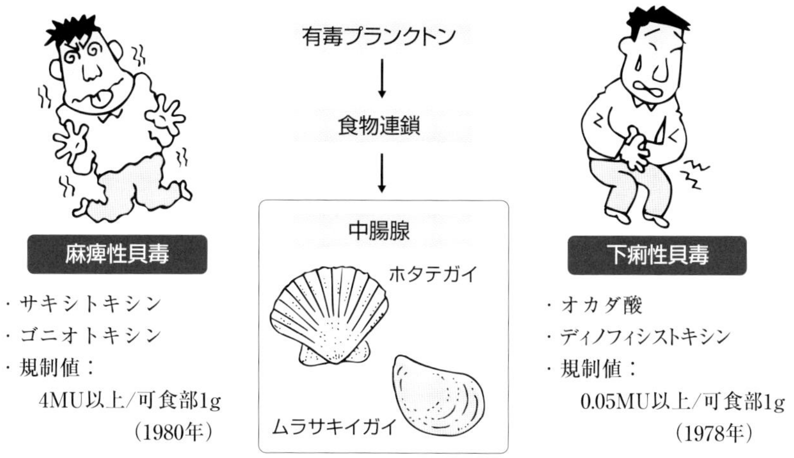
有毒プランクトン
食物連鎖
中腸腺
ホタテガイ
ムラサキイガイ
麻痺性貝毒
・サキシトキシン
・ゴニオトキシン
・規制値：
4MU以上/可食部1g
（1980年）
下痢性貝毒
・オカダ酸
・ディノフィシストキシン
・規制値：
0.05MU以上/可食部1g
（1978年）

図 3−16　貝毒

麻痺性貝毒（以前は脂溶性貝毒と呼ばれていた）の基本成分はサキシトキシンであるが，ゴニオトキシン 1 〜 6 など約 30 種の同族体も知られている．耐熱性で通常の調理加熱では失活しない．サキシトキシンは強い神経毒で，化学兵器（特定物質）にもなりうるため，その使用や製造などが規制されている．

また，下痢性貝毒の主要成分はオカダ酸，ディノフィシストキシンなどである．オカダ酸による食中毒での死亡例は報告されていない．

予防手段としては，貝毒は肝臓と膵臓をあわせもつ中腸腺（ちゅうちょうせん）と呼ばれる臓器に貯まるため，調理の際はこの部分を取り除くことが重要とされている（図 3−17）．

また，海水中の有毒渦鞭毛藻類（うずべんもうそうるい）をモニタリングすることは貝類の毒化の予知となり，予防策として最も効果を上げている．麻痺性貝毒は，二枚貝の他にもカニ（スベスベマンジュウガニ，ウモレオウギガニ），マボヤにも存在し，中毒事件の報告がある．

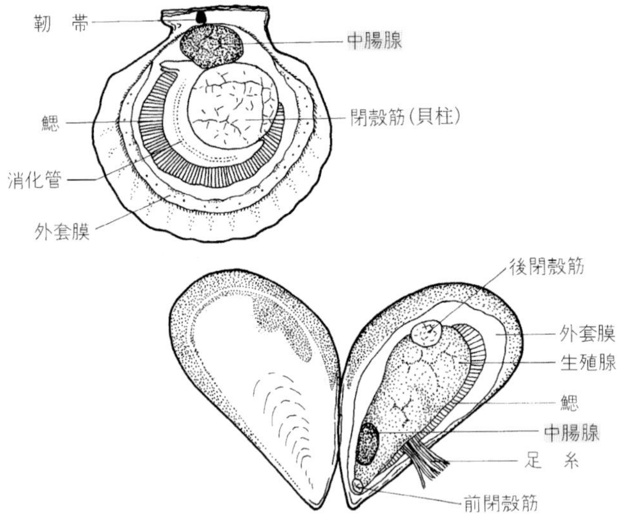
靭　帯
中腸腺
鰓
閉殻筋（貝柱）
消化管
外套膜
後閉殻筋
外套膜
生殖腺
鰓
中腸腺
足　糸
前閉殻筋

図**3－17**　ホタテガイ（上）とムラサキイガイ（下）の解剖図

ベネルピン中毒（アサリ中毒）　現在，アサリが原因で起こる食中毒は麻痺性貝毒が主であるが，過去には多くの死者を含む大規模なアサリ食中毒（麻痺性貝毒とは異なる）が発生していた．最初の中毒が記録されたのは1889年（明治22年）3月，神奈川県三浦半島であった．1942年（昭和17年）3月には静岡県浜名湖周辺で334名のアサリ食中毒が発生し，114名が死亡する事件が起きた．1949年（昭和24年），この中毒物質をアサリ毒（ベネルピン）と命名したが，その後に大規模な中毒事件が発生しなかったこともあり，アサリ毒の主成分，貝の毒化機構は不明のままとなっている．

テトラミン中毒（巻貝による食中毒）　北日本や山陰地方の深い寒海に生息するエゾバイ科の巻貝で食用のエゾボラモドキやヒメエゾボラ（通称；ツブ貝またはバイ貝）などの唾液腺（通称；アブラ）に局在しているテトラミンを摂取すると，副交感神経刺激作用により30分から2時間後に頭痛，めまい，嘔吐感，眠気，酩酊感などを発症する．酩酊感を得るためにわざと食べるヒトもある．症状は軽く，数時間で回復することが多く，死亡例はない．予防策としては，この中毒物質が熱に安定であり，調理中に唾液腺から可食部に移行することから調理時に唾液腺を取り除くことが肝要である（図3－18）．

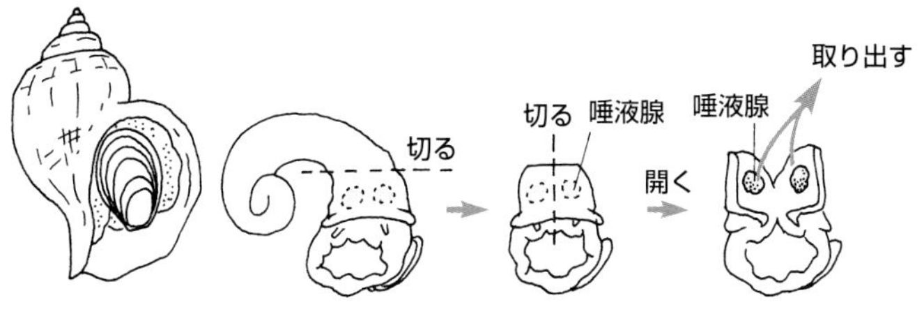
切る
切る
唾液腺
唾液腺
取り出す
開く

図 3-18 エゾボラモドキの唾液腺

スルガトキシン中毒　テトラミン中毒の原因にもなるバイ貝は，時々，スルガトキシン，ネオスルガトキシン（最も毒性が強い）や，まれにテトロドトキシンなどによる毒化が起こる．毒化したバイ貝を食することで視力減退，瞳孔拡散，口渇，便秘などの症状を示す．1957 年（昭和 32 年），新潟で中毒死例が記録されている．予防法としては，本毒素が局在する中腸腺を取り除いた物を食するのが最もよい方法である．一般に，7～9 月はバイの毒性が強くなるので，この時期には特に注意を要するといわれている．

ドウモイ酸中毒　ムラサキイガイ，マテガイ，ホクヨウイテヨウガニ，ロブスターなど，貝の内臓やそれを食べたカニやロブスターを食することにより起こる．

(4) 化学性食中毒

化学性食中毒の年間発生件数は食中毒発生件数の 1～2％程度と大変少ない．しかし過去には，食品公害事件の原因となり，多くの死者や重篤な後遺症を残したことなどから，微生物性食中毒や自然毒食中毒には見られない危険性を含んでいる．主な汚染形態と化学性食中毒原因物質を表 3-7 に示した（詳細は「第 6 章　食品中の汚染物質」を参照）．現在，わが国における化学性食中毒は，食品中で産生されたヒスタミンを摂取することにより起こるアレルギー様食中毒がほとんどを占めている．

表 3-7　主な化学性食中毒

化学物質の汚染形態	主な汚染物質
化学物質の食品への混入	農薬，抗生物質，ホルモン剤，消毒薬など
有害金属による食品汚染	ヒ素，水銀，カドミウムなど
その他(食品成分の化学変化)	ヒスタミン，油脂の変敗，ニトロソアミンなど

(5)　マスターテーブル法（推理表）

食中毒が発生した際，行政は素早くその原因究明と対策を講じなければならない．その際，食中毒事件発生時の基本的対応としては事件の探知から始まる．次に，疫学調査，あるいは試験検査が実施され，食品衛生法第6条に違反があったか否かが確認される．最後に，同法第59条，第60条に基づく処分が執行される．この疫学調査による原因の追究の過程で，「ある食材を食べた人」，「食べなかった人」をそれぞれ「症状が出た人」，「出なかった人」を食品ごとに振り分け，マスターテーブルと呼ばれる表を作成する（図3-19）．

その表を元に χ^2（カイ二乗）検定が行われ，ある特定の食品を食べた人の間で食中毒を発症した確率に有意差（$\chi^2 > 3.84$：危険率5％）が認められるか否かを調べる．

例えば，煮物Cの場合は計算の結果 χ^2 の値が2.69を示していることから，$\chi^2 = 3.84$（危険率5％）より低い値であるので，食中毒の原因食品とはいい難い．一方，刺身は23.16を示し3.84より大きいため，食中毒の原因食品である可能性が高いと推定される．本調査に当たっては，正確な結果を得るために本当に有症か，本当に食べたのか，調査データは全体像を表しているのか，などの点に注意を払うことが重要である．

$$\chi^2 = \frac{(|ad - bc| - N/2)^2 N}{(a+b)(c+d)(a+c)(b+d)}$$

$$(N = a + b + c + d)$$

食品	発症者		非発症者		χ^2	（有意差）
	食べた	食べない	食べた	食べない		
煮物A	a人	b人	c人	d人		
煮物B						
⋮						
煮物C	45	23	28	28	2.69	なし
⋮						
刺身A	66	2	35	22	23.16	あり
⋮						

原因食品である可能性

危険率が5％の場合
χ^2 が3.84を越えれば，原因食の可能性が高いと判定される．

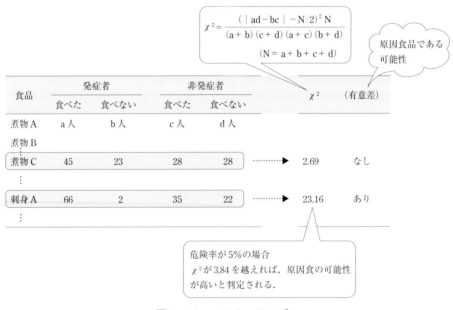

図3-19　マスターテーブル

3.5　微生物性食中毒

わが国の食中毒は細菌によるもの（表3−8）とノロウイルスなどのウイルスによるもの（微生物性食中毒）が，事件数，患者数ともにほとんどを占めている．食品衛生法施行規則では図3−1などの食中毒病因物質が区分されているが，この章ではわが国で発生頻度の高いものや，臨床上特に重要なものをとりあげ，コレラ，赤痢，腸チフスなどの三類消化器系感染症については第4章で取り上げる．

(1)　サルモネラ属菌

サルモネラ属菌はSalmonとSmith（1885年）によりブタコレラにかかったブタから分離されたのが最初で，1888年にGärtnerが病牛肉を食べて死亡した患者と食べ残した食品から同じ菌を分離し，食中毒が細菌によって起こることを初めて報告したのもこの菌である．このSalmonの偉業をたたえ，現在ではこのサルモネラ属菌の仲間すべてを*Salmonella* enterica（菌種名1つのみ）と名付け，感染症を起こすチフス菌も食中毒を起こすエンテリティディス菌やネズミチフス菌もすべてsubsp.（亜種）とserovar（血清型）で区別されている．サルモネラ・エンテリティディスの正式な名称は*Salmonella enterica subsp. enterica serovar* Enteritidisで Enteritidisは血清型であるため立体で表記する．簡略名は*Salmonella* Enteritidisまたは*S.* Enteritidis（単にS. EまたはSE菌とも呼ばれる）．

①　サルモネラ属菌の特徴——現在2200種類の血清型があり，動物や自然界に広く分布する

(1)　通性嫌気性のグラム陰性桿菌で，菌体の周囲に多数の鞭毛をもつ（図3−20）．

(2)　芽胞は作らず，60℃，10〜20分の加熱で死滅する．

(3)　鳥類，哺乳類，は虫類の腸管内や卵巣にすみつく常在菌である．

(4)　*Salmonella* Enteritidis（以降SE菌と呼ぶ）と血清型で呼ばれることが多い．

(5)　O抗原，H抗原により多くの血清型に細分化される．

ちょっとメモ　血清型とは？

大腸菌をはじめとする腸内細菌科の細菌は菌体表面にある外膜多糖体抗原（O抗原），鞭毛抗原（H抗原），莢膜抗原（K抗原）などの違いで分類が可能である．その検査は，抗原性の明らかな菌で家兎などを免疫してつくった各種抗血清を使い細菌凝集反応などで行われている．そのため，抗原性の違いを血清型として表すことができ，具体的にはO1，H1などのように抗原の略号（アルファベット）と番号で表される．

表3-8　代表的な細菌性食中毒の特徴とその予防法

細菌名	菌の特徴	潜伏期・症状	原因食品・汚染源	予防法
サルモネラ属菌 (感染型)	ウシ，ブタ，ニワトリなどの腸管内に分布．ねずみ・ペットなども汚染源．	8～48時間(多くは24～36時間)．吐き気，へそ周囲の腹痛，発熱(39℃以上)，頻回の下痢． 水様便や粘液便．	汚染された食肉，卵，乳製品及びその加工品．二次的に菌の汚染を受けた食品．近年では卵殻内汚染した鶏卵からの食中毒が問題となっている．	食肉，卵の低温管理． 食肉，卵の十分な加熱調理． 二次汚染の防止．
カンピロバクター (感染型)	動物の流産・下痢の原因菌． 微好気性菌．低温(4℃)に強いが，乾燥には弱い．	2～3日と長い．腹痛，発熱(38℃程度)，数日間持続する下痢(下痢便は独特の腐敗臭)．	加熱不十分の鶏肉，豚肉，牛肉料理(バーベキューなど)．学校給食，仕出し弁当．飲料水など．	鶏肉，豚肉などの十分な加熱調理． 生肉からの二次汚染．飲料水の汚染にも要注意．
腸炎ビブリオ (感染型)	塩分濃度2～4％を好む海水性ビブリオ．分裂時間は8～10分と短く，短時間で多数の菌量に増殖する．	3～20時間．吐き気，嘔吐，強烈な上腹部痛，発熱(37℃程度)，頻回の下痢．便は水様便または粘血便．	近海産魚介類の生食(さしみ，たたき)やその二次汚染食品． (特に塩分のあるもの)	調理前の魚介類や調理器具は流水で十分洗浄．漁獲から消費まで低温管理をすること．夏期の魚介類は，できるだけ加熱調理する．
病原大腸菌 (感染型)	動物の腸管内に分布．現在5種類の病原性大腸菌がある．	10～15時間，腹痛，下痢(水様性，膿粘血便)，発熱，嘔吐．病原性大腸菌の種類により症状は多種多様．	糞便により汚染された食肉，生野菜，飲料水など，調理器具からの二次汚染．	食品の十分な加熱調理． 定期的な水質検査．手洗いの励行．調理器具の洗浄消毒．保菌者からの二次汚染の防止．
ウエルシュ菌 (感染型)	ヒトや動物の腸管内，土壌，下水など自然界に広く分布．耐熱性の芽胞を作る偏性嫌気性菌．腸管内で芽胞形成時に易熱性のエンテロトキシンを産生．	10～12時間．腹痛，下痢(水様便)．吐き気や嘔吐は少ない． 1～2日で回復．	食肉調理品(ハム・ソーセージ)や，深鍋での調理品(シチューなど)．大量調理施設で作られた学校給食や仕出し弁当など．	加熱食品の低温保存．大量調理食品の急速冷却． 再加熱は75℃以上で行い，食品中で菌が増えるのを防ぐ．
エルシニア菌 (感染型)	増殖至適温度は25～30℃． 5℃以下でも増殖可能． 腸内細菌．	2～3日．夏期に多い． 下痢，腹痛，発熱のほか虫垂炎症状を呈することもある．	食肉：特に豚肉は要注意． イヌ，ネコなどのペットからの感染もある．	4℃でも発育するので流通・保存に注意． 十分な加熱調理．二次汚染の防止．
ブドウ球菌 (毒素型)	傷口を化膿させる黄色ブドウ球菌が原因菌．健康人の皮膚，鼻咽腔，外耳道などに分布．耐熱性のエンテロトキシンを産生．	1～6時間(平均3時間)． 吐き気，嘔吐は必発症状． 強い腹痛，下痢(数回)． 発熱はない．症状は1～2日で回復．	デンプン質の多い食品(すし，おにぎり)や菓子類(ケーキ，まんじゅう)．乳，乳製品など．	手指に化膿創のある者の調理従事の禁止． 調理前の手洗いの励行． マスクの着用． 食品中で産生された毒素は加熱しても分解されない．
ボツリヌス菌 (毒素型)	偏性嫌気性菌で海岸・河川・湖沼の土壌に芽胞の形で分布．食品中でA型～G型の毒素を産生．A型，B形，E型の毒素産生菌がヒトの食中毒には重要．	12～36時間．強い吐き気や嘔吐． 上腹部痛．発熱はなく軽い下痢程度． 視力障害，嚥下困難，言語障害など特有の神経症状．死亡率が極めて高い．	ボツリヌス菌芽胞に汚染された魚介類，食肉，その加工品(ハム・ソーセージ，缶詰)．いずし，真空パック食品．はちみつなど．	食肉，魚介類を使った保存食品の十分な加熱処理と低温保存(10℃以下)． いずしには，新鮮な魚介類を使用． 摂取前の食品の加熱処理．
セレウス菌 (毒素型) (感染型)	一般に好気性であるが，嫌気性でも生育する芽胞形成菌で自然界に広く分布．	嘔吐型：1～5時間．吐き気，嘔吐． 症状は軽度．わが国ではこのタイプが主． 下痢型：8～16時．下痢，腹痛． わが国ではまれなタイプ．	芽胞が米や小麦に付着する．嘔吐型：米飯，焼そば，スパゲティなどの調理食品． 下痢型：食肉製品，弁当，プリンなど．	加熱ずみ食品の冷蔵または温蔵保存． 調理ずみ食品はなるべく早く食べる．

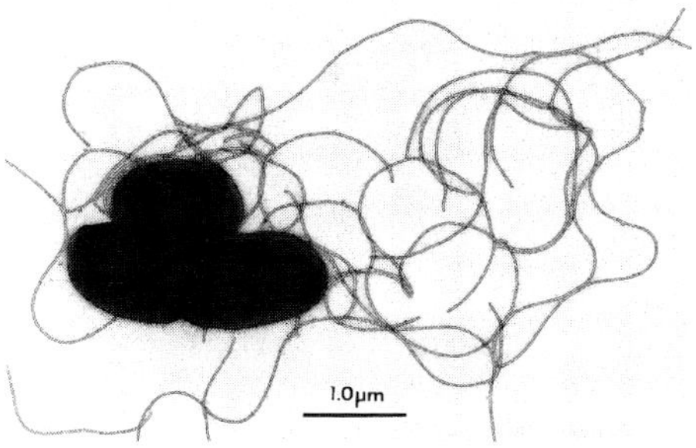
1.0μm

図 **3-20**　サルモネラ・エンテリティディスの電子顕微鏡像

② サルモネラ食中毒の特徴——鶏卵，食肉（鶏肉，豚肉，牛肉），ペットに要注意

肉食化の進んだ先進国ではカンピロバクターとともに食中毒原因菌のトップを争う食中毒菌である．

原因菌は，かつては血清型；サルモネラ・ティフィムリウム（*Salmonella* Typhimurium；ネズミチフス菌）が最も高頻度であったが，1989 年（平成 1 年）の汚染ヒヨコの輸入以降，1 位はサルモネラ・エンテリティディス（SE 菌）に変わった（図 3-21）．この傾向は，米国や英国などでも見られ，WHO では SE 菌に汚染された鶏卵による食中毒が世界的規模で増加しているとして注意を呼びかけている．

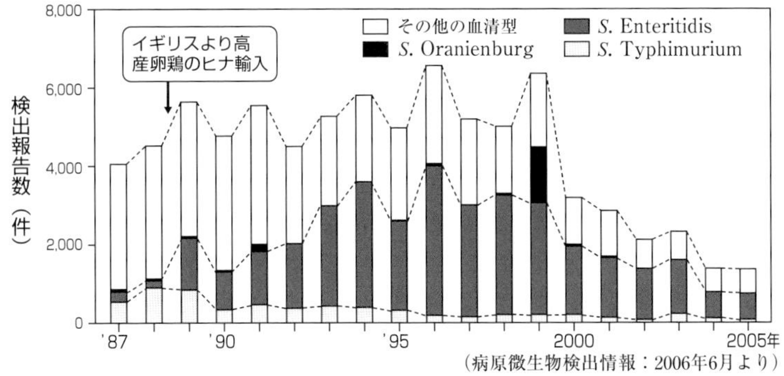
8,000
6,000
4,000
2,000
0
検出報告数（件）
イギリスより高産卵鶏のヒナ輸入
その他の血清型
S. Oranienburg
S. Enteritidis
S. Typhimurium
'87
'90
'95
2000
2005年
（病原微生物検出情報：2006年6月より）

図 **3-21**　わが国で分離されたヒト由来サルモネラ属菌の検出状況（1986 ～ 2005 年）

近年のサルモネラ食中毒の発症パターンは，① **SE** 菌に汚染された鶏卵，② 家畜の糞便や腸管内容物により汚染された牛肉，豚肉，鶏肉などの食肉，③ ねずみ，ハエ，ゴキブリなどのそ族・昆虫により汚染された食品のほか，④ ペットなどの糞便による直接感染などがある．近年では①の鶏卵を原因とするものが圧倒的に多くなってきている（図 3-22）．

発生時期は夏期が中心であるが，腸炎ビブリオと比較すると 9 月に発生のピークがあり，比較的通年性に起こることが異なっている．潜伏期は 8 ～ 48 時間（多くは 24 ～ 36 時間）で，摂取菌量により発症時期にバラツキがある．主要症状は発熱，腹痛，下痢，嘔吐，頭痛で，特に **39** ℃程度の発熱が高頻度に見られることが特徴である．

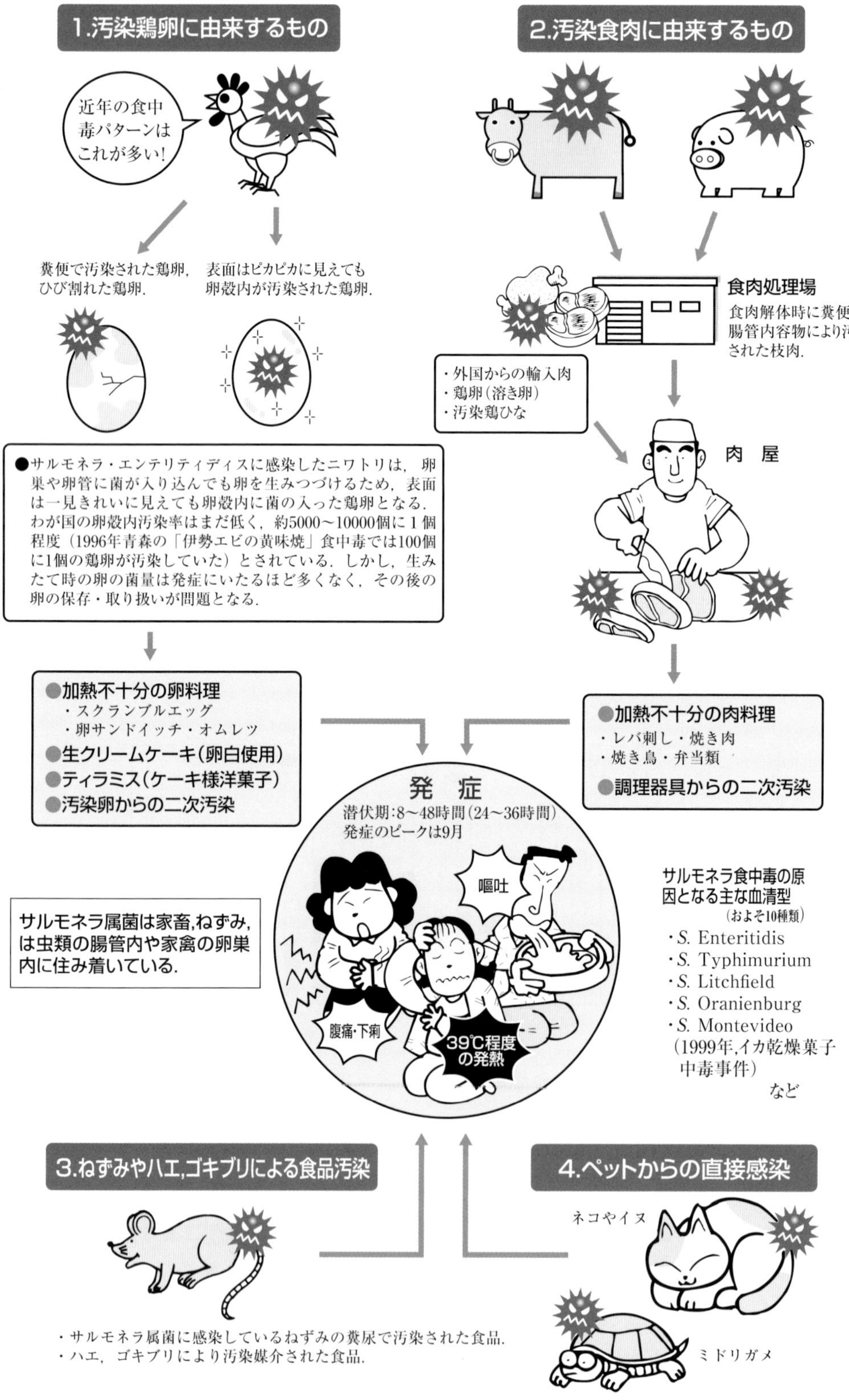
1.汚染鶏卵に由来するもの
近年の食中毒パターンはこれが多い!
糞便で汚染された鶏卵，ひび割れた鶏卵.
表面はピカピカに見えても卵殻内が汚染された鶏卵.
●サルモネラ・エンテリティディスに感染したニワトリは，卵巣や卵管に菌が入り込んでも卵を生みつづけるため，表面は一見きれいに見えても卵殻内に菌の入った鶏卵となる．わが国の卵殻内汚染率はまだ低く，約5000〜10000個に1個程度（1996年青森の「伊勢エビの黄味焼」食中毒では100個に1個の鶏卵が汚染していた）とされている．しかし，生みたて時の卵の菌量は発症にいたるほど多くなく，その後の卵の保存・取り扱いが問題となる.
●加熱不十分の卵料理
・スクランブルエッグ
・卵サンドイッチ・オムレツ
●生クリームケーキ（卵白使用）
●ティラミス（ケーキ様洋菓子）
●汚染卵からの二次汚染
2.汚染食肉に由来するもの
食肉処理場
食肉解体時に糞便や腸管内容物により汚染された枝肉.
・外国からの輸入肉
・鶏卵（溶き卵）
・汚染鶏ひな
肉　屋
●加熱不十分の肉料理
・レバ刺し・焼き肉
・焼き鳥・弁当類
●調理器具からの二次汚染
発　症
潜伏期:8〜48時間（24〜36時間）
発症のピークは9月
嘔吐
腹痛·下痢
39℃程度の発熱
サルモネラ属菌は家畜,ねずみ,は虫類の腸管内や家禽の卵巣内に住み着いている.
サルモネラ食中毒の原因となる主な血清型
（およそ10種類）
・S. Enteritidis
・S. Typhimurium
・S. Litchfield
・S. Oranienburg
・S. Montevideo
（1999年,イカ乾燥菓子中毒事件）
など
3.ねずみやハエ,ゴキブリによる食品汚染
・サルモネラ属菌に感染しているねずみの糞尿で汚染された食品.
・ハエ，ゴキブリにより汚染媒介された食品.
4.ペットからの直接感染
ネコやイヌ
ミドリガメ

図 3-22　サルモネラ食中毒の感染ルートと主要症状

原因施設の分析では，図3-23のように食事を大量に調製する施設に多発しており，また集団給食施設の内訳ではサルモネラ属菌に対して危険度が高いといわれる老人ホーム，保育所などの福祉施設や学校給食，病院給食などが目立って多い．このことは患者数100人以上の食中毒が30％近くを占める大規模な食中毒となること，弱者の発症が多いため死亡者も当然多くなることを示している．

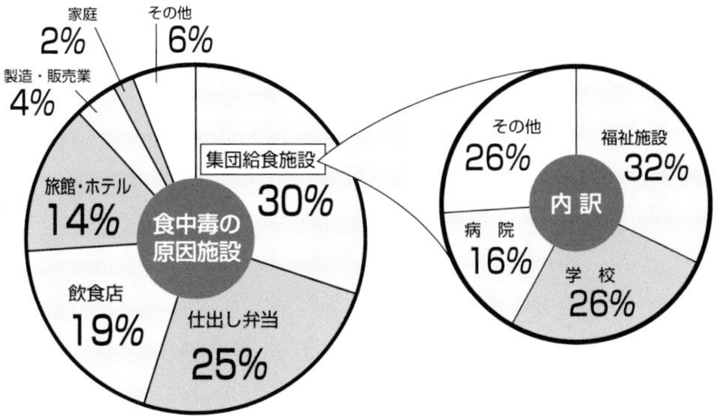
家庭 2%
その他 6%
製造・販売業 4%
旅館・ホテル 14%
集団給食施設 30%
食中毒の原因施設
飲食店 19%
仕出し弁当 25%
内訳
その他 26%
福祉施設 32%
病院 16%
学校 26%

図3-23　SE食中毒の原因施設及び集団給食施設の内訳
（病原微生物検出情報，Vol.18, No.9（1997）より引用）

③　サルモネラ食中毒の予防法——サルモネラ属菌は熱に弱い．予防の第一は加熱である（図3-24）．

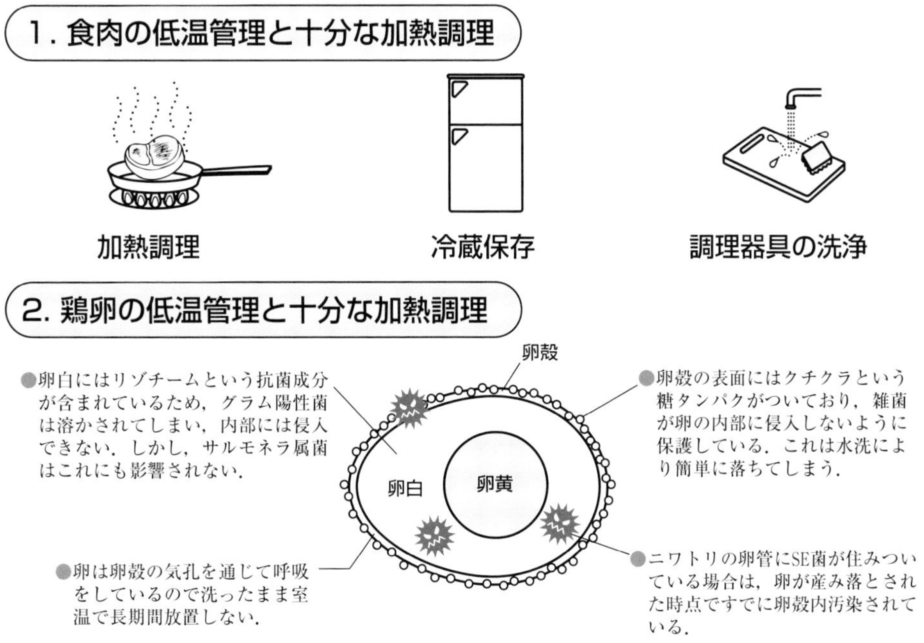
1. 食肉の低温管理と十分な加熱調理
加熱調理
冷蔵保存
調理器具の洗浄
2. 鶏卵の低温管理と十分な加熱調理
卵殻
卵白
卵黄
●卵白にはリゾチームという抗菌成分が含まれているため，グラム陽性菌は溶かされてしまい，内部には侵入できない．しかし，サルモネラ属菌はこれにも影響されない．
●卵殻の表面にはクチクラという糖タンパクがついており，雑菌が卵の内部に侵入しないように保護している．これは水洗により簡単に落ちてしまう．
●卵は卵殻の気孔を通じて呼吸をしているので洗ったまま室温で長期間放置しない．
●ニワトリの卵管にSE菌が住みついている場合は，卵が産み落とされた時点ですでに卵殻内汚染されている．

図3-24　サルモネラ食中毒を防ぐには

a. 卵の表面がザラザラした新鮮でひび割れのない卵を買う.
b. 賞味期限の切れた卵は生で食べない．十分加熱して食べる.
　（1998年7月より賞味期限表示が導入；保存温度が10℃ならば産卵後58日）
c. 気室*側を上にして，10℃以下の低温に保管する.
d. 殻を割った卵（溶き卵）は常温で放置しない.（SE菌は割卵液の中で急速に増殖）
e. 糞便で汚染した卵からの二次汚染（手，指，まな板，包丁など）に注意する.
f. 調理では十分な加熱をする（70℃，3分以上）.

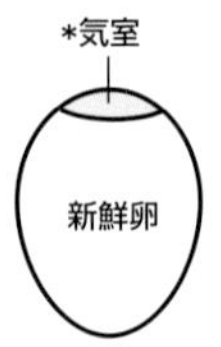
*気室
新鮮卵

(2)　病原大腸菌

① 一般大腸菌の特徴——ヒトや動物の腸管内に生息する常在菌で，病原菌の定着を防いだり，宿主に有用なビタミンを合成するなど腸管内ではよい働きをしている

大腸菌（*Escherichia coli*）は大腸に住みつく腸内細菌の一種で，病原性を有しないものがほとんどである．食品衛生管理上は，大腸菌群，糞便系大腸菌群，大腸菌，それぞれに重要な意味合いがある．また大腸菌が腸管から他の場所（膀胱，腎臓，腹腔，肺，血管など）に移行すると内因感染症を引き起こすことがある．図3−25に一般大腸菌の特徴と模式図を示す.

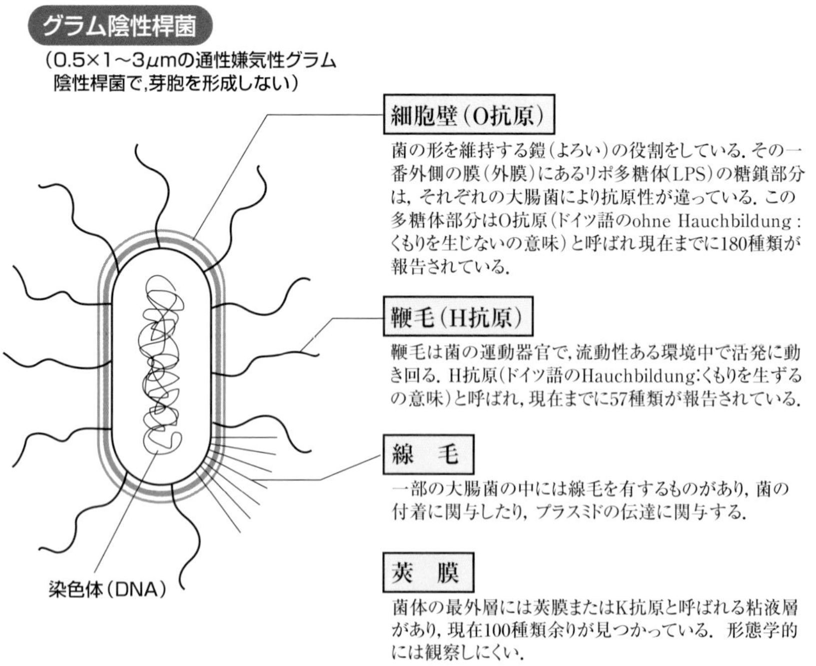
グラム陰性桿菌
(0.5×1～3μmの通性嫌気性グラム
陰性桿菌で,芽胞を形成しない)
細胞壁(O抗原)
菌の形を維持する鎧(よろい)の役割をしている.その一番外側の膜(外膜)にあるリポ多糖体(LPS)の糖鎖部分は,それぞれの大腸菌により抗原性が違っている.この多糖体部分はO抗原(ドイツ語のohne Hauchbildung:くもりを生じないの意味)と呼ばれ現在までに180種類が報告されている.
鞭毛(H抗原)
鞭毛は菌の運動器官で,流動性ある環境中で活発に動き回る.H抗原(ドイツ語のHauchbildung:くもりを生ずるの意味)と呼ばれ,現在までに57種類が報告されている.
線　毛
一部の大腸菌の中には線毛を有するものがあり,菌の付着に関与したり,プラスミドの伝達に関与する.
莢　膜
菌体の最外層には莢膜またはK抗原と呼ばれる粘液層があり,現在100種類余りが見つかっている.形態学的には観察しにくい.
染色体(DNA)

図3−25　一般大腸菌の模式図と特徴

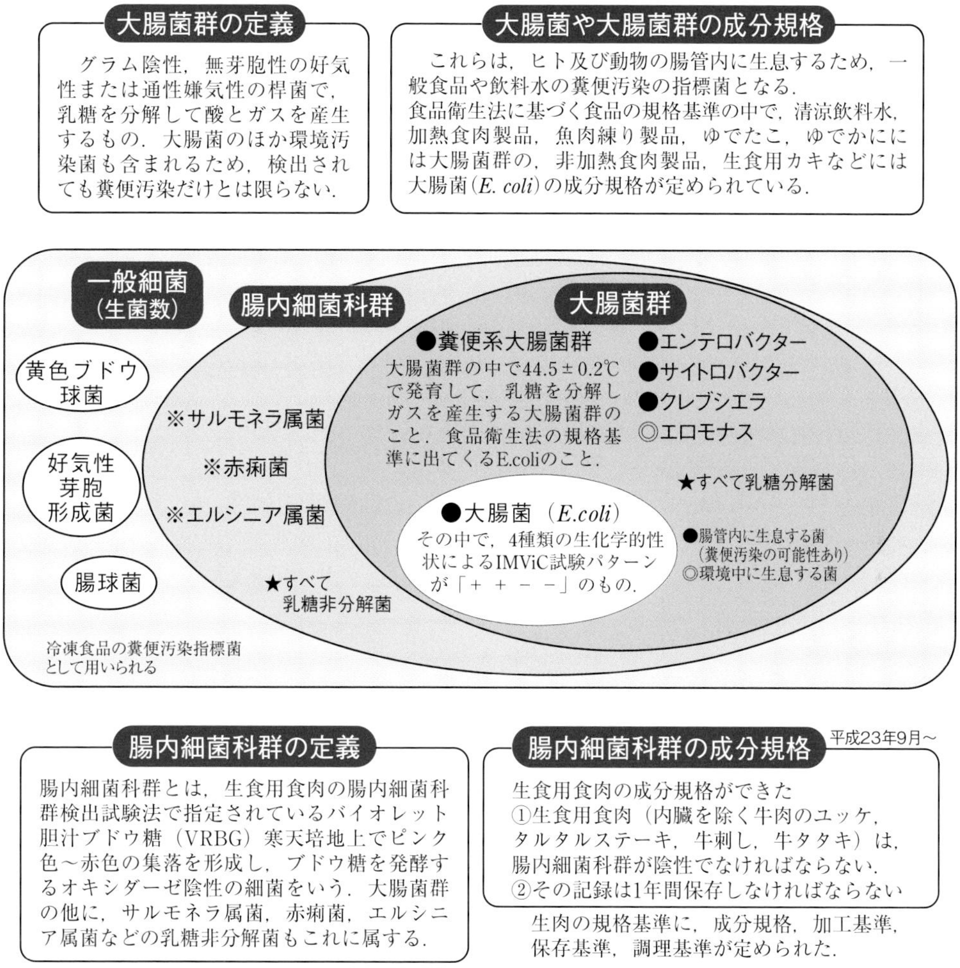
大腸菌群の定義
グラム陰性，無芽胞性の好気性または通性嫌気性の桿菌で，乳糖を分解して酸とガスを産生するもの．大腸菌のほか環境汚染菌も含まれるため，検出されても糞便汚染だけとは限らない．
大腸菌や大腸菌群の成分規格
これらは，ヒト及び動物の腸管内に生息するため，一般食品や飲料水の糞便汚染の指標菌となる．
食品衛生法に基づく食品の規格基準の中で，清涼飲料水，加熱食肉製品，魚肉練り製品，ゆでたこ，ゆでかにには大腸菌群の，非加熱食肉製品，生食用カキなどには大腸菌(*E. coli*)の成分規格が定められている．
一般細菌
(生菌数)
腸内細菌科群
大腸菌群
黄色ブドウ球菌
好気性芽胞形成菌
腸球菌
※サルモネラ属菌
※赤痢菌
※エルシニア属菌
★すべて乳糖非分解菌
●糞便系大腸菌群
大腸菌群の中で44.5±0.2℃で発育して，乳糖を分解しガスを産生する大腸菌群のこと．食品衛生法の規格基準に出てくるE.coliのこと．
●エンテロバクター
●サイトロバクター
●クレブシエラ
◎エロモナス
★すべて乳糖分解菌
●大腸菌（*E.coli*）
その中で，4種類の生化学的性状によるIMViC試験パターンが「＋ ＋ － －」のもの．
●腸管内に生息する菌（糞便汚染の可能性あり）
◎環境中に生息する菌
冷凍食品の糞便汚染指標菌として用いられる
腸内細菌科群の定義
腸内細菌科群とは，生食用食肉の腸内細菌科群検出試験法で指定されているバイオレット胆汁ブドウ糖（VRBG）寒天培地上でピンク色～赤色の集落を形成し，ブドウ糖を発酵するオキシダーゼ陰性の細菌をいう．大腸菌群の他に，サルモネラ属菌，赤痢菌，エルシニア属菌などの乳糖非分解菌もこれに属する．
腸内細菌科群の成分規格
平成23年9月～
生食用食肉の成分規格ができた
①生食用食肉（内臓を除く牛肉のユッケ，タルタルステーキ，牛刺し，牛タタキ）は，腸内細菌科群が陰性でなければならない．
②その記録は1年間保存しなければならない
生肉の規格基準に，成分規格，加工基準，保存基準，調理基準が定められた．

図 3-26　食品衛生法の成分規格に定められている，一般細菌，大腸菌，大腸菌群，腸内細菌科群の関係

②　ヒトに腸炎や下痢を起こす病原大腸菌

下痢を起こす大腸菌を下痢原性大腸菌または病原大腸菌と呼び，病原因子や発症機序により以下の5種類（表3-9；発見順）に分類している．

1996年（平成8年）わが国では，西日本を中心に学校給食や病院給食が原因となった大規模な腸管出血性大腸菌食中毒が全国規模で発生した．それ以降，これまでの腸管病原性大腸菌の他に腸管出血性大腸菌が食中毒統計に付け加えられた．患者数は海外旅行者がかかる腸管毒素原性大腸菌が最も多い．ヒトからヒトへの伝染力が強いのは腸管出血（志賀毒素産生）性大腸菌で，感染症法（巻末資料1）の三類感染症に分類されている．

表3-9 下痢原性大腸菌の種類と特徴

	腸管病原性大腸菌 entero pathogenic *E. coli* : EPEC	腸管組織侵入性大腸菌 entero invasive *E. coli* : EIEC	腸管毒素原性大腸菌 entero toxigenic *E. coli* : ETEC	腸管出血性大腸菌 entero hemorrhagic *E. coli* : EHEC	腸管凝集接着性大腸菌 entero aggregative *E. coli* : EAggEC
感染部位	小腸	大腸	小腸	大腸	大腸
主な症状	サルモネラ食中毒に似た水様性下痢，腹痛，発熱，嘔吐．	赤痢に似た腹痛（しぶり腹），発熱，膿粘血便など．	コレラに似た米のとぎ汁様の下痢や腹痛．発熱はない．	激しい腹痛と出血性の下痢．続発症としてHUSや脳症．	水様性下痢．腹痛．
特　徴	特定の血清型（O26，O55，O111など）の大腸菌に限定される．	志賀毒素は産生しないが，生化学的性状が赤痢菌に似る．	海外旅行者下痢症の主な原因菌．コレラ毒素に似た易熱性毒素（LT）と耐熱性毒素（ST）を産生する．	志賀Stx1，Stx2を産生．血清型O157：H7菌が多い．10～100個の菌で発症．	1987年に新たに発見．Hep-2培養細胞に強く付着し凝集を起こす．
潜伏期	12～72時間	1～5日（3日）	12～72時間	4～8日	1～5日（3日）
好発年齢	乳幼児（6ヶ月以下）	全年齢層	全年齢層（海外旅行者）	全年齢層（15歳以下の小児に多い）	乳幼児
好発地域	発展途上国	発展途上国	発展途上国	先進国（日本，米，英など）	発展途上国

③ 腸管出血（志賀毒素産生）性大腸菌——牛の腸管に住みつき，胃酸に強い性質をもった新しいタイプの大腸菌で，産生する毒素は志賀赤痢菌のそれに類似する．

1982年米国のオレゴン州とミシガン州でビーフハンバーガーを原因食とする食中毒事件が発生し，全く新しいタイプの大腸菌**O157：H7**が見つかった．臨床症状に新鮮血の混じった激しい下痢と腹痛が見られることから，かつては腸管出血性大腸菌（EHEC）と呼ばれていた．この菌は大腸に定着し増殖する際に，アフリカミドリザルの腎臓由来細胞であるベロ細胞を殺すベロ毒素（vero toxin：VT-1とVT-2）を産生し，これが腸管上皮細胞を死滅・脱落させて大量の出血性下痢を引き起こしたことから，ベロ毒素産生大腸菌とも呼ばれていた．しかし，1996年になってこの毒素の作用機序が志賀赤痢菌の志賀毒素と同じであることから志賀毒素（Stx1，Stx2）と呼ばれるようになり，腸管出血性大腸菌（EHEC）やベロ毒素産性大腸菌（VTEC）から志賀毒素産生性大腸菌（STEC）に統一して呼ばれるようになった．志賀毒素には，細胞の壊死作用，神経毒作用，下痢作用がある（図3-27）．

志賀毒素を産生する大腸菌はO157：H7のほかにも，**O26，O111，O128，O145**など多数（外国も含めると50種類以上）知られている．EHEC O157：H7はStx1とStx2の両毒素を産生（約90％）するのに対し，他の血清型のものはVT1単独の傾向を示す．

しかし，1996～97年（平成8～9年）の大流行時に検出されたEHECは80％近くがO157：H7で，溶血性尿毒症症候群（HUS）や脳症を起こしたものは，すべてがこの型であったことから，他の血清型よりも毒力が強く重症化を起こしやすいといわれている．

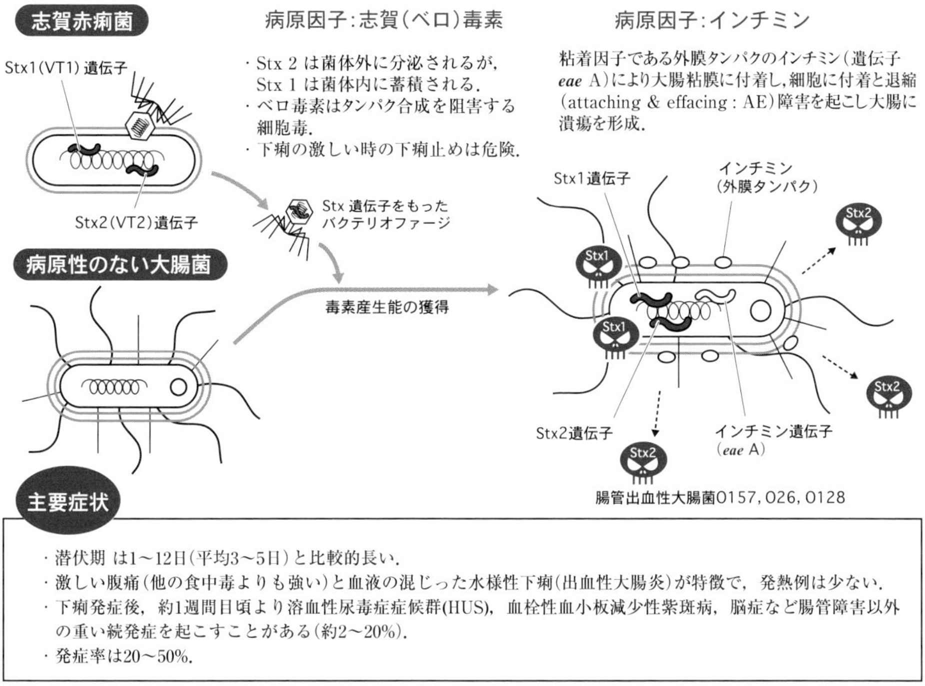
志賀赤痢菌
病原因子:志賀(ベロ)毒素
病原因子:インチミン
Stx1(VT1)遺伝子
・Stx 2は菌体外に分泌されるが，
Stx 1は菌体内に蓄積される.
・ベロ毒素はタンパク合成を阻害する
細胞毒.
・下痢の激しい時の下痢止めは危険.
粘着因子である外膜タンパクのインチミン(遺伝子
eae A)により大腸粘膜に付着し,細胞に付着と退縮
(attaching & effacing : AE)障害を起こし大腸に
潰瘍を形成.
Stx2(VT2)遺伝子
Stx 遺伝子をもった
バクテリオファージ
病原性のない大腸菌
毒素産生能の獲得
Stx1遺伝子
インチミン
(外膜タンパク)
Stx1
Stx2
Stx2遺伝子
インチミン遺伝子
(eae A)
腸管出血性大腸菌O157, O26, O128
主要症状
・潜伏期 は1～12日(平均3～5日)と比較的長い.
・激しい腹痛(他の食中毒よりも強い)と血液の混じった水様性下痢(出血性大腸炎)が特徴で，発熱例は少ない.
・下痢発症後，約1週間目頃より溶血性尿毒症症候群(HUS)，血栓性血小板減少性紫斑病，脳症など腸管障害以外の重い続発症を起こすことがある(約2～20%).
・発症率は20～50%.

図3-27　腸管出血性大腸菌の模式図と病原因子

発症菌量は**10～100**個と極めて少ないことや，発症までの潜伏期が**4～8**日と長く，喫食したサンプルも廃棄されることが多いことから，原因食品を特定したり，菌を検出できた例は少ない．その中で，わが国で初めて死者が出た1990年（平成2年）埼玉県浦和市の幼稚園での事例では「井戸水」，1996年（平成8年）岐阜市や盛岡市の学校給食や帯広市の幼稚園給食から起こった事例では「サラダ」及び「シーフードソース」から菌が検出されている．また大阪・堺市の事例でも疫学調査から「カイワレ大根」が汚染食品として強く疑われ，調査の結果，カイワレ大根の種子はいずれも米国オレゴン州から輸入したもので，この種子がEHECに汚染していたことが明らかにされている．ウシとの因果関係がうすい食品が原因となった例としては，1998年（平成10年）に起こった「北海道産イクラの醤油漬け」事件があり，調理従事者からの二次感染が疑われている．また生肉を調理した後の汚染調理器具からの感染事例もある．欧米では前出のように牛挽肉のハンバーガー，ローストビーフ，ヨーグルト，非加熱の牛乳など牛肉や牛に関連した食品のほか，ポテト，野菜，アップルサイダーなど多彩な食品が原因食品となっている．また，湖での遊泳や幼児用プールによる感染事例も報告されている（図3-28）.

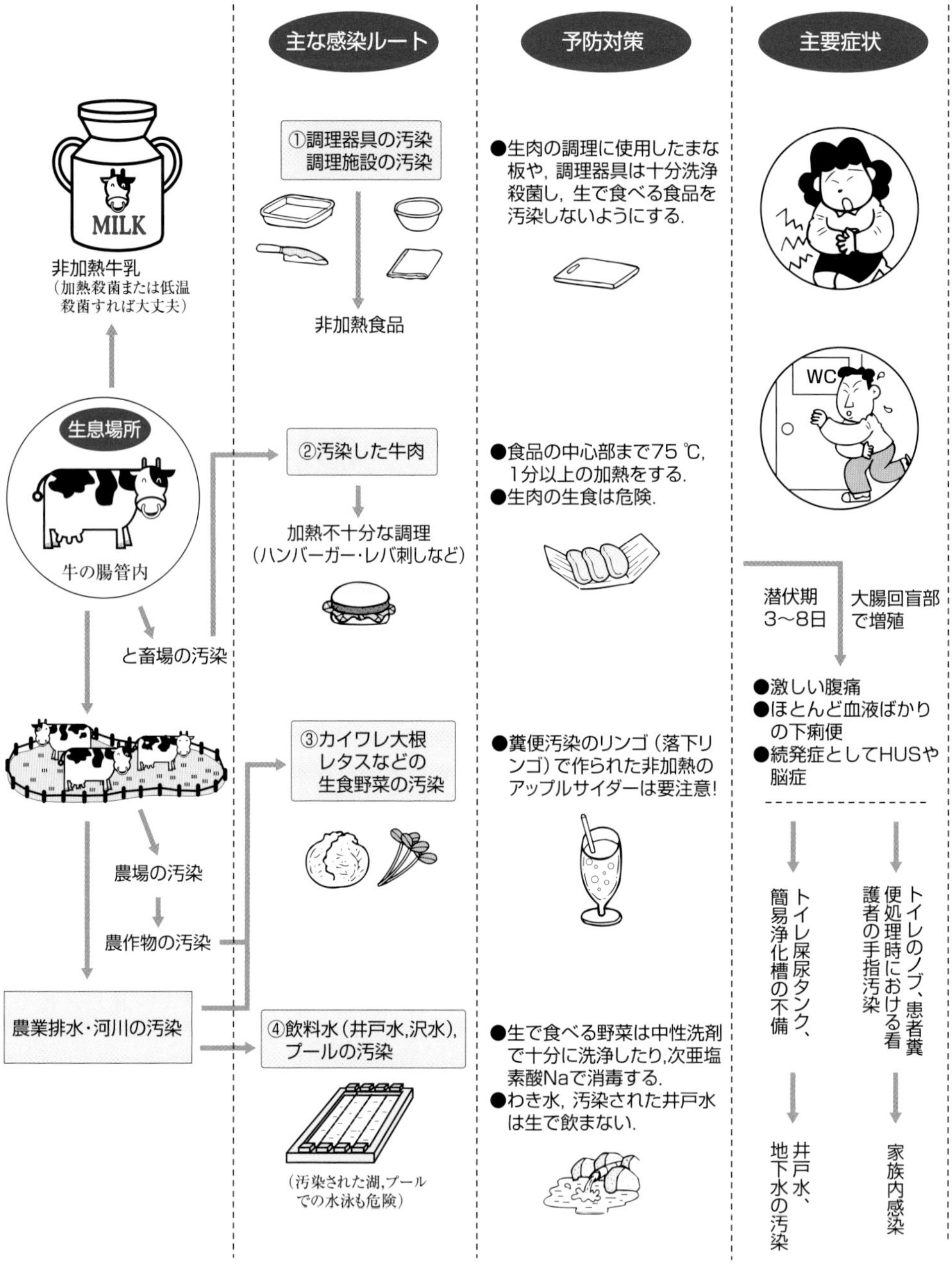
主な感染ルート
予防対策
主要症状
MILK
非加熱牛乳
（加熱殺菌または低温殺菌すれば大丈夫）
①調理器具の汚染
調理施設の汚染
非加熱食品
●生肉の調理に使用したまな板や，調理器具は十分洗浄殺菌し，生で食べる食品を汚染しないようにする．
生息場所
牛の腸管内
②汚染した牛肉
加熱不十分な調理
（ハンバーガー・レバ刺しなど）
●食品の中心部まで75 ℃，1分以上の加熱をする．
●生肉の生食は危険．
WC
と畜場の汚染
潜伏期
3〜8日
大腸回盲部で増殖
●激しい腹痛
●ほとんど血液ばかりの下痢便
●続発症としてHUSや脳症
③カイワレ大根
レタスなどの
生食野菜の汚染
●糞便汚染のリンゴ（落下リンゴ）で作られた非加熱のアップルサイダーは要注意!
農場の汚染
農作物の汚染
トイレのノブ、患者糞便処理時における看護者の手指汚染
トイレ屎尿タンク、簡易浄化槽の不備
農業排水・河川の汚染
④飲料水（井戸水,沢水），
プールの汚染
●生で食べる野菜は中性洗剤で十分に洗浄したり,次亜塩素酸Naで消毒する．
●わき水，汚染された井戸水は生で飲まない．
（汚染された湖,プールでの水泳も危険）
家族内感染
井戸水、地下水の汚染
二次汚染

Memo：1990年に，埼玉県浦和市（当時）のしらさぎ幼稚園で起きたO157感染症では，浄化槽汚水タンクの亀裂からしみ出た汚水で汚染された井戸水を園児が飲み，園児を中心に発症者319人の集団発生が起こっている．そのうち園児2人がHUSで死亡している．

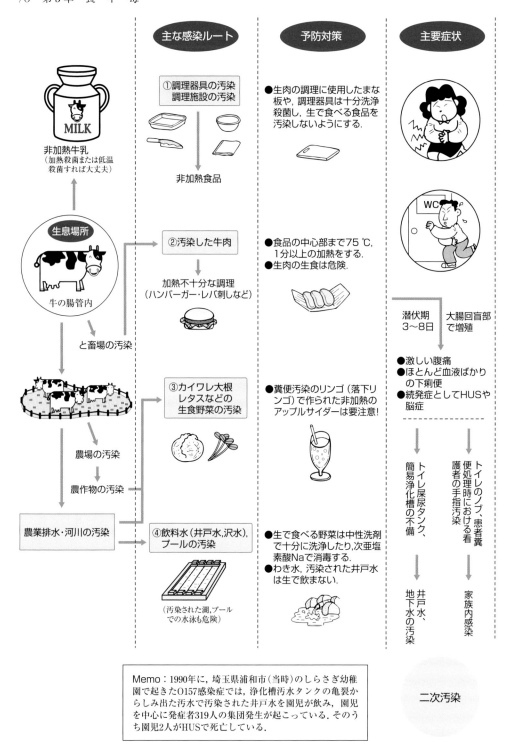

図 **3-28**　腸管出血性大腸菌感染症のいろいろな感染ルートと主要症状

ちょっとメモ　溶血性尿毒症症候群（hemolytic uremic syndrome：HUS）

激しい腹痛と出血性大腸炎症状がおさまって5～6日後に，微小血管の内皮細胞が障害を受けて現れる症候群で，血小板の減少（出血が止まらない），貧血，急性腎不全（尿がでない）の3つの特徴が現れる．

HUSを続発する症例は5歳以下の小児に多い．

国内飼育されているウシの糞便検査では，約7％からEHECが検出されている．食肉の検査では国産牛肉の約2％からEHECが検出され，そのうちO157：H7は0.3％程度検出されている．外国産牛肉のO157：H7汚染は0.6～6.0％とわが国よりも高く，特に牛挽肉の汚染が高い．

EHEC感染症は以前，法定伝染病に準ずる指定伝染病に指定された．しかし感染症法では，感染力や発病した場合の致死率，病状の重篤性などを総合的に判断し，三類感染症に分類し，食品の製造や給食の調理など特定職種への就業制限と消毒などの対物措置がとられることになった．入院の必要はない．また主要症状のないEHEC保菌者（キャリアー）に対しても同等の措置がとられることになっている．

ちょっとメモ　トイレの後の手洗が重要

用便後にトイレットペーパーを10枚重ねておしりを拭いたとする．水様性下痢便には，10^8～10^9個/mLくらいの菌が存在するため，このくらいの枚数では水様便は紙にしみ込み，その1/100～1/1000の菌が手指を汚染することになる．本感染症の場合10～100個程度の菌でも発症するといわれており，トイレの後の手洗いは非常に重要である．

(3)　カンピロバクター

カンピロバクター（*Campylobacter*）はもともとウシやヒツジの流産，ウシやブタの腸炎原因菌として知られていたが，ヒトにも胃腸炎を起こすことが明らかになり1982年カンピロバクター・ジェジュニ（*C. jejuni*）とカンピロバクター・コリ（*C. coli*）が新しく食中毒菌として追加された（図3-29）．しかし，両菌の性状はほぼ同じであり，カンピロバクター・ジェジュニ/コリ（*C. jejuni*/*coli*）として扱われている．本食中毒は，食の欧米化に伴い，事件数・患者数ともに急増している．2003年（平成15年）以降，わが国の食中毒事件数の上位を占める頻度が高くなっている（3.3(5)表3-1参照）．

本菌はニワトリ，ウシ，ブタなどの腸管内に生息しており，これらの食肉（特に市販鶏肉のおよそ30％が汚染されているとの報告がある）や水系感染により大規模な食中毒が国内，国外で発生している．食中毒の原因施設は飲食店が最も多く，施設不明の事件も多い．

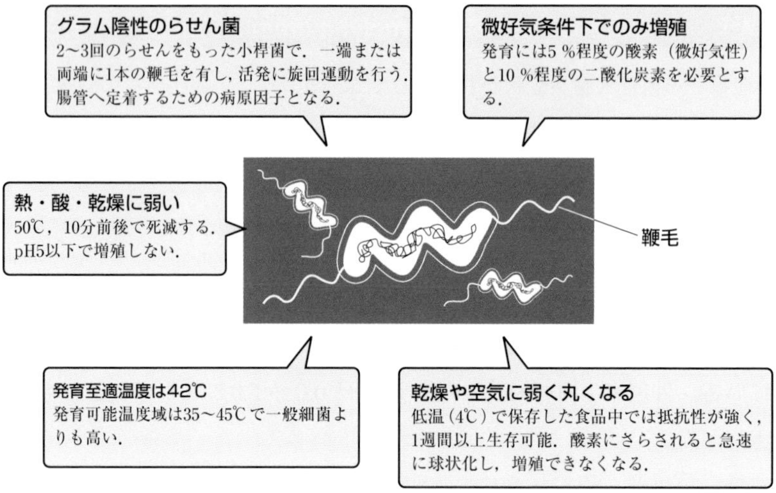
グラム陰性のらせん菌
2～3回のらせんをもった小桿菌で．一端または両端に1本の鞭毛を有し，活発に旋回運動を行う．腸管へ定着するための病原因子となる．
微好気条件下でのみ増殖
発育には5 %程度の酸素（微好気性）と10 %程度の二酸化炭素を必要とする．
熱・酸・乾燥に弱い
50℃，10分前後で死滅する．pH5以下で増殖しない．
鞭毛
発育至適温度は42℃
発育可能温度域は35～45℃で一般細菌よりも高い．
乾燥や空気に弱く丸くなる
低温（4℃）で保存した食品中では抵抗性が強く，1週間以上生存可能．酸素にさらされると急速に球状化し，増殖できなくなる．

図 **3-29**　カンピロバクターの特徴

本菌は食中毒菌でありながら500～1000個の少量の菌でも発症するといわれており，潜伏期間も**2～7**日（平均**3**日）と長く，血便を伴った下痢と38℃程度の発熱が見られる．また，カンピロバクター腸炎の1～3週後，手先や足先が急に動かなくなったり（四肢筋力低下），排尿・排便障害が起こるギラン・バレー症候群が起こることがある．麻痺は2～3日後に体の中央部に向かって進行して呼吸筋が麻痺したり，顔面神経が麻痺することがある．その発症機序は，カンピロバクター，サイトメガロウィルス，EBウイルスなどの先行感染に続き，これらに対する抗体が誤って運動神経を攻撃する自己免疫疾患と考えられている（図3-30）．

カンピロバクター食中毒の原因食品の1つである鶏肉については，食鳥処理場の設備や衛生的管理基準を定めた「食鳥処理の事業の規制及び食鳥検査に関する法律（別名；食鳥検査法または食鳥処理法）」が1991年（平成3年）から施行され，食鳥処理段階における微生物汚染の防止が図られている（第1章1.4(5)参照）．また近年，牛レバーには11 %にカンピロバクターが検出されたという報告があり，厚生労働省では，若齢者，高齢者のほか抵抗力の弱い者については，生肉等を食べないよう，食べさせないよう注意を喚起している．

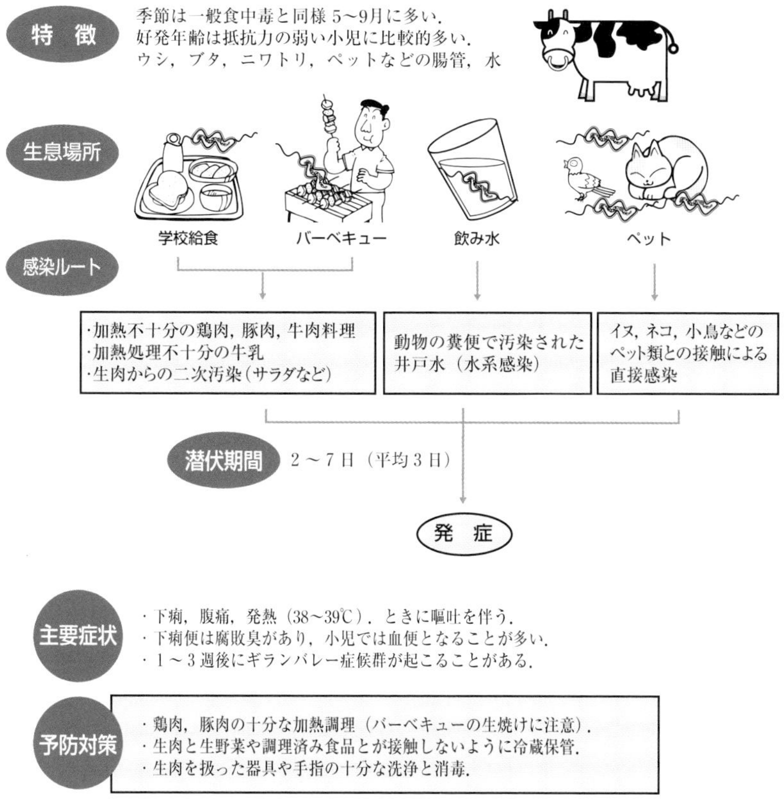
特 徴
季節は一般食中毒と同様 5～9月に多い.
好発年齢は抵抗力の弱い小児に比較的多い.
ウシ，ブタ，ニワトリ，ペットなどの腸管，水
生息場所
感染ルート
学校給食
バーベキュー
飲み水
ペット
・加熱不十分の鶏肉，豚肉，牛肉料理
・加熱処理不十分の牛乳
・生肉からの二次汚染（サラダなど）
動物の糞便で汚染された井戸水（水系感染）
イヌ，ネコ，小鳥などのペット類との接触による直接感染
潜伏期間
2～7日（平均3日）
発 症
主要症状
・下痢，腹痛，発熱（38～39℃），ときに嘔吐を伴う.
・下痢便は腐敗臭があり，小児では血便となることが多い.
・1～3週後にギランバレー症候群が起こることがある.
予防対策
・鶏肉，豚肉の十分な加熱調理（バーベキューの生焼けに注意）.
・生肉と生野菜や調理済み食品とが接触しないように冷蔵保管.
・生肉を扱った器具や手指の十分な洗浄と消毒.

図 3-30 カンピロバクター食中毒の感染ルートと主要症状

(4) 腸炎ビブリオ

腸炎ビブリオ（*Vibrio parahaemolyticus*）は 1950 年（昭和 25 年），大阪府下で起こった「シラス干し食中毒」の原因菌として藤野らによって，わが国で初めて発見された（図 3-31）．それ以来，1980 年代前半は食中毒事件の半数を占め，事件数，患者数ともに第 1 位を占める原因菌であったが，1992 年～ 1993 年（平成 4 年～ 5 年）にかけて激減し，それ以来発症患者数ではサルモネラやノロウイルスに首位の座をゆずることになった．しかし，現在でもわが国に多い食中毒の 1 つである．最近の発生状況は患者数 50 人以下の小規模事例がほとんどで，500 人以上の大型事例はほとんど見られない．

腸炎ビブリオ食中毒の特徴——わが国に特異的な食中毒の原因菌で，8 月に集中発生する．

日本近海の海水温が 15 ℃を越えると本菌の増殖が活発となり，海産魚介類が汚染を受けるため，食中毒の好発時期は 6 ～ 9 月の夏期に集中しており，特に 8 月にそのピークが見られる．この時期には市販の魚介類の数%～ 50 %が汚染されているとの報告がある（図 3-32）．

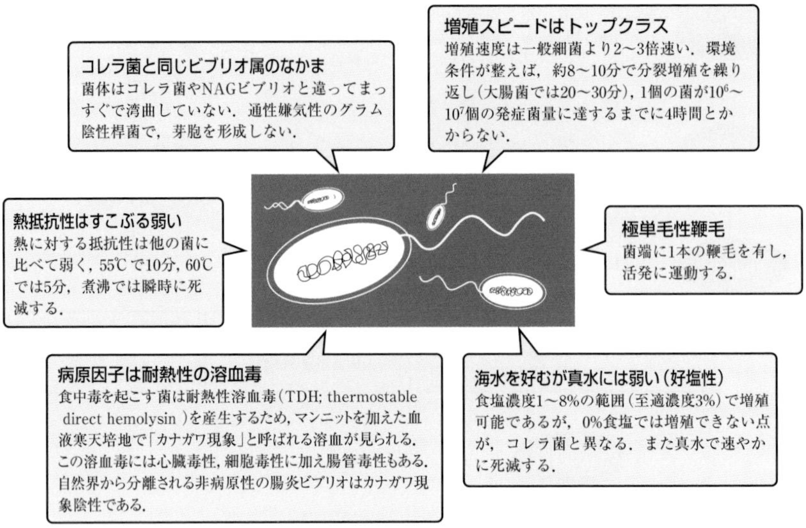
コレラ菌と同じビブリオ属のなかま
菌体はコレラ菌やNAGビブリオと違ってまっすぐで湾曲していない．通性嫌気性のグラム陰性桿菌で，芽胞を形成しない．
増殖スピードはトップクラス
増殖速度は一般細菌より2～3倍速い．環境条件が整えば，約8～10分で分裂増殖を繰り返し（大腸菌では20～30分），1個の菌が10⁶～10⁷個の発症菌量に達するまでに4時間とかからない．
熱抵抗性はすこぶる弱い
熱に対する抵抗性は他の菌に比べて弱く，55℃で10分，60℃では5分，煮沸では瞬時に死滅する．
極単毛性鞭毛
菌端に1本の鞭毛を有し，活発に運動する．
病原因子は耐熱性の溶血毒
食中毒を起こす菌は耐熱性溶血毒（TDH; thermostable direct hemolysin）を産生するため，マンニットを加えた血液寒天培地で「カナガワ現象」と呼ばれる溶血が見られる．この溶血毒には心臓毒性，細胞毒性に加え腸管毒性もある．自然界から分離される非病原性の腸炎ビブリオはカナガワ現象陰性である．
海水を好むが真水には弱い（好塩性）
食塩濃度1～8%の範囲（至適濃度3%）で増殖可能であるが，0%食塩では増殖できない点が，コレラ菌と異なる．また真水で速やかに死滅する．

図3-31　腸炎ビブリオの特徴

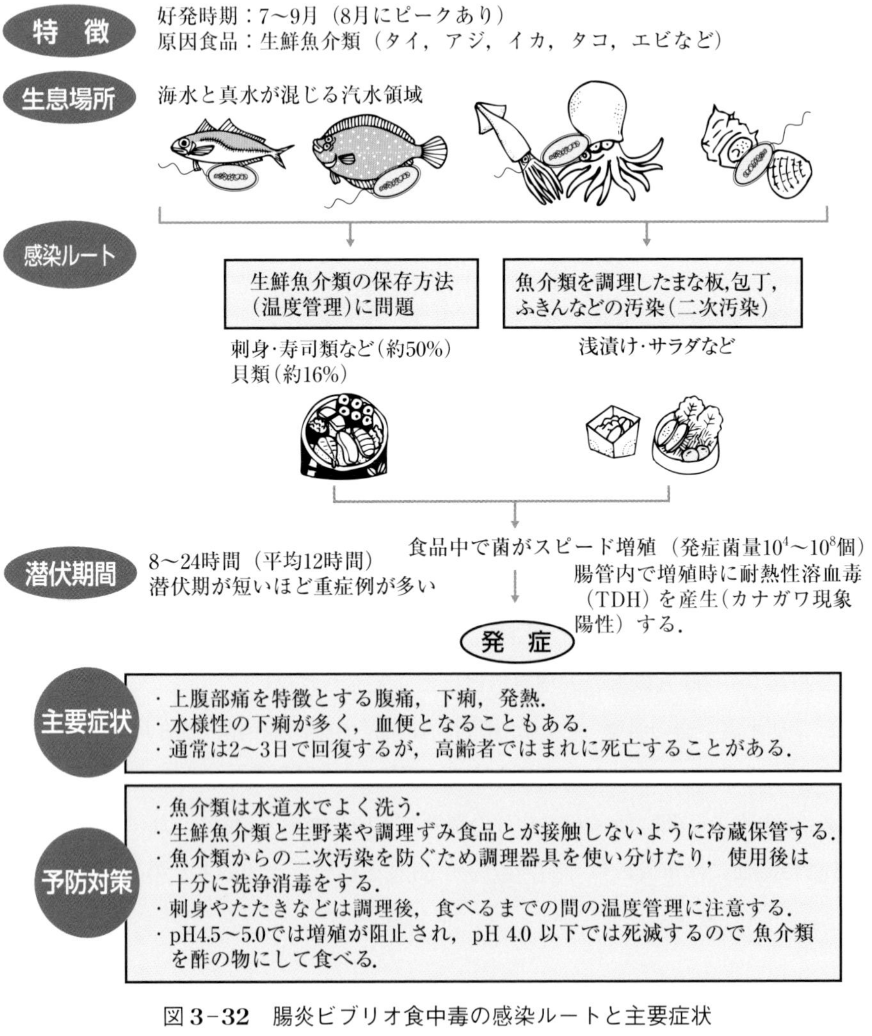
特　徴
好発時期：7～9月（8月にピークあり）
原因食品：生鮮魚介類（タイ，アジ，イカ，タコ，エビなど）
生息場所
海水と真水が混じる汽水領域
感染ルート
生鮮魚介類の保存方法（温度管理）に問題
魚介類を調理したまな板，包丁，ふきんなどの汚染（二次汚染）
刺身・寿司類など（約50%）
貝類（約16%）
浅漬け・サラダなど
食品中で菌がスピード増殖（発症菌量10⁴～10⁸個）
潜伏期間
8～24時間（平均12時間）
潜伏期が短いほど重症例が多い
腸管内で増殖時に耐熱性溶血毒（TDH）を産生（カナガワ現象陽性）する．
発　症
主要症状
・上腹部痛を特徴とする腹痛，下痢，発熱．
・水様性の下痢が多く，血便となることもある．
・通常は2～3日で回復するが，高齢者ではまれに死亡することがある．
予防対策
・魚介類は水道水でよく洗う．
・生鮮魚介類と生野菜や調理ずみ食品とが接触しないように冷蔵保管する．
・魚介類からの二次汚染を防ぐため調理器具を使い分けたり，使用後は十分に洗浄消毒をする．
・刺身やたたきなどは調理後，食べるまでの間の温度管理に注意する．
・pH4.5～5.0では増殖が阻止され，pH 4.0 以下では死滅するので 魚介類を酢の物にして食べる．

図3-32　腸炎ビブリオ食中毒の感染ルートと主要症状

(5) NAG（ナグ）ビブリオ（non O1 コレラ菌）

コレラ菌（*Vibrio cholerae*）を血清型（O 抗原型）により分類すると 150 種類以上に分けられるが，それらの形態学的，生化学的性質はほとんど同じである．このうち三類感染症に分類されるコレラを起こすのは，O1 コレラ菌（*V. cholerae* O1）であり，それ以外の血清型のコレラ菌と区別する必要がある．そこで O1 抗血清を用いて細菌凝集反応を行い，凝集の起こらないコレラ菌をすべて非 O1 コレラ菌（non O1 *V. cholerae*）と呼ぶようになった．すなわち **NAG** ビブリオ（非凝集性ビブリオ）とは non agglutinable vibrio の略称で，O1 以外のコレラ菌をさす（図 3–33）．

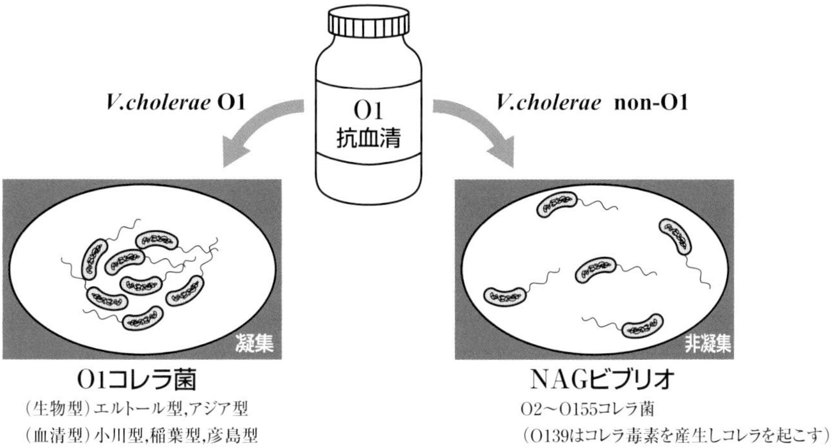
V.cholerae O1
O1
抗血清
V.cholerae non-O1
凝集
非凝集
O1コレラ菌
（生物型）エルトール型,アジア型
（血清型）小川型,稲葉型,彦島型
NAGビブリオ
O2～O155コレラ菌
（O139はコレラ毒素を産生しコレラを起こす）

図 3–33　抗血清を用いた細菌凝集反応による菌種の鑑別

しかし，O1 コレラ菌でもコレラ毒素を産生しない菌が環境中に存在するため，1988 年の厚生労働省通達で，コレラ菌はコレラ毒素を産生する O1 型コレラ菌に限定することになった．しかし，1992 年インドで発生した **NAG** ビブリオ **O139**（ベンガル型コレラ菌）はコレラ毒素を産生し，東南アジア各地に大流行を引き起こしたことから，新型コレラ菌として注目を集めている．本食中毒の発症件数は年間 1 ～ 3 件と多くないが，NAG ビブリオはわが国の汽水域（河口付近の海水）から多数分離されており，今後注意すべき食中毒である（図 3–34）．

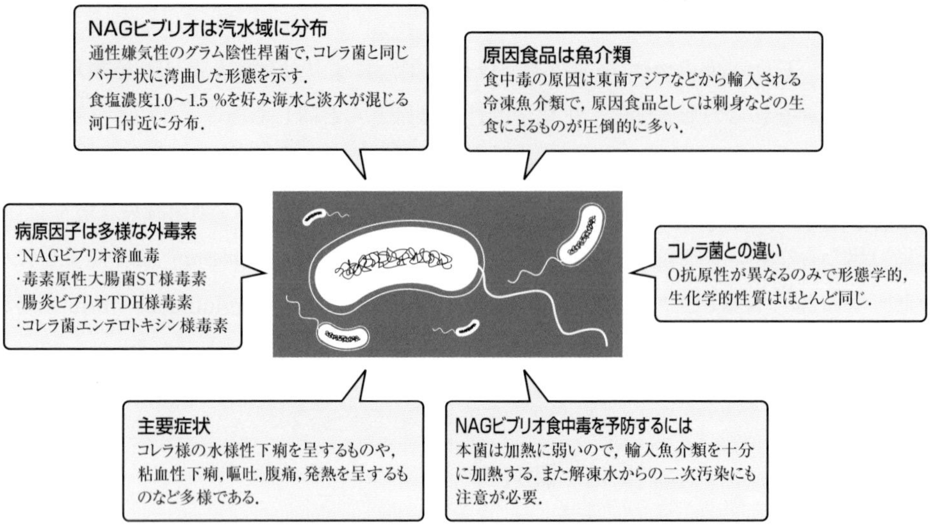
NAGビブリオは汽水域に分布
通性嫌気性のグラム陰性桿菌で，コレラ菌と同じバナナ状に湾曲した形態を示す．
食塩濃度1.0～1.5 %を好み海水と淡水が混じる河口付近に分布．
原因食品は魚介類
食中毒の原因は東南アジアなどから輸入される冷凍魚介類で，原因食品としては刺身などの生食によるものが圧倒的に多い．
病原因子は多様な外毒素
·NAGビブリオ溶血毒
·毒素原性大腸菌ST様毒素
·腸炎ビブリオTDH様毒素
·コレラ菌エンテロトキシン様毒素
コレラ菌との違い
O抗原性が異なるのみで形態学的，生化学的性質はほとんど同じ．
主要症状
コレラ様の水様性下痢を呈するものや，粘血性下痢，嘔吐，腹痛，発熱を呈するものなど多様である．
NAGビブリオ食中毒を予防するには
本菌は加熱に弱いので，輸入魚介類を十分に加熱する．また解凍水からの二次汚染にも注意が必要．

図3-34 NAGビブリオの特徴

(6) ビブリオ・バルニフィカス

劇症型A群連鎖球菌とともに“人食いバクテリア”の異名をもつビブリオ・バルニフィカスは，腸炎ビブリオやコレラ菌などと同じビブリオ科に属する菌で，名前は創傷（wound = vulnus）に由来している．海水と淡水が混じりあう2～3％の食塩濃度の汽水域に生息し，すしや刺身など魚介類（特に生カキ）の生食を原因とする下痢や腹痛のほか，皮膚の創傷からの感染ルートがあるが，通常，健康な人が感染することはない．しかし，肝硬変などの肝臓疾患，疲労などにより免疫力が低下している人などには，皮膚の壊死やショック等を伴う死亡率の高い重篤な疾患を起こすこともある．男性に圧倒的に多い．2005年8月末，アメリカ南東部を襲ったハリケーン「カトリーナ」被災者の中で，7名が感染し，うち4名が死亡したことが報告されている．わが国では1978年（昭和53年）に1例目が報告されて以来，西日本を中心に，魚介類の生食が主な原因と考えられる約200例の感染が報告され，その死亡率は約70％と高率となっている．

予防方法は，魚介類は十分に加熱調理する．特にビブリオ・バルニフィカスは増殖の過程で鉄分を必要とするため，鉄分が菌にとられると重篤となる慢性的な肝疾患（肝硬変など）をもつ人は，生の魚介類やカキを控えるようにする．また，創傷がある場合には，海水が傷口につかないよう注意したり，海岸や岩場を素足で歩くのをさける．

(7) プレシオモナス・シゲロイデス

プレシオモナス・シゲロイデス（*Plesiomonas shigelloides*）は，コレラ菌や腸炎ビブリオと同じ仲間に属し，ゾンネ赤痢菌と同じ菌体抗原をもつ．本菌は淡水中に分布し，淡水魚や貝類などに付着して食中毒を起こすが，わが国では淡水魚を食べる習慣が少ないこと，症状が比較的軽症に経過するため，統計上の感染事例はほとんどない．しかし，空港や港の検疫所では，旅行者下痢症患者の50％以上から本菌が分離され，注目を集めている．1992年（平成4年）6月に22人が発症した散発例では，バス旅行の昼食に食べた「コイのあらい」が原因食と推定され，平均潜伏時間は約15時間，症状は腹痛を伴う数回の下痢が主で，発熱は見られなかった．

(8)　ウエルシュ菌

ウエルシュ菌はClostridium welchii（クロストリジウム・ヴェルチ）あるいは*Clostridium perfringens*（クロストリジウム・パーフリンゲンス）と呼ばれ，創傷部に感染し筋肉組織の壊疽を起こすガス壊疽の原因菌として知られていたが，1953年Hobbsらにより食中毒の原因ともなることが確認された．ウエルシュ菌の名称は最初の発見者であるWelchら（1892年）に由来し，食中毒の原因菌を指すときに限って使用されることが多い．

本食中毒は食品とともに摂取されたウエルシュ菌が，嫌気状態である腸管内で増殖し，芽胞を形成するときに産生される腸管毒素（エンテロトキシン）により起こる．そのため，本食中毒は典型的な生体内毒素型食中毒といえる（図3-35）．

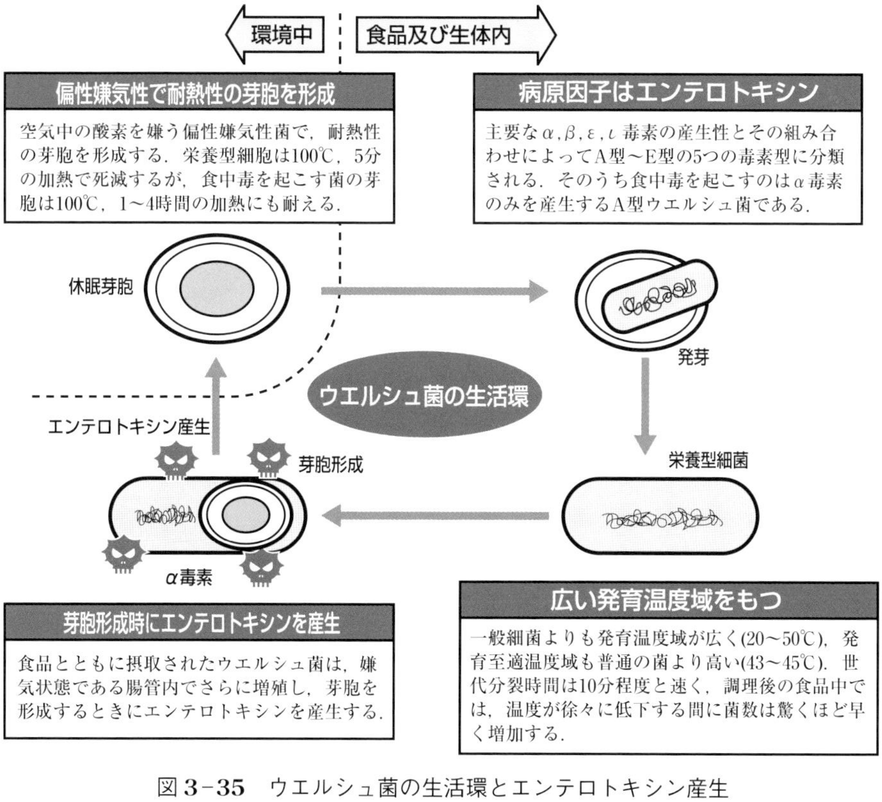
環境中
食品及び生体内
偏性嫌気性で耐熱性の芽胞を形成
空気中の酸素を嫌う偏性嫌気性菌で，耐熱性の芽胞を形成する．栄養型細胞は100℃，5分の加熱で死滅するが，食中毒を起こす菌の芽胞は100℃，1～4時間の加熱にも耐える．
病原因子はエンテロトキシン
主要なα,β,ε,ι毒素の産生性とその組み合わせによってA型～E型の5つの毒素型に分類される．そのうち食中毒を起こすのはα毒素のみを産生するA型ウエルシュ菌である．
休眠芽胞
発芽
ウエルシュ菌の生活環
エンテロトキシン産生
芽胞形成
栄養型細菌
α毒素
芽胞形成時にエンテロトキシンを産生
食品とともに摂取されたウエルシュ菌は，嫌気状態である腸管内でさらに増殖し，芽胞を形成するときにエンテロトキシンを産生する．
広い発育温度域をもつ
一般細菌よりも発育温度域が広く(20～50℃)，発育至適温度域も普通の菌より高い(43～45℃)．世代分裂時間は10分程度と速く，調理後の食品中では，温度が徐々に低下する間に菌数は驚くほど早く増加する．

図3-35　ウエルシュ菌の生活環とエンテロトキシン産生

① ウエルシュ菌食中毒の予防法

ウエルシュ菌は偏性嫌気性菌で耐熱性の芽胞を形成するため，調理時の加熱で食品中の芽胞を完全に死滅させることは困難である．嫌気性となる深鍋の底部や大きな食肉塊の周囲で増殖しやすい（図3−36）．また事業所給食や病院給食施設などの大量調理食品からの発生が多い．食中毒の予防は，十分な加熱よりも調理後の食品中でウエルシュ菌が増殖することを防ぐことが特に重要である．大量調理施設などで使われるブラストチラー（調理食品を−20℃位の強い冷風で90分以内に4℃以下まで冷却する装置）は，まさにこの原理に適しているといえる．

① 調理後の食品は速やかに食べる．調理ずみの食品中でウエルシュ菌の増殖を防ぐ．

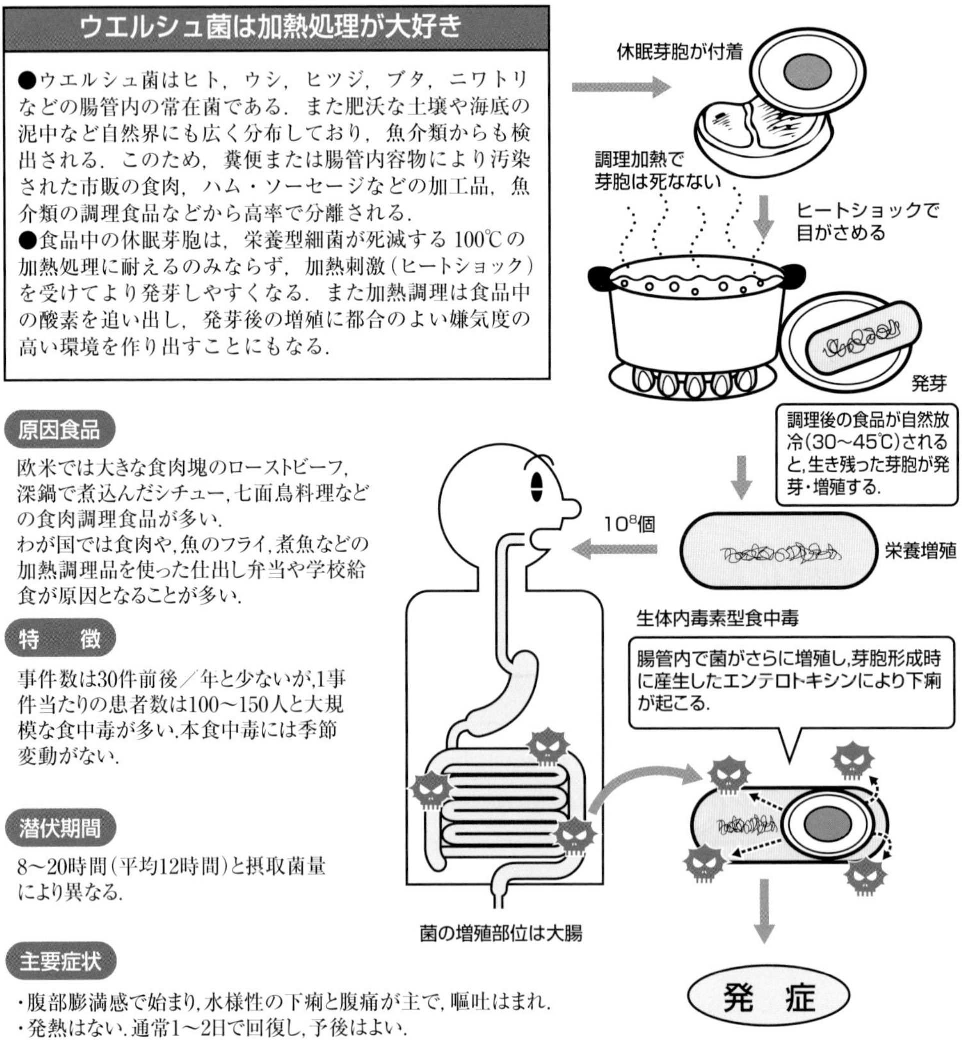

ウエルシュ菌は加熱処理が大好き
●ウエルシュ菌はヒト，ウシ，ヒツジ，ブタ，ニワトリなどの腸管内の常在菌である．また肥沃な土壌や海底の泥中など自然界にも広く分布しており，魚介類からも検出される．このため，糞便または腸管内容物により汚染された市販の食肉，ハム・ソーセージなどの加工品，魚介類の調理食品などから高率で分離される．
●食品中の休眠芽胞は，栄養型細菌が死滅する100℃の加熱処理に耐えるのみならず，加熱刺激（ヒートショック）を受けてより発芽しやすくなる．また加熱調理は食品中の酸素を追い出し，発芽後の増殖に都合のよい嫌気度の高い環境を作り出すことにもなる．
休眠芽胞が付着
調理加熱で芽胞は死なない
ヒートショックで目がさめる
発芽
調理後の食品が自然放冷(30～45℃)されると,生き残った芽胞が発芽・増殖する.
10⁸個
栄養増殖
生体内毒素型食中毒
腸管内で菌がさらに増殖し,芽胞形成時に産生したエンテロトキシンにより下痢が起こる.
菌の増殖部位は大腸
発 症
原因食品
欧米では大きな食肉塊のローストビーフ,深鍋で煮込んだシチュー,七面鳥料理などの食肉調理食品が多い.
わが国では食肉や,魚のフライ,煮魚などの加熱調理品を使った仕出し弁当や学校給食が原因となることが多い.
特 徴
事件数は30件前後／年と少ないが,1事件当たりの患者数は100～150人と大規模な食中毒が多い.本食中毒には季節変動がない.
潜伏期間
8～20時間(平均12時間)と摂取菌量により異なる.
主要症状
・腹部膨満感で始まり,水様性の下痢と腹痛が主で,嘔吐はまれ.
・発熱はない.通常1～2日で回復し,予後はよい.

図3−36 ウエルシュ菌食中毒の特徴と発症メカニズム

② 大量調理では菌の増殖しやすい危険温度帯（60 ℃～ 10 ℃）を短時間で通過させる．
③ 食品は 10 ℃以下または 50 ℃以上に保存する．
④「50 ℃程度の再あたため事故」が多発．再加熱は 75 ℃以上で十分行う．
⑤ 嫌気性菌のため，真空パックの中でも増殖する．

(9) セレウス菌

セレウス菌（*Bacillus cereus*）は好気性のグラム陽性桿菌で，芽胞を形成する．本菌は土壌中に広く分布し農作物や家畜などが汚染される可能性が大きく，穀類，生野菜，豆腐などは特に汚染率が高い．本菌に汚染された食品を加熱調理しても芽胞は耐熱性が強いため食品中で生き残り，徐々に食品が冷えて適温になると発芽・増殖する．本食中毒はセレウス菌が産生する毒素のタイプにより，嘔吐型（食品内毒素型）と下痢型（生体内毒素型）に分類される（図 3−37）．嘔吐型は食品中で産生された嘔吐毒（セレウリド）により，下痢型は生体内で産生された下痢原性毒素（エンテロトキシン）により起こる．両毒素の生化学的性質は大きく異なり，主要症状，潜伏時間のほか，原因食品も違っている．

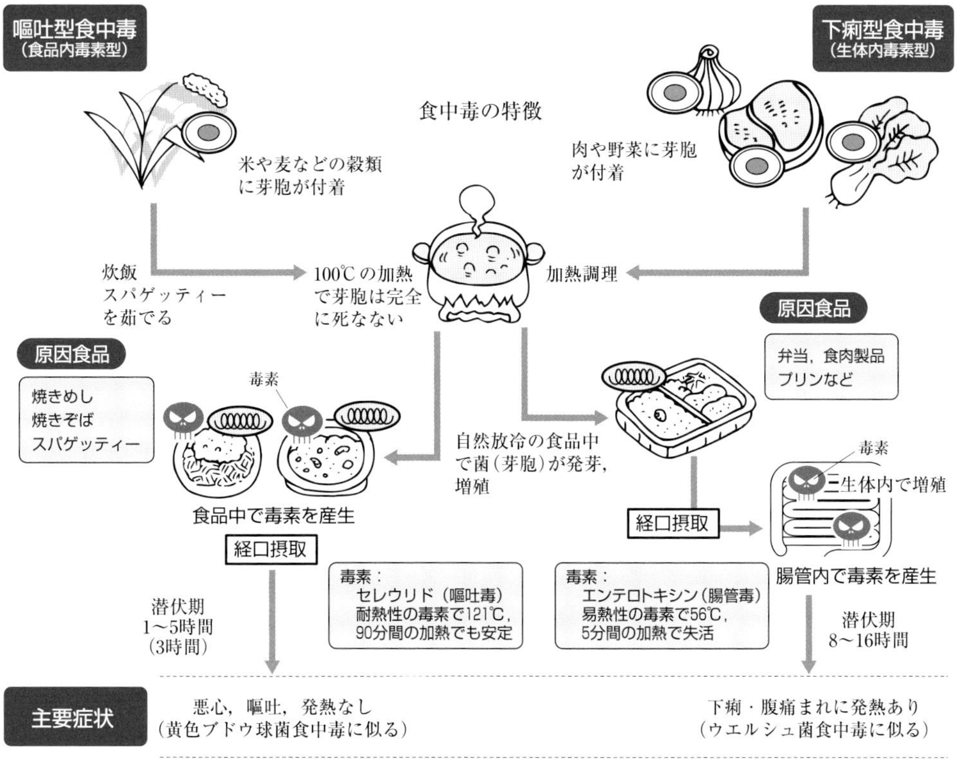
嘔吐型食中毒
(食品内毒素型)
下痢型食中毒
(生体内毒素型)
食中毒の特徴
米や麦などの穀類
に芽胞が付着
肉や野菜に芽胞
が付着
炊飯
スパゲッティー
を茹でる
100℃の加熱
で芽胞は完全
に死なない
加熱調理
原因食品
弁当，食肉製品
プリンなど
原因食品
焼きめし
焼きそば
スパゲッティー
毒素
自然放冷の食品中
で菌（芽胞）が発芽，
増殖
毒素
生体内で増殖
食品中で毒素を産生
経口摂取
経口摂取
毒素：
セレウリド（嘔吐毒）
耐熱性の毒素で121℃，
90分間の加熱でも安定
毒素：
エンテロトキシン（腸管毒）
易熱性の毒素で56℃，
5分間の加熱で失活
腸管内で毒素を産生
潜伏期
1～5時間
(3時間)
潜伏期
8～16時間
主要症状
悪心，嘔吐，発熱なし
(黄色ブドウ球菌食中毒に似る)
下痢・腹痛まれに発熱あり
(ウエルシュ菌食中毒に似る)

図 **3−37**　セレウス菌食中毒の発症メカニズム

わが国では嘔吐型食中毒が圧倒的に多く，主要症状はブドウ球菌食中毒に似る．原因食品は米飯，焼きめし，スパゲッティーなどが多く，調理後に残ったこれらを常温で長時間保存しておいたものを喫食して起こることが多い．セレウリドは耐熱性のペプチドであるため，100 ℃の加熱にも耐え，焼きめしにしても不活化されない．

予防法は，①炊飯後の米飯を保存する場合は，50 ℃以上の高温か 4 ℃の低温に保存する，②焼きめしやスパゲッティーなどの調理ずみ食品は常温に 2 時間以上放置せず，速やかに喫食するように心掛ける．

(10) 黄色ブドウ球菌

黄色ブドウ球菌（*Staphylococcus aureus*，以下ブドウ球菌という）による食中毒は，ボツリヌス菌や嘔吐型セレウス菌と同様，食品内毒素型食中毒の 1 つである．本食中毒は 1965 年（昭和 40 年）ごろから 1988 年（昭和 63 年）までは腸炎ビブリオに次いで第 2 位であったが，1989 年（平成元年）以降は減少し，近年は事件数，患者数とも第 5 ～ 6 位と少なくなっている．しかし，2000 年（平成 12 年）7 月，雪印乳業(株)の加工乳や乳飲料を原因とする大規模な食中毒事件（患者数 13420 名）が本菌により発生している．

① ブドウ球菌の特徴

直径約 1 μm の通性嫌気性菌の球菌で，ブドウの房状の配列を示す（図 3-38）．耐塩性があり，15 %の食塩濃度まで増殖可能である．ブドウ球菌自体の耐熱性は弱く，65 ℃ 30 分で死滅する．また，発育可能温度域が **10 ～ 40 ℃**と広く，室内の温度管理が行き届くようになった現在では，1 年を通じて食中毒の発生が見られる．分裂速度は大腸菌などと同様 20 ～ 30 分で，エンテロトキシンによる食中毒以外に化膿症や毒素性ショック症候群（TSST-1），メチシリン耐性黄色ブドウ球菌（MRSA）による院内感染もこの菌によって引き起こされる（表 3-10）．

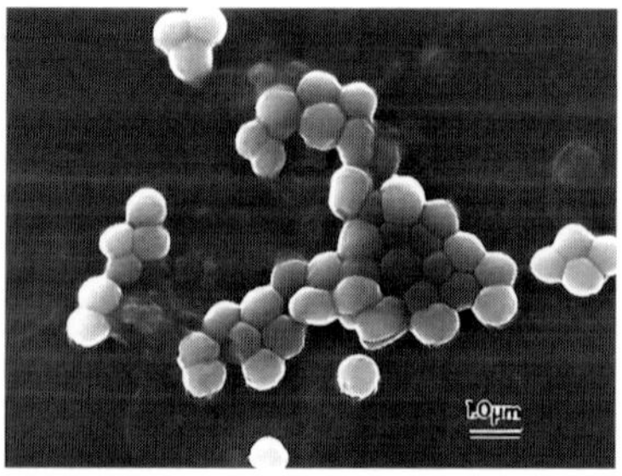
1.0μm

図 **3-38** 黄色ブドウ球菌の電顕写真

表3-10 疾患の種類と特徴

疾患名	病原因子
食中毒	エンテロトキシン(A型～E型)
化膿症	溶血毒，ロイコシジン，コアグラーゼなど
毒素性ショック症候群	毒素性ショック症候群毒素(TSST-1[1])
MRSA[2]による院内感染	mec遺伝子，ロイコシジン，コアグラーゼなど

1) Toxic shock syndrome toxin-1の略でエンテロトキシンA，Bやエクソフォリアティブトキシンと同様，Tリンパ球を活性化し，それが出すサイトカインにより症状が起きると考えられている．通常の免疫応答とは違い，抗原を介さずに免疫系の中枢細胞であるT細胞に直接刺激を与えるので，これらの毒素をスーパー抗原と呼んでいる．

2) メチシリン耐性黄色ブドウ球菌の略で，薬剤耐性菌内に開発されたメチシリンのほか多くの抗生物質に対して非感受性のため，医療分野では問題となっている．

② ブドウ球菌エンテロトキシンの特徴――毒素は嘔吐毒として働き，100℃の加熱や消化酵素に対して安定

本来，エンテロトキシンとは「腸管内で産生される下痢を起こす毒素」を指すが，ブドウ球菌エンテロトキシンは「食品中で産生される嘔吐毒」であり，下痢原性大腸菌やウエルシュ菌のエンテロトキシンとは本質的に異なる．

食品中で産生された粗毒素は耐熱性で，100℃40分または120℃10分の加熱にも安定で通常の調理では分解されない．このことは，同じ毒素型食中毒でも食べる前に食品を加熱すれば食中毒を防ぐことができるボツリヌス食中毒と大きく異なる．わが国で報告されている食中毒は，A型毒素産生菌によるものがほとんどである．その理由としては，A型菌は他型菌の毒素産生が極端に低下する0.90以下の低い水分活性（*Aw*）の食品中でも毒素を産生すること，食品のpHや食品添加物である亜硝酸塩，食塩などの影響を受けにくいことなどが考えられている．

③ 発生原因――化膿巣のある手で調理したおにぎり，すし，弁当類には要注意

本菌は健康なヒトの鼻腔，咽頭，皮膚，頭髪，腸管などに広く分布しており，手荒れの手指，化膿巣や傷口には特に多い．おにぎり，弁当類，すし，仕出し類，和洋生菓子，サンドイッチなどがしばしば原因食品となっているのは，加熱調理された食品でも素手で取り扱えば，ブドウ球菌に濃厚汚染される可能性が高く，しかも水分活性の高い米飯やデンプン質の多い食品表面ではブドウ球菌エンテロトキシンが産生されやすいからである（図3-39）．

牛乳はブドウ球菌が増殖しやすい食品の１つで，乳房炎のウシやヒトの化膿巣から汚染した牛乳，乳製品，アイスクリーム，ケーキ類なども原因食品となることが多い．

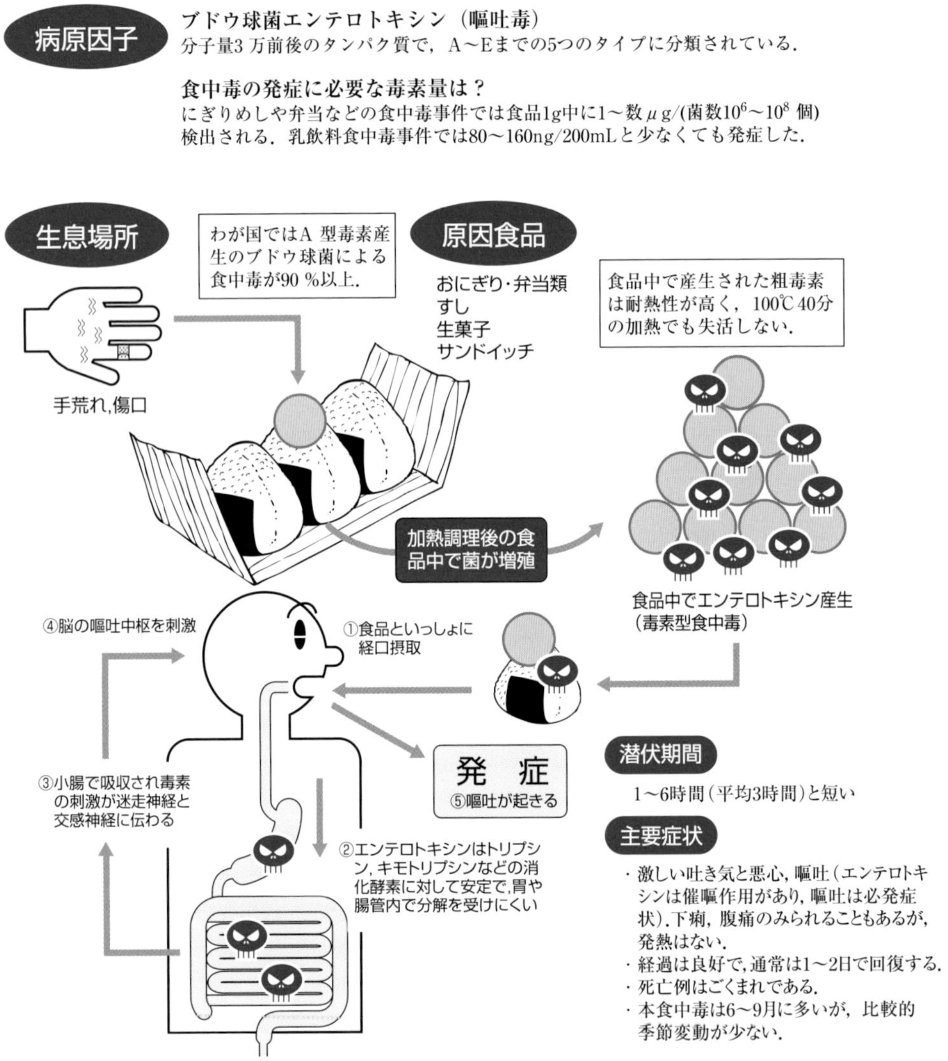
病原因子
ブドウ球菌エンテロトキシン（嘔吐毒）
分子量3万前後のタンパク質で，A～Eまでの5つのタイプに分類されている．
食中毒の発症に必要な毒素量は？
にぎりめしや弁当などの食中毒事件では食品1g中に1～数μg/(菌数10^6～10^8個)
検出される．乳飲料食中毒事件では80～160ng/200mLと少なくても発症した．
生息場所
わが国ではA型毒素産生のブドウ球菌による食中毒が90%以上．
原因食品
おにぎり・弁当類
すし
生菓子
サンドイッチ
食品中で産生された粗毒素は耐熱性が高く，100℃40分の加熱でも失活しない．
手荒れ，傷口
加熱調理後の食品中で菌が増殖
食品中でエンテロトキシン産生
（毒素型食中毒）
④脳の嘔吐中枢を刺激
①食品といっしょに経口摂取
③小腸で吸収され毒素の刺激が迷走神経と交感神経に伝わる
発　症
⑤嘔吐が起きる
②エンテロトキシンはトリプシン，キモトリプシンなどの消化酵素に対して安定で，胃や腸管内で分解を受けにくい
潜伏期間
1～6時間（平均3時間）と短い
主要症状
・激しい吐き気と悪心，嘔吐（エンテロトキシンは催嘔作用があり，嘔吐は必発症状）．下痢，腹痛のみられることもあるが，発熱はない．
・経過は良好で，通常は1～2日で回復する．
・死亡例はごくまれである．
・本食中毒は6～9月に多いが，比較的季節変動が少ない．

図3-39　ブドウ球菌食中毒の特徴と発症メカニズム

予防

本菌は動物，特にヒトの皮膚，鼻腔，頭髪，咽頭，腸管の常在菌であり，私たちの身の回りに存在する菌である．本食中毒の予防には次の3項目に注意する必要がある．

1. 汚染経路を断つ

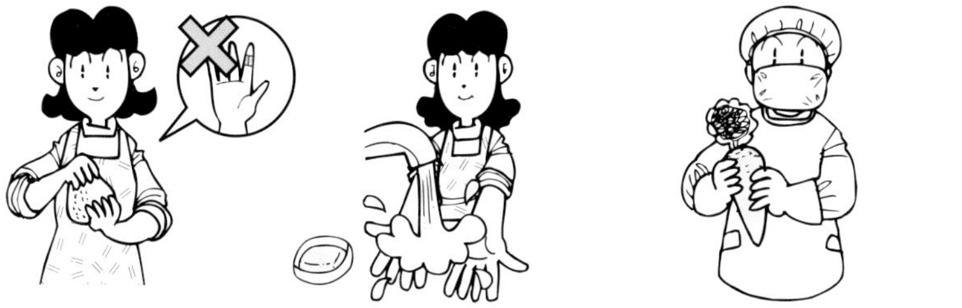

●手指に化膿巣や切り傷があるときは調理にたずさわらない．どうしても行う必要性のある場合は手袋をする．

●健康人すべてがブドウ球菌保持者との認識を高め，調理前には十分な手洗いと消毒をする．

●調理者は，エプロン，マスクや三角布，帽子を着用し，本菌が食品に付着しないようにする．

2. 調理後の食品はなるべく早く喫食する

3. 調理ずみ食品は冷凍・冷蔵して保存する

図3-40 ブドウ球菌食中毒を予防するには

(11) ボツリヌス菌

ボツリヌス菌（*Clostridium botulinum*：クロストリジウム・ボツリナム）が産生するボツリヌス毒素によって起こる食品内毒素型食中毒である．発生事件数は年平均1～2件と少ないが，神経障害を主症状とするもので致死率が非常に高い．ボツリヌス菌は産生する毒素の種類によりA～G型菌に分けられるが，ヒトに食中毒を起こすものは主にA，B，E，F型毒素産生菌である．A型ボツリヌス菌による食中毒は米国，ロシア，中国に，B型はヨーロッパに，またE型はわが国やカナダ，イラン，北欧に多く，菌型により地域的な偏りが見られる．本菌は芽胞の形で土壌中に存在し，野菜，魚介類，肉類を汚染することにより食中毒を引き起こす（図3-41）．

ちょっとメモ　乳児ボツリヌス症　1歳未満の乳幼児にハチミツ投与は厳禁

通常のボツリヌス中毒は，食品中に産生された毒素を摂取することにより発症するが，まだ腸内細菌叢の発達が未熟な1歳未満の乳児ではボツリヌス菌芽胞が腸管内で発芽・増殖し，毒素を産生することにより起こる．感染源はハチミツ，家庭のほこり，土壌などが疑われている．症状としては便秘，吸乳力の低下などを呈するが，重症例では突然呼吸が停止し死にいたる例もあり，乳幼児突然死症候群との関連が示唆されている．外国では本中毒のうち1/3がハチミツを介して発症したことが明らかにされており，米国では1歳未満の乳幼児にはハチミツを与えないよう指導されている．わが国でも1986年（昭和61年）以降，数例の報告があり，1987年（昭和62年）に厚生労働省通達で米国と同様の勧告が行われている．

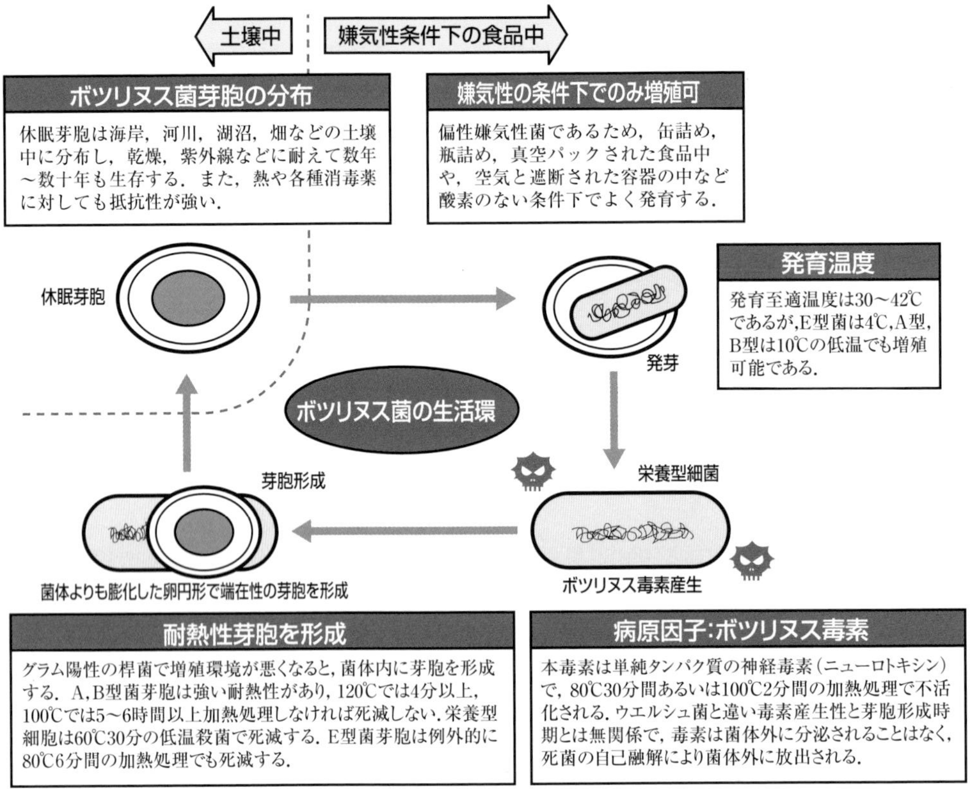

土壌中
嫌気性条件下の食品中
ボツリヌス菌芽胞の分布
休眠芽胞は海岸，河川，湖沼，畑などの土壌中に分布し，乾燥，紫外線などに耐えて数年～数十年も生存する．また，熱や各種消毒薬に対しても抵抗性が強い．
嫌気性の条件下でのみ増殖可
偏性嫌気性菌であるため，缶詰め，瓶詰め，真空パックされた食品中や，空気と遮断された容器の中など酸素のない条件下でよく発育する．
発育温度
発育至適温度は30～42℃であるが,E型菌は4℃,A型,B型は10℃の低温でも増殖可能である.
休眠芽胞
発芽
ボツリヌス菌の生活環
芽胞形成
栄養型細菌
菌体よりも膨化した卵円形で端在性の芽胞を形成
ボツリヌス毒素産生
耐熱性芽胞を形成
グラム陽性の桿菌で増殖環境が悪くなると，菌体内に芽胞を形成する．A,B型菌芽胞は強い耐熱性があり，120℃では4分以上，100℃では5～6時間以上加熱処理しなければ死滅しない．栄養型細胞は60℃30分の低温殺菌で死滅する．E型菌芽胞は例外的に80℃6分間の加熱処理でも死滅する．
病原因子:ボツリヌス毒素
本毒素は単純タンパク質の神経毒素（ニューロトキシン）で，80℃30分間あるいは100℃2分間の加熱処理で不活化される．ウエルシュ菌と違い毒素産生性と芽胞形成時期とは無関係で，毒素は菌体外に分泌されることはなく，死菌の自己融解により菌体外に放出される．

図 3-41　ボツリヌス菌の生活環と特徴

①　発生原因――わが国の従来型の食中毒はE型毒素産生菌，外国からの輸入食品ではA，B型毒素産生菌によるものが多い．

1951～97年（昭和26年～平成11年：最後の事件）の間に，わが国で起こったボツリヌス食中毒の事件総数は125件，患者総数534人，死者数112人で，そのほとんどが北海道や東北地方でのE型菌によるものである．E型菌はこれら地方の海岸，河川，湖沼の土壌などに分布しており，それによって汚染された魚介類を材料にして作られた魚の発酵食品である「いずし」や「きりこみ」が原因食となる例が多い．また1973年（昭和48年）には滋賀県でも琵琶湖産の淡水魚を材料にした「はすずし」によるE型菌食中毒が2件発生しており，北海道・東北地方以外にもE型菌芽胞が存在することが土壌調査の結果からも明らかにされている．

外国ではA，B型菌による食中毒が多発している．主な原因食品は家庭で調製された野菜・果実の缶詰め，瓶詰め，ハム・ソーセージ，真空パック食品などである．

わが国でもまれにA，B型菌による食中毒が発生しており，A型菌中毒例としては1984年（昭和59年）に熊本で起こった辛子レンコンによるもの（患者47人，死者11人）がある．B型菌中毒例としては1969年（昭和44年）に宮崎県で輸入瓶詰めキャビアによるもの（患者21人，死者3人）がある．しかし，わが国では2000年（平成12年）以降，この食中毒の発生はない.

②　ボツリヌス毒素——末梢神経である運動神経を麻痺させる神経毒である

図3-42に示すように毒素成分と無毒素成分が1分子ずつ結合したプロジェニター（前駆体）毒素として分泌される．本毒素は単純タンパク質であり，80℃30分あるいは100℃2分の加熱処理で不活化される．また，本毒素はあらゆる毒物の中で最も強い毒性を示すものの1つである.

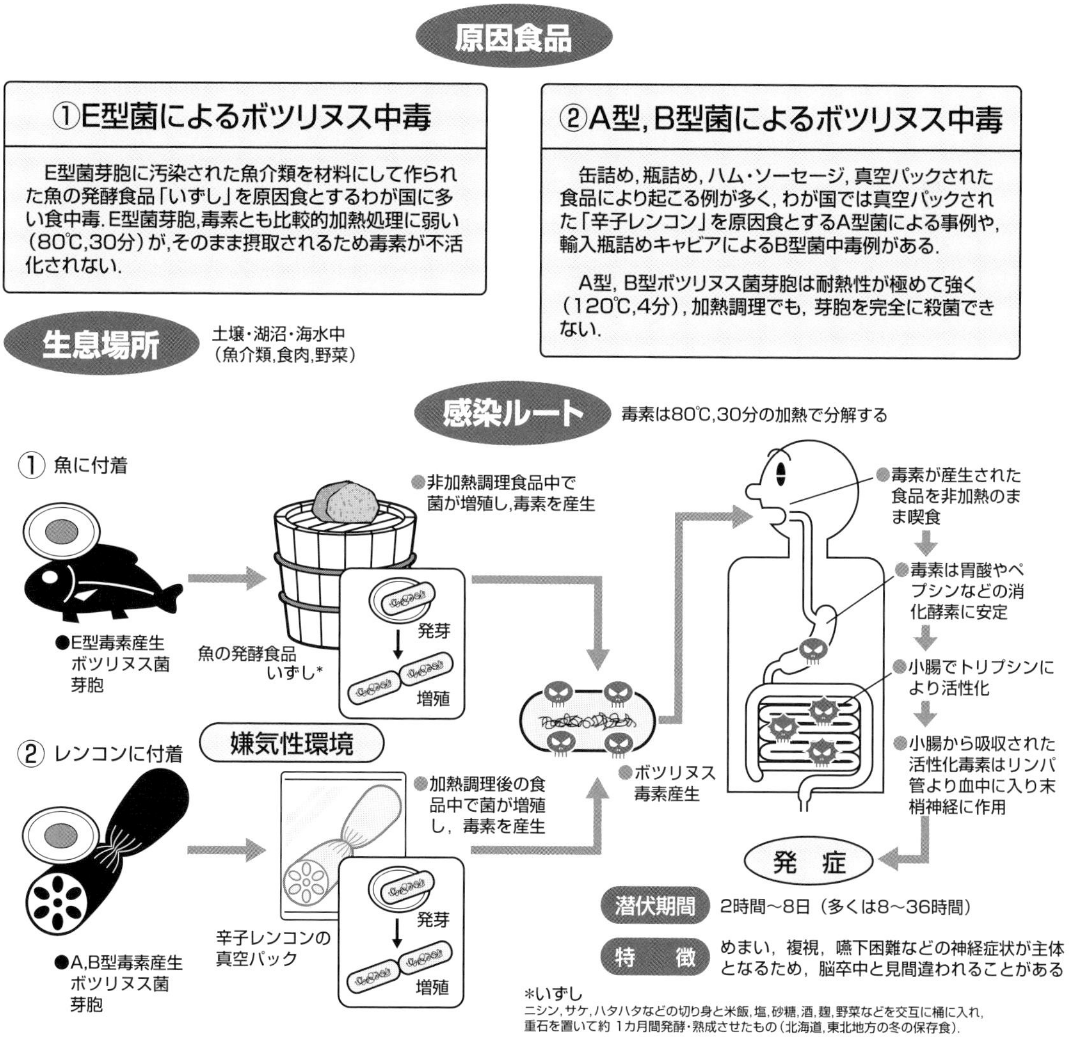

原因食品
①E型菌によるボツリヌス中毒
E型菌芽胞に汚染された魚介類を材料にして作られた魚の発酵食品「いずし」を原因食とするわが国に多い食中毒. E型菌芽胞,毒素とも比較的加熱処理に弱い（80℃,30分）が,そのまま摂取されるため毒素が不活化されない.
②A型,B型菌によるボツリヌス中毒
缶詰め,瓶詰め,ハム・ソーセージ,真空パックされた食品により起こる例が多く,わが国では真空パックされた「辛子レンコン」を原因食とするA型菌による事例や,輸入瓶詰めキャビアによるB型菌中毒例がある.
A型, B型ボツリヌス菌芽胞は耐熱性が極めて強く（120℃,4分）,加熱調理でも,芽胞を完全に殺菌できない.
生息場所
土壌・湖沼・海水中
（魚介類,食肉,野菜）
感染ルート
毒素は80℃,30分の加熱で分解する
① 魚に付着
●E型毒素産生
ボツリヌス菌
芽胞
●非加熱調理食品中で
菌が増殖し,毒素を産生
魚の発酵食品
いずし*
発芽
増殖
嫌気性環境
② レンコンに付着
●A,B型毒素産生
ボツリヌス菌
芽胞
●加熱調理後の食
品中で菌が増殖
し，毒素を産生
辛子レンコンの
真空パック
発芽
増殖
●ボツリヌス
毒素産生
●毒素が産生された
食品を非加熱のまま喫食
●毒素は胃酸やペプシンなどの消化酵素に安定
●小腸でトリプシンにより活性化
●小腸から吸収された活性化毒素はリンパ管より血中に入り末梢神経に作用
発　症
潜伏期間
2時間～8日（多くは8～36時間）
特　徴
めまい，複視，嚥下困難などの神経症状が主体となるため，脳卒中と見間違われることがある
*いずし
ニシン,サケ,ハタハタなどの切り身と米飯,塩,砂糖,酒,麹,野菜などを交互に桶に入れ,
重石を置いて約 1カ月間発酵・熟成させたもの（北海道,東北地方の冬の保存食）.

図3-42　ボツリヌス食中毒の特徴と発症メカニズム

③　主要症状——ボツリヌス中毒特有の神経症状が特徴

ボツリヌス食中毒の他の食中毒と大きく異なる点は，神経症状が見られることである．潜伏期間は8～36時間が多い．初期症状は吐き気，嘔吐などの一般食中毒症状が見られる

が，次いでめまい，頭痛，全身倦怠感などをきたし，続いてボツリヌス中毒特有の物が二重に見える（複視），瞼が垂れ下がる（眼瞼下垂），光に対する反応が遅れる（対光反射の遅延）などの視神経障害が起こる．水や食べ物が飲み込みにくくなる（嚥下障害）や正しく発音できなくなる（発語困難）などの症状も見られるが，発熱はなく，意識も明瞭である．さらに全身の筋肉麻痺が進み呼吸筋麻痺が現れ，死にいたる．治療にはA，B，E型に対する多価抗毒素ウマ血清が用いられるが，すでに麻痺が進行した例では効果がない．

④　予防法――嫌気状態になった調理ずみ食品中での増殖抑制に重点を置く

魚介類，食肉類，野菜類は本菌芽胞に汚染されている可能性が高いので，十分洗浄することが大切である．しかし，汚染菌を完全に除去することは困難なので，増殖抑制に重点を置き，常温で長期間保存される缶詰め，瓶詰め，レトルト食品などは120℃4分以上の十分な加熱処理が必要である．ハム，ソーセージのように100℃程度の加熱処理をした食品については，10℃以下の低温で流通や保存をする．また本毒素は易熱性（いねつせい）のタンパク毒であるため，喫食前に80℃30分間の加熱をすれば毒素は不活化され安全である．

(12)　エルシニア菌

エルシニア・エンテロコリチカは，野生動物やウシやブタなどの腸管に住みついており，その糞などで汚染された食肉・飲料水などのほか，牛乳や乳製品によって食中毒が発生する．エルシニア菌は，腸内細菌でありながら，5℃以下でもゆっくりと増殖できる低温細菌である．日本でのブタの保菌率は13％，豚肉で2～8％，イヌ・ネコなどのペットでは数％といわれており，豚肉の取り扱いと，食肉の冷蔵庫での保存には注意が必要である．

食中毒は夏期に多く発生し，2～3歳の乳幼児に多く見られる．潜伏期は2～5日と長く，症状は猛烈な右下腹部痛と下痢，軽い発熱，エルシニアに特有な発疹などが見られることがあり，虫垂炎と間違われることもある．

予防対策としては，①増殖速度が遅いため早めに飲食し，冷蔵庫内での長期保存はしない，②食肉などを保存するときは他の食品と分ける，③加熱処理（75℃，1分）によって簡単に死滅するので調理時には十分な加熱をするなどが有効である．日本での発生例は少ない．

(13)　リステリア菌

リステリア菌（*Listeria monocytogenes*）は，土壌，河川水，魚介類，農作物，生乳，動物（家畜）及び健康人の糞便中などいたるところに住みついているグラム陽性の通性嫌気性桿菌で芽胞を形成しない．食肉では牛肉，豚肉，鳥肉などの汚染率が高い．

本食中毒の特徴は，リステリア菌が食品中で増殖し，それを喫食することにより，抵抗力の弱いハイリスクグループの妊婦や新生児，高齢者などが胃腸炎症状のみならず髄膜炎，敗血症などの全身感染症を発症するものである．致死率は20％以上と高い．特に胎児に垂直感染すると，流産・死産の可能性が高いといわれている．

わが国では食品を媒介としたリステリア食中毒の大規模な集団発生はいまだないが，欧米では動物性食品，乳製品を中心に多発している．原因食品としては調理ずみでそのまま食べる食肉製品（ミートパテ，ポークソーセージ）やチーズ，バター，クリームなどの乳製品が特に注目されている．本菌はゆっくりではあるが，4℃でも増殖が可能な低温細菌である．したがって，食品が本菌に汚染されるのをできるだけ防止するとともに，冷蔵での流通・保管に油断せず，食品の長期保存を避けることが重要である．

3.6 ウイルス性食中毒

(1) ノロウイルス

これまでこのウイルスは，通常の細胞培養法では増殖できないため，患者の便から分離した直径30 nm前後の非常に小さなウイルスを，電子顕微鏡で観察する方法により同定していたため，「小型球形ウイルス（SRSV；Small round structured virus)」と呼ばれてきた．しかし，ウイルスの遺伝子配列が明らかになり，**RT－PCR**法により，ウイルスの遺伝子配列を調べることによって同定する技術が確立されたため，2003年8月以降，SRSVはカリシウイルス科に分類され，ノロウイルス（*Noro virus*）と呼ばれるようになった．

近年，小型球形ウイルスの遺伝子レベルでの解析が進み，カリシウイルス科はノロウイルス，サポウイルス，ラゴウイルス，ベジウイルスの4つの属に分類され，このうちヒトに食中毒や胃腸炎を起こすものはノロウイルス（ノーウォークウイルス）とサポウイルス（サッポロウイルス）のみである（表3-11)．

ノロウイルス食中毒が起こるのは，胃酸に強い本ウイルスが容易に胃を通過して小腸の絨毛上皮細胞に感染し，細胞の破壊や絨毛の萎縮を起こすことにより消化・吸収面積の減少と機能低下を起こすためで，嘔吐は小腸上部の病変に誘起されるものと考えられている．

表3-11 カリシウイルスの分類

科 Family	属 Genus	種 type species
カリシウイルス *Caliciviridae*	ノロウイルス *Norovirus*	ノーウォークウイルス *Norwalk virus*(NV)
	サポウイルス *Sapovirus*	サッポロウイルス *Sapporo virus*(SV)
	ラゴウイルス *Lagovirus*	(ウサギのウイルス) *Rabbit hemorrhagic disease virus*(RHDV)
	ベシウイルス *Vesivirus*	(ブタのウイルス) *Vesicular exanthema of swine virus*(VESV)

ノロウイルスの感染経路は生ガキやホタテの刺身など食品を媒介とするもののほか，ウイルスに汚染された飲料水による水系感染や，患者と接触した家族内での二次感染も見られ，学校，老人施設，飲食店や家庭などで集団発生することが多い（図3-43）．本食中毒の発生時期は11～3月の冬期に圧倒的に多く，細菌性食中毒が夏期に集中するのと対照的である（近年，夏にもノロウイルス食中毒と考えられるものが見られるようになった）．発症までの潜伏期間は通常**24～48**時間である．主な症状としては吐き気，嘔吐，下痢，腹痛と発熱であり，小児では主に嘔吐が，成人では下痢が多く見られる．本ウイルスによる胃腸炎は2～3日で回復し，予後はよい．しかし，症状回復後1～2週間までウイルスの排出が続くことがある．

厚生労働省は，1997年（平成9年）5月に食品衛生法施行規則の一部を改正し，ノロウイルスを食品衛生法に基づく食中毒病原体として追加した．

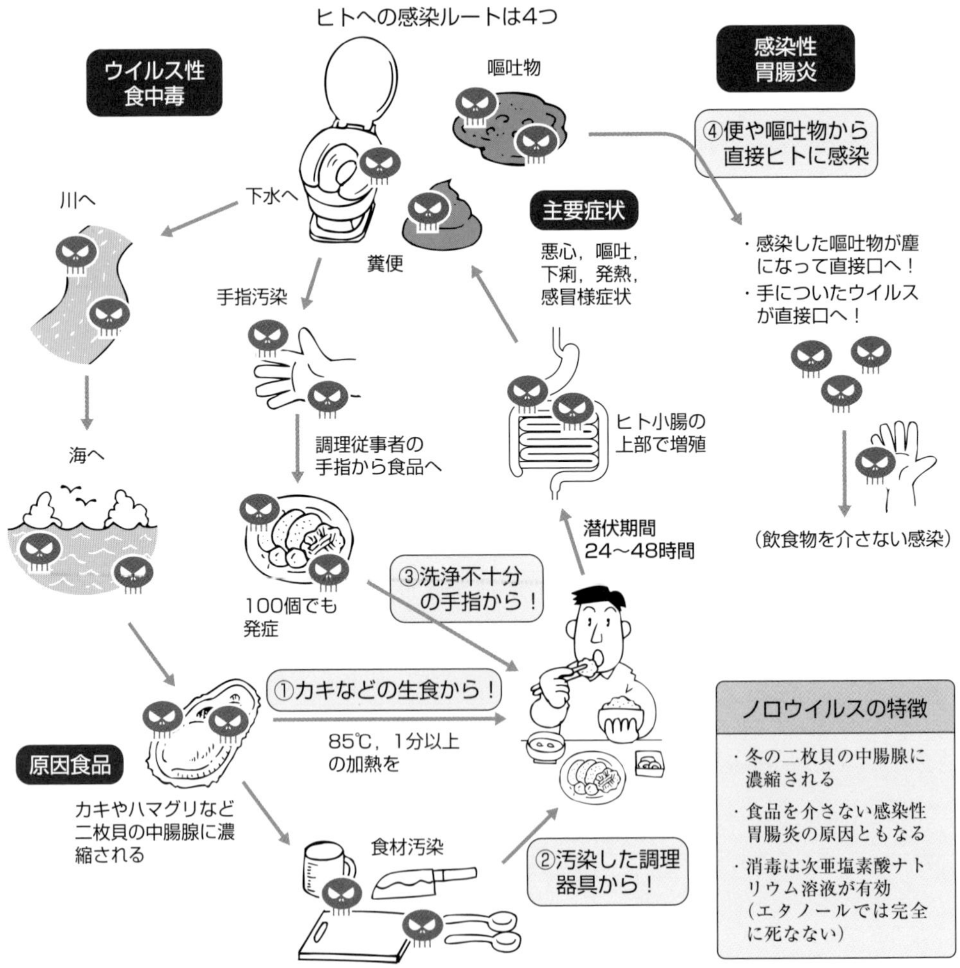
ヒトへの感染ルートは4つ
ウイルス性食中毒
感染性胃腸炎
嘔吐物
④便や嘔吐物から直接ヒトに感染
下水へ
川へ
糞便
主要症状
悪心，嘔吐，下痢，発熱，感冒様症状
・感染した嘔吐物が塵になって直接口へ！
・手についたウイルスが直接口へ！
手指汚染
海へ
調理従事者の手指から食品へ
ヒト小腸の上部で増殖
潜伏期間 24～48時間
（飲食物を介さない感染）
③洗浄不十分の手指から！
100個でも発症
①カキなどの生食から！
85℃，1分以上の加熱を
原因食品
カキやハマグリなど二枚貝の中腸腺に濃縮される
食材汚染
②汚染した調理器具から！
ノロウイルスの特徴
・冬の二枚貝の中腸腺に濃縮される
・食品を介さない感染性胃腸炎の原因ともなる
・消毒は次亜塩素酸ナトリウム溶液が有効（エタノールでは完全に死なない）

図**3-43**　ノロウイルス食中毒の特徴

ちょっとメモ RT−PCR(reverse transcription−PCR)法とは？

ノロウイルスはRNAだけをもつウイルスのため，通常のPCR（polymerase chain reaction；ポリメラーゼ鎖伸長反応）法ではDNAが増幅できない．そのため，最初に逆転写酵素によりRNAからcDNA（鋳型DNA）を合成した後PCRを行う方法をRT−PCRという．

① **ノロウイルス食中毒の予防法**——冬期の二枚貝の生食（特に生ガキ）には十分注意すること．ウイルスの不活化には逆性石けんや消毒用エタノールよりも次亜塩素酸ナトリウムを使用する．

ノロウイルスはヒトの腸管細胞の中でしか増殖できないため，細菌のように食品（カキなど）の中で増えることはできない．二枚貝の中では海水中のノロウイルスが中腸腺に濃縮・蓄積されるものと考えられている．またボランティアによる感染実験から発症ウイルス量は10～100個と考えられており，感染効率はかなり高く，熱や消毒薬などに対する抵抗性が比較的高い．感染経路は生ガキなどの生食のほか，糞便や嘔吐物を介した経口感染があり，調理施設や家族間でのヒトからヒトへの二次感染（感染性胃腸炎）が問題となっている．

このような観点から，①食品は中心温度85℃，1分以上の加熱をする，②生カキは生食用と加熱用の区別をしっかりする，③調理器具を介した二次感染に注意する，④調理の前，食事の前，トイレの後には手指の洗浄，消毒をしっかりすること，⑤調理担当者は健康管理に注意し，下痢などのあるときは調理に従事しないことなどに重点を置くようにする．

また，2013年（平成25年）10月22日に改正された「大量調理施設衛生管理マニュアル」では，揚げ物，焼き物，蒸し物，煮物及び炒め物などの加熱調理食品の中心温度は，二枚貝等ノロウイルス汚染のおそれのある食品の場合は，85℃，1分以上から，85～90℃で90秒間以上加熱することに変更された．

(2) そのほかのウイルスによる食品（水）媒介性感染症

ノロウイルスのほか，ヒトに急性胃腸炎を起こすウイルスには，ロタウイルスや腸管アデノウイルスのほか，同じカリシウイルス科のサポウイルスやアストロウイルス，エンテロウイルスがある（表3−12）．ロタウイルスや腸管アデノウイルスは好発年齢層が2歳未満の乳幼児に下痢，嘔吐，発熱を起こすのに対し，ノロウイルスやアストロウイルスは年長児から成人までの幅広い年齢層に，糞口感染のほか食品や水を介して集団発生的に食中毒様胃腸炎を起こす．以下に，そのほかのウイルスによる食品（水）媒介性感染症についてとりあげる．

表 3-12　ウイルス性胃腸炎の主な原因ウイルス

ウイルス	形態学的特徴	直径(nm)	培養	疫学
レオウイルス科 ロタウイルス(A群)	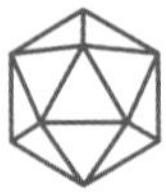 正二十面体構造	60 ～ 80nm	可	乳児嘔吐下痢症の主病因ウイルス．晩秋から冬にかけて毎年多発．1歳前後の子供に集中．
アデノウイルス科 腸管アデノウイルス (血清型；40，41型)	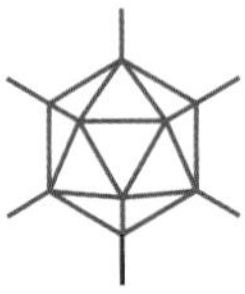 12本の突起をもつ 正二十面体構造	65 ～ 90nm	可	ロタウイルス同様，2歳未満の乳幼児に多発．通年性に発症．物理化学的に非常に安定．
カリシウイルス科 ノロウイルス属 (ノーウォークウイルス) サポウイルス属 (サッポロウイルス)	 "ダビデの星"状または辺縁 部が不整な球状構造	38nm	不可	世界中に広く分布し万人に集中食中毒や胃腸炎を起こす． サポウイルスは小児の嘔吐下痢症を起こす．
アストロウイルス科[1] アストロウイルス	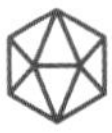 "星型"で辺縁が 整の球状構造	28 ～ 30nm	可	小児・成人に食中毒様胃腸炎． 食品，飲料水などによる経口感染． 生カキとの関連なし．
ピコルナウイルス科[2] エンテロウイルス	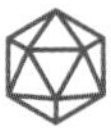 正二十面体の球状構造	22 ～ 30nm	可	食品由来の急性胃腸炎(小児・成人)

1)　アストロウイルスは，粒子表面が規則的な特異構造を示し，星形に見えることからその名がついた新しい属のウイルスである．カリシウイルス科のウイルスは，粒子表面が不定形な構造を示すことがアストロウイルスと異なるが，ともに表面構造が見られることから，形態学的には両者を SRSV：small round structured virus と呼んでいる．

2)　ピコルナウイルスは大きさからはカリシウイルス，アストロウイルスとともに小型球形ウイルス(SRV：small round virus)に分類されているが，粒子表面に構造が見られないことから SRFV：small round featureless virus と呼ばれ SRSV と区別されている．

①　A型肝炎ウイルス

A型肝炎はA型肝炎ウイルスに対する抗体をもたない未感染者（現在のわが国ではおよそ40歳以下の年齢層）に多く見られ，2～6週間の潜伏期の後，頭痛，悪心，食欲不振，胃腸障害を経て黄疸を伴う急性肝炎を起こす．衛生環境のよくない地域では，乳幼児期に感染するため肝炎発生率は低いが，先進国では感染者が増加し，海外渡航者の発病や施設における集団発生などが増加している．B型・C型肝炎は慢性化する傾向にあるが，A型肝炎は1～2ヶ月の経過の後には自然回復することが多く，予後も良好である．本ウイルスは，60℃30分間の加熱や1ppmの塩素でも不活化しないので，糞便や汚染物の消毒は厳重に行うとともに，食品の衛生的な取り扱いを心掛ける必要がある．ノロウイルスと同様，汚染カキの生食に注意する．予防には不活化A型肝炎ワクチンでの免疫が有効である．

② E型肝炎ウイルス

わが国では，2003年（平成15年）8月，兵庫県における野生鹿肉の生食を原因とするE型肝炎食中毒の報告が最初で，特定食品との因果関係がはじめて確認されている．また，北海道で市販されていた豚レバーの一部からE型肝炎ウイルス（HEV）の遺伝子が検出され，加熱不十分な豚レバーから人への感染の可能性も示唆されている．HEVの感染の多くは，感染しても症状が出ない場合が多く，発症した場合は，発熱，悪心，腹痛，黄疸などA型急性肝炎に似た症状が見られる．妊婦が感染した場合，劇症化しやすく死亡することがある．慢性化することはない．本ウイルスは，開発途上国に常在し，貝類や汚染された飲料水から感染することもある．

近年，日本でも自然界に存在することが明らかになったが，自然界におけるサイクルは未だ解明されていない．ヒトからヒトへの感染については，飛沫や接触による感染は報告されていないが，輸血による感染例も報告されている．

予防対策としては，シカやイノシシなどの野生動物の肉や豚レバーなどの豚由来の食品については十分に加熱調理するように心がける．

③ 急性灰白髄炎（ポリオ，小児麻痺）ウイルス

ポリオウイルスの経口感染によって起こる神経症状を伴う急性熱性感染症で，衛生状態のよくない発展途上国で夏期に多く見られる．不顕性感染が多く，発病率は0.1～1％で，小児（0～10歳）が発症しやすい．ウイルスは主に糞便とともに排出されることから，飲料水，食品などを介して腸管に侵入し，まず咽頭や腸管粘膜で増殖する．次いでリンパ節から血中に入ってウイルス血症を起こした後，脊髄前角の運動神経細胞に障害を起こし，その結果四肢の麻痺を起こす．わが国では1960年より経口生ポリオワクチンによる予防接種が地方の保健所ごとに行われており，それ以降野生株による麻痺患者は発生していない．ポリオに対する予防はワクチンにより免疫力をつけることが最も有効である．

練 習 問 題

問1 わが国の食中毒に関する記述である．間違っているものはどれか．

a 近年のわが国の食中毒事件数は，3000件/年を超えている．

b 近年のわが国の食中毒患者数は，20000人/年を超えている．

c 近年のわが国の食中毒では，ノロウイルスによるものが最も患者数が多い．

d 近年のわが国の食中毒では，カンピロバクターによるものが最も事件数が多い．

e. 近年のわが国の食中毒では，サルモネラ属菌によるものが事件数，患者数とも増加している．

1. aとc　2. aとe　3. bとd　4. bとe　5. cとd

問2 わが国の食中毒に関する記述である．間違っているものはどれか．

a. 細菌性食中毒は，夏期に多い．

b. ウイルス性食中毒は，冬期に多い．

c. 動物性自然毒による食中毒は，春と秋に多い．

d. 植物性自然毒による食中毒は，冬期に多い．

e. アレルギー様食中毒は，化学性食中毒に含まれる．

1. aとc　2. aとe　3. bとd　4. bとe　5. cとd

問3 食中毒の原因微生物に関する記述である．正しいのはどれか．

a. ボツリヌス菌は，真空包装すれば増殖しない．

b. 腸炎ビブリオは，食塩がなければ増殖しない．

c. ノロウイルスは，二枚貝の体内で増殖する．

d. カンピロバクターは，大気中で増殖する．

e. エルシニア菌は，10℃以下の低温でも増殖する．

1. aとc　2. aとe　3. bとd　4. bとe　5. cとd

問4 食中毒の原因微生物に関する記述である．正しいのはどれか．

a. カンピロバクターは100℃30分の加熱で死滅しない．

b. ボツリヌス菌は100℃30分の加熱で死滅する．

c. ウエルシュ菌は芽胞形成菌であるため，100℃30分の加熱で死滅しない．

d. ボツリヌス毒素は神経毒で，100℃30分の加熱で不活化される．

e. セレウス菌の嘔吐毒はセレウリドと呼ばれ，100℃30分の加熱で不活化される．

1. aとc　2. aとe　3. bとd　4. bとe　5. cとd

問５　食中毒の原因微生物に関する記述である．正しいのはどれか．

a．腸炎ビブリオは真夏の魚介類に付着しており，真水による洗浄では死滅しない．

b．サルモネラ・エンテリティディスは鶏卵の内部には存在しない．

c．黄色ブドウ球菌は化膿創や手荒れの手指に常在する．

d．ウエルシュ菌は家畜の腸管内に生息し，食肉を使った調理の再あたためによる事故が多い．

e．腸管出血性大腸菌はウシの腸管に生息し，生水や生野菜が起因食品となることはない．

1．aとc　2．aとe　3．bとd　4．bとe　5．cとd

問６　食中毒の原因微生物に関する記述である．正しいのはどれか．

a．ボツリヌス食中毒では弛緩性の中枢神経麻痺が起こるため脳卒中と間違われやすい．

b．ブドウ球菌食中毒の潜伏期は24時間前後で，主な症状は発熱と下痢である．

c．腸管出血性大腸菌食中毒では続発症として溶血性尿毒症症候群（HUS）や脳症が見られる．

d．カンピロバクター食中毒の潜伏期は平均3時間前後である．

e．サルモネラ食中毒では下痢や39℃程度の発熱が見られるが，死者が出ることはない．

1．aとc　2．aとe　3．bとd　4．bとe　5．cとd

問７　食中毒の原因微生物に関する記述である．正しいのはどれか．

a．クリプトスポリジウムの嚢子（オーシスト）は塩素に耐性を示し，水道水から感染する．

b．ナグビブリオは食肉を汚染する病因物質で，嫌気性の条件でのみ増殖できる．

c．腸管毒素原性大腸菌は旅行者下痢症の最も多い起因菌で，微好気性の環境でのみ増殖できる．

d．リステリア中毒は乳製品を原因とすることが多く，妊娠，新生児，高齢者の感染では重篤となる．

e．カンピロバクターは魚介類の生食により感染するので，調理には75℃1分以上の加熱が必要である．

1．aとc　2．aとd　3．bとd　4．bとe　5．cとd

問８　次の組み合わせで誤っているのはどれか．

(1)　ジャガイモ ―――― ソラニン

(2)　青梅 ―――― アミグダリン

(3)　ギンナン ―――― 4－O－メチルピリドキシン

(4)　ヒガンバナ ―――― リコリン

(5)　トリカブト ―――― ベネルピン

問9　次の組み合わせで誤っているのはどれか．

(1)　イシナギ ―――― ビタミンA

(2)　バラムツ ―――― 不消化性ワックスエステル類

(3)　アオブダイ ―――― パリトキシン

(4)　アサリ ―――― サキシトキシン

(5)　コイ ―――― スルガトキシン

問10　次の記述で誤っているのはどれか．

a. フグ毒であるテトロドトキシンは熱分解しにくいが，熱水にはよく溶ける．

b. 魚介類に含まれる多くの自然毒類は主に食物連鎖で蓄積される．

c. 最近，ベネルピンを含むアサリ中毒はほとんど発生していない．

d. テトラミン中毒は酩酊作用があるため，わざと食する人たちがいる．

e. 麻痺性貝毒や下痢性貝毒は二枚貝では見られない．

1. aとc　2. aとe　3. bとd　4. bとe　5. cとd

問11　次は化学性食中毒の発生原因に関する記述である．誤っているのはどれか．

(1)　ヒスタミンなどの化学物質が食品に混入することにより発生する．

(2)　ヒ素や有機水銀などの化学物質による食品汚染が原因で発生する．

(3)　農薬やホルモン剤を生育の段階で使用する際，食品に混入することにより発生する．

(4)　消毒剤などが食品中に残留することにより発生する．

(5)　食品中で油などの酸化により有害成分が生じて発生する．

【答】問1—2，問2—5，問3—4，問4—5，問5—5，問6—1，問7—2，問8—(5)，
問9—(5)，問10—2，問11—(1)

第4章 食品による感染症・寄生虫症

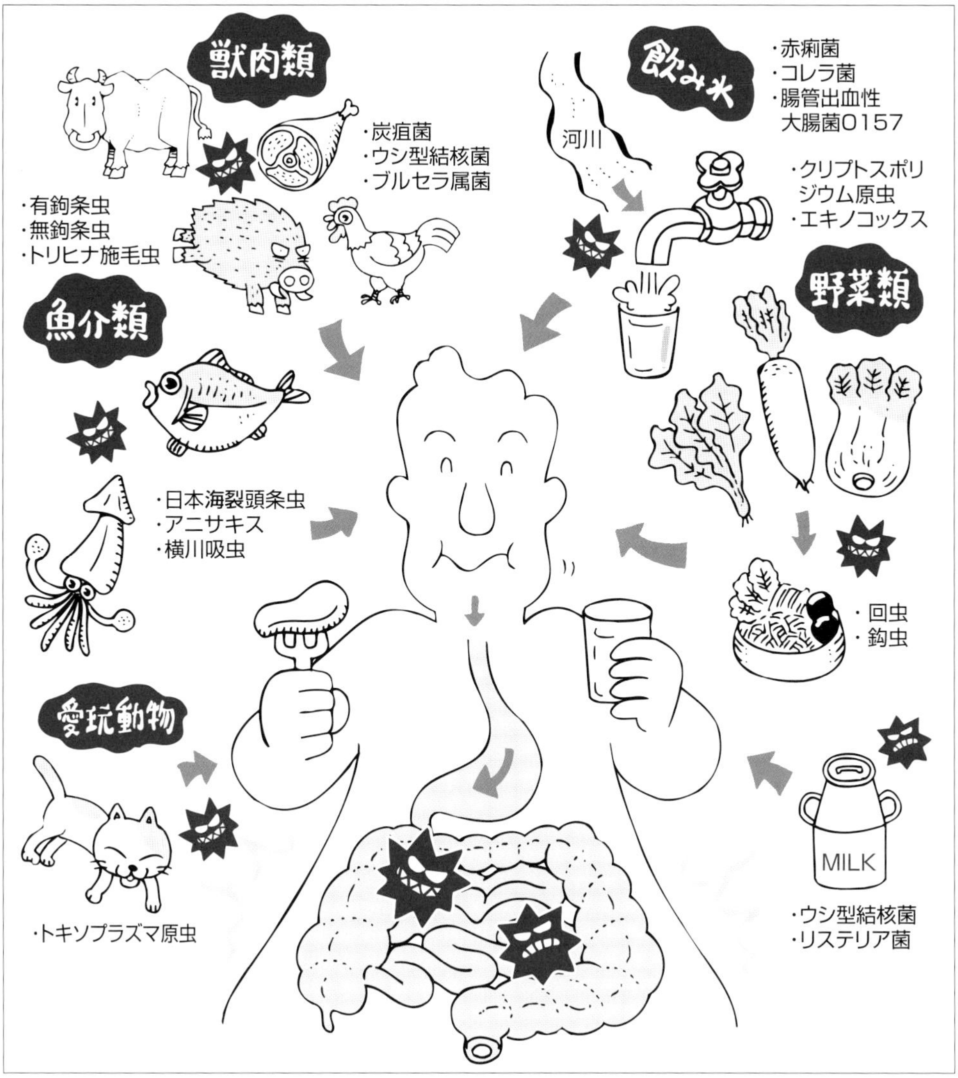

獣肉類
・炭疽菌
・ウシ型結核菌
・ブルセラ属菌
・有鉤条虫
・無鉤条虫
・トリヒナ旋毛虫
飲み水
・赤痢菌
・コレラ菌
・腸管出血性
大腸菌O157
河川
・クリプトスポリジウム原虫
・エキノコックス
野菜類
魚介類
・日本海裂頭条虫
・アニサキス
・横川吸虫
・回虫
・鉤虫
愛玩動物
・トキソプラズマ原虫
MILK
・ウシ型結核菌
・リステリア菌

1970 年以降，エボラ出血熱（**1976** 年），エイズ（**1981** 年），腸管出血性大腸菌感染症（**1982** 年），**C** 型肝炎（**1989** 年）などの新興感染症が出現した．また，結核やマラリアなどの再興感染症も再び人類に脅威を与えるようになり，**WHO** も世界各国に警告を発している．このような事情を背景に，感染症に関する法改正が行われた．

本章で学ぶ内容は次のようである．

1） 感染症法で定める三類感染症のうち，コレラ，赤痢などの経口的に感染する消化器系感染症．

2） 炭疽，結核，ブルセラ症などの人獣共通感染症．

3） 経口的に感染する寄生虫症．

4） 牛海綿状脳症（**BSE**），変異型クロイツフェルト・ヤコブ病（**vCJD**）

4.1　主な消化器系感染症

1897年（明治30年）に制定された伝染病予防法にかわり，感染症法が1999年（平成11年）4月1日より施行され，2003年（平成15年）と2007年（平成19年）に一部改正された（巻末資料1. 参照）．本章では，細菌性赤痢，コレラ，腸チフス及びパラチフスについて述べるが，従来は食中毒菌に比べて発症に要する菌量が少ない，潜伏期間が長い，二次感染がある，免疫ができるものがある，などの点で区別されていた．しかし，腸管出血性大腸菌O157やカンピロバクターなどのようにきわめて少量の菌数で発症したり，重篤な症状を呈するものや，潜伏期間が長い食中毒菌も存在する一方，赤痢やコレラでも比較的軽い症状を示すものが多くなっている傾向がある．このように従来の区分では必ずしも明確にならないため，感染症類型とその対応措置などを整理し，巻末資料1に示すような分類に分けられた．細菌性赤痢，コレラ，腸チフス及びパラチフスなどは2007年（平成19年）改正の感染症法からは，腸管出血性大腸菌感染症と同じ三類感染症に分類されている．

これらの感染症は飲食物，水，手指，ハエ，ゴキブリ，ねずみなどを介して経口的に感染する疾病で，消化器系感染症といわれており，1999年（平成11年）4月に施行された感染症法によって食中毒統計に記載することになった．

(1)　細菌性赤痢

赤痢には細菌性赤痢とアメーバ性赤痢があるが，わが国で発生するのはほとんど細菌性赤痢である．東南アジア方面への渡航者が感染してくる場合が非常に多く，輸入感染症ということができる．

①　原因菌

赤痢菌は，通性嫌気性のグラム陰性桿菌で芽胞は形成しない．血清学的に4群に分かれる．A群は志賀菌（*Shigella dysenteriae*），B群はフレキシネル菌（*S. flexneri*），C群はボイド菌（*S. boydii*），D群はゾンネ菌（*S. sonnei*）である．

志賀菌は志賀毒素（shigatoxin）を産生するが，この毒素は腸管出血性大腸菌O157が産生するベロ毒素1型（VT1）と同一である．なお，最近の赤痢はゾンネ菌によるものが多く，症状も比較的軽い場合が多いので，見逃されていることも少なくない．

②　症　状

潜伏期間は1～4日で，主要症状は下痢，腹痛，発熱（38℃前後）であるが，志賀菌の場合は重症になることもあり，粘血下痢便を伴うことがある．

③ 感染経路及び予防法

赤痢菌は患者または保菌者の糞便に由来するもので，飲料水，食品，共通で使用するドアノブなどを介して感染することが多い．

予防法としては，各個人の十分な手洗いの励行，調理施設などの衛生確保，食品の加熱調理などに配慮する．また，赤痢多発地域への渡航者は，生水や非加熱あるいは加熱不十分な食べ物は避けるべきである．

(2) コレラ

最近はコレラ患者数も減少してきたが，散発的に発症している．インドや東南アジア方面への渡航者が感染し，国内へ持ち込む場合や，輸入魚介類による感染が多い．

① 原因菌

コレラ菌は，通性嫌気性のグラム陰性菌で湾曲した形態をしており，芽胞は形成しない．原因菌は *Vibrio cholerae* O1 であり，アジア型とエルトール型に分けている．アジア型コレラは古くからインドのガンジス川下流地域に常在しているが，1960 年代に入ってからはインドネシアのセレベス島を中心にエルトール型コレラが流行し始めた．さらに，1992 年にインドのベンガル湾沿岸のマドラスで *Vibrio cholerae* O139 を原因菌とする新型のベンガル型コレラが出現した．

② 症 状

潜伏期間は 1 ～ 3 日で，嘔吐とともに激しい下痢から始まり，次第に白色ないし灰白色を呈する米のとぎ汁様（rice water stool）の下痢便になる．重症の場合は，下痢便の量が 1 日 10 リットル以上に及ぶこともある．患者は高度の脱水状態になり，血圧降下，乏尿または無尿，皮膚の乾燥及び弾力消失，電解質異常による痙攣が認められることもある．また，眼が落ち込んだ独特のコレラ顔貌を呈したり，皮膚をつまみあげて離しても元にもどらないスキン・テンティング（skin tenting）が認められるが，発熱は伴わない．近年多く発症するエルトール型コレラは，軽度な症状の場合が多い．

コレラ菌は小腸下部の粘膜表面で増殖し，産生するコレラトキシンが体内から水分を腸管内に引き出すために激しい下痢が起こる．

③ 感染経路及び予防法

赤痢の場合と同様に，コレラ多発地域への渡航者は生水や氷，非加熱の食べ物などを摂取しないことが肝要である．また，エビなどの輸入魚介類からも感染する可能性があるので，海空港での検査体制を整備することも重要である．

(3) 腸チフス及びパラチフス

最近は，腸チフス及びパラチフスの患者は100人以下で少ない．しかし，多発地域への渡航者が感染してくる場合があとを絶たない．重篤な症状を呈することも少なくないので十分注意することが必要である．

① 原因菌

腸チフスはチフス菌（*Salmonella* Typhi）により，パラチフスはパラチフスA菌（*Salmonella* Para-typhi A）により発症する．両菌ともに通性嫌気性のグラム陰性桿菌で，芽胞は形成しない．

② 症　状

潜伏期間は1～2週間である．小腸粘膜を経て菌は血管に入り，血中で菌は毒素を産生する．これによって40℃前後の高熱とバラ疹が認められる．菌は糞便や尿からも検出される．重篤な場合は腸出血も起こることがある．パラチフスは，腸チフスと症状がよく似ているが腸チフスより症状が軽い．また，感染しても症状が現れない者もいるが，チフス菌の排出者となるので要注意である．

③ 感染経路及び予防法

わが国では衛生状態の悪かった時代に，腸チフス・パラチフスが流行したことがあるが，現在では輸入感染症と認識されている．チフスが多発する地域への渡航者は食べ物や飲料水に配慮するとともに，これらの菌は感染力が強いので患者との接触感染に注意する．

4.2 人獣共通感染症

ヒトと脊椎動物の間に同一病原体で起こる感染症を人獣共通感染症という．病気にかかった動物の肉や乳を摂取することによって発症したり，それらの動物から接触感染することもある．現在，世界中には200種類以上の，寄生虫，ウイルス，リケッチア，クラミジア，細菌，真菌，原虫などの病原体が知られている．食中毒として扱ったサルモネラ症，カンピロバクター症，腸管出血性大腸菌感染症，リステリア症，エルシニア症，多くの寄生虫症などもこの人獣共通感染症に含まれる．

ヒトは動物の肉や乳を食べることによって病原体に感染するので，家畜の衛生に注意することは，安全な動物性食品を確保することにつながる．輸入食品が増加している現在，人獣共通感染症について再認識する必要がある．

(1) 炭　疽

古くから恐れられている感染症であるが，わが国では「と畜場法第6条」と「食品衛生法第10条」に従って食肉が供給されているので炭疽にかかった家畜の肉が流通することはない．

① 原因菌

炭疽菌（*Bacillus anthracis*）は，グラム陽性桿菌で，芽胞を形成する．芽胞は土壌中に多く存在し，乾燥や紫外線に耐えて，数年間その場に生存することができる．

② 症　状

感染経路によって肺炭疽，腸炭疽，皮膚炭疽の3つの病型がある（表4-1）．
炭疽は重篤な症状にいたる場合が多く，致死率が高い人獣共通感染症である．

表4-1　炭疽の感染経路と症状

感染経路	病　型	症　状
経口感染	腸炭疽	高熱，出血性腸炎による血便．敗血症で重症となる．
創傷感染	皮膚炭疽	皮膚に水泡，潰瘍を形成．敗血症を起こす．
経気道感染	肺炭疽	高熱．膿，血を含む痰．呼吸困難．

③ 感染経路及び予防法

炭疽に罹（かか）った動物のとさつ及び摂取を禁ずることが予防法となる．また，家畜に対して予防接種を実施したり，罹患動物を検出するためにと畜検査を徹底することが重要である．

(2) 結　核

結核は，主に呼吸器が冒される慢性疾患として古くから知られてきた．ヒト型結核菌は空気感染による肺結核を起こさせるが，ウシ型結核菌は生乳などから経口感染する可能性もある．

① 原因菌

結核菌はグラム陽性桿菌で，芽胞を形成しない．ヒトに結核を発症させるのは，結核菌群に属するヒト型結核菌（*Mycobacterium tuberculosis*），ウシ型結核菌（*Mycobacterium bovis*）で，アフリカ型結核菌（*Mycobacterium africanum*）もまれに感染する．

② 症　状

ヒトは主にヒト型結核菌に感染するが，経気道または経口的に結核菌が侵入し，よく知られた肺結核の症状をはじめ，全身の諸臟器に病変が現れる．未殺菌乳などを介してウシ型結核菌に感染した場合は，パイエル板を通過して腸骨髄リンパ結核（腸結核）のほか泌尿器，関節，骨などに病変が現れる．

③　感染経路及び予防法

動物からヒトに感染するのはウシ型結核菌で，未殺菌乳及びその加工品を介することがほとんどである．しかし，わが国では生乳を飲用する習慣がなく，牛乳は結核菌の殺菌を目標に殺菌温度が設定されている（62 ～ 65 ℃で 30 分間：乳等省令）ので，牛乳からヒトが感染する可能性はほとんどない．

また，乳牛については「家畜伝染病予防法」に従って検査が行われ，結核菌陽性のウシは法定殺されているので，保菌乳牛は減少している．また，感染牛の畜肉はと畜検査で廃棄されている．

なお，図 4－1 に示すように，生乳はさまざまな人獣共通感染症の原因菌を含んでいる可能性もあるため，殺菌処理がなされている．

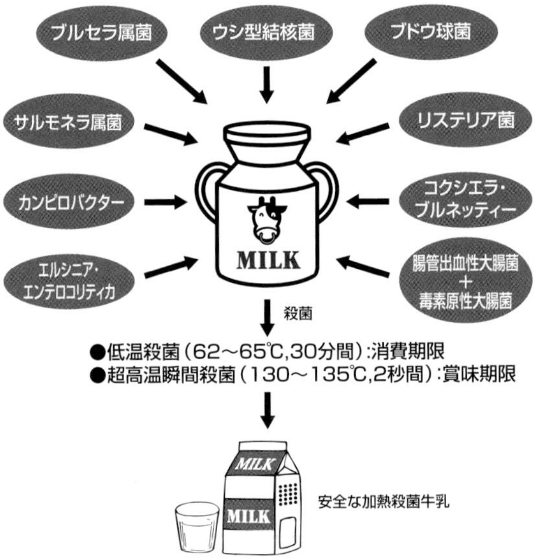
ブルセラ属菌
ウシ型結核菌
ブドウ球菌
サルモネラ属菌
リステリア菌
カンピロバクター
コクシエラ・
ブルネッティー
エルシニア・
エンテロコリティカ
腸管出血性大腸菌
＋
毒素原性大腸菌
MILK
殺菌
●低温殺菌（62～65℃,30分間）:消費期限
●超高温瞬間殺菌（130～135℃,2秒間）:賞味期限
MILK
MILK
安全な加熱殺菌牛乳

図 **4－1**　牛乳に混入の可能性のある病原菌と殺菌方法

(3)　ブルセラ症

ブルセラ症は，別名，波状熱またはマルタ熱ともいわれているが，わが国での発生は非常に少ない．

①原因菌　　ブルセラ菌は好気性のグラム陰性桿菌で，芽胞を形成しない．ブタ型菌（*Brucella suis*），ウシ型菌（*Brucella abortus*），ヤギ型菌（*Brucella melitensis*），イヌ型菌

(*Brucella canis*) などがある．

②症状　　潜伏期間は2～9週間と長い．動物が感染した場合は流産などを起こす．ヒトの場合は創傷から経皮感染したり，未殺菌の生乳などから経口感染する．ブルセラ菌はリンパ系や血液を介して全身に及ぶ．高熱が続き，やがて解熱するが再び高熱が続くという病状が長期間続くことから波状熱ともいわれる．

③感染経路及び予防法　　ブルセラ菌に汚染された未殺菌乳やその加工品から感染する可能性が高い．図4-1に示すように，わが国では加熱殺菌した牛乳を飲用しているためにブルセラ症の発生はほとんどない．

ちょっとメモ　ゲームミート（狩猟肉）

イノシシやシカ，クマなどの肉が飲食店や旅館で提供される場合は，食肉処理業等の許可を得た業者により解体処理されたものでなければならない．しかし，狩猟者自身が解体，摂食している場合が多く，E型肝炎ウイルスやトリヒナ症に感染した例が報告されている．

4.3　食品から感染する寄生虫症

生物が他の生物に宿り，栄養分をとりながら生活する現象を寄生という．寄生する生物が動物である場合を寄生虫といい，寄生を受ける側を宿主という．寄生虫は宿主から栄養分などの利益を受けるのに対し，宿主がヒトである場合は，少なからず危害を受けることになり，それによる疾病を寄生虫症という．

寄生虫には，単細胞生物の原虫類と多細胞生物の蠕虫類がある．原虫類にはクリプトスポリジウム，ランブル鞭毛虫（べんもうちゅう），トキソプラズマ，サイクロスポーラなどがあり，蠕虫（ぜんちゅう）類には線虫類，条虫類，吸虫類がある．

寄生虫には発育過程で宿主を変えるものがあり，最後の宿主を終宿主，その前の宿主を中間宿主という．中間宿主が2つある場合は，発育の順に第1中間宿主，第2中間宿主という．

寄生虫のヒトへの感染経路はさまざまであり，食品を媒介とする場合は，魚介類から感染するもの，獣肉類から感染するもの，野菜類・水から感染するものに大別される．

かつてわが国は寄生虫感染率の高い国であり，特に農村地域で著しかった．回虫に関しては，終戦直後では国民の約70％が感染していたが，最近では0.02％まで減少した．これは，検便や集団駆虫などの公衆衛生対策の徹底，化学肥料による野菜類の栽培，上下水道の普及などによるものである．しかし，近年，輸入食品の増加，有機栽培による野菜の需要増加，海外渡航者の増加などにより食生活が多様化しているため，再び寄生虫感染者が増加する傾向にあるといわれている．

食品衛生の立場から寄生虫感染予防を考えると，まず食品を加熱調理することである．

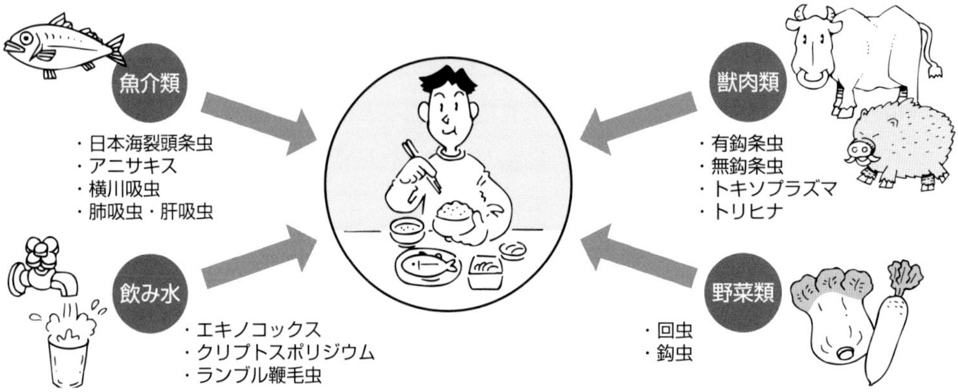
魚介類
・日本海裂頭条虫
・アニサキス
・横川吸虫
・肺吸虫・肝吸虫
獣肉類
・有鉤条虫
・無鉤条虫
・トキソプラズマ
・トリヒナ
飲み水
・エキノコックス
・クリプトスポリジウム
・ランブル鞭毛虫
野菜類
・回虫
・鉤虫

図 **4-2**　寄生虫の主な感染経路

しかし，魚介類や一部の野菜，肉類を生食する食習慣はなくならないので，寄生虫感染をなくすことは不可能である．

(1)　魚介類から感染する寄生虫症

①　日本海裂頭条虫症

サケ，マスなどの生食から感染する．わが国では古くから北海道，東北，北陸の日本海沿岸地域を中心に患者が発生していたが，流通手段が整備されて新鮮な魚介類が各地へ直送されるようになったため，全国各地で感染者が発生するようになった．

日本海裂頭条虫は，体長 10 ～ 20mm のプレロセルコイドの付着したサクラマスなどの生食により感染し，体長 5 ～ 10m，3000 ～ 5000 個の体節からなる大型の条虫となって，小腸上部壁に吸着寄生する（図 4-3）．

症状は，下痢，腹痛，腹部膨満感，めまいなど軽度の消化器症状が現れるが，虫体が大きい割にほとんど自覚症状がなく，排便時に肛門から虫体の一部が出てくることで寄生に気づくことが多い．予防法としては，サケ，マスは十分に加熱調理すること，－ 20 ℃で 24 時間以上冷凍した「るいべ」にしてから食べる．

②　アニサキス症

アニサキスはクジラ，イルカ，トドなどが終宿主であり，成虫は約 10cm の線虫である．これらの胃に寄生し，卵を生む．卵は海中でふ化し，サケ，タラ，サバ，イカ，カツオ，アジ，ニシンなどの海産魚介類の内臓表面や筋肉中に移行し，幼虫となる．ヒトへの感染はこれら海産魚介類の生食によるものであり，冬期に多く発生する（図 4-4）．

ヒトは，第 2 中間宿主の海産魚介類を介して直径 0.5mm × 長さ 20mm 程度の幼虫に感染する．幼虫はヒトの体内では成虫になれず，幼虫移行症が起こる．幼虫が胃粘膜に穿入した場合，食後 4 ～ 8 時間で激しい上腹部痛を起こす（胃アニサキス症）．また，小腸，

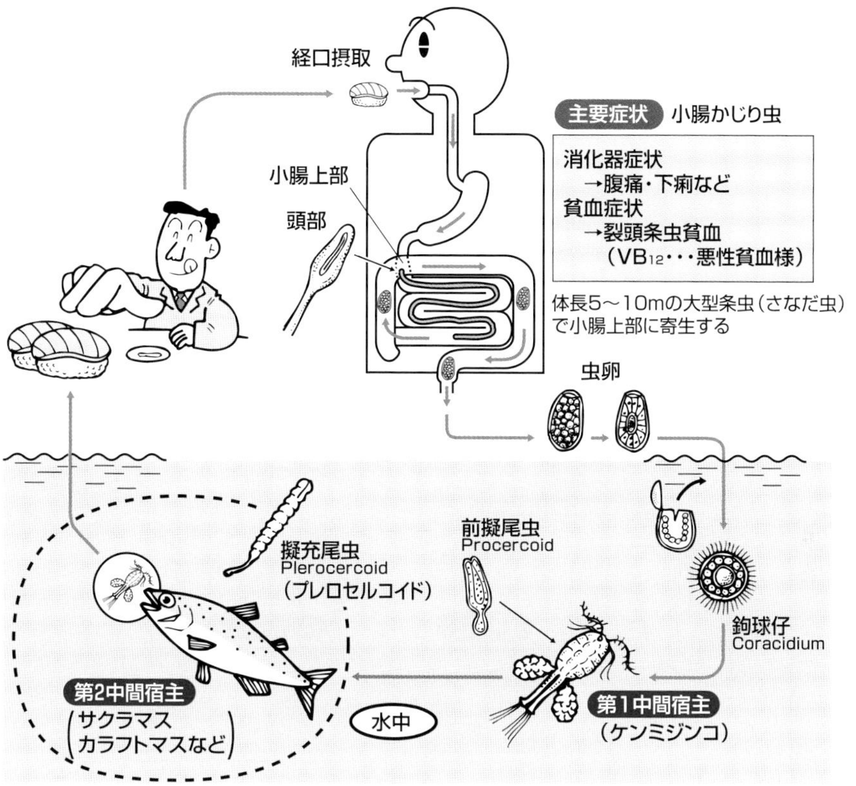
経口摂取
主要症状 小腸かじり虫
消化器症状
→腹痛・下痢など
貧血症状
→裂頭条虫貧血
（VB12・・・悪性貧血様）
小腸上部
頭部
体長5～10mの大型条虫（さなだ虫）
で小腸上部に寄生する
虫卵
擬充尾虫
Plerocercoid
（プレロセルコイド）
前擬尾虫
Procercoid
鉤球仔
Coracidium
第2中間宿主
サクラマス
カラフトマスなど
水中
第1中間宿主
（ケンミジンコ）

図 **4-3**　日本海裂頭条虫の生活史と日本海裂頭条虫症

虫垂に穿入すると激しい下腹部痛を起こし，虫垂炎や腸閉塞などと誤診されることがある（腸アニサキス症）．

胃アニサキス症，腸アニサキス症いずれの場合も激しい腹痛を伴う劇症型と，比較的軽症な緩和型とがある．過去に感染歴のある場合は再感染により即時型過敏反応が起き，消化器のれん縮や肉芽腫ができる劇症型となる．一方，初感染の場合は，異物反応の軽い炎症にとどまるため，緩和型となる．

アニサキス幼虫は 60 ℃以上で瞬時に死滅する．また，幼虫は－20 ℃では数時間で死滅するので，魚介類の冷凍は予防上有効な手段であり，**－20** ℃，**24** 時間以上の冷凍処理が推奨されている．アニサキスの幼虫は，中間宿主の魚が死ぬと寄生していた内臓部分から筋肉部分へ移行するといわれているので，早目に内臓を除去することも必要である．食酢などの調味料に対して抵抗性があり，シメサバなどにしても幼虫は死滅しない．

1999 年（平成 11 年）12 月に食品衛生法施行規則の一部改正により，アニサキスも食中毒原因物質として例示されることになった．したがって，アニサキス症が発生した場合（疑いのある場合も含める），24 時間以内に最寄りの保健所に届け出ることが義務付けられている．近年，わが国の食中毒事件数の上位を占めている．

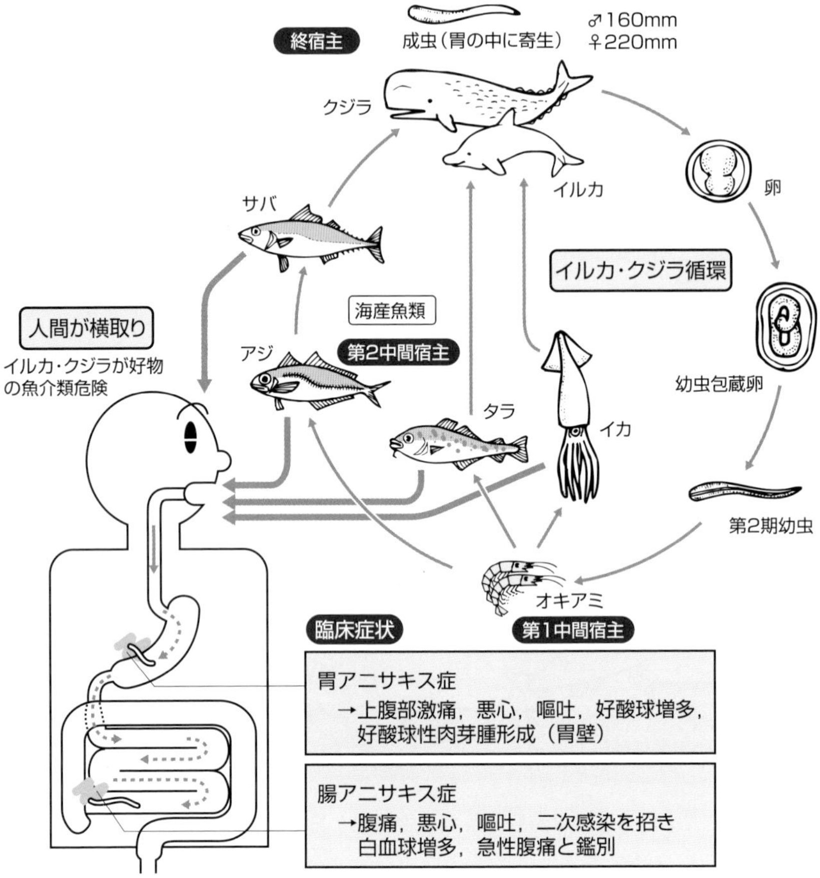

終宿主
成虫（胃の中に寄生）
♂160mm
♀220mm
クジラ
イルカ
卵
サバ
イルカ・クジラ循環
幼虫包蔵卵
人間が横取り
イルカ・クジラが好物
の魚介類危険
海産魚類
第2中間宿主
アジ
タラ
イカ
第2期幼虫
オキアミ
第1中間宿主
臨床症状
胃アニサキス症
→上腹部激痛，悪心，嘔吐，好酸球増多，
好酸球性肉芽腫形成（胃壁）
腸アニサキス症
→腹痛，悪心，嘔吐，二次感染を招き
白血球増多，急性腹痛と鑑別

図 **4-4**　アニサキスの生活史とアニサキス症

③　横川吸虫症

わが国で最も多い寄生虫で，アユを主な感染源とするゴマ種子に似た小型の吸虫である．東海，四国，中国，九州地方などに多い．

虫卵は第1中間宿主のカワニナの体内でふ化した後，無数のセルカリアとなり，第2中間宿主のアユなどのうろこ，ひれ，筋肉などに侵入し，アユ，ウグイ，シラウオなどの生食でヒトに感染する．アユの約80％がうろこなどに感染しているとの報告もある．

小腸に寄生するが，少数の場合は無症状である．多数寄生すると腹痛，下痢を起こす．

予防法としては，アユなどの淡水魚を生食しないことである．

④　ウェステルマン肺吸虫症及び宮崎肺吸虫症（肺ジストマ症）

ウェステルマン肺吸虫や宮崎肺吸虫はヒト，イヌ，ネコを終宿主とするコーヒー豆状の吸虫である．糞便とともに排泄された虫卵は水中でふ化して第1中間宿主のカワニナに，さらに第2中間宿主のサワガニ（宮崎肺吸虫），モクズガニ（ウエステルマン肺吸虫）の体内に入る．ヒトへの感染は主にこれら淡水産のカニ類の生食や不完全な加熱調理によるものである．感染後，幼虫は小腸壁から腹腔に移り，さらに横隔膜を通過して肺に入って成虫になる．

症状としては，気胸，胸水貯留のほか血痰，喀血など肺結核様症状が見られる．虫体が脳に迷入した場合は麻痺，てんかん，痙攣などを起こし，重篤な症状を呈する（脳肺吸虫症）．予防法としては，サワガニやモクズガニの生食及び加熱不十分な調理を避けることである．また，これら淡水産カニ類に使った調理器具からカニからのメタセルカリアが二次汚染しないように注意する．

⑤　肝吸虫症（肝ジストマ症）

幅 2.5 ～ 4.5mm，体長 10 ～ 20mm の扁平な柳葉状をした吸虫である．かつては東北地方に多く分布していたが，河川の開発や汚染で淡水魚や第 1 中間宿主のマメタニシが減少し，ヒトへの感染も少なくなっている．感染源は，第 2 中間宿主のコイ，フナ，ウグイなどに寄生している幼虫であり，これらの淡水魚の生食は避ける．

肝吸虫は胆管に寄生し，20 ～ 30 匹以下の寄生ではほとんど無症状であるが，多数寄生すると腹部圧迫感や膨満感，腹痛，下痢などの消化器症状の他に，浮腫，黄疸，腹水から肝硬変に進行することがある．

⑥　粘液胞子虫（クドア・セプテンプンクタータ）による食中毒

粘液胞子虫は，イトミミズ（淡水）やゴカイ（海水）などから魚の筋肉に寄生する 0.01 mm 程度の寄生虫で，魚の筋肉を溶かす（ジェリーミート）ことが知られていたが，人には寄生しないため衛生上は無害とされていた．しかし，平成 20 年頃より天然及び養殖ヒラメなどに寄生する新種のクドア・セプテンプンクタータが，生で摂取後，1 ～ 9 時間後に，下痢，吐気，嘔吐，腹痛等の食中毒様症状を引き起こすことが報告されるようになった．100 万個以上を食べると発症するものの，長期間人体に留まる可能性は低い．

冷蔵では長く生存するが，冷凍すると死滅するため，冷凍（－ 20 ℃，4 時間）してか

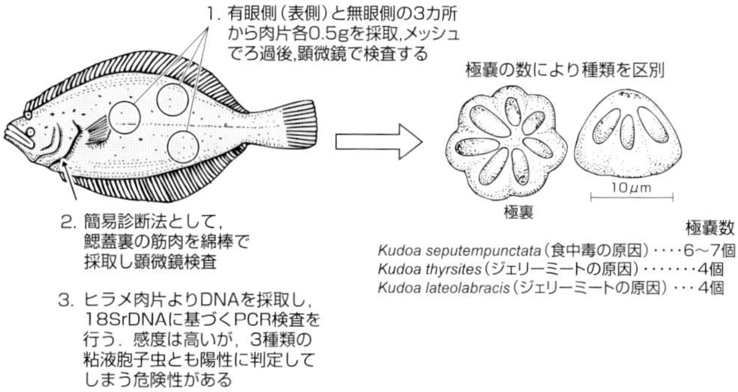
1. 有眼側（表側）と無眼側の3カ所から肉片各0.5gを採取,メッシュでろ過後,顕微鏡で検査する
2. 簡易診断法として，鰓蓋裏の筋肉を綿棒で採取し顕微鏡検査
3. ヒラメ肉片よりDNAを採取し，18SrDNAに基づくPCR検査を行う．感度は高いが，3種類の粘液胞子虫とも陽性に判定してしまう危険性がある
極嚢の数により種類を区別
10 μm
極裏
極嚢数
Kudoa seputempunctata（食中毒の原因）‥‥6～7個
Kudoa thyrsites（ジェリーミートの原因）‥‥‥‥4個
Kudoa lateolabracis（ジェリーミートの原因）‥‥4個

図 4-5　粘液胞子虫の鑑別方法

ら食べればよいが，ヒラメを冷凍すると商品価値が下がるため，寄生虫のいない養殖方法等の検討が行われている．

⑦　魚介類から感染するその他の寄生虫症（表4−2）

表4−2　魚介類から感染するその他の寄生虫症

寄生虫名	感　染　源	寄生場所	症　　状
顎口虫類	ライギョ，ドジョウ，ヘビなどの生食	皮下	皮膚爬行症
旋尾線虫	ホタルイカの生食（内臓に寄生）	皮下	皮膚爬行症，腹痛，腸閉塞
大複殖門条虫	イワシ，サバ，カツオ，などの生食	小腸	下痢，腹痛

(2)　獣肉類から感染する寄生虫症

①　旋毛虫症（せんもうちゅう）（トリヒナ症）

体長2～4mmの小さな線虫である．旋毛虫幼虫が寄生している獣肉の生食あるいは加熱不十分で摂取した場合に感染する．経口摂取された幼虫は腸管内で成虫になり，多数の幼虫を産出する．幼虫は腸壁を通り抜け，血流により全身の横紋筋に移行し，そこで被嚢する．その際に，発熱（**39～40℃**），筋肉痛，発疹などを起こし，心筋または呼吸筋の障害のために死亡する例もある．

予防法としては，豚肉をはじめ，クマやイノシシなどの獣肉を生食することは避けることである．

②　マンソン裂頭条虫（れっとうじょうちゅう）症

終宿主であるイヌ，ネコ，キツネ，タヌキなどの小腸に寄生する体長0.6～1.0mの条虫である．虫卵は糞便とともに排泄され，ケンミジンコを経て第2中間宿主のヘビ，カエル，鳥類に入り幼虫となる．ヒトへの感染は幼虫の寄生したヘビ，カエル，トリ肉，イノシシの肉などの生食によるものが多い．

ヒトの体内ではほとんど成虫にはならず，幼虫のまま全身の皮下に移動性の腫瘤を形成する（マンソン孤虫症という）．腫瘤の大きさは，2～3cm位のものから鶏卵大に達するものがある．また，眼窩，頭蓋内，心臓内などに寄生すると重篤で，危険な症状を呈する．

③　無鉤条虫（むこうじょうちゅう）症

ウシを中間宿主とし，ヒトに感染する．体長は5～10m，約1000個の体節をもつ大型の条虫である．頭部に4個の吸盤があるが鉤はなく，ヒトの小腸粘膜に吸着して寄生する．虫体は大きい割に無症状の場合も多いが，腹部不快感，腹痛，下痢，食欲不振などの消化器症状を起こすこともある．

わが国では検査ずみの牛肉が流通されているのでほとんど感染例はないが，アフリカ，南米，東欧など，海外で感染してくる旅行者が増加している．牛肉の生食や加熱不十分な調理には注意する必要がある．

④　有鉤条虫症（ゆうこうじょうちゅう）

ブタを中間宿主とする，体長3～5m，体節800～900個からなる条虫で，頭部には22～32本の放射状の鉤と4個の吸盤をもち，ヒトの小腸に固着寄生する．豚肉を食用とする中南米，南アフリカ，インド，東南アジア，中国，韓国に多い．わが国では感染者はほとんど見られない．

幼虫の寄生した豚肉を生あるいは加熱不十分な状態で摂取して感染する．一般に無症状のことが多いが，下痢，腹痛などの消化器障害を起こすことがある．特に，脳内に寄生した場合は，てんかん様発作，精神障害，失明を起こし，きわめて危険である．

予防法としては，豚肉は十分加熱調理することである．今後，多発地域からの輸入豚肉や海外旅行先での感染に気をつける必要がある．

⑤　住肉胞子虫（じゅうにくほうしちゅう）（ザルコシスティス・フェアリー）による食中毒

住肉胞子虫は 本来，犬などの寄生虫であるが，その卵（スポロシスト）が牧草等を介して馬に中間寄生して虫体（プラディゾイト）となる．その馬肉をヒトが生で食べた場合，食後5時間前後で下痢，吐気，嘔吐，腹痛等の食中毒様症状を引き起こす．国産馬肉より輸入馬肉のほうが寄生率・寄生数が多く，100万個以上で発症すると推定されている．胞子虫は，冷蔵では長期間生存するが，冷凍すると死滅するため，馬刺し類は生ではなく，冷凍（－**20**℃，**48**時間）してから食べる．

(3)　野菜類から感染する寄生虫症

①　回虫症（かいちゅう）

回虫症は全世界に広く分布し，10億人以上の感染者がいるといわれているが，わが国では1960年代以降，野菜の栽培に化学肥料を使うことが多くなったこと，水洗便所の普及，公衆衛生行政の徹底などにより感染者が著しく減少した．しかし，近年では有機栽培野菜の普及や外国からの生鮮野菜の輸入により，再び回虫感染者が増加傾向にある．

糞便とともに排泄された虫卵が野菜などに付着して経口的にヒトに感染する．虫卵は小腸でふ化して幼虫となり，門脈，肝，肺，気管，食道，胃の順に移動して小腸にもどり，そこで成虫となる．成虫は20～30cmに達する大型線虫である．

一般に無症状であるが，腹痛，下痢，嘔吐などの消化器障害や頭痛，めまいなどの神経症状を起こすこともある．また，成虫が臓器に迷入して虫垂炎や胆嚢炎の原因になることもある．

予防法としては，野菜の有機栽培を目的に糞便を堆肥として使用する場合は，虫卵殺滅の目的で1年以上にわたる熟成を行う必要がある．また，有機栽培された野菜は十分な洗浄を行ったり，加熱調理をする．さらに，輸入野菜の検査も徹底することが大切である．

②　鉤虫症

ズビニ鉤虫とアメリカ鉤虫があり，熱帯・亜熱帯を中心に広く分布している．わが国では1960年代まで農村，山村，漁村に濃厚に分布していたが，その後減少した．

糞便とともに排泄された虫卵は土壌中でふ化発育し，幼虫となってヒトに感染するが，ズビニ鉤虫は経口感染が主であり，アメリカ鉤虫は経皮感染が主である．体長は10～13 mmの細い線虫である．小腸粘膜に咬着し，吸血する．

症状としては，貧血による顔面蒼白，めまい，全身倦怠，浮腫などが認められる．

予防法としては，有機栽培された野菜は十分な洗浄を行ったり，加熱調理をすることである．

(4)　原虫類による寄生虫症

①　クリプトスポリジウム下痢症

クリプトスポリジウムはヒトや動物に寄生する単細胞の原虫である．腸管に寄生し，免疫不全患者では重篤な慢性下痢症を起こすことが以前から知られていたが，健常者に対しても急性下痢症を発症させることが近年報告されるようになった．

1993年，米国ウィスコンシン州ミルウォーキーで，湖を水源とする水道水により160万人のうち40万人が発症し，そのうち約400人が死亡した．死者は全てHIV感染者であったという．わが国では，1996年（平成8年）に埼玉県越生町で集団下痢症が発症し，人口13000人のうち約8800人が激しい下痢と腹痛を起こした．いずれの場合も完全に塩素消毒されている水道水が原因であった．下痢症の特徴と発症メカニズムについて図4-6に示す．これらの原因はクリプツスポリジウム原虫の嚢子（オーシスト）が塩素消毒に耐性であったことによる．

②　ランブル鞭毛虫症（ジアルジア症）

熱帯，亜熱帯地域に多いが，わが国でも発展途上国への旅行者に感染者が見られる．飲み水や野菜を介して感染し，十二指腸から小腸上部に寄生する．症状としては，下痢は必発であり，腹痛なども伴う．

多発地域での飲み水には注意することである．

ランブル鞭毛虫症も五類感染症全数把握疾患に定められており，診断した医師は７日以内に最寄りの保健所に届け出ることになっている．

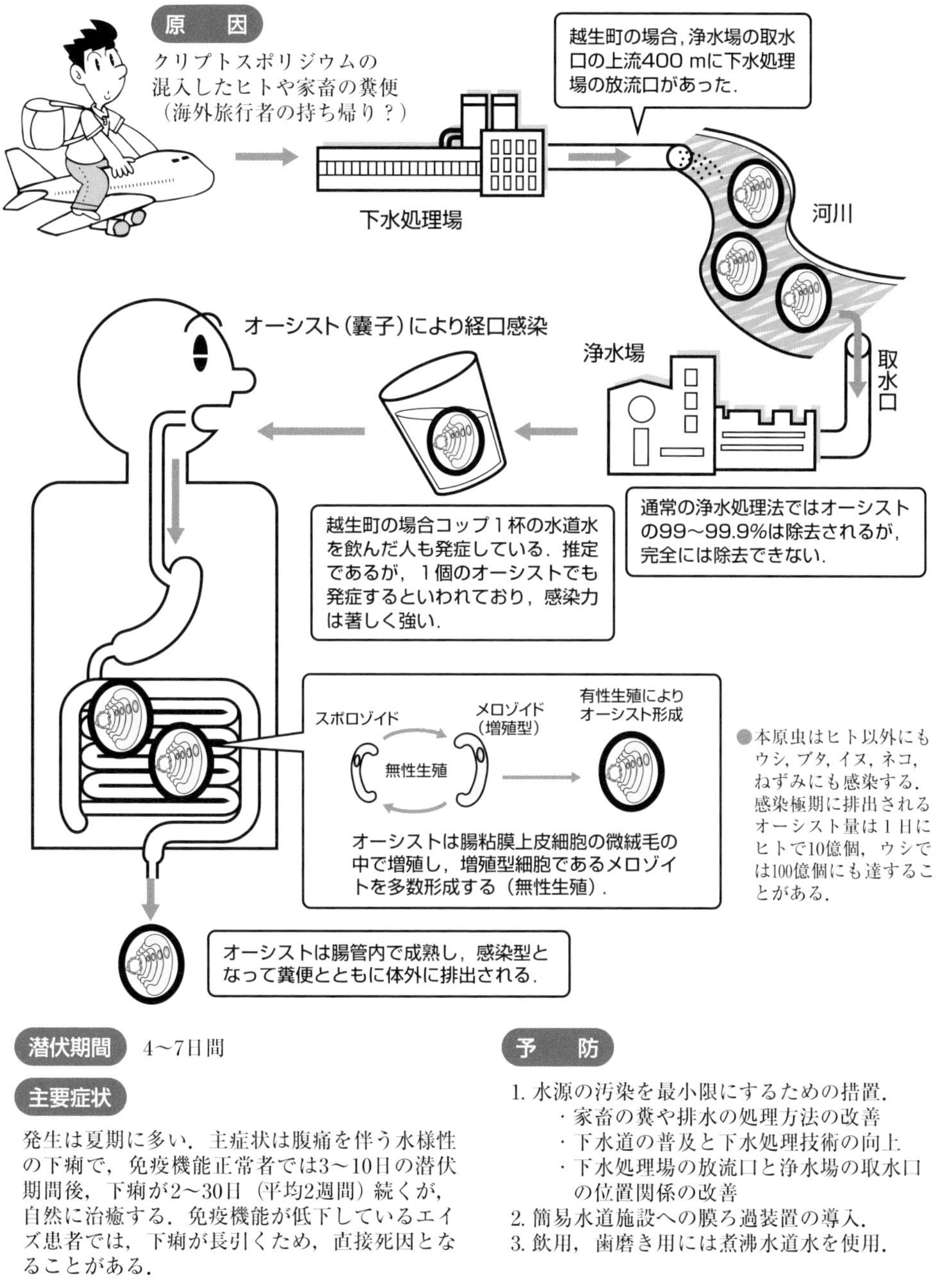
原　因
クリプトスポリジウムの
混入したヒトや家畜の糞便
（海外旅行者の持ち帰り？）
下水処理場
越生町の場合，浄水場の取水口の上流400 mに下水処理場の放流口があった．
河川
取水口
浄水場
オーシスト（嚢子）により経口感染
通常の浄水処理法ではオーシストの99～99.9%は除去されるが，完全には除去できない．
越生町の場合コップ１杯の水道水を飲んだ人も発症している．推定であるが，１個のオーシストでも発症するといわれており，感染力は著しく強い．
スポロゾイド
メロゾイド
（増殖型）
無性生殖
有性生殖により
オーシスト形成
オーシストは腸粘膜上皮細胞の微絨毛の中で増殖し，増殖型細胞であるメロゾイトを多数形成する（無性生殖）．
●本原虫はヒト以外にもウシ，ブタ，イヌ，ネコ，ねずみにも感染する．感染極期に排出されるオーシスト量は１日にヒトで10億個，ウシでは100億個にも達することがある．
オーシストは腸管内で成熟し，感染型となって糞便とともに体外に排出される．
潜伏期間　4～7日間
主要症状
発生は夏期に多い．主症状は腹痛を伴う水様性の下痢で，免疫機能正常者では3～10日の潜伏期間後，下痢が2～30日（平均2週間）続くが，自然に治癒する．免疫機能が低下しているエイズ患者では，下痢が長引くため，直接死因となることがある．
予　防
1. 水源の汚染を最小限にするための措置．
・家畜の糞や排水の処理方法の改善
・下水道の普及と下水処理技術の向上
・下水処理場の放流口と浄水場の取水口の位置関係の改善
2. 簡易水道施設への膜ろ過装置の導入．
3. 飲用，歯磨き用には煮沸水道水を使用．

図４-６　クリプトスポリジウム下痢症の特徴と発症メカニズム

③　トキソプラズマ症

トキソプラズマはヒトを含む哺乳類，両生類，爬虫類までの広い宿主域を有している．わが国では，ヒトのほかにブタ，ネコ，ねずみなどに本症が見られる．ヒトへの感染経路は2つに大別され，感染しているネコの糞から直接または間接的に感染する場合と，豚肉の生食により経口感染する場合がある．

ヒト及び動物ともに不顕性感染が多いが，ヒトでは10～20％，ネコでは70％以上が感染しているといわれている．母子感染（胎盤感染）では，胎児は死産，流産，脳水腫，水頭症，脳内石灰化，脈絡膜炎などの症状が表れることもある．

4.4　牛海綿状脳症と変異型クロイツフェルト・ヤコブ病

BSE（bovine spongiform encephalopathy）は1986年に英国で初めて確認されたウシの疾患である．潜伏期間は4～6年と推定されるが，発病すると音に敏感になり，起立障害，痙攣など中枢神経症状を呈し，やがて死にいたる．原因は飼料添加の肉骨粉に含まれていた異常プリオン（PrPSc：scrapie prion protein）で，中枢神経にある運動機能や睡眠パターンに関与する正常プリオン（PrPc：cellular prion protein）を異常化し，増殖した異常プリオンが分解されないまま蓄積するため，神経細胞が脱落して脳に穴があいてスポンジ状に見えることから牛海綿状脳症と呼ばれている．このように異常化したプリオンによる病気をプリオン病といい，BSEの他にヒツジのスクレイピーやヒトのクロイツフェルト・ヤコブ病（CJD：Creutzfeldt-Jakob Disease）などがあり，いずれも2～20年という長い潜伏期間の後に発症する．

BSEはまず英国でスクレイピーにかかったヒツジの脳や脊髄が混入した肉骨粉をウシに与えたことが原因で起こったといわれており，英国はBSEを発症したウシの肉骨粉をEU諸国に輸出したために，連鎖的に全世界へと広まったと考えられている．その後，1996年には英国では肉骨粉の使用は全面的に禁止になった．

1996年に英国で，従来の孤発性や遺伝性のCJD（50～70歳で発症）とは①発症が平均26歳の若年で発症する，②発症から死亡までの平均期間が6ヶ月から13ヶ月と長い，③脳波が異なる変異型CJD（variant CJD：vCJD）患者が発見されたことから，BSEとvCJDは同じ病原体で起こることがWHO等により示唆された．すなわち，vCJDはBSEに罹患したウシの脳などの特定危険部位を食べることにより感染し，これまでに全世界で227名（英国人176名，英国滞在の日本人1名）が発症した病気で，前述のCJDとは別の病気である．

世界のBSE発生頭数は累計で190,643頭（2013年3月現在）である．発生のピークであった1992年には年間37,316頭のBSE発生報告があったが，その後，飼料規制の強化等により発生頭数は大幅に減少し，2012年には21頭の発生となっている．また，評価対象の5ヶ国（日・米・加・仏・蘭）においては，2004年8月生まれの1頭を最後に，BSEの発生は確認されていない（図4-7）.

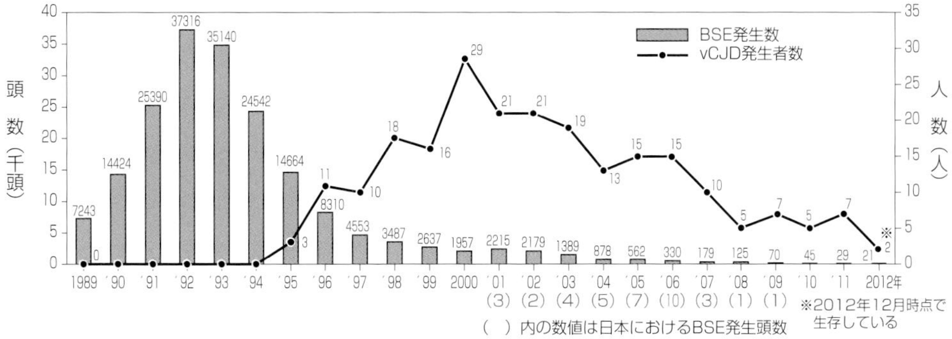

頭数（千頭）
人数（人）
BSE発生数
vCJD発生者数
7243
14424
25390
37316
35140
24542
14664
8310
4553
3487
2637
1957
2215
2179
1389
878
562
330
179
125
70
45
29
21
0
3
11
10
18
16
29
21
21
19
13
15
15
10
5
7
5
7
※2
1989 '90 '91 '92 '93 '94 '95 '96 '97 '98 '99 2000 '01 '02 '03 '04 '05 '06 '07 '08 '09 '10 '11 2012年
(3) (2) (4) (5) (7) (10) (3) (1) (1)
※2012年12月時点で生存している
（　）内の数値は日本におけるBSE発生頭数

図 **4-7**　世界の BSE 発生頭数及び vCJD（OIEI による世界の BSE 発生数 2013.3.25 を一部改変）

わが国における BSE 対策は，以下の主な 3 つの措置により効果を上げてきた．

①　特定危険部位（Specified Risk Material：SRM）の除去：30 ヶ月齢を超えるウシについては，頭部（舌，頬肉及び皮を除く），脊髄，回腸遠位部（盲腸の接合部から 2 m までの小腸），脊柱の 4 つの特定危険部位を完全に除去し，焼却処分している．また 30 ヶ月以下のウシについては，扁桃と回腸遠位部のみを除去すればよくなった（2013 年 7 月 1 日〜）（図 4-8）．

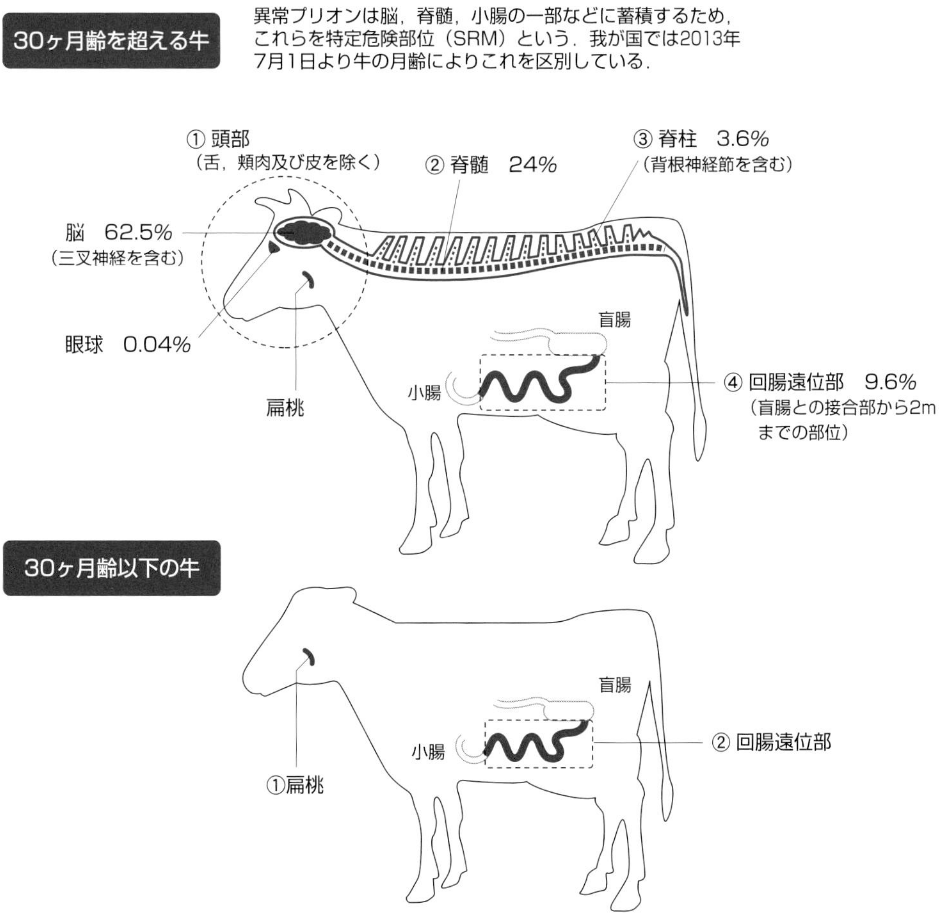

30ヶ月齢を超える牛
異常プリオンは脳，脊髄，小腸の一部などに蓄積するため，これらを特定危険部位（SRM）という．我が国では2013年7月1日より牛の月齢によりこれを区別している．
① 頭部
（舌，頬肉及び皮を除く）
② 脊髄　24%
③ 脊柱　3.6%
（背根神経節を含む）
脳　62.5%
（三叉神経を含む）
眼球　0.04%
扁桃
盲腸
小腸
④ 回腸遠位部　9.6%
（盲腸との接合部から2mまでの部位）
30ヶ月齢以下の牛
盲腸
小腸
② 回腸遠位部
①扁桃

図 **4-8**　わが国で指定されている特定危険部位と異常プリオンの分布割合

（出典：食品安全委員会資料 2013 を一部改変）

② **と畜場における BSE 検査（牛海綿状脳症対策特別措置法）**：ウシの検査対象月齢は，2001年10月からの全頭検査が，2005年8月からは21ヶ月齢以上に変更されたものの消費者の食の安心追求面から全頭検査が行われてきた．しかし，食品安全委員会から評価対象国における発生確認最低月齢は48ヶ月以上，EU における BSE 検査陽性牛のほとんどが48ヶ月以上で検出される，脳組織の経口投与実験で48ヶ月以降に異常プリオンたん白質が検出されること等から，対象月齢を48ヶ月齢（4歳）超に引き上げたとしても，人への健康影響は無視できるとの答申を受け，2013年7月1日からは48ヶ月齢超に変更された．さらに2017年4月1日から厚生労働省は，健康牛の **BSE** 検査を廃止し，24ヶ月齢以上の牛のうち，生体検査において神経症状が疑われるもの及び全身症状を呈するもののみを検査対象とすることとした（図4-9）．また2019年からは農場で死んだ牛の検査は96ヶ月齢以上に引き上げられた．

③ **飼料規制**：ウシの肉骨粉の混入した飼料のウシ・豚・鶏・魚への使用を禁止した（豚・鶏の肉骨粉は豚・鶏への投与はよいがウシには禁止）．また，ウシの飼育環境，飼料，生産者，流通などの記録を情報として追跡できるように牛トレーサビリティ法が施行され，牛肉に関するデータが容易に入手できるようなシステムが整備されている．

なお，“狂牛病”という俗称が使われていることも多いが，これは英国の農民が名付けた mad cow disease を狂牛病と訳し，マスコミが使ったために広まったといわれている．

ちょっとメモ　異常プリオン

分子量約35000のタンパク質（253個のアミノ酸からなる）で，正常プリオンとアミノ酸配列は同じであるが立体構造が異なる．正常プリオンに接近し，それを異常化させる．熱，酸，プロテアーゼなどに対して抵抗性が強い．不活性化させるためには，134℃以上，3気圧，60分間の加熱処理あるいは1～5％次亜塩素酸ナトリウムによる2時間処理が必要とされている．

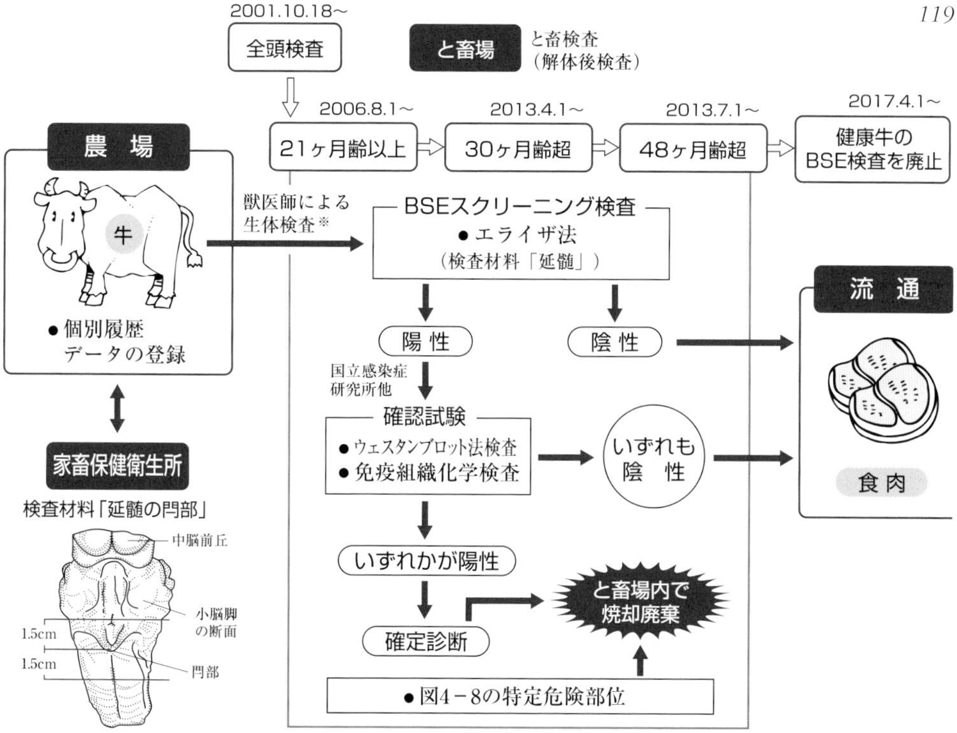
2001.10.18～
全頭検査
と畜場
と畜検査
（解体後検査）
2006.8.1～
21ヶ月齢以上
2013.4.1～
30ヶ月齢超
2013.7.1～
48ヶ月齢超
2017.4.1～
健康牛の
BSE検査を廃止
農　場
牛
●個別履歴
データの登録
獣医師による
生体検査※
BSEスクリーニング検査
●エライザ法
（検査材料「延髄」）
陽 性
陰 性
国立感染症
研究所他
確認試験
●ウェスタンブロット法検査
●免疫組織化学検査
いずれも
陰　性
いずれかが陽性
確定診断
と畜場内で
焼却廃棄
●図4－8の特定危険部位
流　通
食肉
家畜保健衛生所
検査材料「延髄の閂部」
中脳前丘
小脳脚
の断面
1.5cm
1.5cm
閂部

※24ヶ月齢以上の牛のうち，生体検査で神経症状が疑われるもの及び全身症状を呈するものを対象とする．

図 4-9　BSE に関する安全な食肉の供給体制

練　習　問　題

問 1　消化器系感染症に関する問題である．正しいものの組合せはどれか．

a　赤痢菌には，アジア型，エルトール型，ベンガル型がよく知られている．

b　腸チフスやパラチフスの感染者はほとんど国内感染者である．

c　コレラ菌はコレラトキシンを産生し，激しい下痢を発症させる．

d　赤痢，コレラ，腸チフス，パラチフスは三類感染症である．

e　三類感染症に感染しても，特に就業制限は受けることはない．

1. a と c　　2. a と e　　3. b と d　　4. b と e　　5. c と d

問2　人獣共通感染症に関する問題である．正しいものの組合せはどれか．

a　炭疽は経口感染だけではなく，創傷感染，経気道感染もある．

b　炭疽は，わが国でもしばしば発生している．

c　牛乳は，牛型結核菌の殺菌を目標に殺菌温度が設定されている．

d　ブルセラ症は，下痢や嘔吐は激しいが，発熱はほとんどない．

e　ヒト型結核菌はメリテンシス菌ともいい，肺結核の原因となる．

1. aとc　2. aとe　3. bとd　4. bとe　5. cとd

問3　次の記述で誤ったものの組合せはどれか．

a　従来の伝染病予防法は廃止され，新たに感染症法が1999年4月に施行された．

b　腸管出血性大腸菌感染症は二類感染症に分類されている．

c　カンピロバクターやリステリア症も人獣共通感染症の原因菌と考えられる．

d　牛乳の低温殺菌は55℃で30分間行っている．

e　ヒトと脊椎動物の間で同一病原体で起こる感染症を人獣共通感染症という．

1. aとc　2. aとe　3. bとd　4. bとe　5. cとd

問4　寄生虫に関する問題である．正しいものの組合せはどれか．

a　アニサキスや旋毛虫は魚介類を介して感染する寄生虫である．

b　ランブル鞭毛虫は原虫の一種であり，水を介して感染することが多い．

c　日本海裂頭条虫症の発生は，北海道，東北，北陸などの地域に限られている．

d　横川吸虫症は，主にモクズガニやサワガニの生食や加熱不十分な調理で起こる．

e　有鉤条虫は，ブタを中間宿主とする体長3～5mの条虫である．

1. aとc　2. aとe　3. bとd　4. bとe　5. cとd

問5　次の組合せのうち，正しいものはどれか．

a　トキソプラズマ ―――― ブタ，ネコ

b　無鉤条虫 ―――― クマ，イノシシ

c　顎口虫 ―――― アユ，ウグイ

d　マンソン裂頭条虫 ―――― 牛肉

e　旋尾線虫 ―――― ホタルイカ

1. aとc　2. aとe　3. bとd　4. bとe　5. cとd

【答】問1 ― 5，問2 ― 1，問3 ― 3，問4 ― 4，問5 ― 2

第5章 食品衛生管理

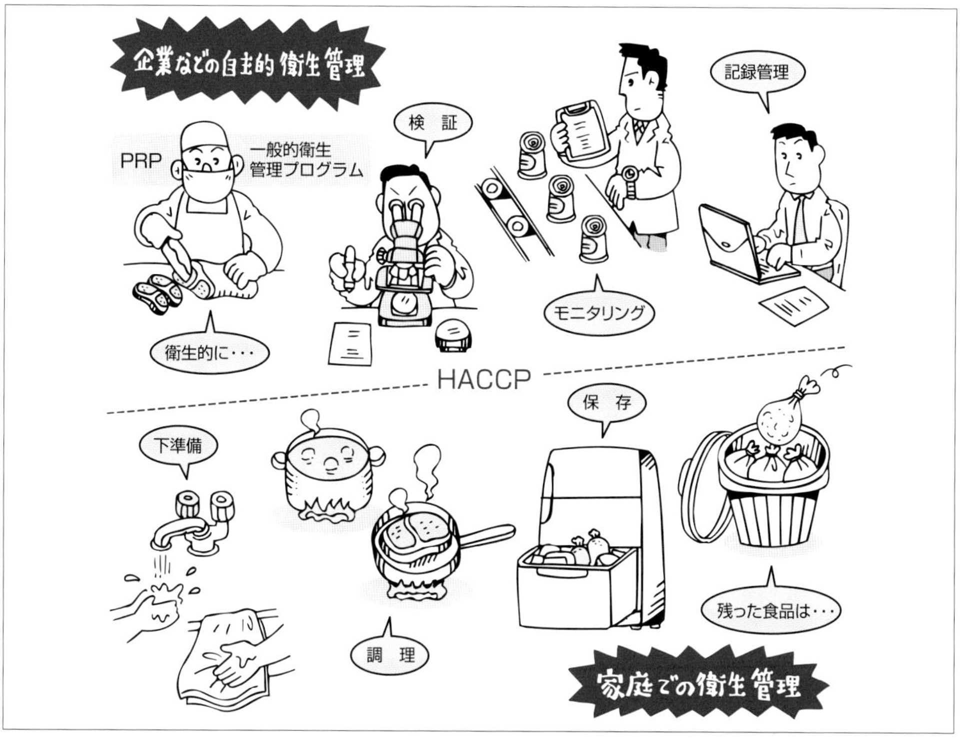
企業などの自主的衛生管理
PRP
一般的衛生
管理プログラム
検　証
記録管理
衛生的に・・・
モニタリング
HACCP
下準備
保　存
調　理
残った食品は・・・
家庭での衛生管理

HACCPシステムによる食品衛生管理はグローバルな食品安全マネジメントシステム（Food Safety management system：FSMS）の中心に位置付けられており，HACCPによる衛生管理を義務付けている国も少なくない．

わが国では食品衛生法等の一部を改正する法律（平成30年6月13日公布）により，HACCP（ハサップ）に沿った衛生管理が制度化され，原則として，すべての食品等事業者は，一般衛生管理（PRP）に加え，HACCPに沿った衛生管理を実施することとになった（令和3年6月1日から完全施行）．改正により，食品等事業者はその規模や業態によって，「HACCPに基づく衛生管理」もしくは「HACCPの考え方を取り入れた衛生管理」に取り組むことが求められる．学校や病院等の営業ではない集団給食施設もHACCPに沿った衛生管理を実施しなければならない．

厚生労働省は事業者団体が作成した業種別の手引書をWeb Siteに掲載してHACCPに沿った衛生管理の実施を支援している．一方で，一般向けに「家庭で行うHACCP」として「家庭での食中毒予防の6つのポイント」を作成し，普及活動につとめている．

本章では以上のことを理解するため，次の項目について学ぶ．

1）HACCPシステムの概要
2）一般的衛生管理プログラム
3）食品工場における衛生管理
4）家庭における衛生管理

5.1　HACCP による衛生管理

(1)　HACCP システムとは

HACCP（ハサップ）とは，Hazard Analysis（危害分析）and Critical Control Points（重要管理点）の略で，食品の製造工程すべてにおいて発生する生物学的，化学的，物理的な危害を分析し，その危害を抑え込む方法を決め，それを継続的にチェックすることで，安全な食品を作り出そうとするものと定義されている．日本ではハサップと呼ばれ，食品のより高い安全を確保するために，HACCP システムが導入されるようになった．

HA（Hazard Analysis）
危害分析
（微生物，異物など）

食品の製造・加工工程のあらゆる段階で発生する恐れのある微生物汚染等の危害について分析・リストアップする．

CCP（Critical Control Point）
重要管理点
（殺菌工程，包装工程など）

危害の発生を防止するため製造・加工工程のうち特に重点的に管理するべき点（CCP）と管理すべき事項及び基準を定める．

ちょっとメモ　生物学的，化学的，物理的な危害とは

生物学的……大腸菌群，サルモネラ菌，腸炎ビブリオなどの細菌やウイルスなど
化学的………未認可の食品添加物，カビ毒，農薬など
物理的………衛生害虫，髪の毛，製造器機の断片（金属片・ガラス片）など

この HACCP の概念は，1960 年代，米国の NASA（米国航空宇宙局）が行ったアポロ計画の中で，ロケット部品や宇宙食の品質管理に採用されたのが最初である．その後，1993 年，国連食糧農業機関（FAO）と世界保健機関（WHO）が合同で設立した FAO/WHO 合同食品規格委員会（コーデックス委員会）が HACCP 適用のガイドラインを採択したことから，HACCP による衛生管理の手法が国際的に推奨され，主要各国においてもその導入が推進されている（図 5−1）．

現在では，世界中で食品の輸出入が盛んに行われるようになったことから，食品の衛生管理方法も国際的に受け入れられるものが要求されるようになり，全世界で HACCP 方式が導入されるようになっている．

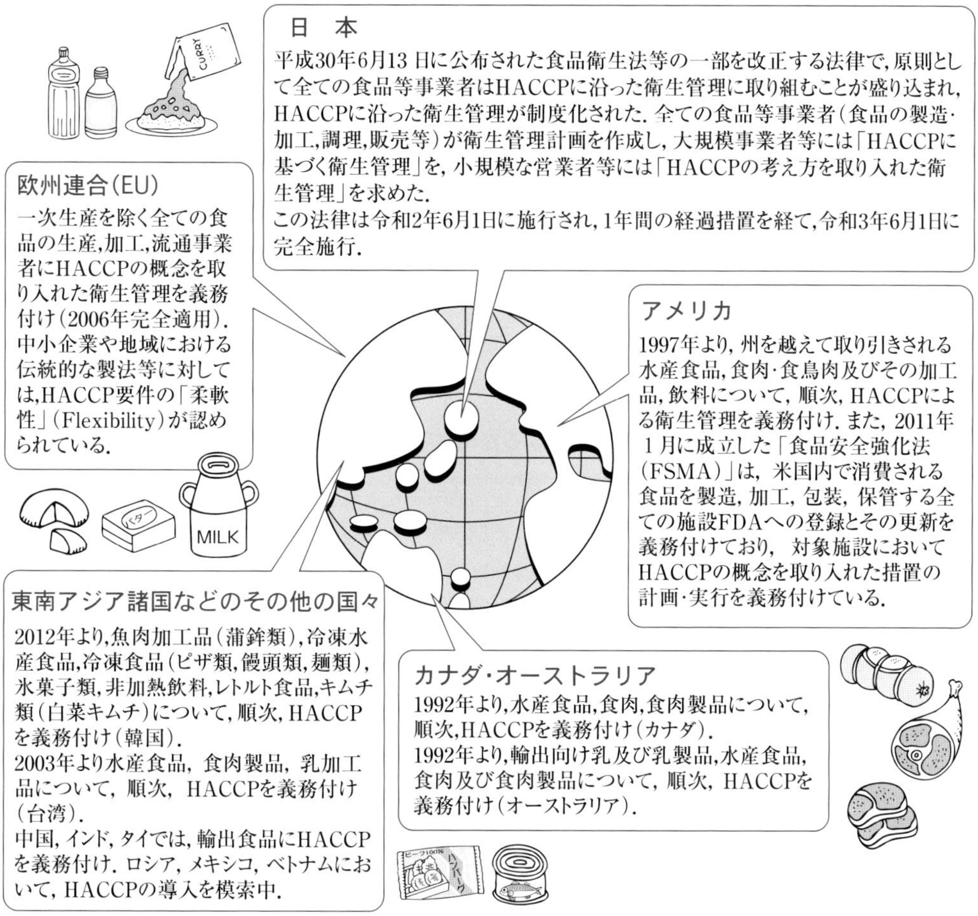

日 本
平成30年6月13日に公布された食品衛生法等の一部を改正する法律で，原則として全ての食品等事業者はHACCPに沿った衛生管理に取り組むことが盛り込まれ，HACCPに沿った衛生管理が制度化された．全ての食品等事業者（食品の製造・加工，調理，販売等）が衛生管理計画を作成し，大規模事業者等には「HACCPに基づく衛生管理」を，小規模な営業者等には「HACCPの考え方を取り入れた衛生管理」を求めた．
この法律は令和2年6月1日に施行され，1年間の経過措置を経て，令和3年6月1日に完全施行．
欧州連合（EU）
一次生産を除く全ての食品の生産，加工，流通事業者にHACCPの概念を取り入れた衛生管理を義務付け（2006年完全適用）．中小企業や地域における伝統的な製法等に対しては，HACCP要件の「柔軟性」（Flexibility）が認められている．
アメリカ
1997年より，州を越えて取り引きされる水産食品，食肉・食鳥肉及びその加工品，飲料について，順次，HACCPによる衛生管理を義務付け．また，2011年1月に成立した「食品安全強化法（FSMA）」は，米国内で消費される食品を製造，加工，包装，保管する全ての施設FDAへの登録とその更新を義務付けており，対象施設においてHACCPの概念を取り入れた措置の計画・実行を義務付けている．
東南アジア諸国などのその他の国々
2012年より，魚肉加工品（蒲鉾類），冷凍水産食品，冷凍食品（ピザ類，饅頭類，麺類），氷菓子類，非加熱飲料，レトルト食品，キムチ類（白菜キムチ）について，順次，HACCPを義務付け（韓国）．
2003年より水産食品，食肉製品，乳加工品について，順次，HACCPを義務付け（台湾）．
中国，インド，タイでは，輸出食品にHACCPを義務付け．ロシア，メキシコ，ベトナムにおいて，HACCPの導入を模索中．
カナダ・オーストラリア
1992年より，水産食品，食肉，食肉製品について，順次，HACCPを義務付け（カナダ）．
1992年より，輸出向け乳及び乳製品，水産食品，食肉及び食肉製品について，順次，HACCPを義務付け（オーストラリア）．
CURRY
バター
MILK

図 5-1 HACCP の各国における導入状況

ちょっとメモ　コーデックス委員会（Codex Alimentarius Commission；略称は CAC）とは

消費者の健康の保護，食品の公正な貿易の確保等を目的として，1963年にFAO（国連食糧農業機構）及びWHO（世界保健機構）により設置された国際的な政府間機関であり，食品の国際規格（コーデックス規格）の作成等を行っている．2020年1月現在，コーデックス加盟国は188ヶ国・1機関（欧州共同体）で，日本は1966年から参加している．コーデックスで設定されている基準（2020年まで）やガイドライン（2019年まで）は，品目別のものが303，食品衛生や技術に関するものが55（2020年まで），農薬残留基準が4844（2016年まで），そのほか，食品添加物，家畜医薬品など，多岐にわたり，有機食品の基準や認証に関するガイドラインも，コーデックスで設定されている．

コーデックス基準自体に拘束力はないが，有機食品の検査・認証制度の法制化や，原産国表示の導入など，毎日の食生活に大きな影響を及ぼしている．その他，コーデックス委員会は，(1) 基本となる文書，(2) HACCPガイドライン，(3) HACCP評価ガイドライン，(4) リスクアセスメント・ガイドラインなどを公表している．

(2) HACCPに沿った衛生管理の制度化

食品衛生法が一部改正され,(平成30年6月13日公布),原則すべての事業者はHACCPに沿った衛生管理を行うことが制度化された.15年ぶりに改正された背景には,世帯構造が変化し,調理食品,外食・中食への需要が増加するなど食へのニーズが変化したことや,食のグローバル化,輸入食品の増加といったわが国の食や食品を取り巻く環境が変化しとことがあげられる.本改正ではHACCPの制度化を含む7つのポイントで改正が行われた(表5-1).

表5-1 食品衛生法等の一部を改正する法律(平成30年6月13日公布)の概要

概 要	わが国の食をとりまく環境変化や国際化等に対応し,食品の安全を確保するため,広域的な食中毒事案への対策強化,事業者による衛生管理の向上,食品による健康被害情報等の把握や対応を的確に行うとともに,国際整合的な食品用器具等の衛生規制の整備,実態等に応じた営業許可・届出制度や食品リコール情報の報告制度の創設等の措置を講ずる.
1	**広域的な食中毒事案への対策強化** 国や都道府県等が,広域的な食中毒事案の発生や拡大防止等のため,相互に連携や協力を行う.厚生労働大臣が,関係者で構成する広域連携協議会を設置し,緊急を要する場合には,協議会を活用し,対応に努める.
2	**HACCP(ハサップ)に沿った衛生管理の制度化** 原則として,すべての食品等事業者に,一般衛生管理に加え,HACCPに沿った衛生管理の実施を求める.規模や業種等を考慮した一定の営業者については,取り扱う食品の特性等に応じた衛生管理を行う.
3	**特別の注意を必要とする成分等を含む食品による健康被害情報の収集** 健康被害の発生を未然に防止する見地から,特別の注意を必要とする成分等を含む食品について,事業者から行政への健康被害情報の届出を求める.
4	**国際整合的な食品用器具・容器包装の衛生規制の整備** 食品用器具・容器包装について,安全性を評価した物質のみ使用可能とするポジティブリスト制度の導入等を行う.
5	**営業許可制度の見直し,営業届出制度の創設** 実態に応じた営業許可業種への見直しや,現行の営業許可業種(政令で定める34業種)以外の事業者の届出制の創設を行う.
6	**食品リコール情報の報告制度の創設** 営業者が自主回収を行う場合に,自治体へ報告する仕組みの構築を行う.
7	**「輸出入」食品の安全証明の充実** 輸入食品の安全性確保のため,輸入される食肉のHACCPに基づく衛生管理や,乳・乳製品及び水産食品の衛生証明書の添付を輸入要件とする.

「HACCPの制度化」は原則すべての事業者に「HACCPに沿った衛生管理」を義務付けており，大規模事業者，と畜場，食鳥処理場に対しては，コーデックスのHACCPの7原則に基づき，食品等事業者自らが，使用する原材料や製造方法等に応じ，計画を作成し管理を行う「**HACCPに基づく衛生管理**」を求めている．

小規模事業者や提供する食品の種類が多く，変更頻度が頻繁な業種（給食，弁当，総菜），店舗での小売販売のみを目的とした製造・加工・調理事業者，一般衛生管理の対応で管理が可能な業種（包装食品の販売，食品の保管，食品の運搬等）等には，各業界団体が作成する手引書を参考に，簡略化されたアプローチによる衛生管理を行う「**HACCPの考え方を取り入れた衛生管理**」を求めている．

具体的には事業者は，①「一般的な衛生管理（表5-2）」及び「**HACCPに沿った衛生管理**」に関する基準に基づき衛生管理計画を作成し，従業員に周知徹底を図る，② 必要に応じて，清掃･洗浄･消毒や食品の取扱い等について具体的な方法を定めた手順書を作成する，③ 衛生管理の実施状況を記録し，保存する，④ 衛生管理計画及び手順書の効果を定期的に（及び工程に変更が生じた際等に）検証し（振り返り），必要に応じて内容を見直す，等のマネジメント（管理・運営）を行う．

表5-2　一般的な衛生管理に関する基準（14項目）
（食品衛生法施行規則別表第17（第66条の2第1項関係））

① 食品衛生責任者等の選任	⑧ 検食の実施
② 施設の衛生管理	⑨ 情報の提供
③ 設備等の衛生管理	⑩ 回収・廃棄
④ 使用水等の管理	⑪ 運搬
⑤ ねずみ及び昆虫対策	⑫ 販売
⑥ 廃棄物及び排水の取扱い	⑬ 教育訓練
⑦ 食品又は添加物を取り扱う者の衛生管理	⑭ その他※

※その他の内容（食品衛生法施行規則別表17より抜粋）
・食品衛生上の危害の発生の防止に必要な限度において，仕入元，製造又は加工等の状態，出荷又は販売先等の記録を作成し，保存するよう努める．
・製品について自主検査を行った場合には，その記録を保存するよう努める．

「HACCPに沿った衛生管理」に関する基準は食品衛生法施行規則別表第18（食品衛生施行規則第66条の2の第2項関係）に，**HACCPの7**原則に沿った基準（1. 危害要因の分析，2. 重要管理点の決定，3. 管理基準の設定，4. モニタリング方法の設定，5. 改善措置の設定，6. 検証方法の設定，7. 記録の作成）が示されており，加えて，「8. 令第34条の2に規定する営業者」として，食品衛生法施行令第34条の2に規定する営業者

(小規模な営業者等）にあっては，その取り扱う食品の特性又は営業の規模に応じ，前各号に掲げる事項を簡略化して公衆衛生上必要な措置を行うことができる，と示されている．

「簡略化して公衆衛生上必要な措置を行う」ために小規模な営業者等は，厚生労働省が内容を確認した手引書に則って衛生管理を実施することにより，HACCPに沿った衛生管理に適合するものとして取り扱われる．手引書は「HACCPの考え方を取り入れた衛生管理のための手引書」として，厚生労働省のWebSiteに98の食品等事業者団体が作成した手引書が掲載されている（令和3年2月末現在）．

(3) HACCPシステムの特徴

HACCPの考え方は，食品工場や厨房の自主衛生管理方式として，多くの現場で取り入れられている．食品の製造，調理に携わる人は食品安全に関する知識や技術を習得することが責務である．図5-2にHACCPシステムの特徴とメリットを示した．

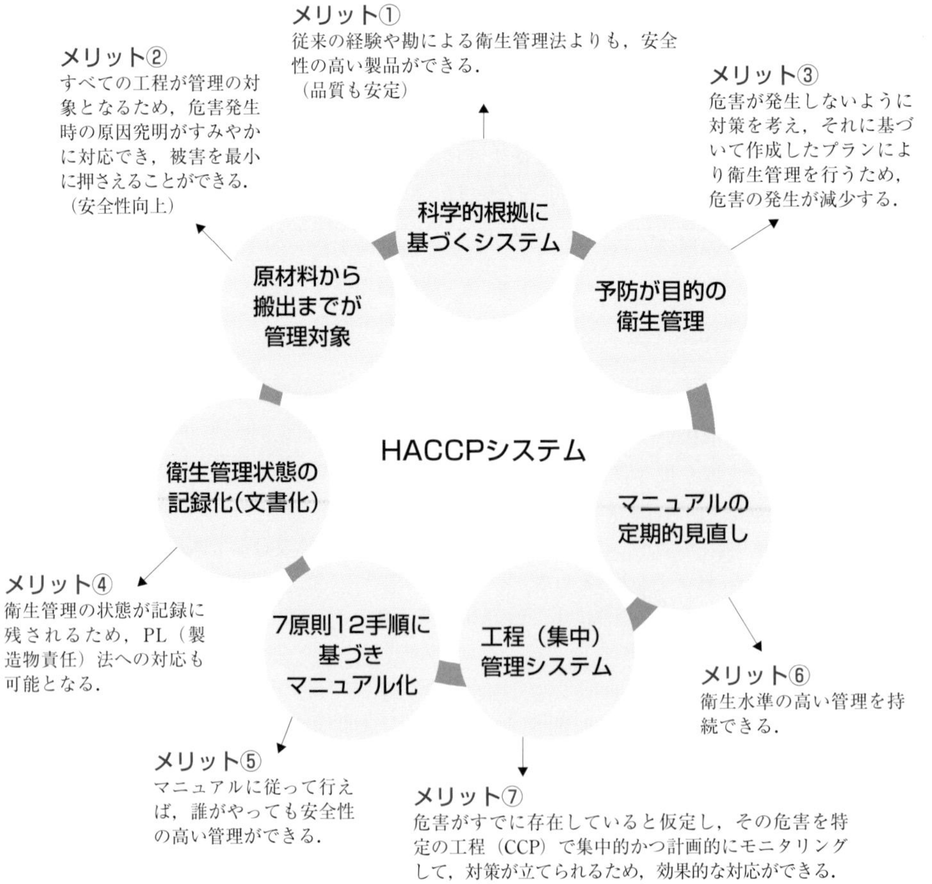
メリット①
従来の経験や勘による衛生管理法よりも，安全性の高い製品ができる．（品質も安定）
メリット②
すべての工程が管理の対象となるため，危害発生時の原因究明がすみやかに対応でき，被害を最小に押さえることができる．（安全性向上）
メリット③
危害が発生しないように対策を考え，それに基づいて作成したプランにより衛生管理を行うため，危害の発生が減少する．
科学的根拠に基づくシステム
原材料から搬出までが管理対象
予防が目的の衛生管理
HACCPシステム
衛生管理状態の記録化（文書化）
マニュアルの定期的見直し
7原則12手順に基づきマニュアル化
工程（集中）管理システム
メリット④
衛生管理の状態が記録に残されるため，PL（製造物責任）法への対応も可能となる．
メリット⑥
衛生水準の高い管理を持続できる．
メリット⑤
マニュアルに従って行えば，誰がやっても安全性の高い管理ができる．
メリット⑦
危害がすでに存在していると仮定し，その危害を特定の工程（CCP）で集中的かつ計画的にモニタリングして，対策が立てられるため，効果的な対応ができる．

図5-2　HACCPシステムの特徴とメリット

(4) HACCPの7原則と12手順

HACCPプランの作成は12の手順に従って行う．**HACCP 12**手順のうち手順1～5は，危害分析（原則1）を実施するための準備作業である．手順6～12は**HACCP**の**7**原則と呼ばれ，HACCPプラン作成の最も重要な部分となる（図5−3）．しかし，この12手順を実施する前に，まず一般的衛生管理プログラム（PRP）を確立することが基本となる．

手順**1**： 専門家チーム（**HACCP**チーム）の編成
手順**2**： 製品の特徴を確認
手順**3**： 製品の使用方法を確認
手順**4**： 製造工程一覧図，施設の図面及び標準作業手順書の作成
手順**5**： 製造工程一覧図を現場で確認
手順**6**： 危害分析（**HA**）の実施 （原則**1**）
手順**7**： 重要管理点（**CCP**）の決定 （原則**2**）
手順**8**： 管理基準（**CL**）または許容限界の設定 （原則**3**）
手順**9**： 測定方法（モニタリング）の設定 （原則**4**）
手順**10**： 改善措置の設定 （原則**5**）
手順**11**： 検証方法の設定 （原則**6**）
手順**12**： 記録の維持管理 （原則**7**）

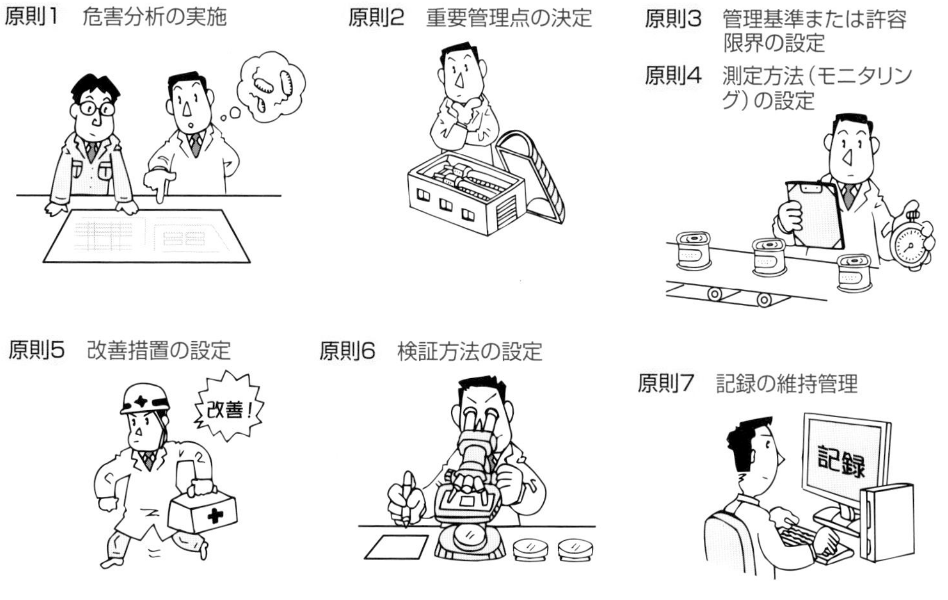
原則1 危害分析の実施
原則2 重要管理点の決定
原則3 管理基準または許容限界の設定
原則4 測定方法（モニタリング）の設定
原則5 改善措置の設定
改善！
原則6 検証方法の設定
原則7 記録の維持管理
記録

図**5−3 HACCP**の**7**原則

原則**1**（手順**6**）： 危害分析（HA）の実施

原材料や製造工程における潜在的な危害について，その原因や起こりやすさ，発生した場合の危害の程度，さらにそれらの危害をコントロールするための防止措置を明らかにする作業．危害分析の手順は，① 危害を抽出する，② 危害の評価を行

う，③ 発生要因を特定する，④ 防止措置を特定するの順に行われる．

原則2（手順7）：　重要管理点（CCP）の決定

危害の発生を防止し，食品の安全性を確保する上で重要なポイント（手順，操作，段階，工程等）のことを重要管理点（Critical Control Point = CCP）という．原材料の生産，受け入れ，製造，加工，貯蔵等，製造の全工程のどこに重要管理点を設定するかについては，危害分析の結果に基づいて決定する．一般的な衛生管理（PRP）を確実に行うことで，対応できるものも多く含まれている．

原則3（手順8）：　管理基準（CL）または許容限界の設定

製品の安全性を確保するために，各重要管理点には管理基準（許容基準値，Critical Limit：CL）が設定される．例えば，食中毒細菌を死滅させる加熱工程を重要管理点とした場合，加熱条件を示す指標（加熱温度や時間，食材が加熱部を通過する速度など）が管理基準となり，温度計や速度計を利用して，この指標を製造担当者が連続的に監視する（モニタリング）．管理基準は，pH，酸濃度，塩濃度などの化学的検査値や温度，時間，濃度，圧力などの理化学的測定値のほか，色調，臭気，粘度などの官能指標も用いられる．

原則4（手順9）：　測定方法（モニタリング）の設定

モニタリングの目的は重要管理点で管理基準が確実に守られているかを，常時確認することにあり，工程中にリアルタイムで確認できる内容であること，結果が速やかに得られることなどが求められる．製造工程の重要な段階を連続的に監視することで，異常が発生したときにも素早い対応が可能となり，より高い安全性を確保することができる．

原則5（手順10）：　改善措置の設定

何らかの原因で，重要管理点の指標が管理基準から逸脱してしまった場合に，とるべき措置を改善措置という．この措置には，原因究明や復旧作業だけでなく，工程の管理状態が基準から外れている間に製造された製品の特定や処分方法も含まれている．

原則6（手順11）：　検証方法の設定

「検証」とは，重要管理点が適切に機能しているかどうかを確認するための定期・不定期の試験検査を指す．検証作業は，① 製品の安全性に問題が生じた時，② 製品に食中毒の原因である疑いが生じた時，③ HACCP プランの修正時，④ 工程，設備，原材料の変更による HACCP プラン修正の必要性を判断する時に行う．

原則7（手順12）：　記録の維持管理

HACCP システムでは，正確な記録を取り，その結果を保管することが必要となる．これらの記録文書は，事故発生時の原因究明を容易にするとともに，HACCP プランが確実に実施されていた証拠となるため，クレーム対応に役立つもので，品質保証の上で大変重要な役割を担っている．

(5) HACCPシステムによる衛生管理の一例

カレーやシチューは私たちの食生活において，最もポピュラーな食品であり，学校給食や給食施設でも定番のメニューとなっている．しかし，大量調理後の保管時に食中毒菌が増殖し集団食中毒の原因食品となることがある．これらの製造工程について危害分析を行い，その結果から作成されたHACCPプラン（CCP1；煮込み時とCCP2；冷却時）は図5-4のようになる．また，CCP以外の工程は，衛生標準作業手順（Sanitation Standard Operation Procedure : SSOP）に従って管理を行う．

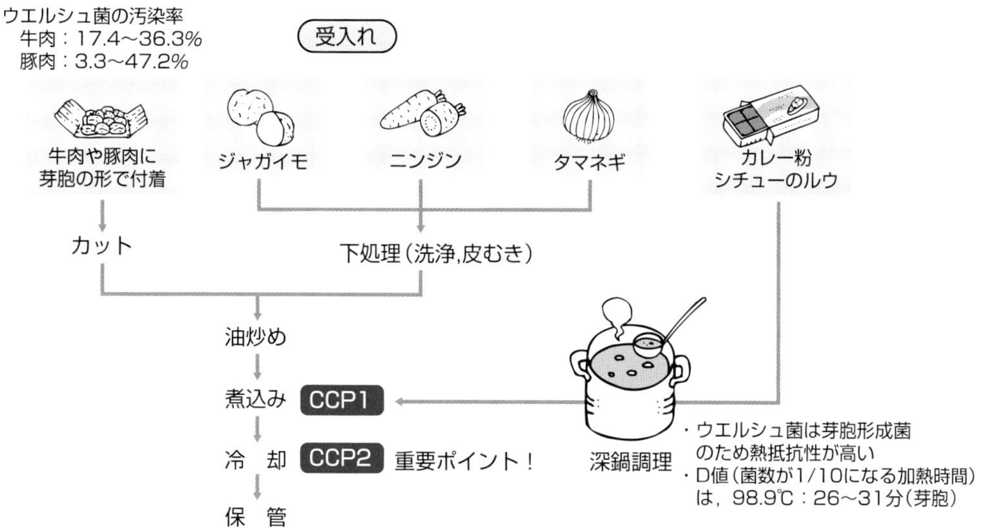
ウエルシュ菌の汚染率
牛肉：17.4～36.3%
豚肉：3.3～47.2%
受入れ
牛肉や豚肉に
芽胞の形で付着
ジャガイモ
ニンジン
タマネギ
カレー粉
シチューのルウ
カット
下処理（洗浄,皮むき）
油炒め
煮込み
CCP1
冷 却
CCP2
重要ポイント！
保 管
深鍋調理
・ウエルシュ菌は芽胞形成菌
のため熱抵抗性が高い
・D値（菌数が1/10になる加熱時間）
は，98.9℃：26～31分（芽胞）

	CCP1	CCP2
工程	煮込み	冷却
危害	牛肉や豚肉にウエルシュ菌の付着	生残菌の増殖 食中毒菌の汚染
発生要因	加熱温度/加熱時間の不足	緩慢な冷却
防止措置	十分な加熱温度・加熱時間	急速な冷却
管理基準	品温を100℃，15分以上に	品温を90分以内に5℃以下に
モニタリング方法	ロットごとに調理担当者が温度計，タイマーを観察	ロットごとに調理担当者が温度計，タイマーを観察
改善措置	再加熱	不良品は廃棄
検証手順	作業記録を確認，温度計，タイマーの校正	作業記録を確認，温度計，タイマーの校正

図**5-4** カレーやシチューの製造工程における**HACCP**プラン

(6) HACCP方式と従来の衛生管理方法との違い

これまでの食品の安全性は，製造環境を清潔できれいにすれば安全な食品が製造できるとの考えに基づき，製造環境の整備・衛生確保に重点が置かれてきた．また，安全性や品質の確認は，最終製品の一部を抜き取り検査（細菌の培養検査・異物検査・官能検査等）により行ってきたため，すべての製品が安全であるという保障はなかった．一方，新しい衛生管理方式であるHACCP方式は，上記の手法に加え，原料の入荷から製造・出荷までのすべての工程において，あらかじめ危害を予測し，その危害を防止（予防，消滅，許容レベルまでの減少）するための重要管理点を特定して継続的に監視・記録し，異常が認められたらすぐに対策を取り解決するので，不良製品の出荷を未然に防ぐことができるため，より安全な衛生管理システムといえる．図5-5に加工食品の一般的な製造工程を例にして従来方法とHACCP方式による衛生管理方法との比較をした．

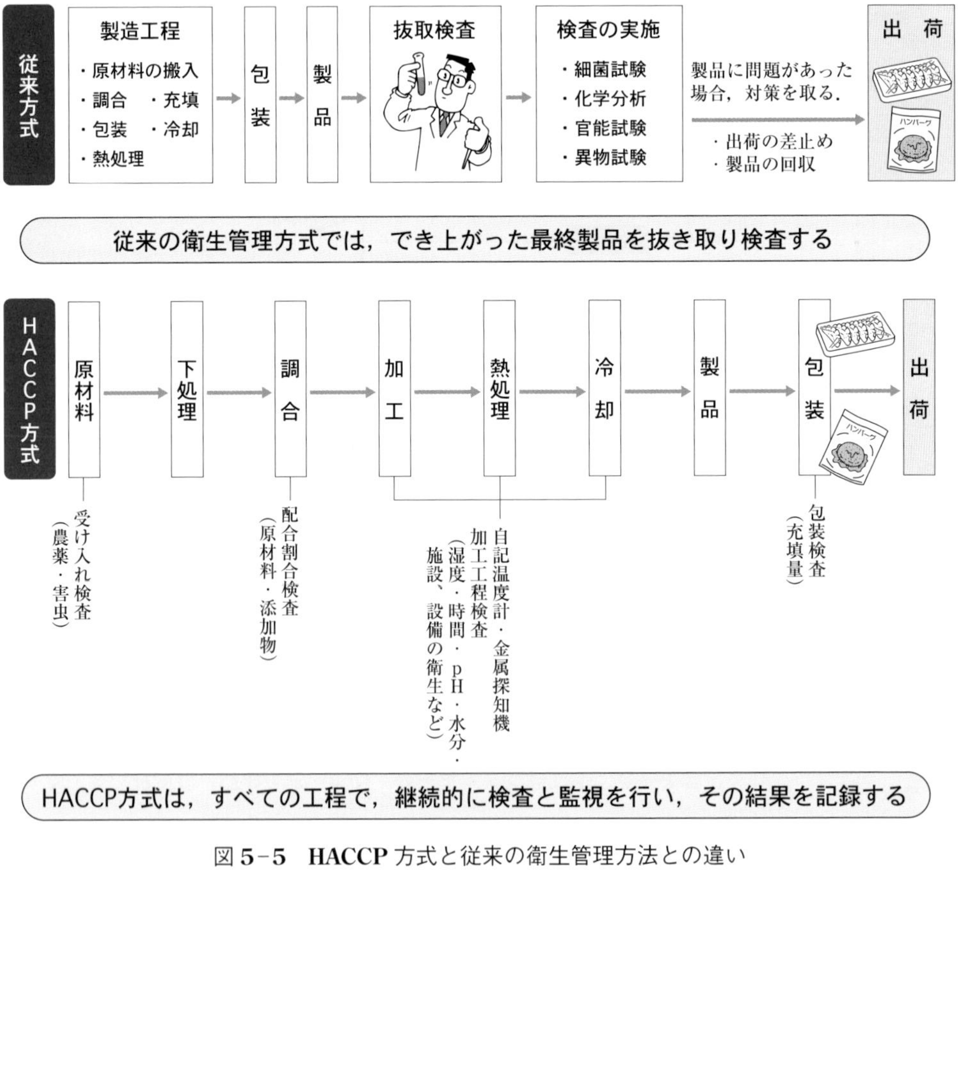
従来方式
製造工程
・原材料の搬入
・調合　・充填
・包装　・冷却
・熱処理
包装
製品
抜取検査
検査の実施
・細菌試験
・化学分析
・官能試験
・異物試験
製品に問題があった場合，対策を取る．
・出荷の差止め
・製品の回収
出荷
ハンバーグ
従来の衛生管理方式では，でき上がった最終製品を抜き取り検査する
HACCP方式
原材料
下処理
調合
加工
熱処理
冷却
製品
包装
出荷
ハンバーグ
受け入れ検査（農薬・害虫）
配合割合検査（原材料・添加物）
自記温度計・金属探知機
加工工程検査（湿度・時間・pH・水分・施設、設備の衛生など）
包装検査（充填量）
HACCP方式は，すべての工程で，継続的に検査と監視を行い，その結果を記録する

図5-5　HACCP方式と従来の衛生管理方法との違い

5.2　一般的衛生管理プログラムと HACCP システム

食品の安全性を確保し，食品に起因する健康危害を防止するためには，原材料の生産から最終消費にいたる流れ（Food Chain；フードチェーン）の各段階で衛生管理が効果的に実施されなければならない．コーデックス委員会は食品衛生管理の基本原則として「食品の一般的原則に関する規則」をまとめ，フードチェーンに対して一貫して適用できる基本原則を示した．この規則に示された管理は国際的に認められており，生産農場から食卓まで（from farm to table）の各過程で衛生的な環境を確保し，微生物汚染や増殖の防止及び殺菌，有害物の排除などを管理の要点としている．

「食品の一般的原則に関する規則」は HACCP システムを実施するための前提条件でもあり，米国では食品の製造加工における衛生的環境整備のための基準として適正製造基準（Good Manufacturing Practice : **GMP**）という概念を法的に規定している．わが国では規則の内容を一般的衛生管理プログラム（Prerequisite Program : **PRP**）と称しており，具体的には都道府県知事が定める施設基準, また厚生労働省が定める管理運営基準が相当する．また，衛生規範に記載されている事項も一般的衛生管理プログラムに該当する．

PRP は HACCP システム導入に当たって前提条件として整備しておくべき要件のことである．PRP は食品を製造する施設設備を衛生的にし，安全な食品が製造できる環境を整備するもので，これが十分に構築されていない場合は HACCP システムを有効に機能させることができない．PRP は HACCP システムを支えるもので，その対象は広範囲に及ぶ（表 5–3）．

表 5–3　一般的衛生管理プログラムの 10 項目

1	施設・設備の衛生管理
2	施設・設備，機械・器具の保守管理
3	そ族・昆虫の防除
4	使用水の衛生管理
5	排水及び廃棄物の衛生管理
6	従事者の衛生管理
7	従事者の衛生教育
8	食品等の衛生的取り扱い
9	製品の回収プログラム
10	試験・検査に用いる設備等の保守管理

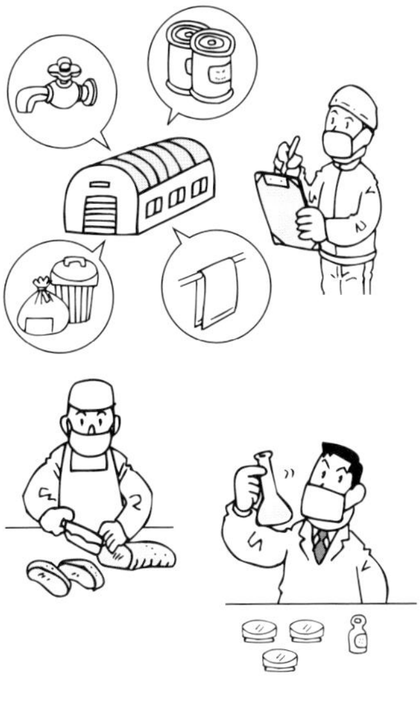

5.3　食品工場における一般衛生管理事項

表5-4に，食品工場における一般的衛生管理プログラム（PRP）の要点を示す．

PRPを支援するものとして，適正製造基準（GMP）と衛生標準作業手順（SSOP）がある．GMPはPRPのハード面を支援し，食品を製造するための施設設備などに対する基準である．SSOPはPRPのソフト面を支援し，衛生管理の方法，手順を示したものである．PRPとHACCPの関係は図5-6のようになる．

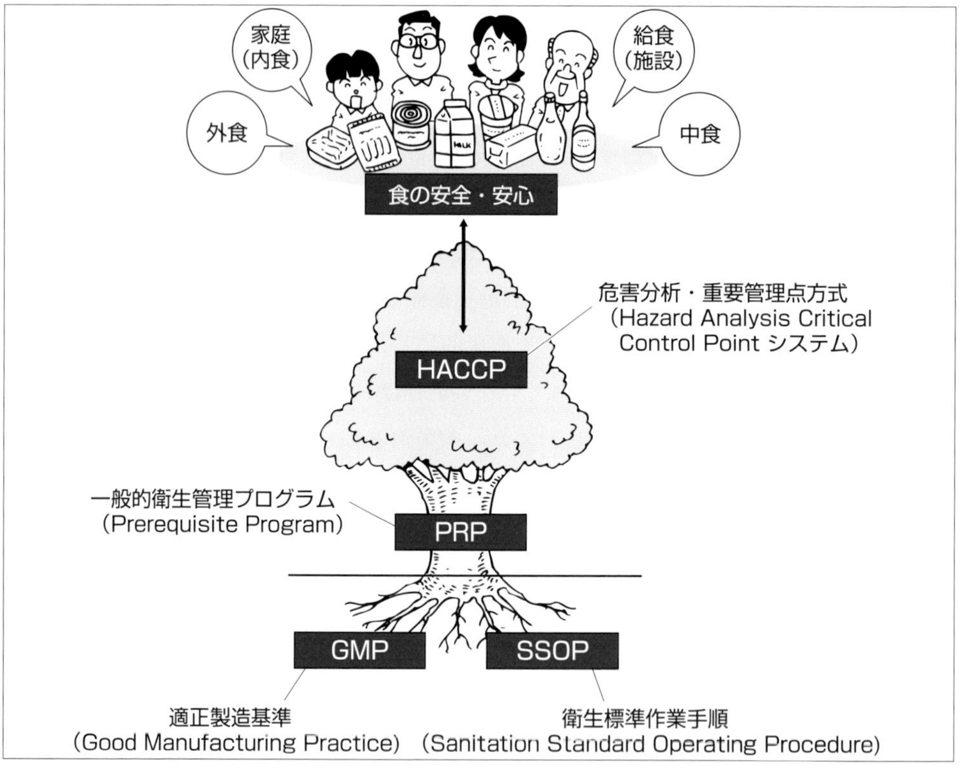
家庭
（内食）
給食
（施設）
外食
中食
食の安全・安心
危害分析・重要管理点方式
（Hazard Analysis Critical
Control Point システム）
HACCP
一般的衛生管理プログラム
（Prerequisite Program）
PRP
GMP
SSOP
適正製造基準
（Good Manufacturing Practice）
衛生標準作業手順
（Sanitation Standard Operating Procedure）

図5-6　**PRPとHACCPの関係**

表 **5-4**　一般的衛生管理プログラムの **10** 項目

1. 施設・設備の衛生管理	1）構造	作業が安全に効率的に行える広さがあり，汚染区域と非汚染区域がに区別されており，隔壁等で不衛生な場所から完全に区分されていること．また，トイレ，休憩室及び更衣室は食品を取り扱う場所と区分されていること．
	2）採光，換気，天井，床，排水	明るさは 100 ～ 200 ルクスあり，十分な換気が行われ，高温多湿が避けられていること．天井は結露しにくく清掃しやすい構造で，床は耐水性と堅牢性を備えた素材が使用されていること．
	3）手洗い，洗浄設備，製造用設備	入口と各作業区域ごとに手洗い設備があり，履き物の殺菌設備が設置されていること．また，製造用設備は用途別に相互汚染しないように設置されていること．
2. 施設・設備，機械・器具の保守管理	1）整理・整頓	作業に不必要な物品が置かれていないこと．
	2）清掃・洗浄	施設・設備，機械が適切に清掃，洗浄，殺菌されていること．
	3）手洗い設備・トイレ	手洗い設備（石けん，爪ブラシ，ペーパータオル，殺菌液）が適切に整備され，トイレには，専用の手洗い設備，専用の履き物が備えられていること．
	4）製造機械・器具·容器等	製造機械は使用後洗浄，殺菌，乾燥されていること．製造用器具，容器は用途別及び食品別に用意し，混同しないように使用され，衛生的に保管されていること．
3. そ族・昆虫の防除		ねずみや衛生昆虫の発生があれば駆除しその記録を保存すること．
4. 使用水の衛生管理		使用水の色，濁り，におい，異物，遊離残留塩素濃度が毎日検査され，記録されていること．貯水槽も定期的に清掃，水質検査され，その記録が保管されていること．
5. 排水及び廃棄物の衛生管理		床や排水溝は水が滞留しない構造になっていること．廃棄物は作業場内に放置せず，適宜集積場に運搬し，集積場も清潔に管理すること．
6. 従事者の衛生管理		定期的に健康診断，検便が実施されていること．下痢，手指に化膿創をもつ者は直接調理業務に携わらないこと．清潔なユニフォームを着用し，専用の履物を使用すること．手洗いが適切なタイミングでマニュアルどおりに実施されていること．
7. 従事者の衛生教育		従事者の経験やレベルに沿った教育訓練プログラムが計画，実施されていること．知識や技術教育の他，使命教育（心構えや責任感）も実施されていること．健康管理，身だしなみ，規則遵守など自主管理事項の徹底を図る教育が行われていること．
8. 食品等の衛生的取り扱い	1）原材料の取り扱い	受入検査（品質，鮮度，品温，異物混入）が適正に行われ，その記録があること．原材料は種類ごとに専用の保管場所に適切な温度で保管されており，先入れ，先出しを適切に行っていること．
	2）製造，製品	製造基準のある食品は，基準を遵守して製造されていること．加熱工程のある食品は，温度，時間等の管理基準を定め，管理記録されていること．製品は出荷まで適切に温度管理が行われ，時刻及び温度が記録されていること．配送過程のある製品は，適切な温度管理が行われ，時刻及び温度が記録されていること．
9. 製品の回収プログラム		不良食品発生時の製品回収や原因追究等を行うための，出荷・在庫管理が行われており，回収及び再発防止体制が整備されていること．保存サンプルがロットごとに採取され，品質保持期間まで保有されていること．製造履歴を遡ることができる帳票類が整備され，トレースバックが可能であること．
10. 試験・検査に用いる設備等の保守管理		原材料，製品，及び保存サンプルについて，自主検査を実施すること．金属検出器等の感度が適切に設定され，テストピースによる検証結果が記録されていること．

ちょっとメモ　衛生規範

わが国の食品の衛生管理は，食品ごとに食品の衛生規範（Code of Hygienic Practice of Foods）を定め，旧厚生省環境衛生局通達として公表してきている．これまでに1979年（昭和54年）「弁当及び惣菜の衛生規範について」，1981年（昭和56年）「漬物の衛生規範について」，1983年（昭和58年）「洋生菓子の衛生規範について」，1987年（昭和62年）「セントラルキッチン/カミサリー・システムの衛生規範について」，1991年（平成3年）「生めん類の衛生規範について」がある．

ちょっとメモ　ISO22000；消費者から見た「食の安全・安心」

近年，消費者の目線から食品の品質管理をしていく基準として，工業的分野での標準を決める国際機関ISO（国際標準化機構；International Organization for Standardization）によりISO22000が作られた．これは，HACCPの考え方を中心としつつも，HACCPが「食品に菌がいてはならない」という絶対値管理であるのに対して，ISO22000は相対値管理を基準とする．つまり「この製品の菌数は○○以下にする」など，自分たちの工場独自の目標を定めたり，そのような製品を作るシステムがあることをめざし，実現するものである．また，農場から小売まで，一般消費者に食品が届くまでに関連する組織すべてが対象となることも特徴の1つである．

5.4　家庭における衛生管理

(1)　細菌性食中毒予防の三原則

食中毒は，飲食店での食事だけではなく，家庭での食事でも発生する．食中毒を予防するためには食品に「食中毒菌をつけない」，「食中毒菌を増やさない」，食品や調理器具に付着した「食中毒菌を殺す（やっつける）」という三原則（図 5-7）が重要である．

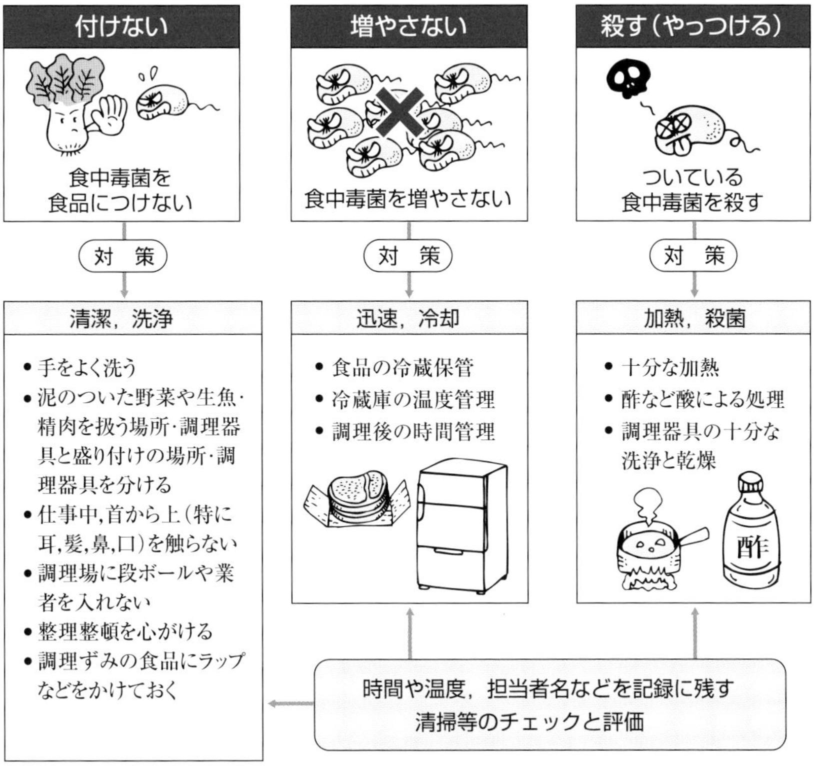
付けない
食中毒菌を
食品につけない
増やさない
食中毒菌を増やさない
殺す（やっつける）
ついている
食中毒菌を殺す
対　策
対　策
対　策
清潔，洗浄
• 手をよく洗う
• 泥のついた野菜や生魚・精肉を扱う場所・調理器具と盛り付けの場所・調理器具を分ける
• 仕事中，首から上（特に耳，髪，鼻，口）を触らない
• 調理場に段ボールや業者を入れない
• 整理整頓を心がける
• 調理ずみの食品にラップなどをかけておく
迅速，冷却
• 食品の冷蔵保管
• 冷蔵庫の温度管理
• 調理後の時間管理
加熱，殺菌
• 十分な加熱
• 酢など酸による処理
• 調理器具の十分な洗浄と乾燥
酢
時間や温度，担当者名などを記録に残す
清掃等のチェックと評価

図 **5-7**　食中毒予防の三原則

①　菌をつけない

a. 新鮮な食品材料を購入し，使用前には水で十分洗浄して汚れや細菌を落とす食肉，野菜，魚介類などは購入時すでに細菌が付着しているので，汚染や腐敗の少ない，できるだけ新鮮なものを購入する．

b. 調理器具の十分な洗浄と殺菌・消毒

生肉や魚の調理に使った器具は熱湯，塩素系漂白剤，消毒用アルコール（70％エタノール）で殺菌してから再使用．まな板，包丁，ふきん，菜箸，スポンジ，たわし，ボールなどは適切な方法でこまめに殺菌するよう心掛ける．

c. 調理や食前の十分な手洗い

指輪をしたままや，化膿巣や手荒れのある手指での調理は厳禁．調理前には消毒薬，せっけんを使って手指を正しく洗浄･消毒する．

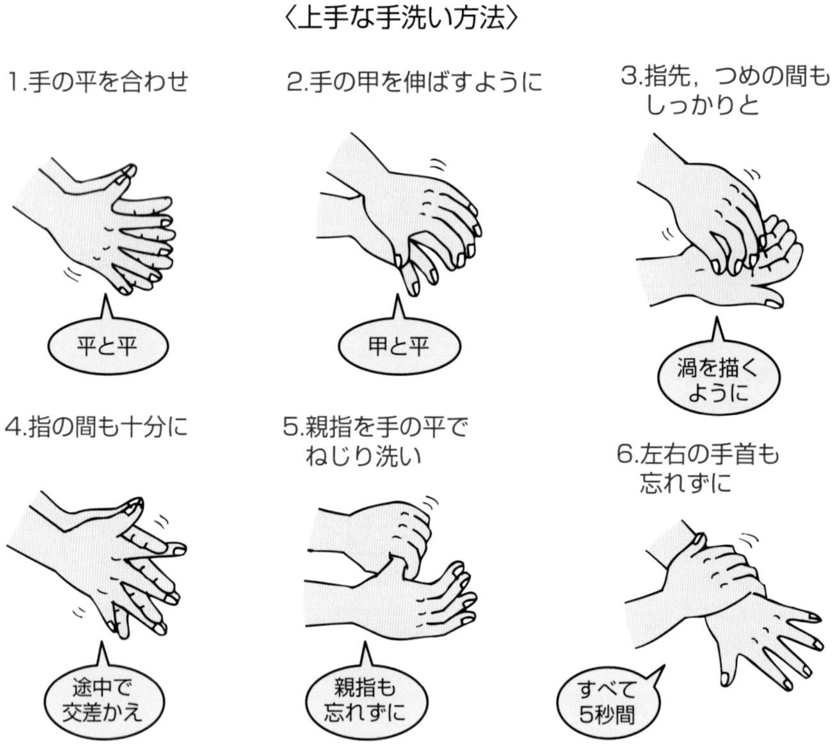
〈上手な手洗い方法〉
1.手の平を合わせ
平と平
2.手の甲を伸ばすように
甲と平
3.指先，つめの間も しっかりと
渦を描くように
4.指の間も十分に
途中で交差かえ
5.親指を手の平で ねじり洗い
親指も忘れずに
6.左右の手首も 忘れずに
すべて5秒間

② 菌を増やさない

a. できあがった料理はできるだけ早く食べる

調理後時間がかなり経過した食品は思い切って廃棄．消費期限にも注意．

b. 食品の適切な温度管理（冷凍・冷蔵庫の正しい利用）

食品の詰め過ぎや，頻繁な扉の開閉は庫内温度の上昇につながり危険．エルシニア菌やE型ボツリヌス菌などは低温でも増殖可能なので要注意．

冷蔵：10℃以下　冷凍：－15℃以下　温蔵：65℃以上

③ 菌を殺す

a. 食肉，鶏卵などの加熱は十分に

O157など食中毒菌のほとんどは75℃以上の温度で，1分以上加熱すると死滅する（ただし芽胞をつくるセレウス菌，ボツリヌス菌，ウエルシュ菌は例外）.

b. 電子レンジを使う調理では容器の中心温度に注意すること

容器の中心まで熱が通るよう，加熱途中で攪拌するなど工夫する.

(2) 家庭で行うHACCP（家庭でできる食中毒予防の6つのポイント）

家庭における食中毒を防止するために1997年（平成9年）3月31日に厚生省（現厚生労働省）が,「家庭でできる食中毒予防の6つのポイント」を発表した．この家庭用マニュアルは米国農務省食品安全検査局が作成した「Food Safety in Kitchen：a“HACCP”approach」を参考に作成された．その内容を以下に示す.

ポイント1 食品の購入

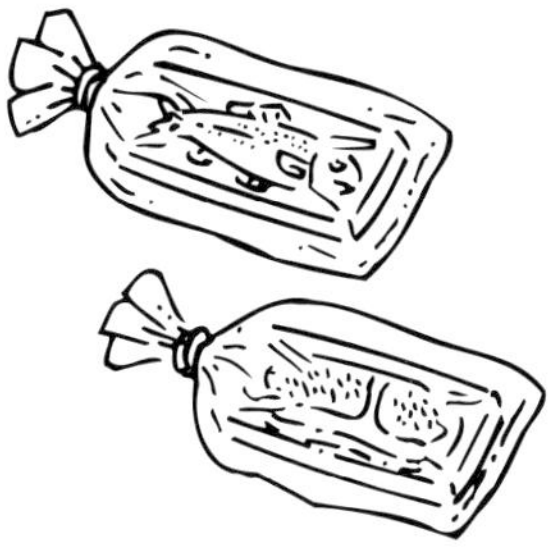

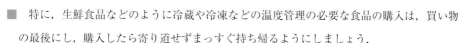

- ■ 肉，魚，野菜などの生鮮食品は新鮮な物を購入しましょう.
- ■ 表示のある食品は，消費期限などを確認し，購入しましょう.
- ■ 購入した食品は，肉汁や魚などの水分がもれないようにビニール袋などにそれぞれ分けて包み，持ち帰りましょう.
- ■ 特に，生鮮食品などのように冷蔵や冷凍などの温度管理の必要な食品の購入は，買い物の最後にし，購入したら寄り道せずまっすぐ持ち帰るようにしましょう.

ポイント2 家庭での保存

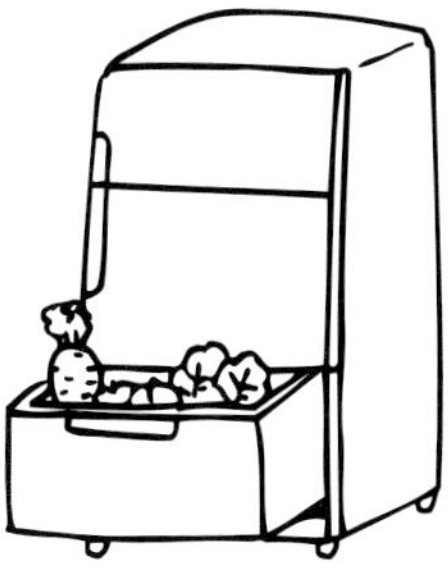

- ■ 冷蔵や冷凍の必要な食品は，持ち帰ったら，すぐに冷蔵庫や冷凍庫に入れましょう.
- ■ 冷蔵庫や冷凍庫の詰めすぎに注意しましょう．目安は，7割程度です.
- ■ 冷蔵庫は10℃以下，冷凍庫は，－15℃以下に維持することが目安です．温度計を使って温度を計ると，より庫内温度の管理が正確になります．細菌の多くは，10℃では増殖がゆっくりとなり，－15℃では増殖が停止しています．しかし，細菌が死ぬわけではありません．早めに使いきるようにしましょう．

■　肉や魚などは，ビニール袋や容器に入れ，冷蔵庫の中の他の品に肉汁などがかからないようにしましょう．

■　肉，魚，卵などを取り扱う時は，取り扱う前と後に必ず手指を洗いましょう．せっけんを使い洗った後，流水で十分に洗い流すことが大切です．簡単なことですが，細菌汚染を防ぐ良い方法です．

■　食品を流し台の下に保存する場合は，水漏れなどに注意しましょう．また，直接床に置いたりしてはいけません．

ポイント3　下準備

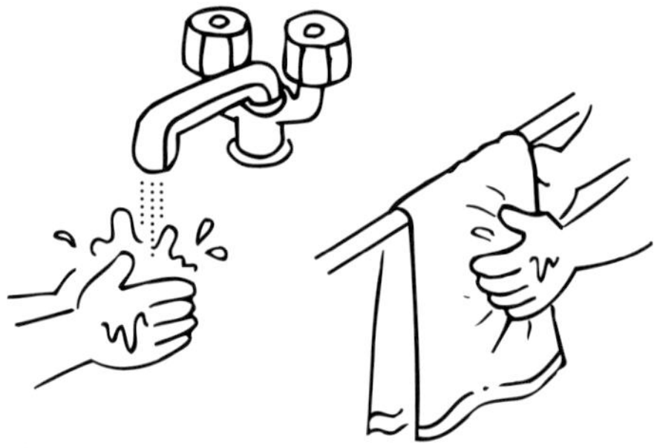

■　台所を見渡してみましょう．ゴミは捨ててありますか？　タオルやふきんは清潔なものと交換してありますか？　せっけんは用意してありますか？　調理台の上は片付けて広く使えるようになっていますか？　もう一度，チェックをしましょう．

■　井戸水を使用している家庭では，水質に十分注意してください．

■　手を洗いましょう．

〈手洗いの洗い残しが発生しやすいところ〉

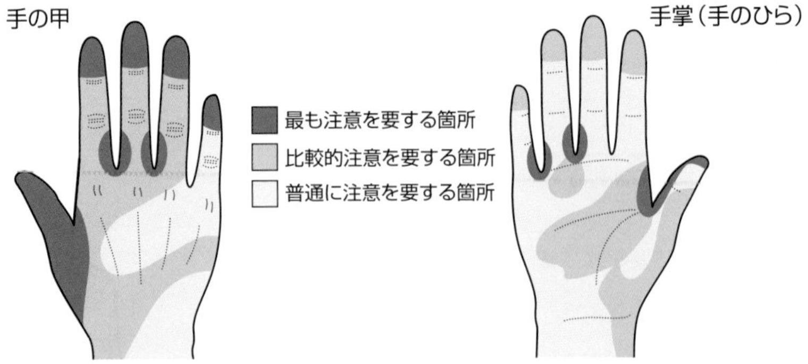
手の甲
手掌（手のひら）
最も注意を要する箇所
比較的注意を要する箇所
普通に注意を要する箇所

■　生の肉，魚，卵を取り扱った後には，また，手を洗いましょう．途中で動物に触ったり，トイレに行ったり，おむつを交換したり，鼻をかんだりした後の手洗いも大切です．

■ 肉や魚などの汁が，果物やサラダなど生で食べる物や調理のすんだ食品にかからないようにしましょう．

■ 生の肉や魚を切った後，洗わずにその包丁やまな板で，果物や野菜など生で食べる食品や調理の終わった食品を切ることはやめましょう．洗ってから熱湯をかけたのち使うことが大切です．包丁やまな板は，肉用，魚用，野菜用と別々にそろえて，使い分けるとさらに安全です．

■ ラップしてある野菜やカット野菜もよく洗いましょう．

■ 冷凍食品など凍結している食品を調理台に放置したまま解凍するのはやめましょう．室温で解凍すると，食中毒菌が増える場合があります．解凍は冷蔵庫の中や電子レンジで行いましょう．また，水を使って解凍する場合には，気密性の容器に入れ，流水を使います．

■ 料理に使う分だけ解凍し，解凍が終わったらすぐ調理しましょう．解凍した食品をやっぱり使わないからといって，冷凍や解凍を繰り返すのは危険です．冷凍や解凍を繰り返すと食中毒菌が増殖したりする場合もあります．

■ 包丁，食器，まな板，ふきん，たわし，スポンジなどは，使った後すぐに，洗剤と流水でよく洗いましょう．ふきんのよごれがひどい時には，清潔なものと交換しましょう．漂白剤に1晩つけ込むと消毒効果があります．包丁，食器，まな板などは，洗った後，熱湯をかけたりすると消毒効果があります．たわしやスポンジは，煮沸すればなお確かです．

ポイント4 調 理

■ 調理を始める前にもう一度，台所を見渡してみましょう．下準備で台所がよごれていませんか？　タオルやふきんは乾いて清潔なものと交換しましょう．そして，手を洗いましょう．

■ 加熱して調理する食品は十分に加熱しましょう．加熱を十分に行うことで，もし，食中毒菌がいたとしても殺すことができます．目安は，**中心部の温度が 75 ℃で 1 分間以上加熱すること**です．

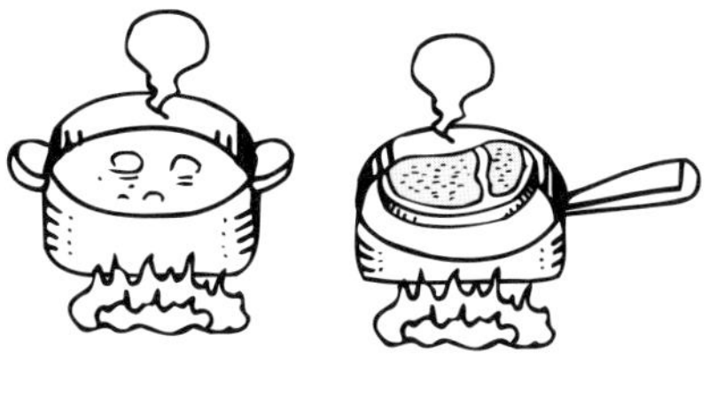

■ 料理を途中でやめてそのまま室温に放置すると，細菌が食品についたり，増えたりします．途中でやめるような時は，冷蔵庫に入れましょう．再び調理をするときは，十分に加熱しましょう．

■ 電子レンジを使う場合は，電子レンジ用の容器，ふたを使い，調理時間に気をつけ，熱の伝わりにくい物は，時々かき混ぜることも必要です．

ポイント5 食事

ポイント5 食事

■ 食卓につく前に手を洗いましょう．

■ 清潔な手で，清潔な器具を使い，清潔な食器に盛りつけましょう．

■ 温かく食べる料理は常に温かく，冷やして食べる料理は常に冷たくしておきましょう．目安は，温かい料理は65℃以上，冷やして食べる料理は10℃以下です．

■ 調理前の食品や調理後の食品は，室温に長く放置してはいけません．例えば，O157は室温でも15～20分で2倍に増えます．

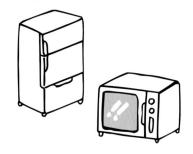

ポイント6 残った食品

■ 残った食品を扱う前にも手を洗いましょう．残った食品はきれいな器具，皿を使って保存しましょう．

■ 残った食品は早く冷えるように浅い容器に小分けして保存しましょう．

■ 時間が経ち過ぎたら，思い切って捨てましょう．

■ 残った食品を温め直す時も十分に加熱しましょう．目安は75℃以上です．味噌汁やスープなどは沸騰するまで加熱しましょう．

■ ちょっとでも怪しいと思ったら，食べずに捨てましょう．口に入れるのはやめましょう．

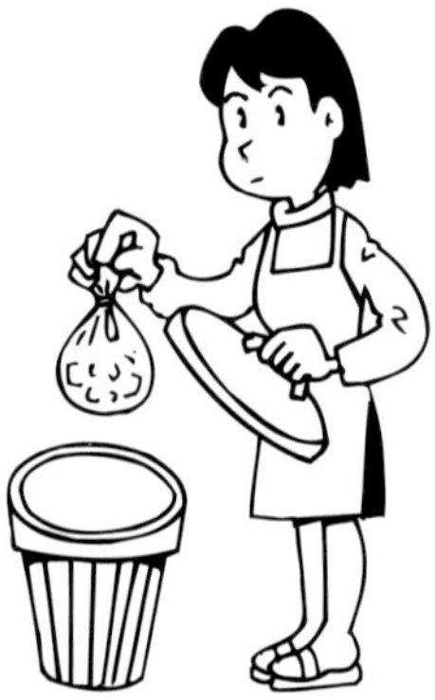

練 習 問 題

問1　以下の文で誤った文を2つ選びなさい．

a　HACCPシステムは食品の安全性確保手段の1つで，危害分析・重要管理点（監視）方式と訳される．

b　総合衛生管理製造過程の承認制度の対象食品は現在5種類である．

c　総合衛生管理製造過程とは製造または加工の方法及びその衛生管理の方法について食品の危害の発生を防止するための措置が総合的に講じられた製造または加工の工程をいう．

d　総合衛生管理製造過程の承認の有効期間は3年で，経過後は更新が必要である．

e　HACCPプランは12の手順に沿って作成する．手順の中にHACCPの3原則が組み込まれており，この3原則を遵守すれば食中毒の予防ができる．

1. aとc　2. aとe　3. bとd　4. bとe　5. cとd

問2　a　一般的衛生管理プログラムはPPまたはPRPとも呼ばれ，HACCPシステムと同等，同様の食品安全管理システムとして位置付けられている．

b　食品工場での使用水の残留塩素濃度の基準は0.1 mg/L（0.1 ppm）以上である．

c　GMPとは衛生標準作業手順またはその書類のことで，衛生管理の方法や手順を示したものである．

d　細菌性食中毒予防のポイントは菌を「つけない・増やさない・殺す」である．

e　1997年厚生省から家庭における食中毒予防のためのマニュアルが発表されたがこのマニュアルはHACCPの概念を取り入れており，「家庭で行うHACCP」という副題がつけられている．

1. aとc　2. aとe　3. bとd　4. bとe　5. cとd

【答】　問1 —(4)，問2 —(1)

第6章 食品中の汚染物質

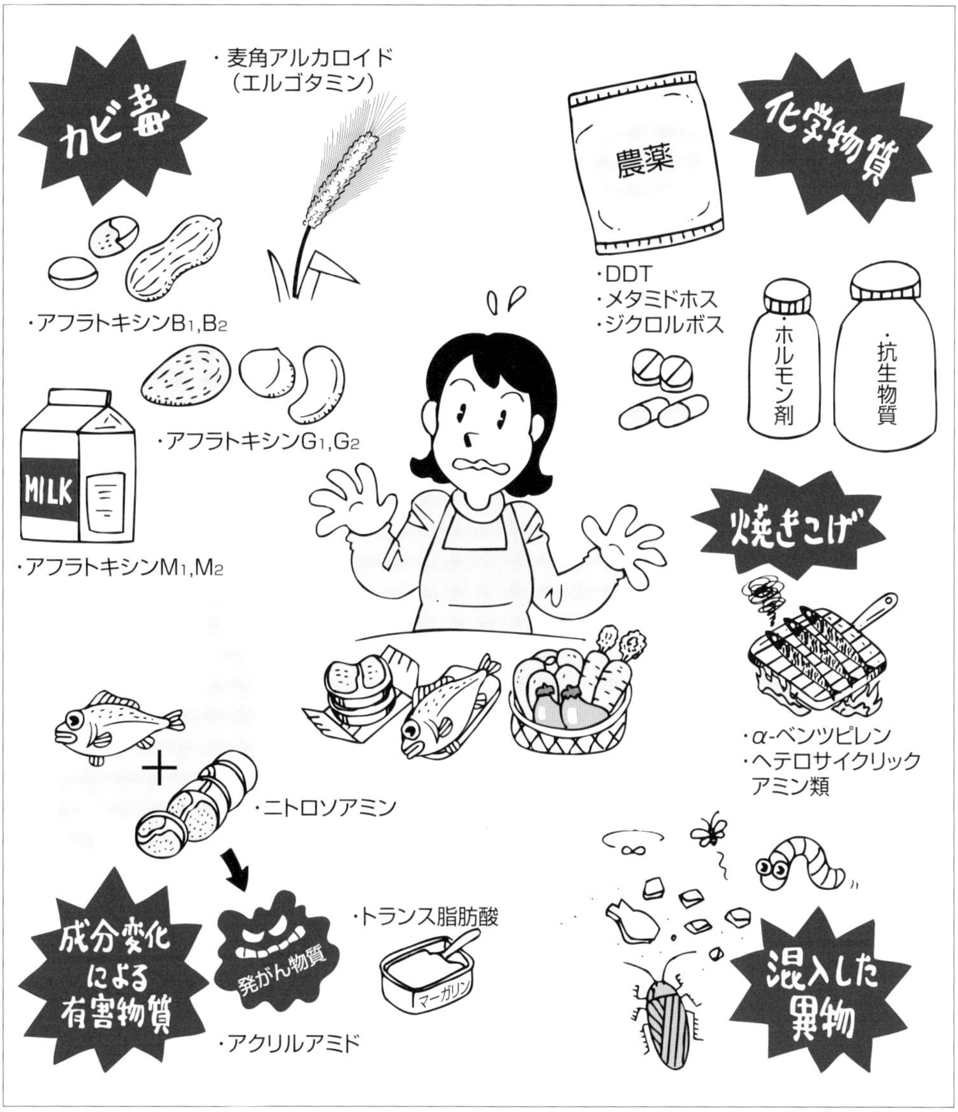
カビ毒
・麦角アルカロイド
（エルゴタミン）
・アフラトキシンB1,B2
・アフラトキシンG1,G2
MILK
・アフラトキシンM1,M2
化学物質
農薬
・DDT
・メタミドホス
・ジクロルボス
・ホルモン剤
・抗生物質
焼きこげ
・α-ベンツピレン
・ヘテロサイクリック
アミン類
・ニトロソアミン
成分変化
による
有害物質
発がん物質
・トランス脂肪酸
マーガリン
・アクリルアミド
混入した
異物

私たちが日頃食する農産物や水産魚介類は，さまざまな物質と共存する環境の下で生育している．その結果，食物本来が有する成分以外の物質で汚染を受けることになる．その中には，健康を害する物質で汚染される例も少なくない．本章では，どのような化学物質がどのような食物を汚染するかを中心に学ぶ（表**6-1**）．

1） 食品中に含まれる有害カビ毒（アフラトキシンなど）

2） 食品中に含まれる有害化学物質（農薬，抗生物質，ホルモン剤，内分泌撹乱化学物質など）

3） 食品成分の変化により生じる有害物質（過酸化脂質，ヒスタミンなど）

4） 食品中に混入する主な異物（容器の破損残骸，害虫など）

表 6-1　食品中に含まれる主な化学汚染物質

汚染物質	主な化学物質	備　考
カビ毒(マイコトキシン)	アフラトキシン	*A. flavus* などの麹カビがナッツ・ソバ・穀物類に繁殖して産生する毒素．強い発がん物質
	オクラトキシン A	こうじカビ，青カビ類が産生するマイコトキシンで肝・腎臓などの発がん物質
	シトリニン	主に青カビ類が産生するマイコトキシンで腎障害を引き起こす．
	パツリン	主に青カビ類が産生するマイコトキシンで消化器障害を引き起こす．
	麦角アルカロイド	麦角菌の胞子がイネ科の植物に感染し，エルゴメトリンなどを産生
農薬	パラチオン DDT	有機リン系農薬 有機塩素系農薬
抗生物質	動物用医薬品	2006 年より農薬とともにポジティブリスト制となる．
ホルモン剤	ゼラノール， トレンボロンアセテート	
内分泌撹乱化学物質	ビスフェノール A その他約 70 種類	精子細胞の形成障害など．ホルモン様作用
PCB	コプラナー PCB	数ある PCB の中で，最も毒性が強い物質．自然界では分解されない．カネミ油症事件の原因物質．
ダイオキシン	PCDD，PCDF	発がん性，内分泌撹乱化学物質でもある．
重金属	ヒ素，水銀，カドミウム	森永ヒ素ミルク事件(亜ヒ酸)，水俣病(メチル水銀)，イタイイタイ病(カドミウム)
腐敗アミン	ヒスタミン	主に赤身魚で増殖した細菌が保有する脱炭酸化酵素の作用により，ヒスチジンから分解生成される．アレルギー様食中毒(ヒスタミン中毒)
ニトロソ化合物	N-ジメチルニトロソアミン	二級アミンと亜硝酸が酸性条件下で生成．強い発がん物質．
過酸化脂質	―――	油脂の酸化(光，熱，金属イオン)により生成．胃腸障害．
フェオホルバイト	フェオホルバイト a	クロロフィル(葉緑体)の分解により生成．光過敏症の原因物質
ヘテロサイクリックアミン	―――	アミノ酸の熱分解で生成．一部に発がん性が疑われている．
アクリルアミド	―――	フライドポテトなどで検出されている．発がん性の疑いがある．
トランス脂肪酸	―――	通常のシス型脂肪酸が化学処理(硬化油)より生成，牛肉中でも検出．生活習慣病を促進させる疑いがある．

6.1　カビ毒

カビと呼ばれる名称は俗称で，真菌類の中の子嚢菌類，不完全菌類，担子菌類，及び酵母類などが食品などに生え，肉眼で見ることの可能な種類をカビと呼んでいる．カビはさまざまな化学物質を二次代謝産物として産生している．これら化学物質の中には医薬品として疾病治療に使われる優良カビもあれば，アレルギー，真菌症，水虫の原因や食中毒の原因物質を産生する有毒カビもある．一般に，真菌の産生する有害代謝物の総称をカビ毒（マイコトキシン）と呼び，これまでに300種類以上が報告されている（図6–1）．

ここでは食品衛生上問題となる主なカビ毒と汚染されやすい食物について学ぶ．

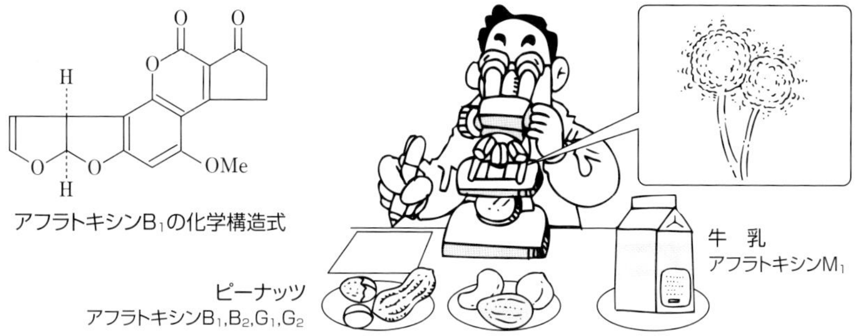
OMe
アフラトキシンB_1の化学構造式
牛　乳
アフラトキシンM_1
ピーナッツ
アフラトキシンB_1,B_2,G_1,G_2

図**6–1**　カビ毒（マイコトキシン）

(1)　アフラトキシン

1960年，麹（こうじ）カビの一種アスペルギルス・フラバス（*Aspergillus flavus*）やアスペルギルス・パラシチィカス（*Aspergillus parasiticus*）が産生するアフラトキシン（aflatoxin）と呼ばれる物質に，非常に強い毒性が発見されてから世界中でカビ毒の関心が高まった．アフラトキシンには，アフラトキシン$\mathbf{B_1}$をはじめ$\mathbf{B_2}$，$\mathbf{G_1}$，$\mathbf{G_2}$，$\mathbf{M_1}$など10数種類が報告されており，なかでもアフラトキシンB_1は天然物で最も発がん性（肝臓がん）が強い物質として知られている．なお，わが国ではすべての食品に対して，10 ppb以上のアフラトキシンB_1が検出される食品は食品衛生法違反として取り扱ってきたが，流通する商品にB_1以外のB_2，G_1，G_2の複合汚染が見られたことから，平成23年10月から総アフラトキシン（B_1，B_2，G_1，G_2の総和）に変更された．

アフラトキシンの解毒は非常に難しく，熱分解の温度は268～269℃と大変高いため，通常の食品加工や殺菌工程では分解できない．アフラトキシン産生菌は10℃以下，湿度83％以下では生育はしても毒素は産生しない．そのため，高温多湿の熱帯・亜熱帯地方の農産物（ナッツ類，トウモロコシ，そば粉，唐辛子など）はアフラトキシン汚染が高いが，日本産の農産物ではこれまで報告事例がない（図6–2）．

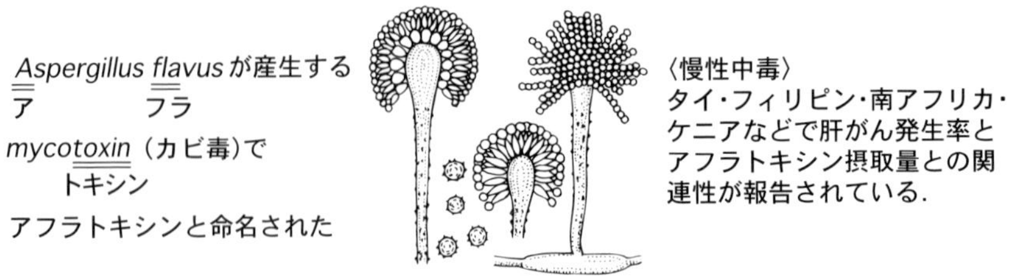
Aspergillus flavus が産生する
ア　フラ
mycotoxin（カビ毒）で
トキシン
アフラトキシンと命名された
〈慢性中毒〉
タイ・フィリピン・南アフリカ・ケニアなどで肝がん発生率とアフラトキシン摂取量との関連性が報告されている.

図 **6-2**　アフラトキシン産生菌

ちょっとメモ　アフラトキシンの発見

1960年に，イギリスで七面鳥が大量死した際の原因究明中に発見された．人に対する急性中毒の例としては，1974年にインドで肝炎のために106名という多くの人が死亡した事件やケニアでの急性中毒事件などがある．防疫所の検査や自治体の衛生研究所などのモニタリング調査により監視が行われているが，食卓に上る料理の食材の多くを輸入に頼る日本では，摂取を避けて通ることができない毒とされる．なお，これまでアフラトキシンが検出されたものはすべて輸入食品であり，国産品からは検出されていない．

(2)　オクラトキシン

アスペルギルス・オクラセウス（*Aspergillusu ochraceus*）あるいはペニシリウム・ビリディカータム（*Penicillium viridicatum*）などが産生するカビ毒にオクラトキシンA及びBが知られている．オクラトキシン**A**は腎毒性及び肝毒性のカビ毒として知られているが，マウスにオクラトキシンを摂取させると，肝臓と腎臓にがんを発生するという報告がなされている．北欧ではオクラトキシンによって汚染された飼料で飼育した豚の腎障害が多く認められている．人の発症例としては，バルカン諸国で流行性腎臓病がしばしば発生しているが，これもオクラトキシンAが原因とされている．オクラトキシンAの汚染は非常にまれだが，コーヒー豆，豆類，大麦，小麦，燕麦（えんばく）（カラスムギ）などから検出したという報告がある．東京都の検査では，ハト麦，そば粉，ライ麦及び製あん原料豆などから検出されている．

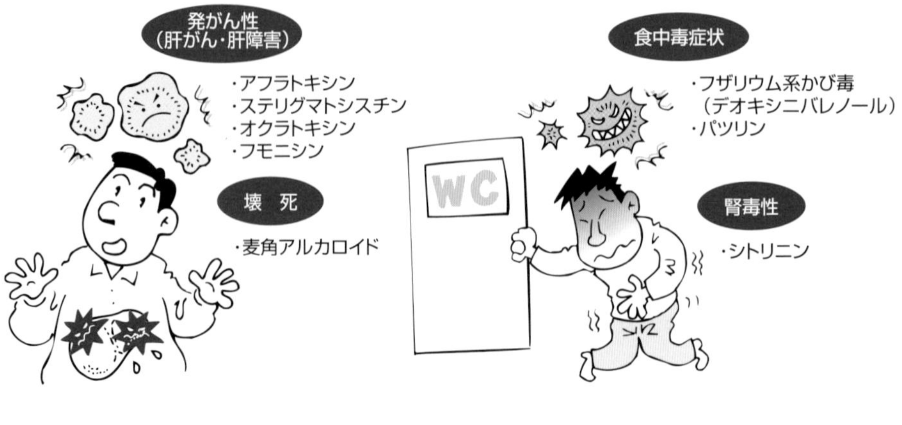
発がん性（肝がん・肝障害）
・アフラトキシン
・ステリグマトシスチン
・オクラトキシン
・フモニシン
壊　死
・麦角アルカロイド
食中毒症状
・フザリウム系かび毒（デオキシニバレノール）
・パツリン
腎毒性
・シトリニン
WC

(3) ステリグマトシスチン

アスペルギルス・バージカラー (*Aspergillus versicolor*) などによって作られるカビ毒で，主に穀類を中心に汚染されていたという報告があるが，日本ではほとんど汚染事例はない．発がん性の報告がある．

(4) フザリウム系カビ毒

フザリウム属 (*Fusarium*) のカビは畑などの土壌に多く生息し，麦類やトウモロコシに寄生し，その穂を赤変させることから赤カビ病菌とも呼ばれている．本菌が産生するカビ毒には，トリコテセン系，ゼアラレノン，ブテノライド，モニリホルミンなど多くの種類が知られている．このうち，トリコテセン系カビ毒の一種であるデオキシニバレノールとニバレノールやゼアラレノンは，日本やアメリカ，カナダ，イギリス，フランスなどで麦類の汚染が報告されており，問題となっている．トリコテセン系カビ毒の中毒症状としては，主に胃腸障害 (悪心，嘔吐，腹痛，下痢)，その他，造血機能障害，免疫機能抑制作用などが見られる．ゼアラレノンは女性ホルモンのような作用をもち，家畜に対して不妊，流産，外陰部肥大を引き起こす．これらのカビ毒は，小麦粉，押麦，ハト麦などの麦類，ポップコーン，ジャイアントコーン，コーンミールなどのトウモロコシ製品から検出されている．なお，デオキシニバレノールの暫定的な基準値は，小麦で **1.1 ppm** 以下と定められている．

(5) シトリニン・シクロクロロチン・ルテオスカイリン

シトリニンは，ペニシリウム・シトリナム (*Penicillium citrinum*)，ペニシリウム・ビリディカータムなどの青カビによって作られるカビ毒で，腎細尿管上皮変性を起こすことから，腎機能障害や腎臓がんの原因となることが知られている (図 6-3)．

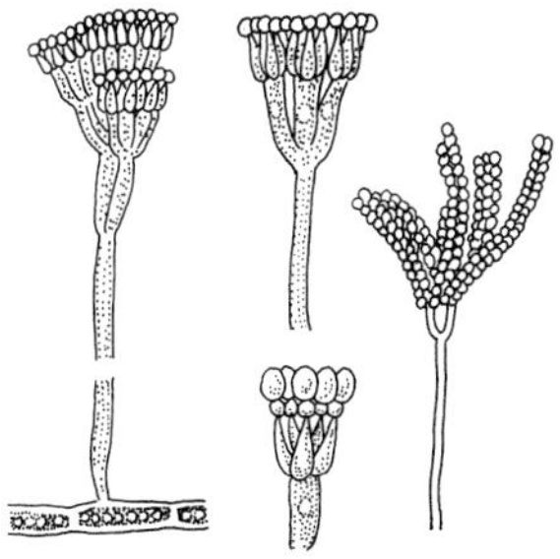

図 6-3　シトリニン産生菌 (ペニシリウム属のカビ)

日本での本菌による汚染例は非常に少なく，ハト麦，そば粉，ライ麦粉に限られている．

また，ペニシリウム・イスランディクム（*Penicillium islandicum*），ペニシリウム・シトレオビライデ（*Penicillium citreoviride*）などの青カビは，米に寄生して黄変させることから，黄変米毒産生菌（おうへんまいどくさんせいきん）とも呼ばれ，それぞれシクロクロロチン，ルテオスカイリンを産生し，肝機能障害，肝硬変，肝臓がんを起こすという報告がある．

(6)　その他のカビ毒

パツリンはペニシリウム・エキスパンサム（*Penicillium expansum*）などにより作られるカビ毒で，主にリンゴ果汁等での汚染が知られている．主な毒性は消化管の出血，充血，潰瘍等が動物実験で確認されている．日本では，りんごジュース及び清涼飲料水の原料用りんご果汁に含まれるパツリンを 50 ppb 以下とする規格基準が設定されている．

(7)　麦角アルカロイド

イネ科植物で大麦や小麦の花が麦角菌胞子（麦角菌には約 50 種が知られ，特に熱帯・亜熱帯に種類が多い）に感染すると，白色の柔組織を作り，その後，殻の内部で硬く乾燥して菌核（麦角）を形成すると同時に，エルゴダミンやエルゴメトリンと呼ばれる麦角アルカロイドを蓄積する．汚染された大麦や小麦を食することでさまざまな中毒症状を発症する（図 6–4）．主な症状としては，手足の血管収縮により燃えるような灼熱感，手足の壊死にいたることもある．脳の血流不足で，精神異常，痙攣，意識不明が発症するといわれている．

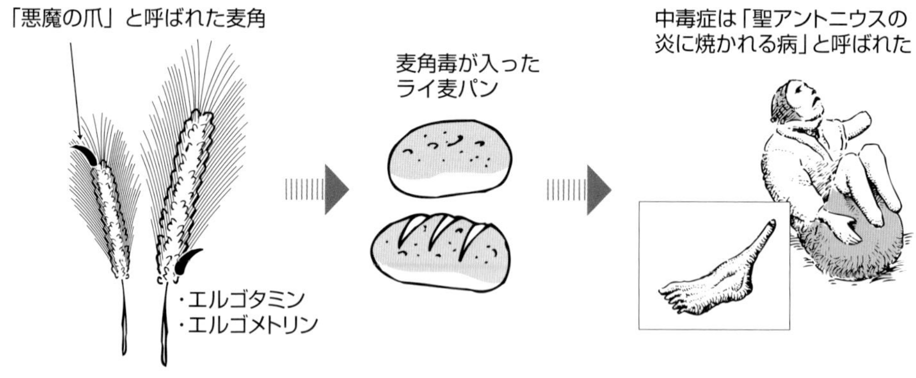
「悪魔の爪」と呼ばれた麦角
・エルゴタミン
・エルゴメトリン
麦角毒が入った
ライ麦パン
中毒症は「聖アントニウスの
炎に焼かれる病」と呼ばれた

図 **6–4**　麦角アルカロイド中毒の原因と中毒例

6.2　化学物質

ここで扱う化学物質は，食品衛生上，特に問題とされている物質の内，人為的に化学合成された物質を中心に学ぶ．

(1) 農 薬

農作物を害虫などの被害から防止し，生産性を高める目的で農薬などが用いられている．主な農薬とその特徴を表 6−2 に示した．

表 6−2 主な農薬とその特徴（使用禁止の品目も含む）

分類	農薬の例	作用機作	そのほか
有機リン系	パラチオン* スミチオン マラチオン EPN，DDVP	コリンエステラーゼ阻害	毒性は強いが代謝が速い． 急性中毒を起こしやすい．
有機塩素系	DDT *（図 6−5） BHC * クロルデン* ディルドリン*	中枢神経障害	代謝されにくく残留しやすい． 慢性毒性に注意が必要．
ピレスロイド系	フェンバレレート アクリナトリン	神経軸索のナトリウムチャンネルに作用	毒性はやや弱い．

＊ 使用禁止のもの．

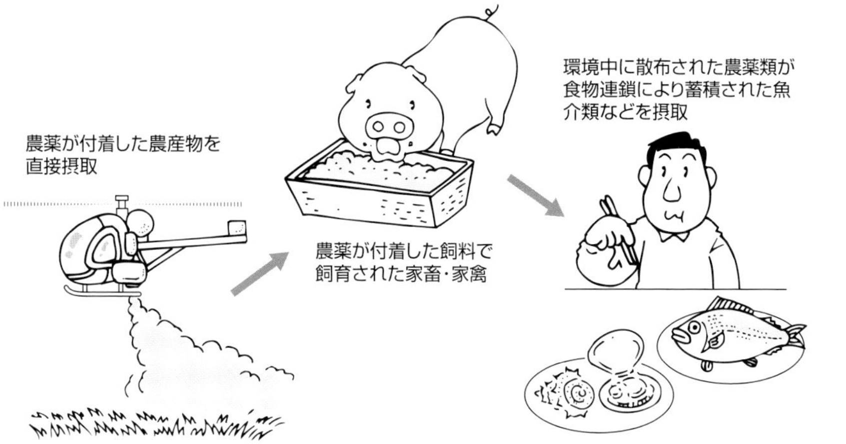
環境中に散布された農薬類が
食物連鎖により蓄積された魚
介類などを摂取
農薬が付着した農産物を
直接摂取
農薬が付着した飼料で
飼育された家畜・家禽

図 6−5 有機塩素系農薬の DDT の摂取ルートと生体内への蓄積（食物連鎖と生物濃縮）

① 農薬に対する規制

農業生産に使用された農薬類は残留農薬として次の経路でヒトの体内に取りこまれる可能性がある．

一方，農薬類の毒性によるヒトへの危害を防ぐため，農作物への使用規制等が設けられてきた．しかし，2002 年（平成 14 年）8 月，発がん性があるとされる無登録農薬のダイホルタン（殺菌剤）とプリクトラン（殺虫剤）が多くの都県で使われている実態が発覚した．それ以前にも，中国から輸入した冷凍野菜から基準値以上のクロルピリホス（殺虫剤，防蟻剤）が検出されるなどで問題となっていた．また，2002 年（平成 14 年）8 月に中国産マツタケから高濃度のジクロルボス（殺虫剤）が検出されるなどの事件が相次いだ．この事態を重く見た政府は2006年（平成18年）5月29日から，農薬に対する規制を大きく改めることとした（図6-6）．その結果，食品衛生法の残留農薬基準は一定限度以上の残留を禁止するネガティブリスト（食品添加物や農薬等の化学物質を規制する方法の1つで，安全性の観点から「使用禁止品目リスト」と呼ばれている）制度から残留基準が設定されている農薬すなわち「使用してよいもの」のみを許可するポジティブリスト「使用許可品目リスト」制度に移行した．

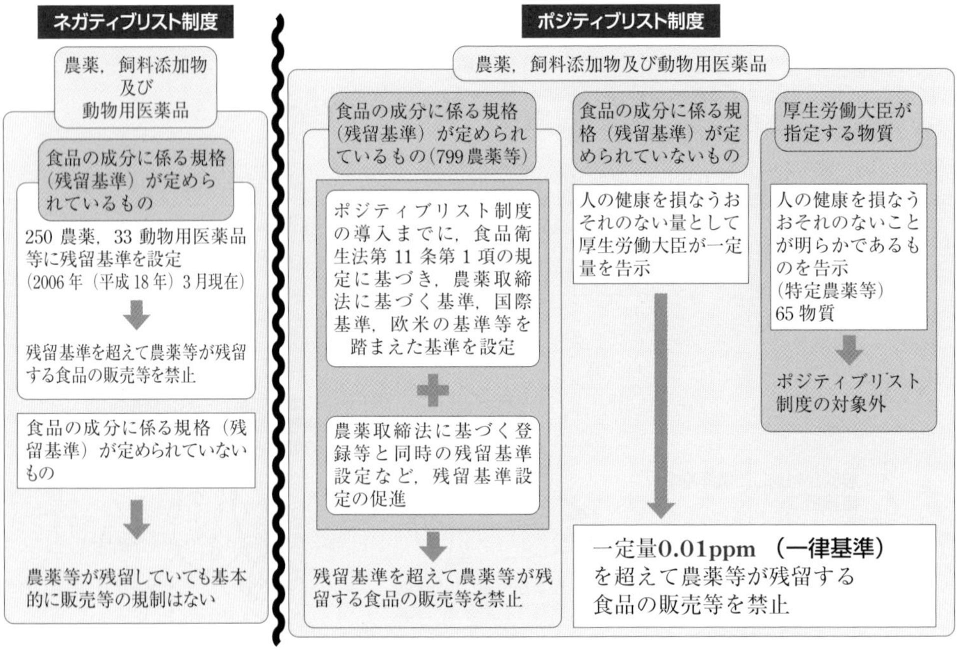
ネガティブリスト制度
農薬，飼料添加物及び動物用医薬品
食品の成分に係る規格（残留基準）が定められているもの
250農薬，33動物用医薬品等に残留基準を設定
（2006年（平成18年）3月現在）
残留基準を超えて農薬等が残留する食品の販売等を禁止
食品の成分に係る規格（残留基準）が定められていないもの
農薬等が残留していても基本的に販売等の規制はない
ポジティブリスト制度
農薬，飼料添加物及び動物用医薬品
食品の成分に係る規格（残留基準）が定められているもの（799農薬等）
ポジティブリスト制度の導入までに，食品衛生法第11条第1項の規定に基づき，農薬取締法に基づく基準，国際基準，欧米の基準等を踏まえた基準を設定
農薬取締法に基づく登録等と同時の残留基準設定など，残留基準設定の促進
残留基準を超えて農薬等が残留する食品の販売等を禁止
食品の成分に係る規格（残留基準）が定められていないもの
人の健康を損なうおそれのない量として厚生労働大臣が一定量を告示
一定量0.01ppm（一律基準）を超えて農薬等が残留する食品の販売等を禁止
厚生労働大臣が指定する物質
人の健康を損なうおそれのないことが明らかであるものを告示
（特定農薬等）
65物質
ポジティブリスト制度の対象外

図6-6　食品に残留する農薬等に関するポジティブリスト制度の導入

（資料：厚生労働省編「厚生労働白書（平成18年版）」）

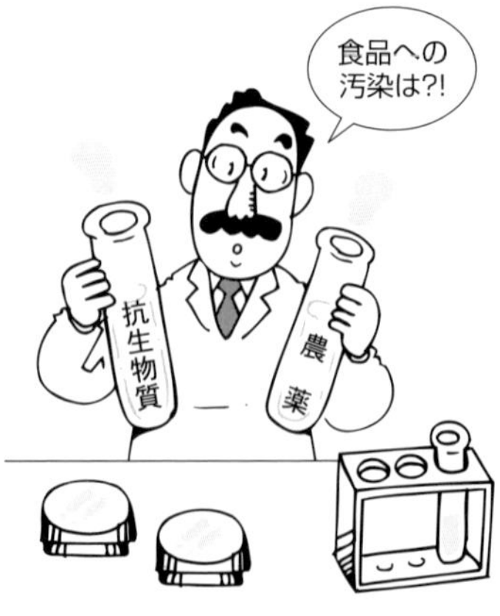
食品への
汚染は?!
抗生物質
農薬

主な変更点は，まだ残留基準が定められていない農薬等については，一律に，食品中に **0.01 ppm** を超えて残留する食品が販売できなくなったことである．

農薬は農薬取締法によって登録が義務づけられおり，使用する際には農薬安全使用基準の遵守が定められている．残留農薬基準は，2003 年（平成 15 年）7 月に内閣府に設置された食品安全委員会が残留基準値を決める前提となる安全基準を評価し，薬事・食品衛生審議会で審議して，食品衛生法により基準が定められる．残留農薬基準策定の方法は，動物実験による毒性試験から始まる．次に，その結果（最大無作用量）から人が生涯にわたり毎日摂取することができる体重 1 kg 当たりの量 ADI（第 8 章 8.4 図 8−3 参照）が設定される．そして，国際基準値などを参考に ADI 値を超えないように個々の食品の残留農薬基準が設定されている．

② 農薬の不正使用

農薬による健康危害は，その使用時の事故と自殺が多く，通常の流通過程における食中毒は今のところ発生していない．しかし，農薬の不正使用には前述した以外に，さまざまな理由が見られる．例えば，農薬は農薬取締法によって農林水産省から登録を受けないと販売することができない．一度登録を受ければ，いつまでも有効だということではなく，3 年ごとに更新手続きを行う必要がある．しかし，更新には多額の経費がかかるなどの理由から，手続きを行わなかった農薬はその後，無登録農薬になってしまう．そのため，農家の人が過去に購入し，無登録になったことを知らずに使用したケースも見られた（農家に眠っている農薬を回収することは容易ではない）．また，ある 1 つの農作物の病気に対して登録された農薬は，たとえ同じ病気でも，別の農作物には使えないという規定があり，知らず知らずに使用しているケースもある．そのため，使用者への周知徹底が求められている．現行法では，無登録農薬を販売した場合には罰則があるが，これらを使用した際の罰則規定がないのが実情である．これらの点も含めて，農薬の不正使用に関しては今後の議論が必要である．

ちょっとメモ　GAP の導入

ヨーロッパでは農産物の安全性への取り組みとして，農産物のリスク管理を徹底する仕組み作りが生産者，流通業者の間で進められている．GAP（適正農業規格）と呼ばれ，農薬や肥料の使用基準に留まらず，これらの保管方法，収穫後の管理方法など，リスク発生場所を総点検し排除する仕組みである．日本でも，現行のトレーサビリティー（追跡可能性）に加えて，GAP の導入が始まろうとしている．

(2) 抗生物質

抗生物質とは,「微生物（主に放線菌）が生産する他の微生物の生育を阻害する物質」と定義されており，化学的に合成された合成抗菌剤とは区別されている．抗生物質や化学合成品である抗菌性物質は農薬と並び，農作物の生産性向上のために，動物用医薬品，飼料添加物として利用が認められている．しかし，食品衛生法では「食品一般の成分規格」の中で「① 食品は抗生物質などの抗菌性物質を含有してはならない」と定めており，ただし書きの中で，① 食品添加物として定められているもの（ナタマイシン：別名ピマリシン），② 食品中には検出されてはいけないもの（クロラムフェニコール，マラカイドグリーンなど19種類：2008年）以外のもの，③ 残留基準のあるもの，④ 残留基準のないものは一律基準（0.01 ppm）以下の場合に使用が認められている．なお，合成抗菌剤は防カビ剤（第8章，食品添加物を参照）などとして，使用が認められている．

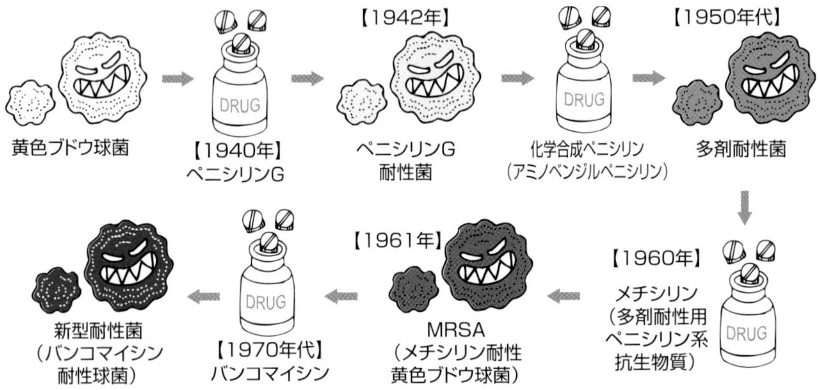
黄色ブドウ球菌
DRUG
【1940年】
ペニシリンG
【1942年】
ペニシリンG
耐性菌
DRUG
化学合成ペニシリン
(アミノベンジルペニシリン)
【1950年代】
多剤耐性菌
【1960年】
メチシリン
(多剤耐性用
ペニシリン系
抗生物質)
DRUG
【1961年】
MRSA
(メチシリン耐性
黄色ブドウ球菌)
DRUG
【1970年代】
バンコマイシン
新型耐性菌
(バンコマイシン
耐性球菌)

図6-7　耐性菌発生の歩み

また，乳，肉，鶏卵，魚介類，生食用カキに動物用医薬品の残留基準が定められている．

日本では，許可添加物として食品に使用が認められた抗生物質はこれまで1品目もなかった．しかし，2003年（平成15年），中国産の養殖エビやうなぎ蒲焼から抗生物質や合成抗菌剤が検出される事例が発生し，社会問題になった．その後，2005年（平成17年）11月，食品衛生法施行規則の一部を改正し，抗生物質のナタマイシンについては，「ナチュラルチーズ（ハード及びセミハードの表面部分に限る）への使用を認め，食品1 kgにつき0.02 g（20 ppm）以上残存してはならない．」との使用基準を設定したことから，チーズやソーセージの表面処理用保存料として米国，欧州連合において使用が認められている．

(3) ホルモン剤

ホルモンとは，動物体内のある器官内で合成・分泌され体内に血液を介して他の場所に移動し，そこで別の器官に作用する生理的物質の総称である．また，極微量で作用が発現する特徴もあることからホルモン剤として農薬や抗生物質と同様，主に肥育牛に対して肥育効率の向上や肉質の改善を目的として古くから用いられてきた．日本では，ほとんど使用されていないが，アメリカ，オーストラリア等では多くの食肉牛，特に去勢牛に対してホルモン剤が投与されている．このため，わが国では，FAO/WHO 合同食品規格委員会の国際的基準値に基づき，1995 年（平成 7 年）に，合成型ホルモン剤である「ゼラノール」と「トレンボロンアセテート」に対して食肉中の残留基準値を設定した．欧州では，1980 年に消費者団体から提出されたホルモン剤の発がん性に係る疑義から，EU 領域内でのホルモン剤の使用及び使用した牛肉の輸入が禁止されている．

(4) 内分泌撹乱化学物質

内分泌撹乱化学物質（endocrine disrupting chemicals, EDCs）とは「内分泌系に影響を及ぼすことにより，生体に障害や有害な影響を引き起こす外因性の化学物質」と解釈されている．要約すれば，外来性の物質を摂取することで，内分泌系のどこかの段階に影響を与え，その結果として障害を残すような作用をもつような一群の化学物質といえる．1990 年代から本物質によるヒトへの健康被害を懸念する動きが世界規模でわき起こり始めた．日本でもこのような状況をふまえ，環境省は 1998 年（平成 10 年）5 月，「環境ホルモン戦略計画 SPEED'98 ―」をとりまとめ，約 70 種類の化学物質をリストアップした．

ちょっとメモ　環境ホルモン

これまで，国民や学者を含めた多くの人々は環境ホルモンを「毒物」としてとらえてきた．事実，学校給食で使われていた食器類から環境ホルモン物質が検出され大騒ぎになったり，家庭用ごみ焼却炉から環境ホルモンが発生するとの理由から，その使用が一斉に禁止となったりした．しかし，最近，環境ホルモンに代表されるダイオキシンや PCB（156 頁参照）などがヒトを含めた生態系に及ぼす影響に対する考えを改める動きが一部専門家からも起きて話題となっている．今後，廃棄ゴミ分別などに代表される環境ビジネスともあわせ，環境ホルモン問題から目が離せない状況が続くだろう．（武田邦彦「環境問題はなぜウソがまかり通るか 2」洋泉社より）

2003年（平成15年）からは，SPEED'98改訂ワーキンググループを発足させ，研究・調査を進めている．内分泌撹乱化学物質による生体への影響はまだ仮説の部分も多い．そのため，国が各研究機関や企業に情報の公開と提供をして，コミュニケーションの促進を促し，国民に正しい理解を深めてもらうことが重要である．現在までに，内分泌障害性の知られている環境化学物質を表6-3に示した．なお，これらは，あくまでもヒト以外での事例であり，そのままヒトに当てはめることはできない．

表6-3　内分泌撹乱作用が疑われている環境化学物質

有機ハロゲン系化合物	ダイオキシン類，PCB，DDT，PBDE，PFOS等
芳香族工業化学品	ビスフェノールA，アルキルフェノール類，フタル酸エステル類
農薬	トリアジン系除草剤，有機リン系殺虫剤，ピレスロイド系殺虫剤，カーバメート系殺虫剤
重金属類	有機スズ化合物，水銀，カドミウム，鉛
その他の化学品	有機臭素化合物
植物エストロジェン	イソフラボン類

また，野生生物への影響の事例を表6-4に示した．

ヒトへの影響に関しては，先天性奇形（尿道下裂，停留睾丸など），生殖機能低下（精子数の減少），悪性腫瘍（子宮，乳腺，精巣，前立腺がん）などが懸念されているが，これらはいずれも推定の域であり，確証にはいたっていない．

表 6-4 内分泌撹乱化学物質による野生動物への生体影響

(1) 貝類		
イボニシ	日本海岸	雄性化及び個体数の減少（有機スズ化合物）
ヨーロッパチヂミボラ	イギリス海岸	雄性化及び個体数の減少
アクキガイ科巻貝	北西太平洋沿岸	雄性化及び個体数の減少
(2) 魚類及び甲殻類		
ニジマス	英国河川	雌性化及び個体数の減少（ノニルフェノール（？））
ローチ，コイ	英国，日本河川	雌雄同体（下水処理排水（？））
サケ	米国五大湖	甲状腺過形成，個体数の減少（？）
カダヤシ	フロリダ河川	雌の雄化（パルプ工場排水（？））
ホワイトサッカー	米国スペリオル湖	成熟遅延（漂白クラフト紙工場排水（？））
サワガニ		雌雄同体（産廃排液，環境化学物質（？））
(3) 両生類及びは虫類		
ワニ	フロリダ湖	雄のペニスの矮小，卵の孵化率低下，固体数減少（湖内に流入したDDT等有機塩素系農薬）
カエル，サンショウウオ	北米・北九州	個体数減少，足の異常（カエル）（？）
(4) 鳥類		
カモメ	米国五大湖	雌性化，甲状腺の腫瘍（DDT，PCB（？））
メリケンアジサシ	ミシガン湖	卵の孵化率の低下（DDT，PCB（？））
(5) 哺乳類		
アザラシ	オランダ	個体数の減少，免疫機能低下（PCB）
シロイルカ	カナダ，米国，地中海	個体数の減少，免疫機能低下
ピューマ	米国	精巣停留，精子数減少（不明）
ヒツジ	オーストラリア（1940年代）	死産の多発，奇形の発生（植物エストロゲン（クローバー由来））
クマ	カナダ	雌の雄化（不明）

（？）：原因物質が断定できないもの．

野生生物に関する生殖及び発生の異常現象について，その原因として環境汚染物質の曝露との関連性が指摘されている．

(5) PCB

PCB（ポリ塩化ビフェニル，polychlorinated biphenyls）は1881年に合成された化合物で，ビフェニル上の水素原子のいくつか（2～5個）が塩素原子で置換されたものであり，分子内塩素の置換数の違いなどで209種類の異性体が計算上考えられる．また，PCBは猛毒のダイオキシン類と類似した化学構造をもっている（図6–8）．

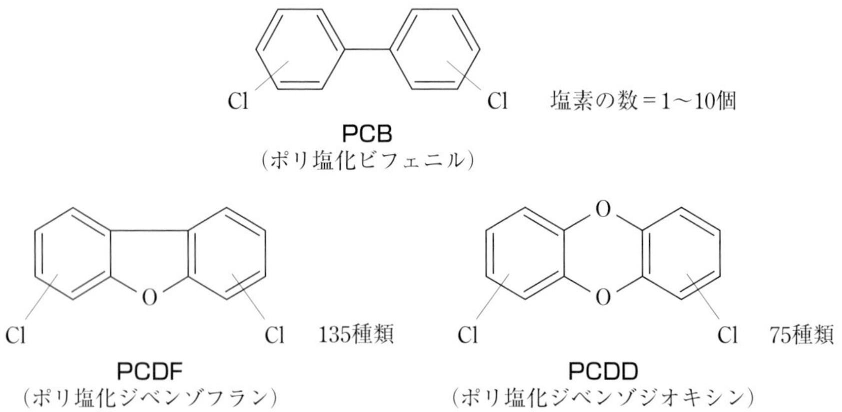
Cl
Cl
塩素の数＝1～10個
PCB
（ポリ塩化ビフェニル）
O
Cl
Cl
135種類
PCDF
（ポリ塩化ジベンゾフラン）
O
O
Cl
Cl
75種類
PCDD
（ポリ塩化ジベンゾジオキシン）

図**6–8**　**PCB**とダイオキシン類の化学構造の比較

市販のPCBは何種類かの混合物である．PCBは化学的に安定であるため，電気の絶縁部品，熱媒体，印刷用材などに広く使用されてきた．また，PCBは熱や光など物理的にも安定で分解されない．この特徴が逆に災いとなり，PCB使用ずみ製品の破棄により環境が汚染され，食物連鎖による生物濃縮でヒトにも汚染が認められるようになった．1968年（昭和43年）の6月から8月にかけて，福岡県を中心とした北九州地方一帯に皮膚の色素沈着や面疱様発疹などを主徴とした奇病が発生した．患者は全員カネミ倉庫本社工場製の米ぬか油（ライスオイル）を摂取しており，原因物質は当初，米ぬか油の中に混入していたPCB（商品名：カネクロール）と推定したが，2002年，厚生労働大臣が「カネミ油症の原因物質はPCBよりも毒性の強いダイオキシン類の一種である**PCDF**やコプラナー**PCB**の可能性が高い」と認めた．問題のPCBは米ぬか油の脱臭工程において，熱媒体として使用されていたものであり，真空脱臭缶中のステンレス蛇管が高熱（約300℃）により腐食されてできたピンホールから，米ぬか油中に漏出したことが明らかとなり，機械設備の不備と，衛生管理のずさんさが招いた事故であった（図6–9）．1990年（平成2年）現在，全国の油症認定患者は1857人（そのうち死者は209人）である．この事例を背景に，PCBの製造・使用が1972年（昭和47年）全面禁止となった．しかし，国内には今なお3万トンにも及ぶPCBが各地で使用ずみまたは現体の形で倉庫に保管されていると推定される．これらPCBをこのまま放置すれば，さらなる環境への汚染が懸念される．

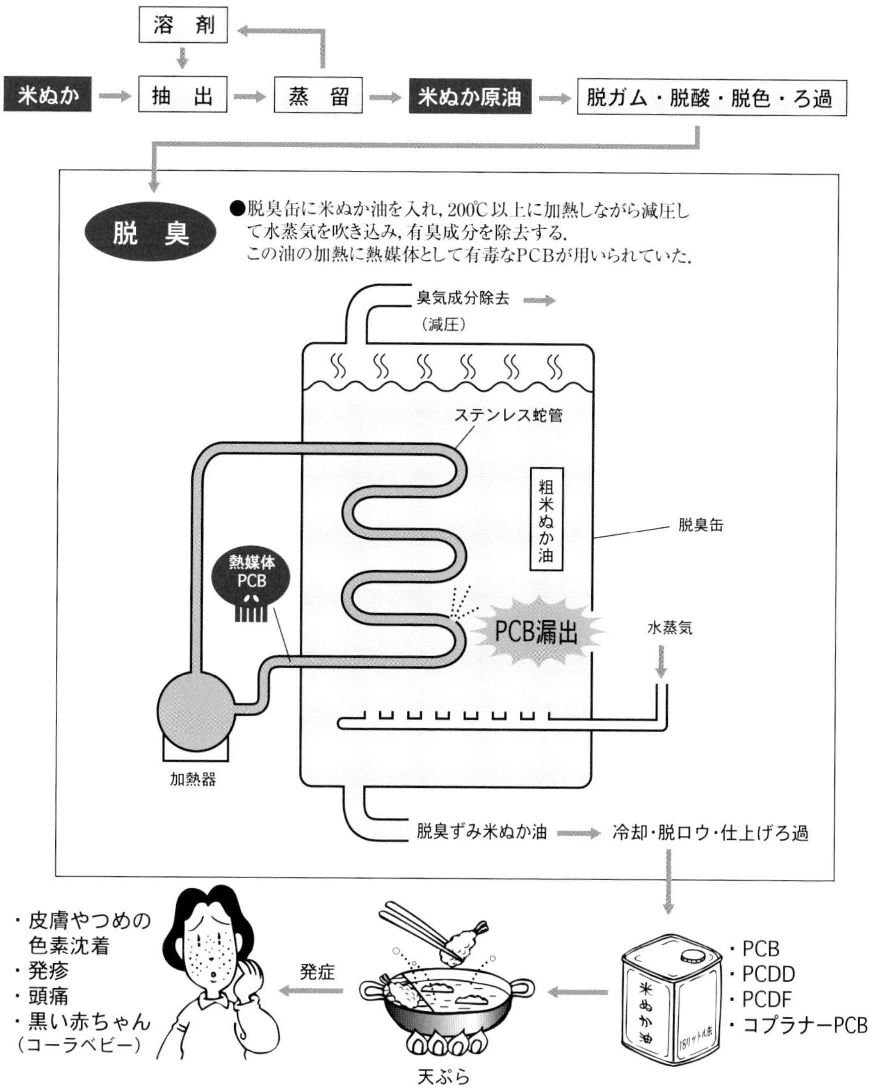
溶 剤
米ぬか
抽 出
蒸 留
米ぬか原油
脱ガム・脱酸・脱色・ろ過
脱 臭
●脱臭缶に米ぬか油を入れ，200℃以上に加熱しながら減圧して水蒸気を吹き込み，有臭成分を除去する．
この油の加熱に熱媒体として有毒なPCBが用いられていた．
臭気成分除去
（減圧）
ステンレス蛇管
粗米ぬか油
脱臭缶
熱媒体
PCB
PCB漏出
水蒸気
加熱器
脱臭ずみ米ぬか油
冷却・脱ロウ・仕上げろ過
・皮膚やつめの色素沈着
・発疹
・頭痛
・黒い赤ちゃん
（コーラベビー）
発症
天ぷら
米ぬか油
・PCB
・PCDD
・PCDF
・コプラナーPCB

図 **6–9** **PCB** によるカネミ油症事件発生のメカニズム

ちょっとメモ　最強のダイオキシンはコプラナー PCB

PCB の中で，塩素原子が 2 つのベンゼン環に結合している位置により扁平構造をとることが可能な異性体をコプラナー PCB と呼び，PCB の中で最も毒性が強いとされている．コプラナー PCB はポリ塩化ジベンゾ-p-ジオキシン（PCDD）やポリ塩化ジベンゾフラン（PCDF）と類似の構造をもっており，ダイオキシン類の中に加えられている．環境中に存在するダイオキシン類の中で，コプラナー PCB が多くの割合を占めているとされている．

(6)　ダイオキシン類

ダイオキシン類とは主に六員環内に2つの酸素原子を有する有機物質の総称で，次のような物質があげられる．

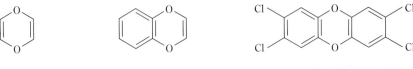

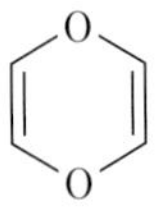

1, 4-dioxin

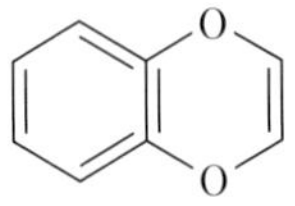

benzo-1, 4-dioxin

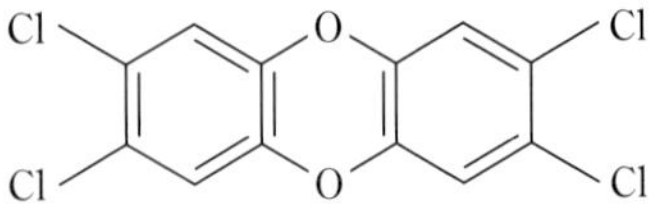

2, 3, 7, 8-tetrachlorodibenzo-1, 4-dioxin

また，上記化合物には数多くの類似体が知られているが，その内，発がん性，受胎率低下，生殖障害，環境ホルモン様作用など人体に対する影響が疑われる化合物が数多く指摘され，これらを一般にダイオキシン類と呼んでいる．さらに，これらダイオキシンが家庭のゴミ（塩素を含む物質：PCBなど）焼却（800度以上の高温では発生しない）する際に発生し，大気汚染の要因にもなっていることが発覚してから社会問題化した．これを受け，1997年（平成9年），厚生省（現厚生労働省）はダイオキシン排出削減のための焼却施設の規制措置を講じた．現在，問題になっているダイオキシン類としては① ポリ塩化ジベンゾパラジオキシン（PCDD）系75種類，② ポリ塩化ジベンゾフラン（PCDF）系の135種類，及び③ コプラナーポリ塩化ビフェニル（コプラナーPCB）である．日本におけるダイオキシン類のTDI（Tolerable Daily Intake；耐容1日摂取量）は2，3，7，8-テトラクロロジベンゾ-ジオキシン（TCDD）の量として4 pg TEQ/kgと設定されている（1999年（平成11年））．

なお，大気中には0.6 pg TEQ/m^3以下，水質は1 pg TEQ/L以下，土壌にあっては1000 pg TEQ/g以下となっている．

(7)　重金属（規制値（成分規格）及び暫定的規制値は表6-5参照）

①　ヒ素（As）

ヒ素が原因で起きた食中毒としては，1955年（昭和30年）に中国・関西地区で人口栄養児に多発した乳児用調製粉乳（森永ヒ素ミルク）中毒事件がある．この中毒は粉ミルクの製造過程で添加した中和剤（第二リン酸ナトリウム）に，かなりの量の亜ヒ酸（As_2O_3）が不純物として含有されていたためで，人為的な過失が原因となった．乳幼児12000余人が下痢，発熱，肝障害，色素沈着などの症状を呈し，130余人が死亡するという痛ましい事件であった．この事件後，食品衛生法の改正が行われ，食品添加物においてはヒ素に係わる規格基準が設けられるようになった．

ちょっとメモ　ヒジキに発がん性？

2004年7月28日，英国食品規格庁（Food Standards Agency，FSA）はヒジキには発がんリスクが指摘されている無機ヒ素が多く含有されているため，英国民に対して食べないように勧告を出した．しかしFSAが調査した乾燥品を水戻ししたヒジキ中の無機ヒ素濃度は最大で22.7 mg/kg．仮にこのヒジキを摂食するとしても，毎日4.7 g（1週間当たり33 g）以上を継続的に摂取しない限り，ヒ素のPTWIを超えることはない．また，海藻中に含まれるヒ素によるヒ素中毒の健康被害が起きたとの報告はない．なお，他の海藻中にもヒ素は含まれているが，毒性の低い有機ヒ素として存在しているため問題はない．

② 水　銀

1957年（昭和32年）以降，新日本窒素肥料（現在のチッソ）水俣工場でアセトアルデヒド生産時にメチル水銀を含んだ廃液が八代海に流されていた．その結果，熊本県水俣湾付近で獲れたメチル水銀に汚染された汚染魚介類を摂取した住民に水銀中毒が発生したことより，水俣病の名前がつけられた．1964年（昭和39年），水俣病と同じ症状の患者が新潟県阿賀野川流域でも確認されたことより，新潟水俣病（第二水俣病：阿賀野川有機水銀中毒）と呼ばれている．水俣病と同様，未処理のまま廃液として阿賀野川に排出されたメチル水銀が，川で獲れた魚介類の摂取を通じて有機水銀中毒が発生するにいたった．

1973年（昭和48年），厚生省（現厚生労働省）は水銀の摂取量として総水銀で0.4 ppm以下，メチル水銀で0.3 ppm（水銀量として）の暫定基準を設けている．

ちょっとメモ　胎児性水俣病

妊婦がメチル水銀を蓄積した魚介類を摂取すると，メチル水銀は臍帯を通過し胎児の脳にも運ばれる．その結果，脳に障害をもった胎児（胎児性水俣病，または先天性メチル水銀中毒症と呼ぶ）を出産することが1962年（昭和37年）に確認された．これは，一般の後天性水俣病に対して先天性水俣病とも呼ばれ区別されている．

ちょっとメモ　マグロの水銀汚染

2005年12月，米国有力紙の1つシカゴトリビューン紙は，米国内で販売されている一部のマグロ缶詰に国内業界基準を超える濃度の水銀が含まれていることを示唆する一連の告発記事を掲載した．日本では，2003年（平成15年），一部の魚介類等では食物連鎖により水銀が蓄積することにより，人の健康，特に胎児に影響を及ぼす恐れがあるので，妊娠している人またはその可能性のある人については，メカジキ，キンメダイについては，1回60～80 gとして週に2回以下にすることが望ましいと，魚介類等の摂食についての注意を呼びかけている．

③　カドミウム（Cd）

「イタイイタイ病」はカドミウム（Cd）の長期摂取が原因とされている．1955年（昭和30年）より原因不明の奇病が富山県神通川流域に発生していることが報告された．カドミウムを含む金属鉱山（上流部に神岡鉱山で採石された亜鉛鉱石に含まれたCdの排出廃水が神通川水系の用水を汚染した結果，住民は食物，水を介してCdを長期間摂取することになった．その結果，腎尿細管の病変が起こり，カルシウムの喪失と体内カルシウムの不均衡が骨粗鬆症を伴う骨軟化症などの慢性中毒症状が発生した．

日本ではイタイイタイ病が発生してから四半世紀が経ち，Cd汚染の恐怖が薄れつつある．2005年，中国の広東省北江のカドミウム汚染問題が大きく取り上げられるなど，食品への汚染が世界各国で大きな社会問題となっている．日本の食品衛生法では，玄米の基準値は0.4 ppm（mg/kg）未満，精白米では0.90 mg/kg未満とされている．また，国際的にはコーデックス委員会が精米中に含まれるカドミウムの基準値を0.4 mg/kgとしており，わが国では，0.4 ppm以上1 ppm未満のカドミウム米は農林水産省総合食料局（旧食糧庁）が買い入れ，非食用（合板のり等）に処理している．

④　クロム（Cr）

クロム（Cr）はヒトの必須元素の1つでもある．単体である金属クロムには毒性がないが，三価や六価クロムには毒性を有する．例えば，酸化剤やめっき等に用いられるクロム酸（CrO_3）や重クロム酸カリウム（$K_2Cr_2O_7$）などの六価クロムには強い毒性がある．また，これら酸化クロム類は水溶性が高いため，河川や土壌を汚染しやすい．毒性としては，皮膚につくと皮膚炎や腫瘍の原因になるだけでなく，発がん性の疑いもたれている．六価クロムは気化しやすいため，消化器官や肺・皮膚などから吸収され，肝臓障害，貧血，肺がんなどを発症するといわれている．

⑤　スズ（Sn）

スズ（Sn）は青銅（ブロンズ）などの合金としても古くから使われてきた元素の1つである．ヒトに対する中毒症状（経口摂取量：300～500 mg/kg）は吐き気，嘔吐，頭痛などである．スズによる食中毒は，主に清涼飲料水などの容器に用いられていた材料（ブリキ；鉄にスズをめっきした物）から溶出した高濃度のスズの摂取により発生していた．そのため，食品衛生法では清涼飲料水（及び粉末清涼飲料水）の成分規格として**150 ppm**以下としている（注：同成分規格として「ヒ素，鉛，カドミウムは検出されない」と定めている）．しかし，最近の缶ジュースには内面塗装缶が用いられるなどの改善によりスズ中毒の危険は低くなっているが，果物缶詰では現在も無塗装缶を使用しているものもあるので，開缶後はそのまま放置せず，中のものを別の容器に移すことが必要である．

表 **6-5** 有害金属の規制値（成分規格）及び暫定的規制値

対象食品	項目	規制値(成分規格)
清涼飲料水	ヒ素，鉛，カドミウム	検出しない
	スズ	150.0 ppm 以下
寒天	ホウ素化合物	1 g/kg 以下(H_3BO_3 として)
米(玄米)	カドミウム及びその化合物	0.4 ppm 未満：現在 1.0 ppm 未満(Cd として)：平成 23 年 2 月 28 日まで

対象食品	項目	暫定的規制値
魚介類	水銀	
ただしマグロ類(マグロ，カジキ及びカツオ)及び内水面水域の河川産の魚介類(湖沼産の魚介類は含まない)，ならびに深海性魚介類等(メヌケ類，キンメダイ，ギンダラ，ベニズワイガニ，エッチュウバイガイ及びサメ類)については適用しない.	総水銀 メチル水銀	0.4 ppm かつ 0.3 ppm(水銀として) 検査ではまず総水銀を検査し，0.4 ppm をこえる場合はさらにメチル水銀の検査を行う．その結果が 0.3 ppm をこえたものを規制値超えと判定する.

⑥ その他の重金属類（軽金属を含む）

その他の環境汚染物質としての重・軽金属類を表 6-6 に示した.

表6-6　食品中に含まれるその他の重・軽金属汚染物質類

重・軽金属	基準値（主に水道水基準値）	備考
アルミニウム	0.2 mg／L	水中では主に $Al(OH)_3$ で存在している．経口摂取されたアルミニウムは腸管からの吸収はほとんどなく，排泄される．通常の生活でアルミニウム中毒はないといわれている．アルツハイマー病とアルミニウムの因果関係は明らかになっていない．
亜鉛	1.0 mg／L * （清涼飲料水） 5.0 mg／L * （ミネラルウォーター類）	亜鉛は生体微量必須元素で，生体内恒常性維持機能として重要な要素である．工場排水，亜鉛メッキ銅管からの溶出で河川を汚染する場合があるが，中毒症状はほとんど起こらないと考えられている．欠乏症としては，味覚障害，成長の阻害，生殖機能の障害，うつ状態と食欲不振などが報告されている．
セレン	0.01 mg／L （ミネラルウォーター類）	セレンは生体微量必須元素で，河川水にわずかに含まれている．セレンは化学的にも薬理学的にもヒ素に類似し，食品中3～4 mg／kg が最小中毒量といわれている．セレンは，酸化による老化や組織の硬化を予防する抗酸化物質としての作用があるためか，一部の人達の間で健康食品として愛用されている．しかし，日本では栄養補助食品としては許可されていない．
銅	1.0 mg／L *	銅は生体微量必須元素である．一般河川中の銅濃度は 1 μg／L である．銅が河川から検出される場合は，生活排水,工場排水等による汚染と考えるべきである．銅の過剰症として，ウイルソン病，欠乏症としてはメンケス病が知られている．鉄の吸収効率をよくする作用がある．
鉄	0.3 mg／L *	鉄はヘモグロビン，ミオグロビン及び体内の多くの酵素の一成分である．体重の 0.0057 %が体内に存在，そのほとんどが血液（ヘモグロビン）にある．食品中の無機鉄は腸管からほとんど吸収されない（10 %未満）．健康な成人には，過剰な摂取の障害は少ないが，子供には毒性（胃腸障害，肝障害）を示すことが知られている．
鉛	0.01 mg／L *	山排水や工場排水等の混入によって河川等で検出されることがある．鉛中毒は症状が気づきにくく，子供においては学習能力障害，聴覚障害，成長遅延などの毒性が現れる．食品衛生法では玩具中の鉛に関する規制（溶出試験）がある．
マンガン	0.3 mg／L * （清涼飲料水） 2.0 mg／L * （ミネラルウォーター類）	マンガンは必須微量元素である．マンガンは水中や土壌中，岩石など，自然界に広く存在している．2003 年度の PRTR データ ** によれば，わが国では1年間に約 8800 トンが主に製造業者の事業所から環境中へ排出され，その内，下水道へは約8トンが流出したと推測されている．マンガンの過剰症としては，運動失調，パーキンソン病，欠乏症は骨異常，成長障害などが報告されている．

*　食品衛生法・食品成分規格として基準値が設けられている．

**　PRTR データについては「ちょっとメモ」参照．

ちょっとメモ PRTR

PRTR（Pollutant Release and Transfer Register：化学物質排出移動量届出制度）とは，有害性のある多種多様な化学物質が，どのような発生源から，どれくらい環境中に排出されたか，あるいは廃棄物に含まれて事業所の外に運び出されたかというデータを把握し，集計し，公表する仕組みである．詳しくは環境省のホームページ（http://www.env.go.jp/chemi/prtr/about/about-2.html）を参照．

(8) 食品成分の変化により生じる有害物質

① ヒスタミン

食品に含まれる化学物質が要因で発症する疾病には食物アレルギーとアレルギー様食中毒（ヒスタミン中毒）が知られている．両者はいずれも生理活性アミン物質でもあるヒスタミンが関与している．特に，前者は免疫系が関与しているのに対し，後者は免疫系への関与がない点が大きな特徴である．また，ヒスタミン中毒は通常のアレルギー反応の経路を通らずに，アレルギー様症状を起こすためアレルギー様食中毒とも呼ばれており，このような症状を惹起する物質を仮性アレルゲンと呼ぶこともある．ヒスタミンは，魚介類中の遊離アミノ酸のヒスチジンがヒスチジン脱炭酸酵素を産生する *Morganella morganii* 等の汚染・増殖に伴って分解生成する（図 6-10）．

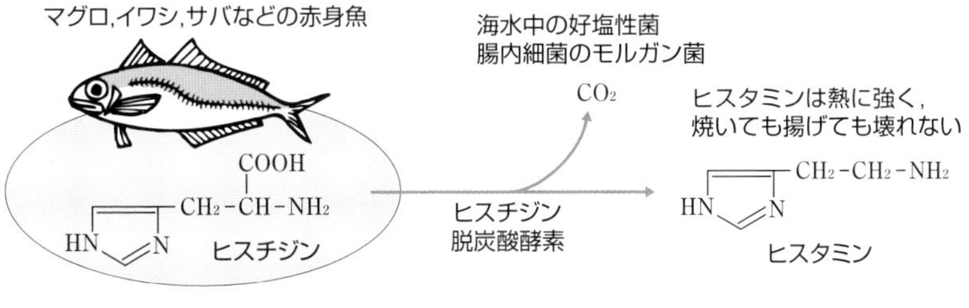
マグロ,イワシ,サバなどの赤身魚
COOH
CH2-CH-NH2
HN N
ヒスチジン
海水中の好塩性菌
腸内細菌のモルガン菌
CO2
ヒスチジン
脱炭酸酵素
ヒスタミンは熱に強く，
焼いても揚げても壊れない
CH2-CH2-NH2
HN N
ヒスタミン

図 **6-10** ヒスチジンからヒスタミンが生成

一般に，症状は軽症で死にいたるような重篤な事例はまれであるため，未報告分が多くあると推測される．ヒスタミン中毒の発症量には個体差があり，明らかになっていないが 1000 から 3000 ppm 以上のヒスタミン汚染食品の摂取によるもと推測されている．このヒスタミン以外に，リシンからカダベリン，グルタミンからプトレシン（さらにスペルミジン），チロシンからチラミン，などに変化する例が知られ，アレルギー様食中毒を増強する作用がある．アレルギー様食中毒は年間十数件が報告されており，化学性食中毒の大半を占めている．また，ヒスタミン中毒を 1 度経験した患者は，その食材が食物アレルギーを引き起こすものと勘違いしている人も少なくないとの報告もある．米国などでは魚介類（主にマグロ，サバ類）の品質管理にヒスタミンの含量測定を義務付けているが，日本ではまだ実施にいたっていない．予防は魚の低温管理と二次汚染を防ぐことである．

ちょっとメモ　ヒスタミン

ヒスタミンの研究の歴史は100年以上と長く，主にアレルギー惹起物質としての負のイメージが強かった．しかし，近年の研究結果から，ヒスタミンは脳内の神経伝達物質（ヒスタミン神経系）として作用していることが見つかった．ヒスタミン神経系は後部視床下部の結節乳頭核から脳のほぼすべての領域に出力している．ヒスタミン神経の興奮性では，覚醒の維持・増加，学習・記憶の増強，自発運動量増加，痛み受容の増強など．抑制性では，摂食行動抑制，痙攣抑制，メタンフェタミン逆耐性形成抑制などが報告されている．将来，理想的な肥満防止の医薬品が登場するかも．

②　ニトロソ化合物

ニトロソアミン類はニトロソアミンとニトロソアミドの2種類に分類され，主に第二級アルキルアミン類と亜硝酸との反応により生成する．特に，N-ジメチルニトロソアミンは著名な発がん物質として知られている．魚肉や魚の卵には第二級アミンであるジメチルアミンが含まれていることが多い．また，野菜にはかなりの濃度で硝酸塩が存在し，これが口腔や腸管内の硝酸塩還元菌により還元されて亜硝酸塩となる．この亜硝酸塩とジメチルアミンが反応して，N-ジメチルニトロソアミンが生成する（図6-11）．この反応は，① 酸性条件下で（pH3.4で最大），② 亜硝酸濃度の二乗に比例して起こるため，胃の内部で起こりやすい．一方，食品中のビタミンCやリジン，アルギニンなどはこの反応を抑制し，ニトロソアミン類の生成を抑制することが知られている．このような理由から一般的な食事で海産物と野菜，漬物，ハムなどを組み合わせて食べても，食品成分から生成するニトロソ化合物に関するリスクは問題にならないと考えられている．

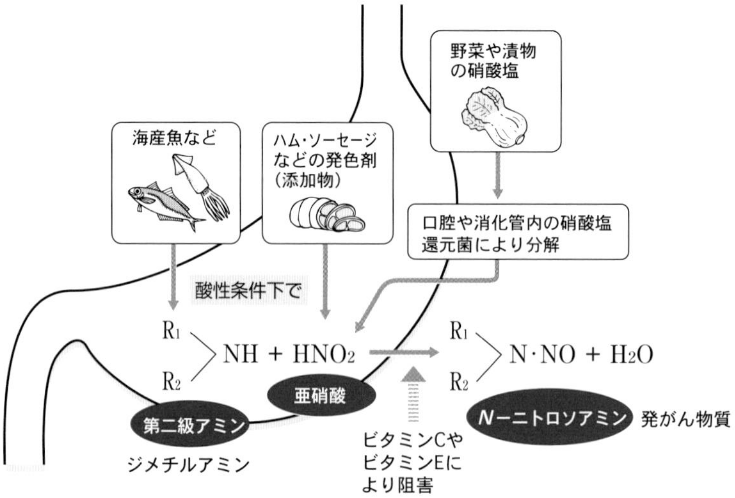

野菜や漬物の硝酸塩
海産魚など
ハム・ソーセージなどの発色剤（添加物）
口腔や消化管内の硝酸塩還元菌により分解
酸性条件下で
R1 R2 NH + HNO2 → R1 R2 N·NO + H2O
亜硝酸
第二級アミン
ジメチルアミン
ビタミンCやビタミンEにより阻害
N−ニトロソアミン
発がん物質

図6-11　ジメチルニトロソアミンの生成

ちょっとメモ ブルーベビー症

高濃度の硝酸塩を含む食品をとると，硝酸塩が血液中のヘモグロビン酸素運搬作用を妨害し酸欠症状となる．メトヘモグロビン血症（別名；ブルーベビー症）を呈することがある．2001年，スペインで離乳食として野菜を食べた乳児7人（平均生後8ヶ月）が中毒を起こした．原因は野菜に含まれていた高濃度の硝酸塩であった．日本では，1995年（平成7年），乳児が高濃度に汚染された井戸水で作った粉ミルクを摂取して中毒を起こしている．しかし，近年，わが国では，水質基準（10 ppm 以下）を超える井戸の本数が多く，原因はいずれも窒素化学肥料の使い過ぎとされている．家畜や野菜の生産性だけを求める現在の風潮に警告を発している．

③ 過酸化脂質

過酸化脂質は主に不飽和二重結合をもつ油脂（不飽和脂肪酸）が活性酸素類である一重項酸素やハイドロペルオキシラジカル等により自動酸化されて生成する．油脂の自動酸化を図6−12に，主な過酸化脂質生成の促進因子と阻害因子を表6−7に示した．

表6−7 過酸化脂質生成の主な促進因子と阻害因子

促進因子	阻害因子
光(紫外線，青色光)	光の遮断，着色包装(赤色，黒色)
光増感剤(クロロフィルなど)	光の遮断，着色包装(赤色，黒色)
高温	冷蔵(酸化反応速度の抑制)
酸素	脱酸素剤，真空包装，不活性ガス封入
金属(Cu，Fe，Mn，Ni など)	キレート剤(クエン酸，リン酸など)
リポキシゲナーゼ	加熱処理(酵素の失活)
	酸化防止剤(水素供与，ラジカル捕捉)
	相乗剤(アスコルビン酸など)

生体内で産生された過酸化脂質は，老化やがんの要因となることが知られている．しかし，酸化した油脂に含まれる過酸化脂質はほとんど腸管から吸収されることがないため，腸管の刺激に伴う下痢，嘔吐，腹痛などを起こす．一方，酸化油脂による中毒は古くから問題となっていたが，即席めん類が普及した1964年（昭和39年）頃より事故が多発した．

食品衛生法の規格基準では，唯一即席めんで酸価が**3**を超え，または過酸化物価が**30**を超えるものであってはならないと定めている．また，揚げ菓子については菓子指導要領として，(a) 菓子は，その製品中に含まれる油脂の酸価が3を超え，かつ過酸化物価が30を超えるものであってはならない．(b) 菓子は，その製品中に含まれる油脂の酸価が5を超え，又は過酸化物価が50を超えてはならないと定められている．即席めん以外ではマヨネーズ，コロッケ，フライ，クッキー，スナック菓子などで中毒事件が起きている．これら中毒原因食品の酸価は7～29，過酸化物価は500～1300に達していた．

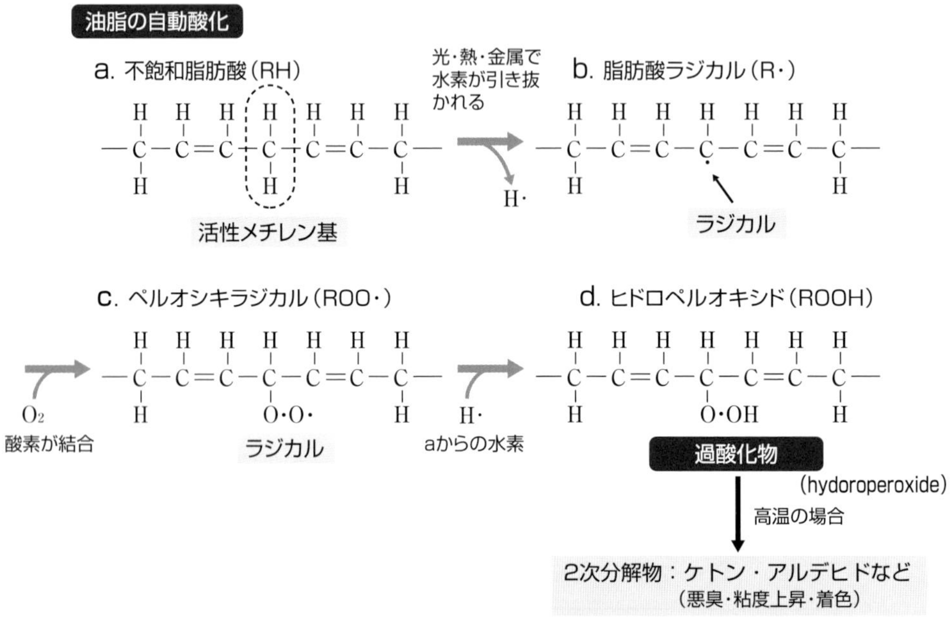
油脂の自動酸化
a. 不飽和脂肪酸（RH）
光・熱・金属で水素が引き抜かれる
b. 脂肪酸ラジカル（R・）
H・
活性メチレン基
ラジカル
c. ペルオシキラジカル（ROO・）
d. ヒドロペルオキシド（ROOH）
O2
酸素が結合
O・O・
ラジカル
H・
aからの水素
O・OH
過酸化物
(hydoroperoxide)
高温の場合
2次分解物：ケトン・アルデヒドなど
（悪臭・粘度上昇・着色）

図 **6－12**　油脂の自動酸化

ちょっとメモ　食品中の過酸化脂質は？

食品中で発生した過酸化脂質は経口摂取しても血液中にほとんど移行しないため，生活習慣病などの原因となることはほとんどない．生活習慣病との因果関係が指摘されているのは，体内で発生した過酸化脂質である．

④　フェオホルバイド

フェオホルバイドとは，植物細胞に含まれるクロロフィル（葉緑素）が分解されてできる物質である．この物質を多量に摂取した後，光に曝露された皮膚に浮腫や紫斑，激しいときは局所の壊死と潰瘍が発症する．1977年，クロレラ錠剤中に生成したフェオホルバイドaとさらに分解が進んだピロフェオホルバイドaによる光過敏症が報告された．また，春先にとれたアワビやトコブシの中腸腺を食べた後，日光に当たることで皮膚炎を起こした例もある．アワビが餌の海藻から中腸腺にピロフェオホルバイドaを蓄積したことに起因する．フェオホルバイドによる発症量は25 mg/日とされている．

⑤　ヘテロサイクリックアミン類（HCAs）

肉や魚のアミノ酸が熱分解により生成したヘテロサイクリックアミン類（heterocyclic amines：HCAs）には，強力な発がん性があることが知られている．特に，ラットやマウスの肝臓，前胃，大腸，小腸，乳腺，膵臓，膀胱などに発がん標的性が確認されている．肉の焼け焦げなどにはHCAsが含まれるため，欧米人に多い大腸がんや乳がんへの関連性が懸念されている．動物性タンパク質を含む食品を焦がすことにより生成されるHCAsを表6–8に示す．

表6–8 タンパク質やアミノ酸の熱分解から生成するヘテロサイクリックアミン類

加熱材料	有害生成物	
L-トリプトファン	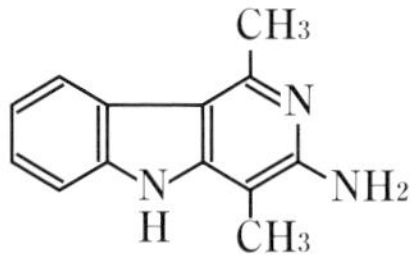	Trip P-1
	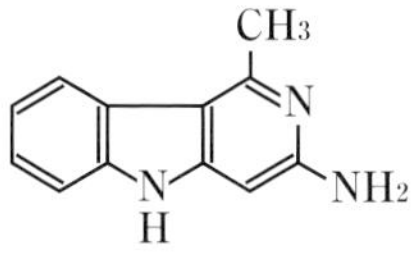	Trip P-2
L-グルタミン酸	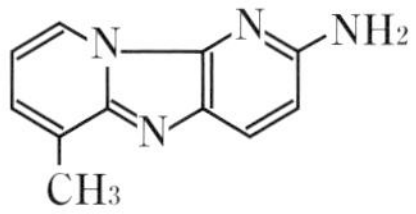	Glu P-1
	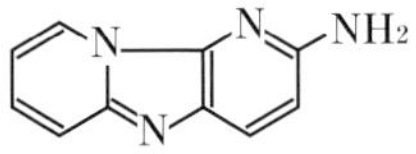	Glu P-2
大豆グロブリン	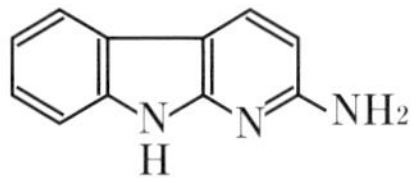	AαC（アミノαカルボリン）
	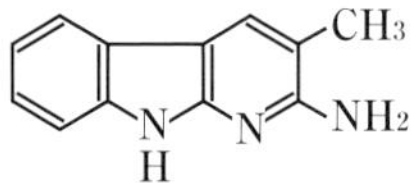	MeAαC（メチルアミノαカルボリン）
丸干しイワシ	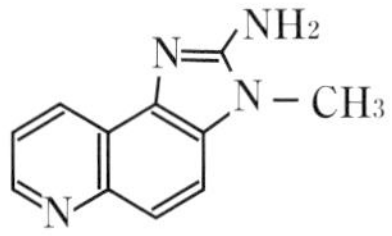	IQ（アミノメチルイミダゾキノン）
	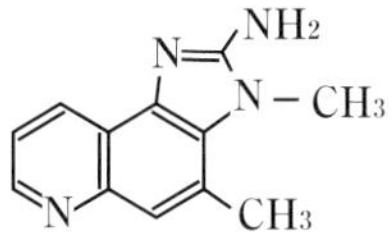	MeIQ（アミノジメチルイミダゾキノン）
牛 肉	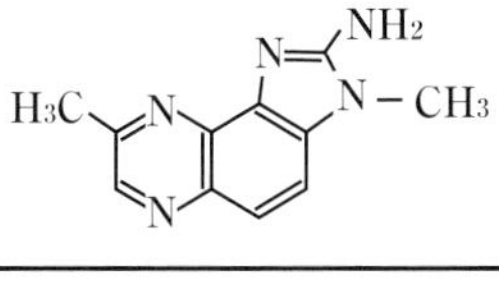	MeIQx（アミノジメチルイミダゾキノキサリン）

⑥ アクリルアミド（ACR）

アクリルアミドとは，アクリル酸とアミンから脱水反応で生成したアミドの一種である（図6–13）．最近，このアクリルアミドがアスパラギンと糖類のメイラード反応によっても生成していることが示唆され，注目されている．

2002年，スウェーデン政府は，フライドポテトなどのイモの揚げ物にアクリルアミドが含まれていることを発表した．アクリルアミドはラットの乳腺，甲状腺，子宮などに発がん標的性が疑われているため，2005年，FAOとWHOからなる合同委員会が「食品中のアクリルアミドは健康に害を与える恐れがあり，含有量を減らすべき」という勧告をした．現在，そのリスク評価が世界規模で進められている．

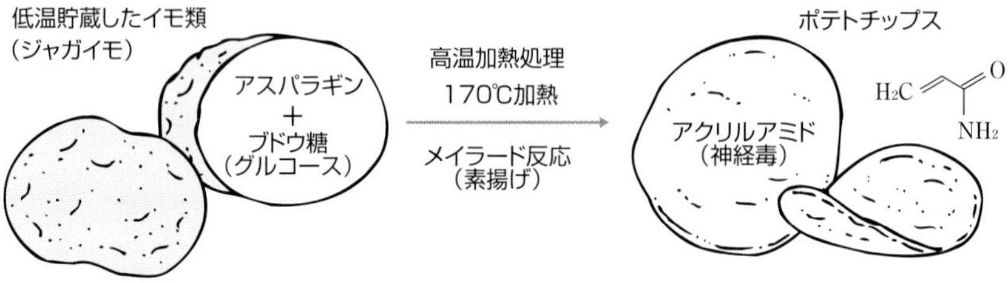
低温貯蔵したイモ類
（ジャガイモ）
アスパラギン
＋
ブドウ糖
（グルコース）
高温加熱処理
170℃加熱
メイラード反応
（素揚げ）
ポテトチップス
アクリルアミド
（神経毒）
H2C
O
NH2

図**6-13**　アクリルアミド（2-プロペンアミド）

⑦　トランス脂肪酸

一般的に天然の食物中に存在する不飽和脂肪酸の二重結合はシス型である．ところが，マーガリンやショートニングなど加工油脂の脂肪酸に，一部の二重結合がトランス型に異性化した脂肪酸（トランス脂肪酸）が混入していることが見つかった．また，反芻動物などの脂肪や肉類からも見つかった．これらトランス脂肪酸の生成には次の3つが考えられている．① 油を高温で加熱する過程で生成，② 植物油等を硬化油に加工する際の水素添加で生成，③ 牛など（反芻動物）の第一胃内に生息するバクテリアによる生成などである．このトランス脂肪酸はLDLコレステロールを増加させ，HDLコレステロールを減らす作用が示されたことから，世界各国で注目されるようになった．

デンマークでは，2004年1月1日から国内のすべての食品について，油脂中のトランス脂肪酸の含有率を2％までとする制限が設けられた．カナダでは2005年12月から栄養成分の表示が義務化され，トランス脂肪酸も表示対象となった．アメリカでは2006年1月からトランス脂肪酸量の表示が義務化され，今後禁止の方針を固めている．日本では，1999年（平成11年）6月，厚生労働省において示された「第6次改訂日本人の栄養所要量」において，「トランス脂肪酸は脂肪の水素添加時に生成し，また反芻胃の微生物により合成され吸収されることから，反芻動物の肉や乳脂肪中にも存在する．トランス脂肪酸の摂取量が増えると，血漿コレステロール濃度の上昇，HDLコレステロール濃度の低下など，動脈硬化症の危険性が増加する」と報告するに留まっている．

(9)　異物混入

消費者の食品に対する苦情のトップは異物混入である．図6-14には，2009年（平成24年）4月～2015年（平成27年）1月10日までにPIO-NET（全国消費生活情報ネットワーク・システム）に寄せられた食品の異物混入の相談件数を示す．異物の種類を表6-9

に，異物の混入が多かった食品を表 6–10 にそれぞれ示した．混入の多かった食品は調理食品，穀類，菓子類の順であった．また，異物の種類では，虫が最も多く，ついで毛，プラスチック片などである．これらは，いずれも製造過程での衛生管理が不十分と見られる場合がほとんどで，異物に対する管理監督をしっかり行うことで食品への混入を防ぐことができる事例が大半である．

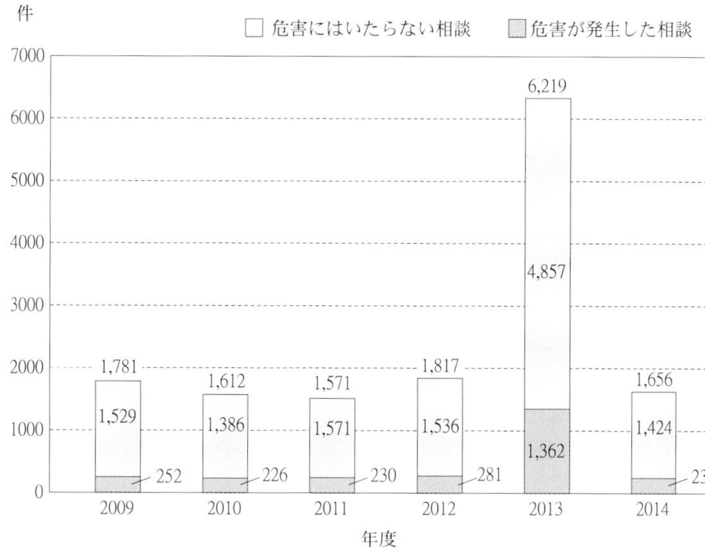

件
危害にはいたらない相談
危害が発生した相談
7000
6000
5000
4000
3000
2000
1000
0
1,781
1,529
252
1,612
1,386
226
1,571
1,571
230
1,817
1,536
281
6,219
4,857
1,362
1,656
1,424
232
2009
2010
2011
2012
2013
2014
年度

図 6–14　年度別異物混入事件数（2015 年 1 月 10 日までの登録分）

（資料：国民生活センター「食品の異物混入に関する相談の概要（平成 27 年）」より）

表 6–9　異物の種類（2014 年度受付分）

異物の種類		件数（%）	異物の種類	件数（%）
虫など 345 件	ゴキブリ	49 (2.6)	プラスチック片	140 (7.6)
	ハエ	31 (1.7)	ビニール，フィルム	87 (4.7)
	その他の虫	265 (14.3)	紙くず，布繊維くず	76 (4.1)
金属片など 253 件	針金，釣り針	93 (5.0)	食肉や魚の骨	55 (3.0)
	ホチキスの針	21 (1.1)	石，砂	48 (2.6)
	刃　物	5 (0.3)	ガラス，陶器片	41 (2.2)
	その他の金属片	134 (7.2)	ゴム，ゴム片	33 (1.8)
人体の身体に係わるもの 202 件	毛髪，体毛	148 (8.0)	楊枝，割箸などの木片	29 (1.6)
	歯，歯の詰め物	27 (1.5)	小動物の死骸，羽根，ふんなど	21 (1.1)
	爪，つけ爪	19 (1.0)		
	ばんそうこう	8 (0.4)	その他・不明	540 (29.1)

（資料：国民生活センター「食品の異物混入に関する相談の概要（平成 27 年）」より）

表 **6–10**　異物混入の多い食品（**2014** 年度受付分）

区　分				主な内訳
食品の異物混入			(1,852)	—
	食料品		(1,656)	—
		調理食品	(471)	他の調理食品(104:お好み焼き、ハンバーグなど)，弁当(104)，冷凍調理食品(88)，フライ類(37)，調理パン(36)，調理食品缶・びん詰(22)，サラ ダ(19)，レトルト調理食品(17)，電子レンジ食品(10)
		穀　類	(277)	米(90)，菓子パン(56)，即席めん(46)，食パン(27)，パン類(全般)(16)
		菓子類	(213)	せんべい(28)，ケーキ(24)，他の菓子類(24：ラムネなど)，他の和生菓 子(18：おはぎなど)，スナック菓子(16：ゼリーなど)，チョコレート(15)，まんじゅう(14)，他の洋生菓子(13)，あめ(12)，ビスケット(12)
		魚介類	(159)	魚介干物(46)，さし身(25)，魚(19)，魚介缶・びん詰(16)，魚介加工品その 他(10：にこごりなど)
		野菜・海草	(136)	野菜漬物(22)，野菜・海草加工品その他(12：切干大根など)，梅ぼし(11)
		飲　料	(122)	緑茶(23)，コーヒー(21)，野菜飲料(14)，ミネラルウォーター(13)，他の飲料(11：柚子茶など)(
		肉　類	(85)	豚肉(15)，ソーセージ(14)，鶏肉(14)，牛肉(13)
		乳卵類	(56)	ヨーグルト(23)，牛乳(12)
		油脂・調味料	(44)	10 件以上のものなし
		果　物	(30)	10 件以上のものなし
		その他 ※	(63)	10 件以上のものなし
	外食・食事宅配		(196)	外食(175)，出前(13)

※その他には，「食料品一般」「健康食品」「酒類」「食料品その他」が含まれる．

（資料：国民生活センター「食品の異物混入に関する相談の概要（平成 27 年）」より）

練 習 問 題

問1 次の化学性食中毒に関する記述のうち誤っているのはどれか.

(1) ヒ素は排泄が緩慢で，組織に蓄積されやすく慢性中毒を起こす.

(2) 鉛は微量でも蓄積性があり，食品添加物の不純物として検査の対象となっている.

(3) 無機水銀は，有機水銀よりも毒性が強い.

(4) くん製品には微量のホルムアルデヒドが含まれる.

(5) PCB は毒性が強いので食品への使用は禁止されているが，それ以外では現在も使用されている物が流通している.

問2 食品の加熱調理によって生成する可能性の高い有害物質はどれか.

(1) トランスアミノ酸

(2) ヘテロサイクリックアミン

(3) ニトロソアミン

(4) ヒスタミン

(5) 過酸化脂質

問3 次の食品中の残留基準値のうち誤っているのはどれか.

(1) チーズに含まれるナタマイシンは 20 ppm 以下である.

(2) 未登録農薬においては，食品に残留する農薬量は 0.01 ppm 以下である.

(3) 玄米に含まれるカドミウムは 0.4 ppm 未満である.

(4) 腐敗魚肉に含まれるヒスタミンは 1000 ppm 以下である.

(5) りんご果汁に含まれるパツリンは 50 ppb 以下である.

問4 次の記述で誤っているのはどれか.

(1) 一部のホルモン剤には発がん性の疑いがある.

(2) 内分泌撹乱物質にはホルモン作用がある.

(3) ヒスタミンは微生物に含まれる脱炭酸酵素の作用によりヒスチジンから生成する.

(4) ニトロソアミン類はアミン類と亜硝酸との化学反応により生成する強い発がん性物質である．そのため，胃がんとの因果関係が指摘されている.

(5) 四大公害病にも含まれる「イタイイタイ病」は鉛が原因であった.

問5　次の組み合わせで誤っているのはどれか.

(1)　カビ毒 ―――――――――――― アフラトキシン

(2)　水俣病 ―――――――――――― 有機水銀

(3)　内分泌撹乱物質 ―――――――― ビスフェノールA

(4)　抗生物質 ―――――――――――― ナタマイシン

(5)　腐敗アミン ―――――――――― フェオホルバイト

問6　次の記述で誤っているのはどれか.

(1)　麦角菌が生成する有害物質はエルゴダミンである.

(2)　ダイオキシンは塩素系化合物を含む廃棄物を低温で焼却する際に発生する.

(3)　通常の脂肪酸はシス型であるが，マーガリンなどの硬化油にはトランス型が含まれている.

(4)　カネミ油症は植物油に混入した有機水銀が原因で発症した.

(5)　ニトロソアミン類は第2級アミンと亜硝酸が酸性下で反応することで生成する.

問7　次は食品中に含まれる有害物質に関する記述である．誤っているのはどれか.

(1)　即席めんに含まれる過酸化脂質などは，酸価（3以下），過酸化物価（30以下）として規定されている.

(2)　アワビを食した後，光過敏症を発症した主な原因は有機ヒ素である.

(3)　わが国では，食品中の残留農薬基準の規制はポジティブリスト方式が採用されている.

(4)　抗生物質には耐性菌を生み出しやすくする性質があるので，その使用にあたっては厳しい基準が設けられている.

(5)　食品中に含まれる異物としては虫が最も多く，次いで金属類や針などが多い.

【答】　問1 —(3)，問2 —(2)，問3 —(4)，問4 —(5)，問5 —(5)，問6 —(4)，問7 —(2)

第7章 食品の器具と容器包装

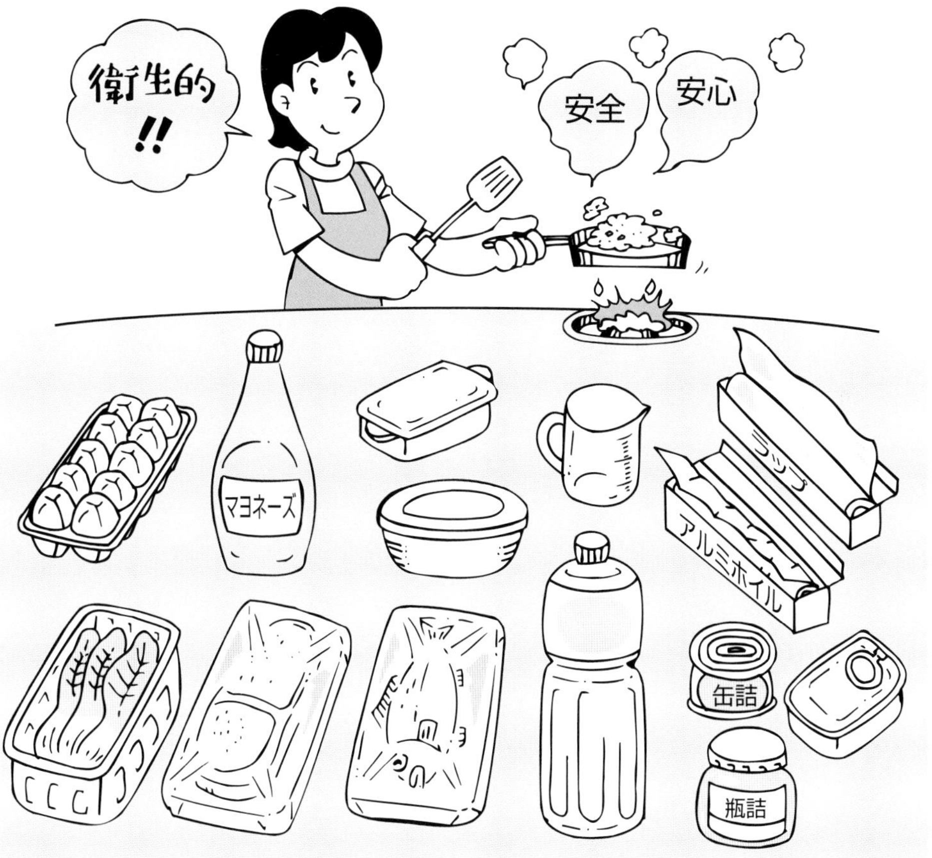
衛生的!!
安全
安心
マヨネーズ
ラップ
アルミホイル
缶詰
瓶詰

器具，容器・包装は食品と直に接触するので，有害物質や微生物が食品に移行しないよう衛生面に十分注意して，製造，流通，販売，輸入，使用されなければならない.

また器具，容器・包装は，食品や食品添加物と同様，食品衛生法上も重要な項目で，それらに使用される原材料や添加剤には材質別，用途別の規格や製造基準が設定されている．消費者は，この制度で定められた表示マーク（識別マーク，リサイクルマークなど）により素材の種類や安全性を知ることができる.

一方，自然界では，分解されにくいプラスチックなどによる環境汚染が問題になっている.

本章では以上のことを理解するため，次の項目について学ぶ.

1） 器具，容器・包装の素材の特性

2） 容器・包装の表示マーク

3） 素材による環境汚染問題

7.1　素材と衛生

(1)　器具・容器包装の定義

器具・容器包装とは，食品，添加物などが貯蔵，運搬され，また製造，加工を経て販売，調理されて人間が摂食するまでの段階で，食品または添加物と直接接触して使用されるほとんどすべてのものを指す．器具，容器包装の定義は食品衛生法第4条第4項及び第4条第5項に示されている（巻末資料参照）．また，器具，容器包装からの移行物質が人に有毒なまたは有害な影響を与えることは食品衛生法第16条により禁止されている．

器具…食品または添加物に直接接触するもののうち容器包装以外のもの
製造加工用（製造装置・充填装置・調理器具・コンベア・パイプ・など） 貯蔵運搬用（タンク・ボトル・段ボール箱・コンテナ・袋など） 陳列販売用（トレー・かご・敷き紙・はかり・箸・手袋など） 調理用（鍋・釜・フライパン・まな板・包丁・しゃくし・ボウル・ミキサーなど） 飲食用（茶碗・椀・鉢・皿・コップ・箸・スプーン・しょうゆいれ・弁当箱など）
容器包装…食品または添加物を直接入れて，あるいは包んでそのまま引き渡すもの
瓶・缶・袋・パック・カップ・トレー・チューブ・包装紙・ラップなど

(2)　素材の種類及び原材料の規格（ネガティブリスト制度）

食品用の器具・容器包装は一般的に以下の素材が使われている（図7−1）

① プラスチック（合成樹脂）

② セラミック（ガラス，陶磁器，ほうろうなど）

③ 金属（鉄・アルミ・銅・ステンレス・銀・金など）

④ 天然素材（紙，竹，木など）

⑤ ゴ　ム

⑥ 塗料・インク・接着剤

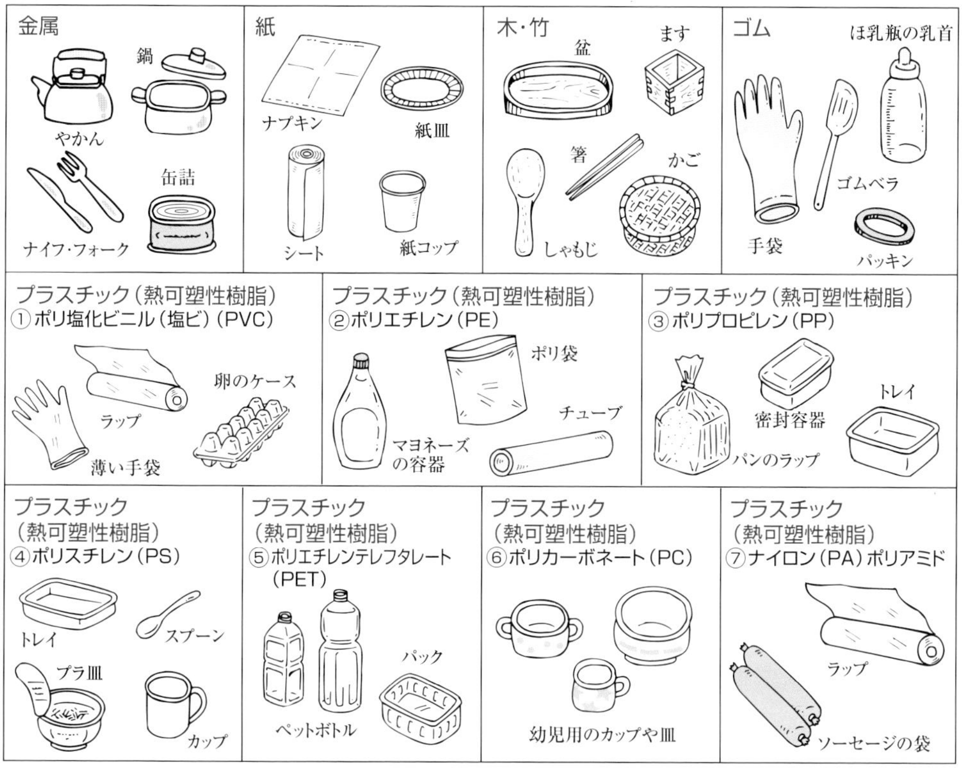

金属
鍋
やかん
缶詰
ナイフ・フォーク
紙
ナプキン
紙皿
シート
紙コップ
木・竹
盆
ます
箸
かご
しゃもじ
ゴム
ほ乳瓶の乳首
ゴムベラ
手袋
パッキン
プラスチック（熱可塑性樹脂）
①ポリ塩化ビニル（塩ビ）(PVC)
卵のケース
ラップ
薄い手袋
プラスチック（熱可塑性樹脂）
②ポリエチレン（PE）
ポリ袋
チューブ
マヨネーズの容器
プラスチック（熱可塑性樹脂）
③ポリプロピレン（PP）
密封容器
トレイ
パンのラップ
プラスチック（熱可塑性樹脂）
④ポリスチレン（PS）
トレイ
スプーン
プラ皿
カップ
プラスチック（熱可塑性樹脂）
⑤ポリエチレンテレフタレート（PET）
パック
ペットボトル
プラスチック（熱可塑性樹脂）
⑥ポリカーボネート（PC）
幼児用のカップや皿
プラスチック（熱可塑性樹脂）
⑦ナイロン（PA）ポリアミド
ラップ
ソーセージの袋

図 **7−1**　器具・容器包装素材の種類とその使用例

これら，器具・容器包装に用いる原材料の規格基準と合否判定のための試験法は，「食品・添加物等の規格基準」の「第３器具及び容器包装」に定められている．器具及び容器包装の規格基準は次の４項目について記載されている．

〈一般規格〉	A 器具もしくは容器包装またはこれらの原材料一般の規格
〈材質別規格〉	D 器具もしくは容器包装またはこれらの原材料の材質別規格
〈用途別規格〉	E 器具または容器包装の用途別規格
〈製造基準〉	F 器具及び容器包装の製造基準

なお，B は器具または容器包装一般の試験法，C は試薬，試液等（主に D 及び E で使用される試験法，試薬など）が記載されている（表 7−1）．

なお，乳及び乳製品に使用される器具・容器包装については「乳及び乳製品の成分規格等に関する省令」の「別表４乳等の器具若しくは容器包装またはこれらの原材料の規格及び製造方法の基準」に規格基準が設定されている．

表 **7−1**　器具もしくは容器包装またはこれらの原材料一般の規格（ネガティブリスト制度）

原材料	種　類	規　格
一　般	器具・容器包装	着色料：化学的合成品にあっては，食品衛生法施行規則別表第1掲載品目（ただし，着色料が溶出または浸出して食品に混和するおそれのない場合を除く）
金　属	器具	銅，鉛またはこれらの合金が削り取られるおそれのある構造でないこと
	めっき用スズ	鉛：0.1%未満
	器具・容器包装の製造または修理に用いる金属	鉛：0.1%未満 アンチモン：5%未満
	器具・容器包装の製造または修理に用いるハンダ	鉛：0.2%未満
その他	電流を直接食品に通ずる装置を有する器具の電極	鉄，アルミニウム，白金，チタンに限る（ただし，食品を流れる電流が微量である場合はステンレスも使用できる）

(3)　食品用器具・容器包装にポジティブリスト制度の導入

これまで，日本では，器具，容器包装やその原材料についての規格，基準を定めた「食品衛生法第18条」で，乳及び乳製品の成分や，食品，添加物等の規格基準を定めていたが，いずれも，毒性が顕著な物質の含有量（材質試験）や素材から溶け出す溶出量（溶出試験）が制限されるネガティブリスト制度が採用されていた（図7−2）．

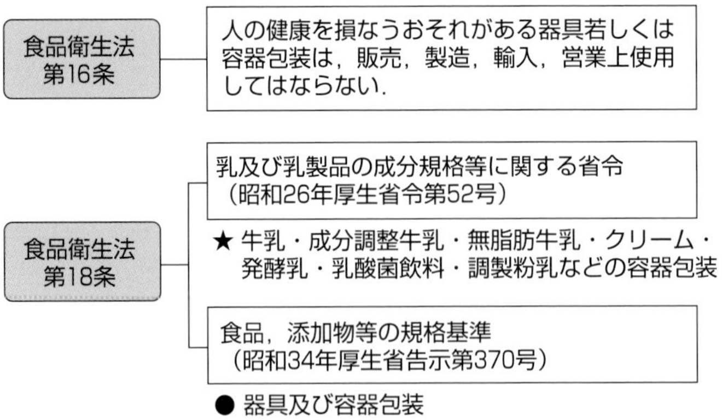
食品衛生法
第16条
人の健康を損なうおそれがある器具若しくは容器包装は，販売，製造，輸入，営業上使用してはならない．
食品衛生法
第18条
乳及び乳製品の成分規格等に関する省令
（昭和26年厚生省令第52号）
★ 牛乳・成分調整牛乳・無脂肪牛乳・クリーム・発酵乳・乳酸菌飲料・調製粉乳などの容器包装
食品，添加物等の規格基準
（昭和34年厚生省告示第370号）
● 器具及び容器包装

★乳等省令で定めていた牛乳などの器具及び容器包装の規格については，食品衛生法第18条に第3項が追加されたため，●食品・添加物の規格基準（告示第370号E）に統合され，合成樹脂容器についてはポジティブリスト制度が，ビンや缶などの容器については従来のネガティブリスト制度が適用される．

図 **7−2**　器具及び容器包装に関連する法律と内容（ネガティブリスト）

（資料：厚生労働省，資料2「食品用器具及び容器包装の現行制度及び現状について」（平成28年8月）より作成）

しかし，安全が確保されていなくても禁止されていない材料であれば使用できるという問題があった．そこで，2018 年 6 月の改正食品衛生法からは，国際基準に合わせて安全性が保証された物質でなければ使用できないポジティブリスト（**PL**）制度が導入された（図 7−3）．

ネガティブリスト制度 （改正前）	ポジティブリスト制度 （改正後）
原則使用を認めたうえで，使用を制限する物質を定める．海外で使用が禁止されている物質であっても，規格基準を定めない限り，直ちに規制はできない．	原則使用を禁止したうえで，使用を認める物質を定め，安全が担保されたもののみ使用できる． ※当面，合成樹脂を対象．

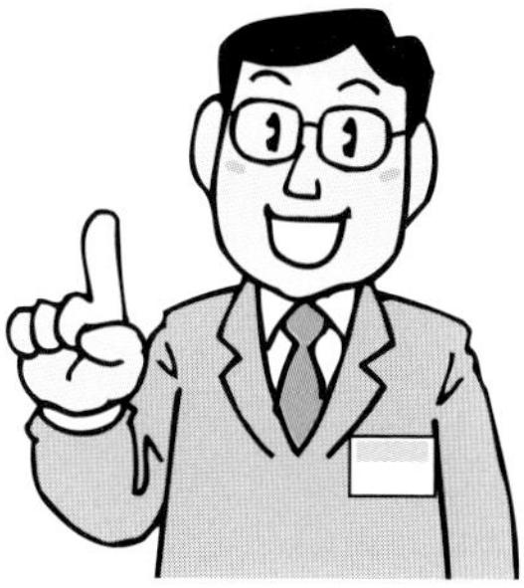

図 **7−3**　ポジティブリスト制度とネガティブリスト制度の違い

①　ポジティブリスト制度の対象となるもの

これまでの食品衛生法で，合成樹脂，紙，ゴム，金属などについてネガティブリスト制度として禁止していたものを継続させるとともに，熱可塑性（かそせい）樹脂については，これまでポリオレフィン等衛生協議会，塩ビ食品衛生協議会，塩化ビニリデン衛生協議会の 3 業界団体が自主規制していたものを食品衛生法によるポジティブリスト制度に格上げし，使用制限等を実施することとなった．今後は，熱硬化性の合成樹脂，紙，ゴム，金属，ガラスなどの材料にも段階的に PL 制度を拡大していく予定である（図 7−4）．

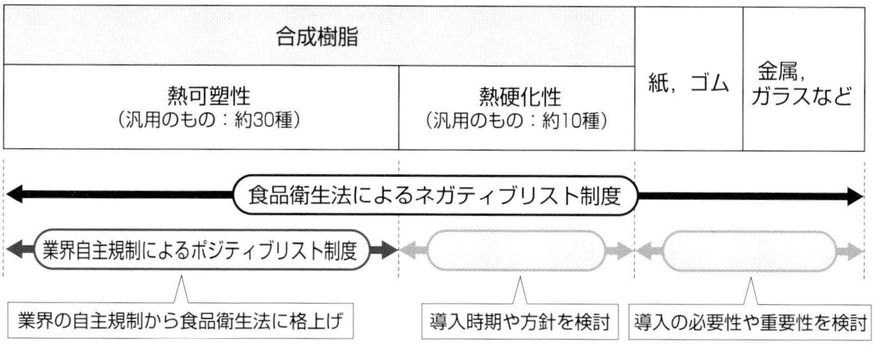
合成樹脂
熱可塑性
（汎用のもの：約30種）
熱硬化性
（汎用のもの：約10種）
紙，ゴム
金属，
ガラスなど
食品衛生法によるネガティブリスト制度
業界自主規制によるポジティブリスト制度
業界の自主規制から食品衛生法に格上げ
導入時期や方針を検討
導入の必要性や重要性を検討

図 **7−4**　食品用器具・容器包装に使われる材質とポジティブリスト制度
（資料：厚生労働省，資料 2「食品用器具及び容器包装の現行制度及び現状について」（平成 28 年 8 月）より作成）

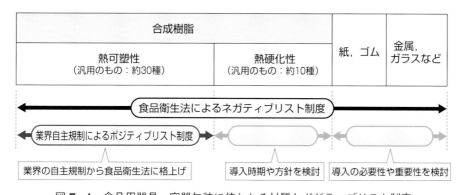

ポジティブリスト制度の対象となる合成樹脂は，熱可塑性プラスチック，熱硬化性プラスチック，熱可塑性エラストマーの3種類で，ゴム(熱硬化性エラストマー)や紙に使用される合成樹脂のうち食品接触面に層が形成されていないものは対象外となった(表7-2).

表**7-2**　合成樹脂の範囲

原材料	熱可塑性あり	熱可塑性なし
プラスチック	熱可塑性プラスチック 例）ポリエチレン，ポリスチレン	熱硬化性プラスチック 例）メラミン樹脂，フェノール樹脂
エラストマー	熱可塑性エラストマー 例）ポリスチレンエラストマー，スチレン・ブロック共重合体	ゴム（熱硬化性エラストマー） 例）ブタジエンゴム，ニトリルゴム

•「ゴム」は「熱可塑性を持たない高分子の弾性体」とし，合成樹脂とは区別する．
•「ゴム」を除く部分についてはポジティブリスト制度の対象（合成樹脂）とする．
(資料：厚生労働省 医薬・生活衛生局食品基準審査課，「食品用器具・容器包装のポジティブリスト制度について」より作成)

②　ポジティブリストに基づく規格の設定

図7-5に示すように，2020年6月からは，従前からのネガティブリスト規制に加え，既存物質及び新規物質をリスト化し，食品安全委員会へリスク評価を依頼する．そして5年の経過措置後，完全施行される．

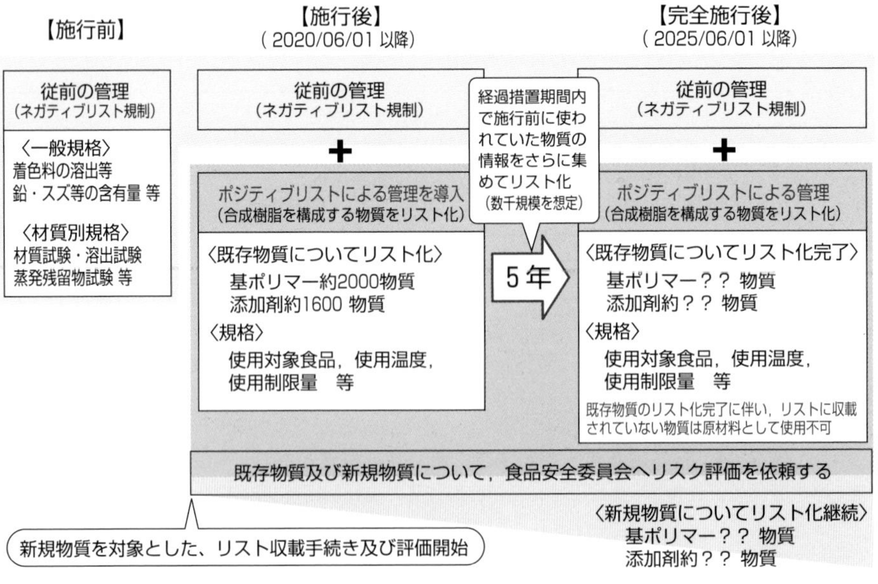
【施行前】
【施行後】
(2020/06/01 以降)
【完全施行後】
(2025/06/01 以降)
従前の管理
(ネガティブリスト規制)
〈一般規格〉
着色料の溶出等
鉛・スズ等の含有量 等
〈材質別規格〉
材質試験・溶出試験
蒸発残留物試験 等
従前の管理
(ネガティブリスト規制)
ポジティブリストによる管理を導入
(合成樹脂を構成する物質をリスト化)
〈既存物質についてリスト化〉
基ポリマー約2000物質
添加剤約1600 物質
〈規格〉
使用対象食品，使用温度，
使用制限量　等
経過措置期間内で施行前に使われていた物質の情報をさらに集めてリスト化
(数千規模を想定)
5年
従前の管理
(ネガティブリスト規制)
ポジティブリストによる管理
(合成樹脂を構成する物質をリスト化)
〈既存物質についてリスト化完了〉
基ポリマー？？ 物質
添加剤約？？ 物質
〈規格〉
使用対象食品，使用温度，
使用制限量　等
既存物質のリスト化完了に伴い，リストに収載されていない物質は原材料として使用不可
既存物質及び新規物質について，食品安全委員会へリスク評価を依頼する
新規物質を対象とした、リスト収載手続き及び評価開始
〈新規物質についてリスト化継続〉
基ポリマー？？ 物質
添加剤約？？ 物質

図**7-5**　改正食品衛生法第18条の第3項（ポジティブリスト）に基づく規格の設定
(資料：厚生労働省 医薬・生活衛生局食品基準審査課，「食品用器具・容器包装のポジティブリスト制度について」より作成)

合成樹脂とは，ポリマーに様々な添加剤を加えて目的に合うよう成形されたものであるため，ポジティブリスト制度で合成樹脂の対象となる物質は，基ポリマーと添加剤等になる．基ポリマーとは合成樹脂の基本を成すポリマーとコポリマー（共重合体）を合わせたもので，以下の３種類がリスト化される．

・基ポリマー（プラスチック）約 **70** 樹脂

・基ポリマー（コーティング等）**1000** 物質以上

・基ポリマーに対して微量で重合可能なモノマー約 **250** 物質

ポジティブリスト制度で規制の対象となる物質は，図 7−6 に示す基ポリマーや最終製品に残存する添加物等で，反応制御剤（触媒等）や不純物・非意図的生成物は従前の管理方法（ネガティブリスト規制）で管理する．

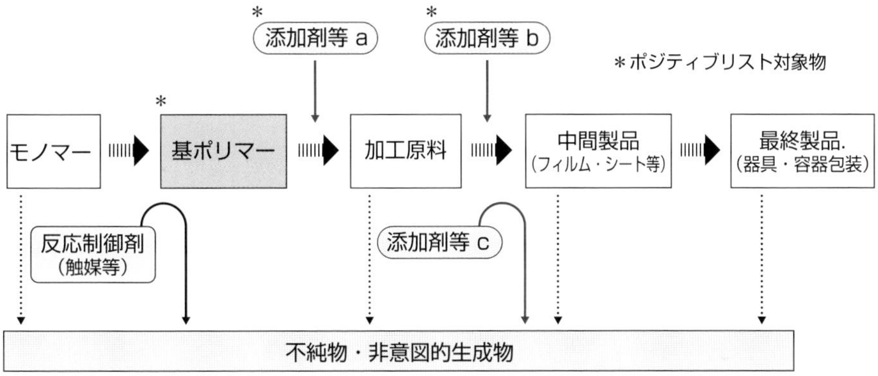
＊
添加剤等 a
＊
添加剤等 b
＊ポジティブリスト対象物
＊
モノマー
基ポリマー
加工原料
中間製品
（フィルム・シート等）
最終製品.
（器具・容器包装）
反応制御剤
（触媒等）
添加剤等 c
不純物・非意図的生成物

図 **7−6**　ポジティブリスト制度で規制の対象とする物質
（資料：厚生労働省 医薬・生活衛生局食品基準審査課，「食品用器具・容器包装のポジティブリスト制度について」より作成）

また，ポジティブリストに収載された物質以外でも，厚生労働大臣が定めた 0.01mg/kg 食品以下（人の健康を損なうおそれのない量）であれば使用可能となった（図 7−7）．

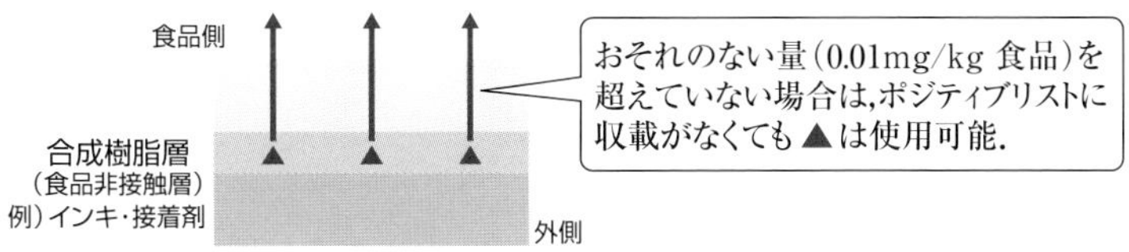
食品側
合成樹脂層
（食品非接触層）
例）インキ・接着剤
外側
おそれのない量（0.01mg/kg 食品）を超えていない場合は，ポジティブリストに収載がなくても▲は使用可能.

図 **7−7**　人の健康を損なうおそれのない量について
（資料：厚生労働省 医薬・生活衛生局食品基準審査課，「食品用器具・容器包装のポジティブリスト制度について」より作成）

③　製造管理と情報伝達

ポジティブリスト制度は，添加量で管理される制度であることから，製造管理とその情報伝達により成り立っている．合成樹脂の器具・容器包装を製造，販売，輸入する事業者は販売する相手に対してポジティブリスト制度に適合しているかどうか確認できる情報を提供することが，改正食品衛生法第52条（製造管理）及び第53条（情報伝達）により義務付けられている（図7-8）．

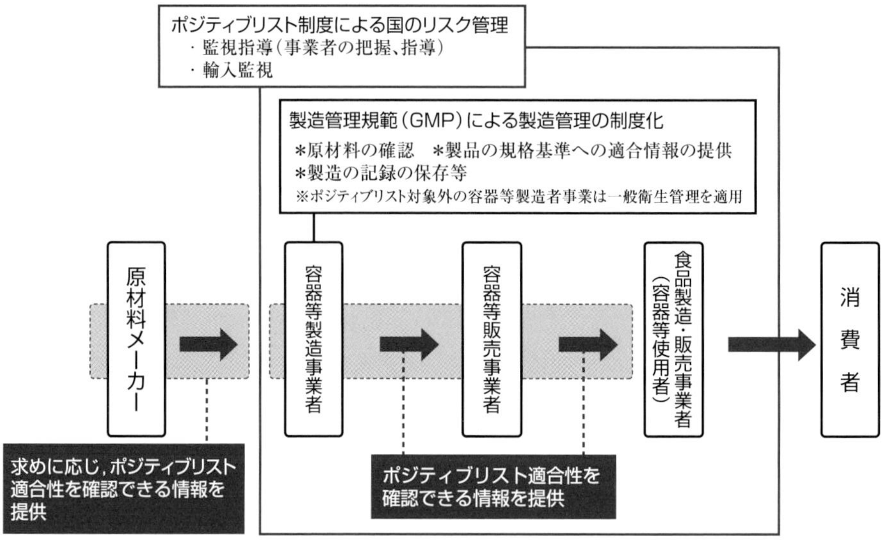
ポジティブリスト制度による国のリスク管理
・監視指導（事業者の把握、指導）
・輸入監視
製造管理規範（GMP）による製造管理の制度化
＊原材料の確認　＊製品の規格基準への適合情報の提供
＊製造の記録の保存等
※ポジティブリスト対象外の容器等製造者事業は一般衛生管理を適用
原材料メーカー
容器等製造事業者
容器等販売事業者
食品製造・販売事業者（容器等使用者）
消費者
求めに応じ，ポジティブリスト適合性を確認できる情報を提供
ポジティブリスト適合性を確認できる情報を提供

図7-8　改正食品衛生法第52条（製造管理）及び第53条（情報伝達）の実施

（資料：厚生労働省HPより作成）

(4)　プラスチック（合成樹脂）の種類

プラスチック（合成樹脂）は性質の違いから2つに分類されている．

①　熱硬化性樹脂

いちど成型されるとその後は加熱しても軟らかくならず，変形しないという特徴をもっている．食品関連の器具・容器包装として，フェノール樹脂，ユリア樹脂，メラミン樹脂，エポキシ樹脂などがある．

②　熱可塑性樹脂

成型されたものでも加熱により軟らかくなり，何度でも形状を変えることができる特徴をもっている．食品関連の器具・容器包装として，ポリエチレン，ポリプロピレン，ポリスチレン，ポリ塩化ビニル，ポリ塩化ビニリデン，ポリカーボネート，ポリエチレンテレフタレートなどが使用されている．主なプラスチックの耐熱性，物性，用途などを表7-3に示した．

表 **7-3**　主なプラスチックの種類と耐熱性，物性及び食品用途

区分	樹脂名		耐熱性（℃）	主な物性	主な食品用途
	和名	略記号			
熱硬化性樹脂	フェノール樹脂	PF	150	耐熱性，耐水性	汁わん，盆，茶たく，鍋・やかんの取っ手
	ユリア樹脂	UF	100	透明性，耐溶剤性	食器，漆器用生地
	メラミン樹脂	MF	110～120	硬度大，耐熱性	食器
	エポキシ樹脂	EP	130	接着性，耐水性，耐薬品性	缶コーティング剤，塗料，接着剤
熱可塑性樹脂	ポリエチレン	PE		無味無臭	
	(低密度)	LDPE	70～110	耐水性，通気性	ポリ袋，ラップフィルム
	(高密度)	HDPE	90～120	熱接着性	瓶，コンテナ，容器のフタ
	ポリスチレン	PS		衝撃・溶剤に弱い	
	(成形材料)	PS	70～90	耐低温性，透明性	コップ，トレー，乳製品容器
	(発泡用)	EPS(FS)		断熱性	即席めん容器，トレー
	ポリプロピレン	PP	100～120	耐熱性，耐衝撃性	ボトル，トレー，食器，弁当箱，密封容器
	ポリ塩化ビニル	PVC	60～70	透明性，難燃性	ラップフィルム，手袋，キャップシーリング
	ポリ塩化ビニリデン	PVDC	130～150	透明性，耐水性，ガスバリヤー性	ラップフィルム，ケーシングフィルム
	ポリカーボネート	PC	120～130	耐衝撃性，耐熱性	食器，ほ乳瓶，電子レンジ容器
	ポリアミド（ナイロン）	PA	80～140	耐熱性，ガス遮断性	ボイル・レトルト食品包材，複合フィルム・多層ボトル
	ポリエチレンテレフタレート	PET	200	耐熱性，耐衝撃性	ボトル，トレー，パック，複合フィルム・シート

（同文書院「食品安全学」改変）

また，プラスチック製品は物性を改善したり，劣化を抑え安定性を付与するため，原料化合物のほかに添加剤が加えられている．添加剤には，可塑剤（フタル酸エステルなど），酸化防止剤（ノニルフェノールなど），耐衝撃剤，紫外線吸収剤，ポリ塩化ビニル用安定剤，滑剤（固結防止剤），着色料，帯電防止剤，充填剤などがある．

(5)　素材からの溶出・移行

器具・容器包装の原材料や添加剤は，安全性が高く，また，人に有毒・有害な影響を与える移行物質の残存量及び溶出量が少ないことが求められている．しかし，接触する食品の性質によって食品中に溶出したり移行してヒトに有害な影響を与えることがある．

これまでに問題となった事例を表7-4に示した．

表7-4　器具・容器包装から食品への溶出，移行例

器具・容器包装の素材		食品への溶出・移行が問題となったことがある物質
プラスチック製品(合成樹脂)	塩化ビニル	塩ビモノマー
		可塑剤(フタル酸エステル)
	ポリエチレン	酸化防止剤
	ポリスチレン	スチレンモノマー，オリゴマー
セラミック製品	ガラス製品，陶磁器，ほうろう引き製品	金属類(As，Ba，Cd，Cr，Cu，Ni，Pb，Sn，Sb，Zn)
金属製品	器具，缶	金属類(Cr，Cu，Zn，Ni，Cd，Sn，Sb，Pb，As)
	缶の内面塗装樹脂	フェノール，ホルムアルデヒド，エピクロルヒドリン，ビスフェノールA，塩化ビニル
ゴム製品	天然ゴム，合成ゴム，ラテックス	加硫剤，酸化防止剤，金属類
天然素材及びその加工品	紙製品	蛍光増白剤
	木竹製品	ホルムアルデヒド

(同文書院「食品安全学」より)

(6) 表示マーク

器具・容器包装には法律上の規制のほか，業界による自主規制があり，自主規格に合格したものにマークがつけられている．塩ビ食品衛生協議会による**JHP** マークとポリオレフィン等衛生協議会による**PL** マークがある（図7-9）．

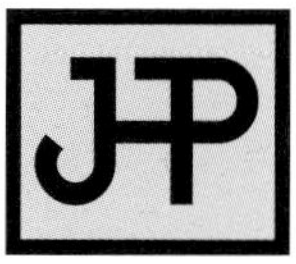

JHP マーク

JHP マークは食品用ポリ塩化ビニル製の容器，包装が「食品衛生法」の基準と業界の自主規制基準に合格して安全であることを示しているマークで，安全性の保証された原材料以外のものを禁止し，食品の性質によって使用制限を加え，溶出制限などが定められた自主基準を設けている．

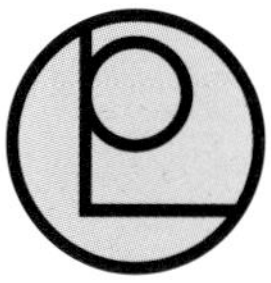

PL マーク

PL マークはポリオレフィン等衛生協議会の自主基準に合格した，ポリエチレン，ポリプロピレン，ポリスチレン，AS 樹脂，ABS 樹脂等による食品容器，包装及び家庭用食器類につけられている．プラスチック製品を製造する場合に使用する樹脂原料，添加剤，着色料について衛生安全上，使用して差し支えない物質とその使用制限を規定した自主基準を設けている．

図 **7-9** JHP マークと PL マーク

その他，食品の容器包装にはプラスチック製容器包装識別マーク，紙製容器包装識別マーク，リサイクルマーク，エコマークなどがつけられている（図7-10）．わが国では容器包装リサイクル法により① ガラス製容器，② ペットボトル，③ 紙製容器包装，④ プラスチック製容器包装の4種類に再商品化の義務が定められている．

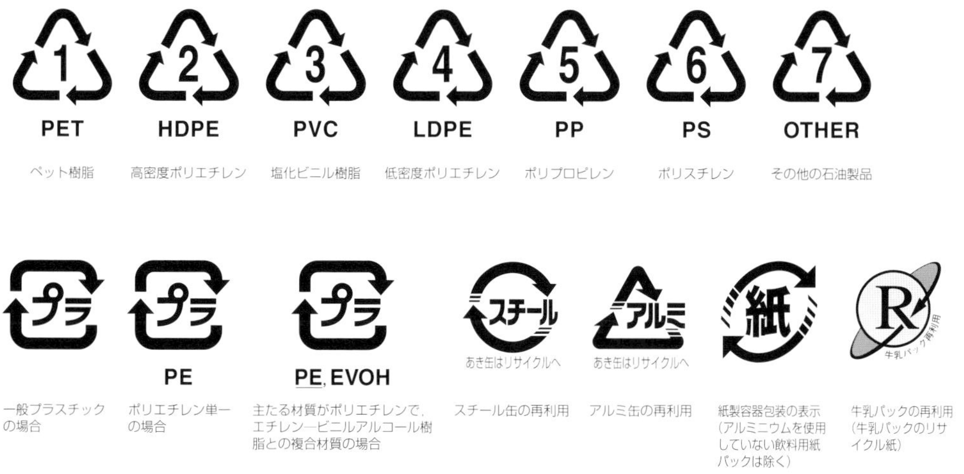
1
PET
ペット樹脂
2
HDPE
高密度ポリエチレン
3
PVC
塩化ビニル樹脂
4
LDPE
低密度ポリエチレン
5
PP
ポリプロピレン
6
PS
ポリスチレン
7
OTHER
その他の石油製品
プラ
一般プラスチックの場合
プラ
PE
ポリエチレン単一の場合
プラ
PE, EVOH
主たる材質がポリエチレンで，エチレン—ビニルアルコール樹脂との複合材質の場合
スチール
あき缶はリサイクルへ
スチール缶の再利用
アルミ
あき缶はリサイクルへ
アルミ缶の再利用
紙
紙製容器包装の表示（アルミニウムを使用していない飲料用紙パックは除く）
R
牛乳パック再利用
牛乳パックの再利用（牛乳パックのリサイクル紙）

図 **7-10** 器具・容器包装関連のリサイクルマークなど

7.2　素材による環境汚染

器具・容器包装が食品に有害な影響を与えないようにその素材の安全性が確保されなければならないが，一方でそれが廃棄された後に環境を汚染したり，生き物に負荷をかけることも議論されなければならない．

(1)　プラスチック汚染

環境を汚染するプラスチックの多くは不法に投棄された（捨てられた）ゴミである．プラスチックの多くは微生物により分解されにくく，一度自然界に排出されると半永久的に存在し続けることになる．多くのプラスチックは浮遊性なので，海岸などに漂着し，景観を悪化させることも問題である．海岸に漂着，散乱する他，海表面を漂流，海中を漂流，海底に堆積し海を汚染しており，野生生物（オットセイ，アザラシ，クジラ，イルカ，ウミガメ，魚類など）の誤飲，誤食，絡み付きなどの被害も多数確認されている．広域的な汚染が国際問題になっている（図7−11）．

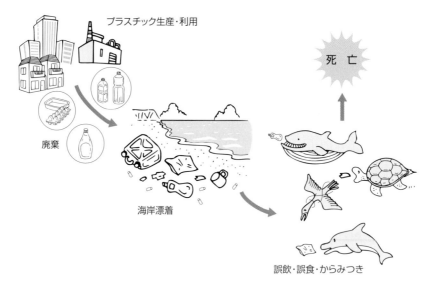
プラスチック生産・利用
死亡
廃棄
海岸漂着
誤飲・誤食・からみつき

図 **7−11**　プラスチック汚染

廃プラスチックによる海洋汚染防止対策検討調査報告書（環境庁水質保全局 2000.7）によると海域における漂流人工物のうち9割がプラスチック類で，全国の海岸に漂着または廃棄されたプラスチック量は，年間およそ1～2万トンと推計されている．

(2)　レジンペレットによる汚染

レジンペレット（樹脂ペレット）は円筒形をした小さな粒でプラスチック製品の中間材料である．ポリエチレン，ポリスチレン，ポリプロピレン（図 7-12）などからできており，これがプラスチック工場や倉庫などから漏出し環境を汚染している．環境省の調査では調査を実施したほとんどの海岸や水域（海域や河川）でレジンペレットが見つかっている．

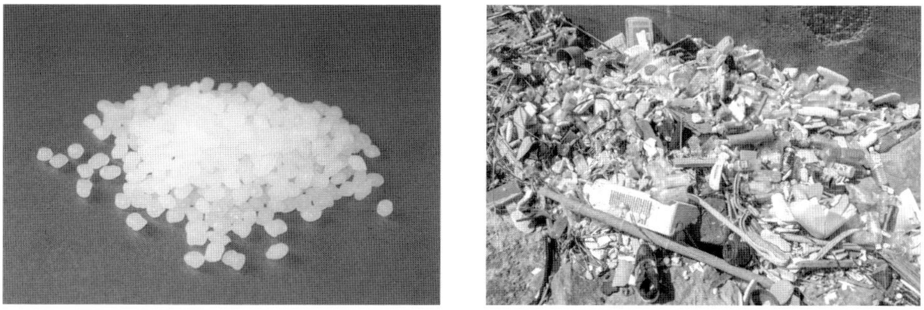

図 **7-12**　ポリプロピレン樹脂（左）と海岸の漂着ゴミ（右）

(3)　内分泌撹乱化学物質

内分泌撹乱化学物質は内分泌系の機能を撹乱して，生殖系，免疫系，神経系などに重大な障害を与えることが懸念されているが，どのような化学物質にそのような作用があるかなど未解明な部分が多い．合成ホルモン剤，有機塩素系の殺虫剤，PCB やダイオキシン類，合成洗剤や殺虫剤として使用されているアルキルフェノール類，漁網や船底に使用されていたトリブチルスズ，植物性エストロゲン等に内分泌撹乱作用があるとされている．

器具・容器包装においては，ポリ塩化ビニルに添加する可塑剤（フタル酸エステル）やポリカーボネートの原料であるビスフェノール A が内分泌系を撹乱し，人の健康に影響を及ぼすのではないかという懸念が指摘されたことがあった．これらの物質がある種の生物に影響があることは明らかであるが，これまで人に対する内分泌撹乱作用が確認された例はなく，人に対する同様の可能性があるか未解決のままである．日本をはじめ，世界各国，関係国際機関で調査，研究が進められている．

練　習　問　題

問1　容器包装に関する次の文章のうち，誤っているものを2つ選びなさい．

a. 食品衛生法でいう器具とは農業や水産業で食品を収穫する際に用いられる機械器具を含め，食品に直接接触するものをいう．

b. 食品衛生法でいう容器包装とは，食品や添加物を入れたり，包んでいる物で食品や添加物を授受する場合そのままで引き渡すものをいう．

c. 食品に用いられる器具・容器包装については食品衛生法によって器具と容器包装の規格と製造の基準がきめられている．

d. 油脂または脂肪性食品を含有する食品に接触する器具・容器包装にはフタル酸ビス（2－エチルヘキシル）を原材料として用いたポリ塩化ビニルを主成分とする合成樹脂を原材料として用いることが禁止されている．

e. 鉛を5％以上またはアンチモンを10％以上含む金属をもって器具･容器包装を製造または修理してはいけない．

1. aとc　2. aとe　3. bとd　4. bとe　5. cとd

問2　プラスチック容器に関する次の文章のうち，誤っているものを2つ選びなさい．

a. プラスチックは熱可塑性樹脂と熱硬化性樹脂に分類され，食器などに使われるメラミン樹脂は加熱により軟らかくなり，何度でも形状を変えることができる「熱可塑性樹脂」に含まれる．

b. 器具・容器包装の原材料は接触する食品の性質によって溶出したり移行して食品に有害な影響を与えることがある．

c. ポリエチレンテレフタレート（PET）は耐熱性，耐衝撃性に劣る．

d. JHPマークはポリ塩化ビニル製の容器包装が食品衛生法の基準と業界の自主規制基準に合格していることを示しているマークである．

e. プラスチックには物性を改善したり，劣化を抑え安定性を付与するため可塑剤や安定剤などの添加剤が加えられている．

1. aとc　2. aとe　3. bとd　4. bとe　5. cとd

【答】　問1—2，問2—1

第8章 食品添加物

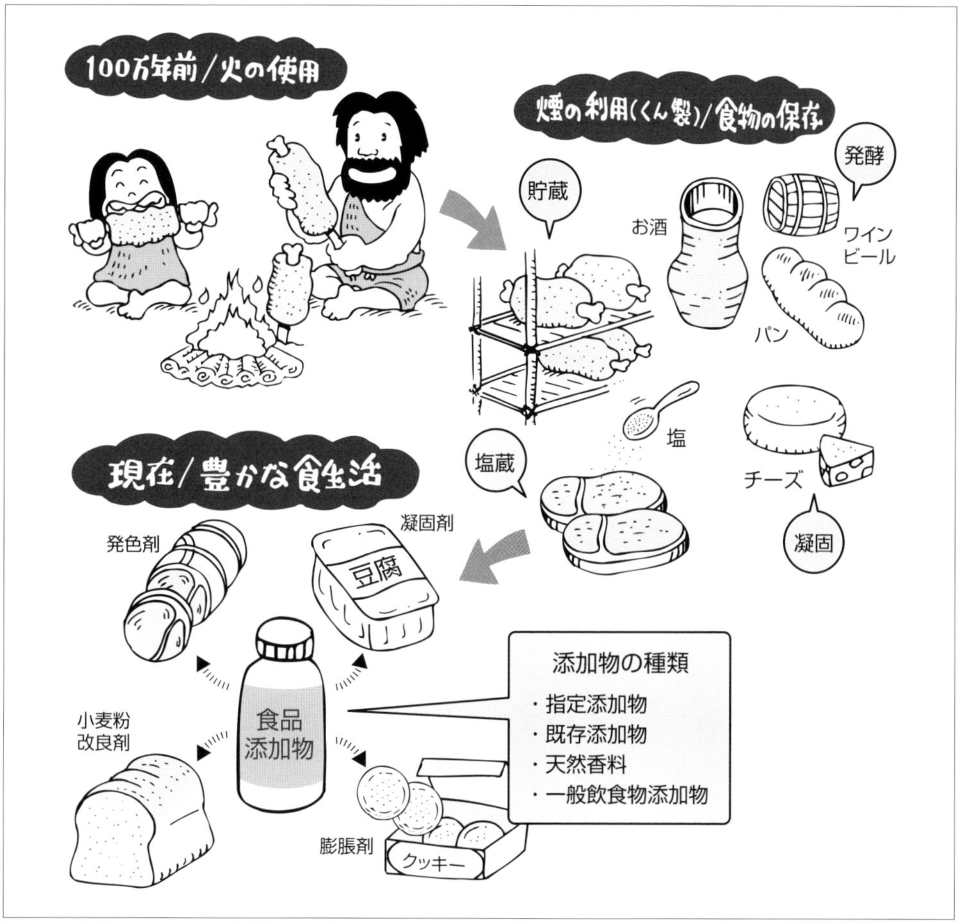
100万年前/火の使用
煙の利用(くん製)/食物の保存
貯蔵
お酒
発酵
ワイン
ビール
パン
塩
塩蔵
チーズ
凝固
現在/豊かな食生活
発色剤
凝固剤
豆腐
食品
添加物
小麦粉
改良剤
膨脹剤
クッキー
添加物の種類
・指定添加物
・既存添加物
・天然香料
・一般飲食物添加物

我々の先祖は，**100** 万年前頃より火を使用しはじめ，**1** 万年前の新石器時代になると，収穫した食料を備蓄するようになった．さらに，住居の洞穴の中で暖をとるため木を燃したところ，煙で燻された肉が特別なにおいや味覚がするだけでなく，腐敗が遅くなり日持ちがよくなることを発見した．それ以降，偶然小麦に付いていた野生酵母を利用することからパンが誕生し，発酵が進みすぎたぶどう酒から酢が生まれた．また食塩は，不純物の多い岩塩などを使用していたため，それに含まれる硝酸塩が微生物によって還元され亜硝酸塩となって肉の色を安定させ，さらに日持ちや風味の向上をもたらした．このほかローマ人は，チーズを製造するために牛乳を凝固させる物質が子ヤギの胃やいちじくの汁に存在することを知っていた．現代も使用しているレンネットである．

本章では，添加物の種類，用途や安全性について理解するため，以下の項目について学ぶ．

1）食品添加物の分類
2）食品添加物の安全性評価法
3）食品添加物の表示方法
4）食品添加物の種類と用途

8.1　食品添加物の概念

(1)　食品添加物の歴史

わが国でも，昔から，表8-1のように，食品をきれいに見せたり，長持ちさせたりするためにいろいろな天然の植物を使用してきた．

表8-1　天然物質の食品添加物への利用

天然物質	利　用
クチナシ	薬用や黄色着色料(タクアン，栗キントン)
ベニバナ	灰でベニバナ紅色素を分離(菓子などの着色，化粧用京紅)
あずき	赤飯(赤)
葉蘭	料理の盛り付けや，かいしきに使用(抗菌成分はステロイド配糖体)
南天の葉	腐敗のインジケーターとして赤飯に使用(青酸配糖体による殺菌作用も)
笹葉	笹団子，スシなどのかいしきに使用(抗菌成分は安息香酸)
アマチャヅル	砂糖が伝来する奈良時代以前の甘味料
桜葉	桜餅の着香(有効成分；クマリン)

人口の増加と種々の文化や商工業が発展するにつれ，天然物の利用は，天候，資源量，効果の持久性，経済性などの理由から次第に制約を受けるようになった．また，18世紀の産業革命期以降は，天然と同じ成分の物質を化学的に合成することが可能となり，天然物から有効成分を単離・精製するよりも，価格や純度にすぐれた化学合成品の使用は，いろいろな食品の加工・製造に不可欠なものとなった．

しかし，利便性を求めるあまり安全性の追求がおろそかになり，大きな食中毒事件や発がん性の見つかるものが現れた．食品衛生行政では，これら添加物を使用禁止にするとともに，表8-2のように毒性試験の見直しや食品衛生法が改正されることとなった．

表 8-2　わが国における食品添加物規制に関する歴史

警察による取り締まり	明治 11 年	わが国最初の食品添加物規制「アニリン其の他鉱物性絵具染料(有毒色素)を以て飲食物に着色するものの取締方」が行われる
	明治 33 年	「飲食物其の他物品(人工甘味質，防腐剤など)取締に関する法律」が制定される
科学的見地に基づく衛生行政による取り締まり	昭和 22 年	日本国憲法制定に伴い「食品衛生法制定」
	昭和 23 年	世界に先駆けポジティブリスト制を導入(添加物 60 品目を指定)．試験は「急性毒性試験」のみ
	昭和 32 年	「森永ヒ素ミルク中毒事件」を教訓に食品衛生法改正．食品添加物等の規格基準ができる
	昭和 35 年	食品添加物の規格基準を収載した「食品添加物公定書」の第 1 版ができる
	昭和 40 年	WHO の安全性評価に関する考え方を取り入れた評価試験方法を採用
	昭和 47 年	変異原性試験などの毒性評価試験法の充実
	平成 7 年	食品衛生法の改正．化学的に合成した合成添加物とそれ以外の天然添加物という区分をなくし，規制対象を天然添加物にまで拡大した．今後は，新たに開発された天然添加物も厚生労働大臣の許可が必要となる．これまでの天然添加物は既存添加物と呼ぶことになる
	平成 15 年	食品衛生法の大改正．食品安全基本法の制定．(食品安全委員会による安全性の強化を導入)

(2)　食品衛生法による添加物の定義

食品衛生法の中で食品添加物は，単に添加物と記載され，次のような条項により定義付けられている．すなわち，食品の製造・加工の過程で使用する限り，最終的に食品に残っていない場合でも，すべて添加物となる．

食品衛生法　第 4 条第 2 項
「添加物は，食品の製造の過程において又は食品の加工若しくは保存の目的で，食品に添加，混和，浸潤その他の方法によって使用する物」と定義されている．

食品衛生法　第 6 条
有毒・有害な物質が含まれる不衛生な添加物やそれを使用した食品の販売などを禁止している．

食品衛生法　第 12 条
「厚生労働大臣が，薬事・食品衛生審議会の意見を聴いて定めたもの以外は使用してはいけない」というポジティブリスト制を定めている．

食品衛生法　第 13 条
添加物の使用や保存についての基準(使用基準・保存基準)と，添加物の成分について規格(成分規格)を定めている．

また添加物は，表8-3のように指定添加物，既存添加物，天然香料，一般飲食物添加物の4種類に分類され，およそ1500種類の使用が認められている．既存添加物は1995年（平成7年）までは天然添加物として使用されていたもので，現在も使用は認められるが，今後，使用実態のないものは削除される方向にあり，これ以上増えることはない．

表8-3　食品衛生法による食品添加物の分類

分　類	合成	天然	品目数	内　容	食品添加物例
①　指定添加物（品目数：R3.1.15現在）	○	○	472	天然・合成にかかわらず，安全性と有効性が確認されて厚生労働大臣により指定されているもの．（指定添加物リストに収載）	食用赤色102号 クエン酸 キシリトール ビタミンC
②　既存添加物（品目数：R2.2.26現在）		○	357	食経験のある食品から作られ，長年使用されてきた天然添加物として厚生労働大臣が認めたもの．（既存添加物名簿に収載）	カラメル色素 クチナシ色素 ペクチン カフェイン
③　天然香料		○	約600	天然の動植物から得られたもので，着香の目的に使用されるもの．（天然香料基原物質リストに収載）	バニラ香料 レモン香料
④　一般飲食物添加物		○	約100	一般に食品として飲食されているものを添加物として利用するもの．（一般に食品として飲食に供させている物であって添加物として使用される品目リストに収載）	ココア(着色) ブドウ果汁(着色)

・1995年(平成7年)以降は，厚生労働大臣の許可を得た動植物から作られた天然添加物も化学合成添加物も，①の指定添加物に分類されることになったため，指定添加物は増加する．一方，②の既存添加物は，2003年（平成15年）の食品衛生法改正により，安全性に問題があるものや使用実態のないものを名簿から削除し，使用を禁止することになったため，今後，減少していく．

・①と②は食品衛生法で規制の対象となるが，③と④は対象とならない(食品衛生法第12条)．

(3)　添加物の使用目的による分類（図 8-1）

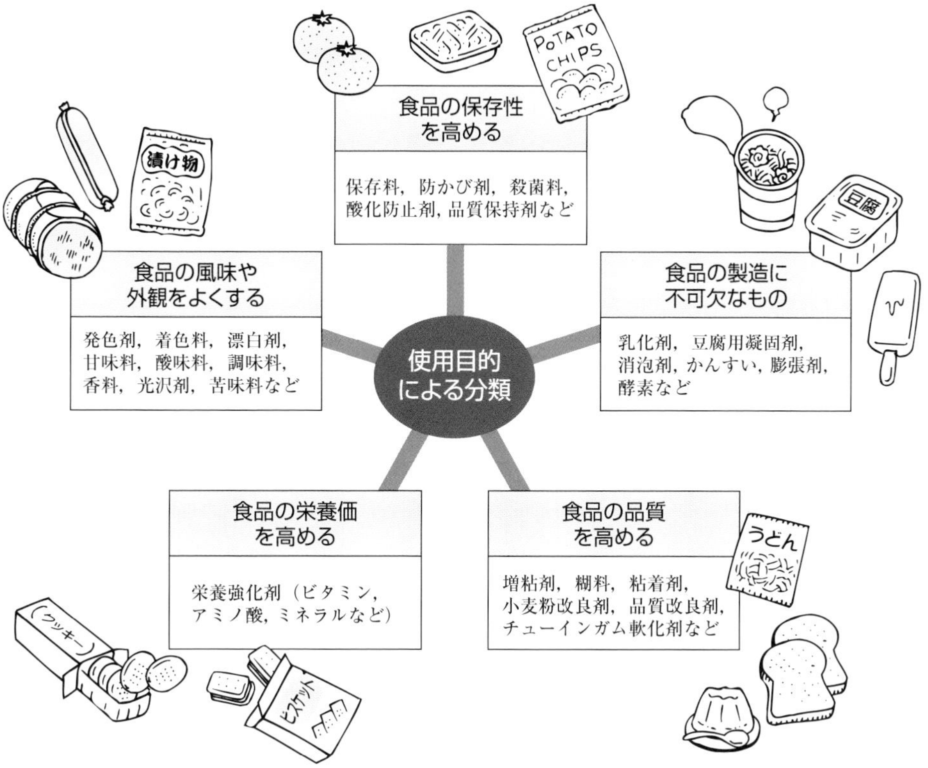

食品の保存性を高める
保存料，防かび剤，殺菌料，酸化防止剤，品質保持剤など
食品の風味や外観をよくする
発色剤，着色料，漂白剤，甘味料，酸味料，調味料，香料，光沢剤，苦味料など
食品の製造に不可欠なもの
乳化剤，豆腐用凝固剤，消泡剤，かんすい，膨張剤，酵素など
使用目的による分類
食品の栄養価を高める
栄養強化剤（ビタミン，アミノ酸，ミネラルなど）
食品の品質を高める
増粘剤，糊料，粘着剤，小麦粉改良剤，品質改良剤，チューインガム軟化剤など
POTATO CHIPS
漬け物
豆腐
うどん
クッキー
ビスケット

図 **8-1**　添加物の使用目的による分類

(4)　食品添加物の指定要件

わが国では，厚生労働大臣が定めたもの以外の添加物は，製造，輸入，使用，販売等が禁止されており，それに違反した場合は食品衛生法第 12 条違反となる．そこで，新たに指定を受けようとする場合は，表 8-4 の要件に該当することが条件となる．また，その対象には化学的合成品だけでなく天然物も含まれ，一般飲食物添加物と天然香料は対象とならない．

表 **8-4**　食品添加物として指定される要件

(1)　国際的に安全性が実証または確認され，多くの世界で使われているもの．
(2)　使用により消費者に利益を与えるもの．
　　①　食品の製造，加工に必要不可欠のもの．
　　②　食品の栄養価を維持させるもの．
　　③　食品の腐敗，変質，その他の化学的変化などを防ぐもの．
　　④　食品を美化し，魅力を増すもの．
(3)　すでに指定されているものに比べて，同等以上か別の効果を発揮するもの．
(4)　原則として，化学分析等により，その添加が確認できるもの．

新たな添加物の指定要請は，添加物を取り扱う事業者が安全性や有効性についてのデータをそろえて厚生労働大臣に指定を要請する．厚生労働大臣は図 8-2 のように，安全性や **1** 日摂取許容量（**ADI**）について食品安全委員会に意見聴取し，その意見を十分考慮した上で，薬事・食品衛生審議会に成分規格や使用基準を諮問する．しかし，2002 年（平成 14 年）7 月以降，国際的に安全性が確認され，かつ，汎用されている未指定添加物については，おおむね指定する方向で検討することとなった．新たな認可には，① JECFA で国際的に安全性評価が終了し，一定の範囲で安全性が確認されていること．② 米国及び EU 諸国等で使用が広く認められており，国際的に必要性が高いことなどが大きな条件となる．

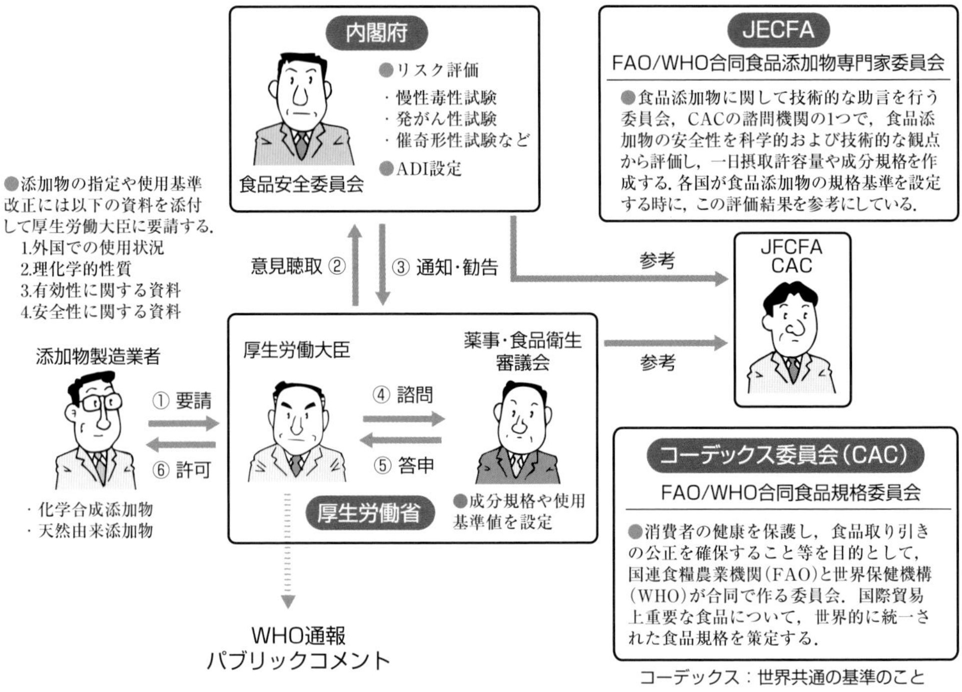
内閣府
●リスク評価
・慢性毒性試験
・発がん性試験
・催奇形性試験など
●ADI設定
食品安全委員会
JECFA
FAO/WHO合同食品添加物専門家委員会
●食品添加物に関して技術的な助言を行う委員会，CACの諮問機関の1つで，食品添加物の安全性を科学的および技術的な観点から評価し，一日摂取許容量や成分規格を作成する. 各国が食品添加物の規格基準を設定する時に，この評価結果を参考にしている.
●添加物の指定や使用基準改正には以下の資料を添付して厚生労働大臣に要請する.
1.外国での使用状況
2.理化学的性質
3.有効性に関する資料
4.安全性に関する資料
意見聴取 ②
③ 通知・勧告
参考
JFCFA
CAC
参考
添加物製造業者
① 要請
⑥ 許可
・化学合成添加物
・天然由来添加物
厚生労働大臣
薬事・食品衛生審議会
④ 諮問
⑤ 答申
厚生労働省
●成分規格や使用基準値を設定
コーデックス委員会(CAC)
FAO/WHO合同食品規格委員会
●消費者の健康を保護し，食品取り引きの公正を確保すること等を目的として，国連食糧農業機関(FAO)と世界保健機構(WHO)が合同で作る委員会. 国際貿易上重要な食品について，世界的に統一された食品規格を策定する.
WHO通報
パブリックコメント
コーデックス：世界共通の基準のこと

図 **8-2**　食品添加物の指定等の流れ

8.2　食品添加物のメリットとデメリット

添加物を使用するメリットは，添加物の指定基準における基本概念にあるように，大きく次の 4 つがある．現在，牛乳を除く加工食品のほとんどに食品添加物が使われており，食品の嗜好性や便利性，経済性に大きく貢献している．

添加物のメリット

①食品の製造に必要不可欠で，食品のバラエティーを広げる
②食品の腐敗・変質や食中毒を予防し，食品の保存性を高める
③食品の見た目や風味，食感などを改善し，嗜好性を向上させる
④食品の製造加工で失活する栄養成分を補う

添加物のデメリット

①偏った食生活による同一添加物の過剰摂取が心配
②既存添加物を中心とする安全性評価の見直しが必要

食品添加物のデメリットとしては，過剰摂取と安全性の問題があげられる．過剰摂取については，ADIのほか，マーケットバスケット方式による1日摂取量の調査から使用基準が定められ，過剰摂取にならないよう配慮されているが，加工食品に偏った食生活が続くとADIを上回る可能性がある．安全性については，使用が許可される際に多くの安全性試験が実施されているが，既存添加物についてはこれまでの食経験から使用が許可されている．そのため，最新の科学で指定添加物も含めて安全性を見直すことが重要である．現に，2004年（平成16年）7月，アカネ色素が腎臓がんを引き起こす可能性があるとして，既存添加物名簿から削除されている．

添加物の使用は，ヒトが一生涯にわたって摂取するものであるため，次のような注意が必要である．食品メーカーは添加物の使用を必要最小限にとどめ，消費者に正しく表示する義務がある．一方，消費者は表示内容を確認して，自分の意志で商品を選択する知識をもつことが重要となる．行政は科学的見地に基づいた安全性評価法の向上を追求するとともに，使用法や表示が正しく実施されていることを厳正に監視することが重要である．

8.3 食品添加物の安全性評価

(1) 毒性試験

食品添加物は多くの食品に使われ，子供から老人までの誰もが，一生涯にわたり，毎日摂取するものであるため，医薬品などよりもさらに安全なものでなくてはならない．食品衛生法では，添加物の成分や使用量について厳しい規制がされており，添加物の新たな指定の際には，ラットやイヌなどの実験動物のほか，微生物や培養細胞などを用いた表8-5にあげる多くの安全性に関する評価試験を行い，データを提出する必要がある．

表8-5　実験動物や細胞を使って安全を確認するための主な試験

一般毒性試験	28日間反復投与毒性試験（亜急性毒性試験）	28日間繰り返し投与したときに生じる毒性を調べる
	90日間反復投与毒性試験（亜急性毒性試験）	90日間操り返し投与したときに生じる毒性を調べる
	1年間反復投与毒性試験*（慢性毒性試験）	実験動物の一生涯に相当する1年以上の長期間にわたって繰り返し投与したときに生じる毒性を調べる → 最大無作用量（最大無毒性量）を出す
特殊毒性試験	繁殖試験	実験動物に二世代にわたって投与し，生殖機能や新生児の生育に及ぼす影響を調べる
	催奇形性試験	妊娠中の母体に投与し，胎児の発生，発育に及ぼす影響を調べる
	発がん性試験*	実験動物のほぼ一生涯にわたって投与し，発がん性の有無を調べる
	抗原性試験	実験動物でアレルギーの有無を調べる
	変異原性試験（発がん性試験の予備試験）	微生物の突然変異や，ほ乳類細胞の染色体への影響を調べる
その他	一般薬理試験	生体の機能に及ぼす影響を，薬理学の面から調べる

＊　特に重要となる試験.

8.4　1日摂取許容量（ADI）と使用基準の設定

添加物は毎日摂取するものであるため，ヒトが一生涯にわたって摂取しても何ら影響が出ない量である**1日摂取許容量（ADI）**を設定する必要がある．そのため，図8-3のように，実験動物を使った慢性毒性試験や発がん性試験から添加物の最大無作用量を決め，次いで，それに安全係数をかけたADIを食品安全委員会が設定している．

また添加物の量がADIを下回っていても，その添加物の含まれる食品を特に多く食べたりすると，摂取量がADIを上回る可能性がある．そこで，厚生労働省が行っている国民健康・栄養調査から，1日に摂取する食品中に含まれる添加物の摂取量を推定し，その合計がADIを下回るように使用基準を厚生労働大臣（一般的にはADIの70～80％以下）が定めている．

さらに使用基準には，添加物が適正に使用されるよう，使用目的，使用対象食品，使用方法，使用量や食品中の残存量について定めがある．

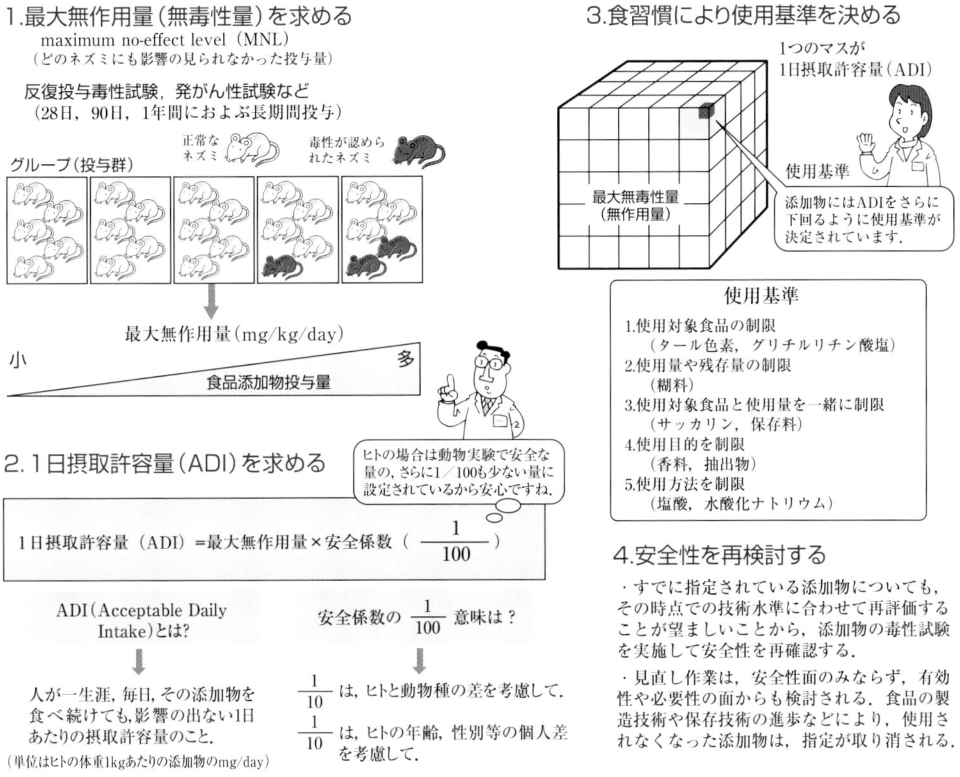
1.最大無作用量（無毒性量）を求める
maximum no-effect level（MNL）
（どのネズミにも影響の見られなかった投与量）
反復投与毒性試験，発がん性試験など
（28日，90日，1年間におよぶ長期間投与）
正常なネズミ
毒性が認められたネズミ
グループ（投与群）
最大無作用量（mg/kg/day）
小
多
食品添加物投与量
2. 1日摂取許容量（ADI）を求める
ヒトの場合は動物実験で安全な量の，さらに1／100も少ない量に設定されているから安心ですね．
1日摂取許容量（ADI）＝最大無作用量×安全係数（1/100）
ADI（Acceptable Daily Intake）とは?
人が一生涯，毎日，その添加物を食べ続けても，影響の出ない1日あたりの摂取許容量のこと．
（単位はヒトの体重1kgあたりの添加物のmg/day）
安全係数の 1/100 意味は？
1/10 は，ヒトと動物種の差を考慮して．
1/10 は，ヒトの年齢，性別等の個人差を考慮して．
3.食習慣により使用基準を決める
1つのマスが1日摂取許容量（ADI）
最大無毒性量（無作用量）
使用基準
添加物にはADIをさらに下回るように使用基準が決定されています．
使用基準
1.使用対象食品の制限
（タール色素，グリチルリチン酸塩）
2.使用量や残存量の制限
（糊料）
3.使用対象食品と使用量を一緒に制限
（サッカリン，保存料）
4.使用目的を制限
（香料，抽出物）
5.使用方法を制限
（塩酸，水酸化ナトリウム）
4.安全性を再検討する
・すでに指定されている添加物についても，その時点での技術水準に合わせて再評価することが望ましいことから，添加物の毒性試験を実施して安全性を再確認する．
・見直し作業は，安全性面のみならず，有効性や必要性の面からも検討される．食品の製造技術や保存技術の進歩などにより，使用されなくなった添加物は，指定が取り消される．

図 **8-3**　食品添加物の安全性試験

(1)　安全性の再検討

使用が認められた食品添加物であっても，科学技術の進歩に伴って，さまざまな角度から安全性が再評価されてきている．厚生労働大臣は，発がん性が明らかとなったり，使用実態がなく，有用性や必要性が乏しくなったと判断した場合，薬事・食品衛生審議会の意見を聴いた上で，指定添加物名簿や既存添加物名簿から添加物を削除することになった．その主な添加物を表 8-6 に示す．

表 **8-6**　発がん性が報告され，削除された主な添加物

削除年月日	添加物名
1966（昭 41）. 7	食用タール色素（赤 4，赤 5，橙 1，橙 2，黄 1，黄 2，黄 3 など 7 種類）
1968（昭 43）. 7	ズルチン（甘茶の成分）：1946 年（昭和 21 年）より甘味料として使用．砂糖の 50 倍の甘みあり．わが国で死亡事故あり．
1969（昭 44）. 11	サイクラミン酸ナトリウム（別名；チクロ）：1956 年（昭和 31 年）より甘味料として使用．日米では使用禁止となったが，EU や中国では現在も使用可．
1974（昭 49）. 8	フリルフラマイド（別名；AF-2）：1965 年（昭和 40 年）より豆腐やかまぼこなどの保存料として使用．

(2)　年齢層別食品添加物の1日摂取量の調査

食品添加物の安全性確保の一環として，2000年（平成12年）にマーケットバスケット方式（246種類の食品を対象）による年齢層別の摂取量調査が行われ，厚生労働省より公表されている．それによれば，サッカリンナトリウムは若年層に比べ成人層の摂取量が約10倍多く，キシリトールでは逆に1/10少なかった．また，個々の物質の摂取量をADIと比較した場合，ほとんどの物質についてADIを下回っていたが，硝酸塩の摂取量についてのみ，ADIを上回る結果となった．硝酸塩については，もともと野菜に含まれている天然の硝酸塩に起因するものがほとんどであり，添加物の摂取量は，現時点では問題のないことが確かめられている．

8.5　添加物の成分規格

1955年（昭和30年）に起きた「森永ヒ素ミルク中毒事件」（粉ミルクの安定剤として使用した添加物（第二リン酸ナトリウム）に大量のヒ素が不純物として含まれていたために起こった事故）を教訓に，添加物について個別に成分規格を設け，添加物の純度，製造の際に生じる副産物や有害な重金属などの含有量を定めている．この成分規格に合わない添加物は使用，販売することができない．この規格は，1960年（昭和35年）の「第1版食品添加物公定書」に初めて掲載され，2018年2月に公表された「第9版食品添加物公定書」には，指定添加物のすべてと既存添加物，一般飲食添加物の規格基準が収載されている．第9版では新たに既存添加物89品目（うち62品目は酵素）が追加された．また，科学技術の進歩に伴う新たな一般試験法を収載，さらに新しい科学的知見に基づく成分規格の見直しも行われ，国際的な整合化を目指した．成分規格が決められている食品添加物は，規格に合うものだけが使えることになっているが，まだ成分規格が決められていない既存添加物や一般飲食添加物については，使う人が責任をもって品質を管理することになっている．

8.6　添加物の表示基準

表示は，消費者が食品を購入するとき，正しく食品の内容を理解し，選択したり，適正に使用したりするうえで重要な情報源となっている．そのため，表示に関しては表8-7に示すように食品衛生法，JAS法，健康増進法などにより定められてきたが，2009年9月からは消費者庁に移管または共管することになった．表示項目にはさまざまなものがあり，必要なことをできるだけわかりやすく表示するために，いろいろな工夫がなされている．これまで食品衛生法では，加工食品の表示ラベルに，名称，原材料名，内容量，消費・賞味期限，保存方法，製造業者名等をまとめて表示する一括表示を義務付けてきたが，今後，食品や添加物，器具及び容器包装の表示または広告の基準（法第19条）は厚生労働大臣から内閣総理大臣が管理するように変更された．これに伴い，2009年6月に食品衛生法が改正され，2009年9月より施行されており，この中で食品添加物公定書（法第21条）についても厚生労働大臣及び内閣総理大臣が作成することとなった．

表 **8-7** 食品衛生法，**JAS** 法に基づく義務表示事項

食品衛生法・・・	飲食に起因する衛生上の危害発生を防止すること
JAS法・・・・・	原材料や原産地など品質に関する適正な表示により消費者の選択に資すること
健康増進法・・・	栄養の改善その他の国民の健康の増進を図ること

【食品表示に関する主な法律とその目的】

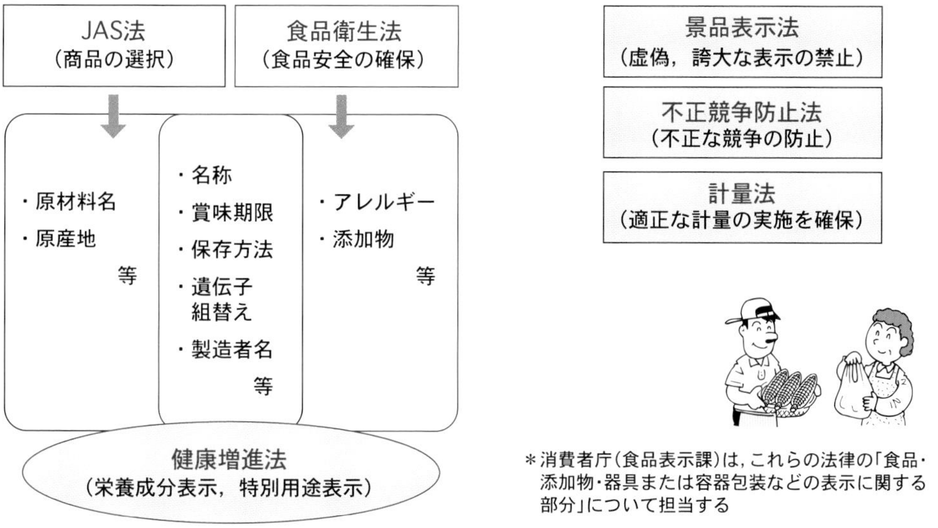
JAS法
（商品の選択）
食品衛生法
（食品安全の確保）
・原材料名
・原産地
等
・名称
・賞味期限
・保存方法
・遺伝子組替え
・製造者名
等
・アレルギー
・添加物
等
健康増進法
（栄養成分表示，特別用途表示）
景品表示法
（虚偽，誇大な表示の禁止）
不正競争防止法
（不正な競争の防止）
計量法
（適正な計量の実施を確保）

＊消費者庁（食品表示課）は，これらの法律の「食品・添加物・器具または容器包装などの表示に関する部分」について担当する

（1） 添加物の表示方法

健康に影響を与える添加物やアレルギー食品については，食品表示法により表示が義務付けられている．図8-4にその具体例を示す．添加物の表示は，① の物質名または別名（簡略名または類別名も可）で表記するのが原則となっている．しかし，使用目的をより明確に伝える必要のある8種類の添加物については，② の甘味料（サッカリンNa）や発色剤（亜硝酸Na）などのように用途名併記とする．また，かんすいやイーストフード，香料などのように，微量の添加物を組み合わせて使用している場合は，全てを表示すると消費者にとって複雑になるため，③ の一括名表示が許可されている．

添加物の表示については，これまで，食品衛生法で使用重量の多い順に表示するよう定められていた．しかし，新しい食品表示法（第10章10.1（3）参照）では，使用原材料と添加物を区別して原材料の後ろに多い順に表示することや，原材料と添加物の間を/や・で区切るか，新たに添加物のみの欄を設け，原材料と区別がつきやすく表示するように変更された．

① 物質名による表示

（簡略名または類別名でも可）

使用したすべての添加物（指定・既存・一般飲食物添加物・天然香料）は，その食品に残っていても残っていなくても，原則として，物質名または別名により表示することになっている．

物質名：	L-アスコルビン酸
別名：	ビタミンC
簡略名：	アスコルビン酸
	V.C

② 用途名併記による表示

（用途名と物質名を併記）

表示の必要性が高い甘味料，着色料，保存料，酸化防止剤，増粘剤（または安定剤，ゲル化剤，糊料），漂白剤，発色剤，防かび剤の8種類の添加物は，物質名のほかに用途名を併記する（**表8-8**）．

加熱食肉製品･加熱後包装

名称（品名）	ロースハム（スライス）
原材料名	豚肩肉，糖類（水あめ，ぶどう糖），大豆タンパク，食塩，香辛料，調味料（アミノ酸等），カゼインNa，リン酸塩（Na），保存料（ソルビン酸），酸化防止剤（ビタミンC），ゲル化剤（カラギーナン），発色剤（亜硝酸Na），着色料（カルミン酸），（原材料の一部に大豆，乳製品を含む）
内容量	123 g
賞味期限	表面下部に記載
保存方法	10℃以下で保存して下さい

★原材料欄の表示ルール

- 原材料及び添加物はそれぞれ重量の多い順に表示する．
- 添加物は食材の次に表示し，混合して書いてはいけない．
- 添加物は例外として表示しなくてよいものがある．

③ 一括名による表示

通常，2種類以上の添加物を組み合わせることにより1つの効果を発揮するもので，物質名をすべて表示すると消費者にわかりにくいものが対象となる．イーストフード，ガムベース，かんすい，香料，酸味料，調味料，豆腐用凝固剤，乳化剤，pH調整剤，膨張剤，軟化剤，光沢剤，酸素，苦味料の14種類については，一括名で表示することが許されている（**表8-9**）．

★従来のアレルギー表示方法（一括表示）

食品表示法で，アレルギー表示は原則，個別表示となったため，上記表示は，大豆タンパク（大豆を含む），カゼインNa（乳由来）となる．また，原材料に「乳」が含まれる場合，●●（乳成分を含む）となり，「乳を含む」や「乳製品を含む」は認められない．

／

★添加物以外の原材料と添加物を明確に区分

食品表示法により，ここに／（スラッシュ）を入れて区切る，改行で区切る，添加物を事項名で記載するなど，原材料と添加物を区分するように変更された．

図 **8-4**　食品添加物の表示例

ちょっとメモ　調味料は一括名表示なのになぜ括弧書き？

一般に使われている味噌，しょう油，塩などの調味料は，すべて食品扱いとなっているが，グルタミン酸ナトリウムなど化学的に合成されたものは，添加物として取り扱われる．表示の際には，調味料という一括名の後に，使用量，使用目的から代表的なものを（　　）内に記載し，その他は「等」として記載することになっている．

例えば，昆布のうま味成分であるグルタミン酸ナトリウムなどアミノ酸系の調味料のみを使用した場合は，調味料（アミノ酸）と表記する．それ以外に，かつお節のうまみ成分イノシン酸などの核酸系，貝のコハク酸などの有機酸系，塩化カリウムなどの無機塩系の調味料を，2種以上を組み合わせて使用した場合は，調味料（アミノ酸等）と表記する．

表 **8-8** 用途名併記の表示例

添加物の用途	表示例
① 甘味料	甘味料(サッカリンNa)，甘味料(ステビア)，甘味料(アスパルテーム・L-フェニルアラニン化合物)*1
② 着色料	着色料(赤2，黄4，青1，アナトー)*2
③ 保存料	保存料(安息香酸Na)，保存料(ソルビン酸K)
④ 増粘剤，安定剤，ゲル化剤または糊料*3	増粘剤(キサンタンガム)，安定剤(CMC)，ゲル化剤(カラギナン)
⑤ 酸化防止剤	酸化防止剤(BHA)，酸化防止剤(エリソルビン酸Na)
⑥ 発色剤	発色剤(亜硝酸Na)，発色剤(硝酸K)
⑦ 漂白剤	漂白剤(亜硫酸Na)，漂白剤(亜硫酸塩)
⑧ 防かび剤または防ばい剤	防かび剤または防ばい剤(OPP)

＊1 アスパルテームについては，このように，L-フェニルアラニン化合物である旨を併記する．

＊2 品名に色の文字があり，用途が着色料であることが識別できる場合には用途名の表示を省略できる．

＊3 天然の増粘安定剤を2種類以上使用した場合は，物質名を簡略化して(増粘多糖類)と表示され，また，これが増粘剤として使用された場合は，用途名も省略され，「増粘多糖類」とのみ表記される．

表 **8-9** 一括名表示の例と使用目的

一括名	添加物の例	使用目的
① イーストフード	塩化アンモニウム	イーストの栄養源
② ガムベース	チクル	チューインガムの基材
③ かんすい	炭酸カリウム(無水)	中華めんの製造
④ 苦味料	ナリンジン	苦味の付与，増強
⑤ 酵素	α-アミラーゼ	炭水化物やタンパク質の分解
⑥ 光沢剤	ミツロウ	食品に光沢を与える
⑦ 香料または合成香料	ℓ-メントール	香りの付与，増強
⑧ 酸味料	クエン酸	酸味の付与，増強
⑨ 軟化剤(チューインガム軟化剤)	ソルビトール	チューインガムを柔軟に保つ
⑩ 調味料	L-グルタミン酸Na	味の付与，調整等
⑪ 豆腐用凝固剤または凝固剤	塩化マグネシウム	豆乳を凝固させる
⑫ 乳化剤	レシチン	食品の乳化，起泡等
⑬ pH調整剤（水素イオン濃度調整剤*）	乳酸	食品を適切なpH領域に保つ
⑭ 膨張剤，ベーキングパウダー，またはふくらし粉	炭酸水素ナトリウム	パンや菓子等の製造工程でガスを発生して生地を膨張させる

＊ 平成23年8月31日 pH調整剤より名称変更

(2) 添加物の表示の免除

表8-10のように，加工助剤，キャリーオーバー，栄養強化の目的で使用された食品添加物は，表示が免除される．また，小包装食品やバラ売り食品などの場合も表示が免除される．

表8-10　食品添加物の表示が免除されるもの

表示の免除	免除される理由	食品添加物例
加工助剤	加工工程で使用されるが，途中で除去されたり，中和されたりして最終製品にはほとんど残らないもの	油脂製造時の抽出溶剤であるヘキサン（蒸留により除去される）活性炭，カセイソーダ
キャリーオーバー*1	原料中に含まれるが，使用した食品には微量で効果が出ないもの	せんべいに使用されるしょう油に含まれる保存料
栄養強化剤*2	食品の常在成分であり，FAO / WHOや諸外国でも，食品添加物として扱っていないため	栄養強化の目的で使用された，ビタミン，アミノ酸，ミネラル
小包装食品	表示面積が狭く（30 cm^2 以下），表示が困難なもの	
バラ売り食品*3	包装されないもので，表示が困難なもの	

＊1　調味料，甘味料，着色料のように色，味，臭いなど五感に影響を及ぼすものは，微量でも効果を示すためキャリーオーバーとして認められていない．
例；着色料を使ったメロンソースをメロンアイスに使用した場合 → 最終製品にも色が残っている．
発色剤を使用したハムをポテトサラダに入れた場合 → ハムはそのまま原型を止めている．
＊2　食品衛生法では表示が免除されるが，強化表示を行う場合は，健康増進法に基づく栄養成分表示ルールに従って表記される．
＊3　かんきつ類やバナナに使用されるイマザリルなどの防かび剤すべてと，甘味料のサッカリン及びサッカリンナトリウムについては，バラ売りであっても売り場に表示をしなければいけない．

ちょっとメモ　同じ添加物でも，栄養強化の目的以外で使用する場合は，表示する必要がある

例；L-アスコルビン酸（ビタミンC）を
栄養強化の目的で使用する場合 → 表示免除
酸化防止剤として使用する場合 → 酸化防止剤（ビタミンC）と表示

(3) アレルギーを起こす食品と添加物の表示

2002年（平成14年）4月から始まった「アレルギー表示制度」は，2008年に改正が行われ，2010年6月からは食物アレルギーを引き起こす頻度が高いものやアレルギー症状が重篤な，卵，乳，えび，かに，小麦，そば，落花生の**7**品目を特定原材料に指定し，容器包装に入れられた加工食品や，これらを使った食品添加物にも表示を義務付けることとした．

また，食物アレルギーを比較的起こしやすい，あわび，いか，いくら，さば，さけ，オレンジ，キウイフルーツ，りんご，バナナ，もも，牛肉，鶏肉，豚肉，ゼラチン，まつたけ，やまいも，くるみ，大豆，ごま，カシューナッツ，アーモンドの**21**品目を特定原材料に準ずるものとし，可能な限り表示する(表示を奨励する)こととした(第1章1.4(8)参照).

また，特定原材料を使って製造した添加物は，表8-11のように「既存添加物（天然添加物）」が多くを占めている．その表示は，「カゼインNa（乳由来）」のように「物質名（～由来）」または「一括名（～由来）」で表示される．義務表示のある7品目はキャリーオーバーや加工助剤などであってもアレルギー表示はしなければいけない．また，遺伝子組換え食品に係わる表示と異なり，一般消費者に直接販売されない食品の原材料も含め，食品流通のすべての段階において表示が義務付けられている．

表8-11　省令で定められた特定原材料とそれを用いた添加物

特定原材料の名称	指定添加物	既存添加物	一般飲食物添加物
乳及び乳製品	カゼインナトリウム	ラクトフェリン濃縮物	—
卵	—	酵素処置レシチン 酵素分解レシチン 分別レシチン 未焼成Ca(卵殻未焼成カルシウム) 卵黄レシチン リゾチーム	—
小麦	デンプングリコール酸Na デンプンリン酸エステルNa	カルボキシペプチダーゼ β-アミラーゼ	コムギ抽出物
そば	—	そば　ソバ殻灰抽出物 クエルセチン 酵素処理イソクエルシトリン 酵素処置ルチン(抽出物) そば全草抽出物	—
落花生	—	—	—

ちょっとメモ　アレルギー物質を含む食品の表示方法は？

① 原材料は以下のいずれかで表示
「特定原材料等の名称」…………　卵，乳
「代替表記」………………………　玉子，牛乳
「特定加工食品の名称」…………　マヨネーズ，生クリーム
（○，○，○を含む）………と表示

② 添加物は「物質名（～由来）または一括名（～由来）」と表示
レシチン（大豆由来）………と表示

8.7　食品添加物の種類と用途

(1)　食品の保存性を高めるもの

①　保存料

人類は，古くから食品の保存性を高めるため，塩蔵，糖蔵，酢漬け，くん製などの方法をとってきた．しかし，現在のさまざまな加工食品の保存性の向上にはこれらの方法だけでは十分でない．また，近年の低塩・低糖ブームも食品の腐敗がさらに進む要因となっている．そこで，微生物による腐敗・変敗を防止することにより，食品の保存性を向上させたり食中毒を予防するために開発されたのが保存料である．保存料は，微生物に対して静菌的に働き，殺菌的ではない点が殺菌料と異なる．保存料には，指定添加物18種類（ソルビン酸やパラオキシ安息香酸ブチルなど），既存添加物8種類（しらこタンパク抽出物やε-ポリリシンなど）がある．人工保存料には酸型とエステル型がある．酸型保存料はpHが低くないと効果が出ないため，pH調整剤や酸味料とともに使用されることが多い．また，保存料ほど微生物に対する効果がないため，保存料には分類されていないが，保存性の低い食品に用いられて短期間での腐敗や変敗を抑える食品添加物を日持向上剤といい，グリシン，しらこタンパクなどがある．表示は用途名併記で行う（表8-12）．

②　防カビ剤または防ばい剤

外国産のオレンジ，レモンなどのかんきつ類やバナナは，長時間の輸送や保存中にカビが発生することがある．その発生を防止するために，収穫後に使用される農薬をポストハーベスト農薬と呼ぶが，わが国ではそれら農薬を食品添加物として規制している．かんきつ類にはワックスと混ぜて処理し，バナナでは浸漬処理したり，スプレーして使用する．

防カビ剤を使用したかんきつ類やバナナを販売する際には，バラ売りであっても値札や品名札あるいは陳列棚などに，使用した物質名をわかりやすい方法で表示（用途名併記）するよう定めている（表8-13）．

表 **8–12** 保存料

品名			許可年 (元号年)	使用基準[1]	ADI[2] mg / kg	備考
保存料	酸型	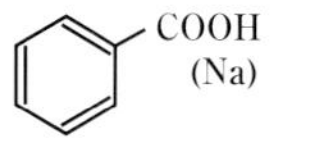 安息香酸，同ナトリウム	1948 (昭 23)	○	5	各種微生物に対して静菌作用を示す酸型保存料効果は pH によって左右されるため食品の pH に注意を払うことが重要．安息香酸は水に対して溶けにくいため，熱湯やエタノールなどに溶かして用いるか，水に溶けやすい安息香酸ナトリウムを用いるとよい．
		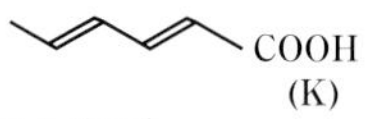 ソルビン酸 同カリウム 同カルシウム	1955 (昭 30) 1960 (昭 35) 2010 (平 22)	○ ○ ○	25 25 25	「ナナカマド」の未成熟果汁に含まれる酸型保存料．カビ，酵母，腐敗細菌などの微生物に対して静菌作用を示す．加熱すると，気散しやすいため，使用する際には pH とともに注意する．
		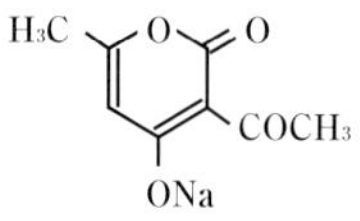 デヒドロ酢酸ナトリウム	1953 (昭 28)	○	設定値なし	酸型保存料のため，pH により効力が変化するが，比較的解離しにくいので，中性付近でも効力が期待できる．カビ，酵母，嫌気性のグラム陽性菌などに対してほぼ同一濃度で効果があるが，嫌気性の乳酸菌やクロストリジウム属には効果がない．
		プロピオン酸 同カルシウム，同ナトリウム	1963 (昭 38) 1983 (昭 58)	○ ○	設定値なし 設定値なし	飽和モノ脂肪酸の一種で，酵母や細菌などに広い抗菌作用を示す．プロピオン酸は植物界では遊離の状態で存在することはまれで，エステルとして精油などに広く分布している．カルシウム，ナトリウム塩は水溶性の増加と，特異臭を除くことを目的としている．
	エステル型	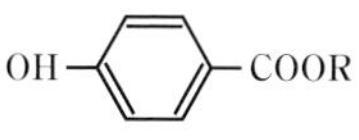 パラオキシ安息香酸エステル類 (イソブチル，イソプロピル，エチル，ブチル，プロピル)	1963 (昭 38)	○	10	左図に示すような 5 種類のエステル類がある．エステル型のため pH による効果への影響はない．グラム陰性菌以外の広範囲の微生物に有効で，特にカビ，酵母類に対する効果が大きい．

1) ○：使用基準あり
2) ADI ： 1 日摂取許容量

表 8-13　防カビ剤

	品　名	許可年 (元号年)	使用 基準[1]	ADI[2] mg/kg	備　考
防カビ剤	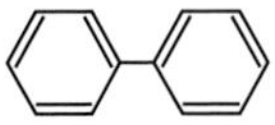 ジフェニル(DP)	1971 (昭46)	○	0.125	DPは，かんきつ類の腐敗菌である緑カビ病菌，青カビ病菌に抗菌効果を示すため，本品を塗付した紙をレモンやオレンジ類の輸送容器中に入れて密閉すると，徐々に昇華して果実表皮に浸透し，病害菌の発生を防止する．
	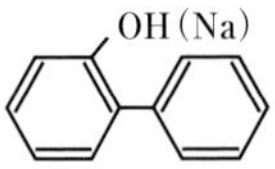 オルトフェニルフェノール(OPP)，同ナトリウム(OPP-Na)	1977 (昭52)	○	1.0	水に難溶性のOPPや水様性のOPP-Naは，ジフェニルやチアベンダゾール耐性の白カビ病菌に効果があるため，それらと一緒にレモン，オレンジなどのかんきつ類表皮に散布（OPP）又は被膜剤乳液(OPP-Na)に混ぜて使用する．
	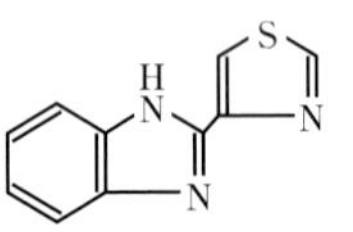 チアベンダゾール(TBZ)	1978 (昭53)	○	0.05	TBZは，かんきつ類の軸腐れ病や緑カビ病に効果が乏しいOPPやDPの効果を補うために，追加許可された．かんきつ類にはワックスに混ぜて使用，バナナには鉱油乳化液に混ぜて浸漬するか，収穫時にスプレーして使用する．
	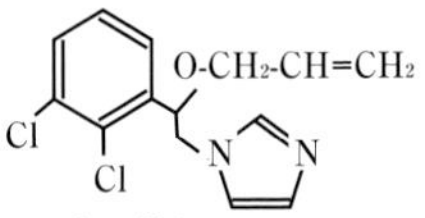 イマザリル(IMZ)	1992 (平4)	○	0.03	イマザリルは水に不溶性で，強い防カビ効果がある．かんきつ類にはこれを添加したワックス液に浸漬処理，バナナには添加した乳化液に浸漬するか，収穫時にスプレー処理する．
	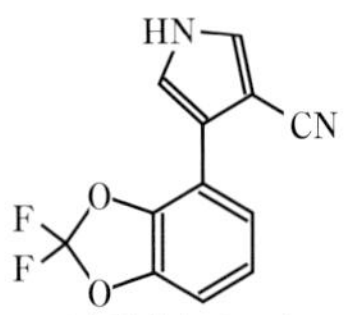 フルジオキソニル	2011 (平23)	○	0.33	灰色カビ病を起こすカビに有効な農薬で，わが国では1996年に水稲及び野菜類の種子消毒剤として登録されている．防カビ剤としては，あんず，おうとう，かんきつ類(みかんを除く)，キウィー，ざくろ，すもも，西洋なし，ネクタリン，びわ，マルメロ，もも，りんごの12種類に使用できる．
	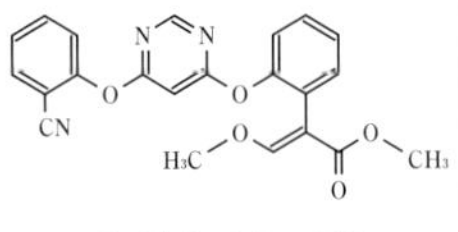 アゾキシストロビン	2013 (平25) 新たに 追加	○	0.18	子嚢菌，担子菌などの植物病原菌に対して，胞子の発芽，菌糸の進展及び胞子形成を阻害するため，果実の防カビ目的に使用する．添加物としては，かんきつ類（みかんを除く）のみに使用できる．
	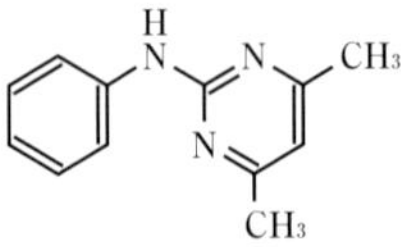 ピリメタニル	2013 (平25) 新たに 追加	○	0.17	糸状菌のメチオニン合成と，細胞壁分解酵素を阻害することで，灰色カビ病菌の感染を防ぐ．防カビ剤としては，あんず，おうとう，かんきつ類（みかんを除く），すもも，西洋なし，マルメロ，もも，りんごの8種類に使用できる．

1)　○：使用基準あり
2)　ADI：1日摂取許容量

ちょっとメモ　ポスト・ハーベスト農薬（ポスト・ハーベスト・アプリケーション）とは？

収穫後の農作物に農薬を使用してカビや害虫による被害を防止する農薬のことで，直訳すると「ポスト；後，ハーベスト；収穫，アプリケーション；塗り薬＝収穫後農薬」という．アメリカなどの国では，収穫後のかんきつ類（レモン；13種類，オレンジ；16種類，グレープフルーツ；13種類），小麦（21種類），ジャガイモに，殺虫剤，殺菌剤，除草剤などの一般農薬を使用することが認められているが，日本では禁止されている．ただし，海外から輸入される農作物に付着している害虫が国内でまん延しないよう駆除すること（植物検疫）を目的として，青果物や穀類に青酸ガスや臭化メチルによるくん蒸が行われている．

わが国では，輸入かんきつ類やバナナなどの輸送・保管時の保存性を向上させる目的で，食品添加物「防かび剤」としてOPP，TBZ，IMZ，DPを使用することが認められてきたが，2011年8月よりフルジオキソニル（あんずやおうとうなど12種類）が，2013年8月よりアゾキシストロンビン（かんきつ類のみ）とピリメタニル（あんずなど8種類）が同様に使用できるようになった．

③　殺菌料

保存料の微生物に対する作用が静菌的であるのに対して，殺菌料は微生物に対して殺菌的に作用し，比較的短時間内に微生物を死滅させることができる．また，殺菌料は漂白作用もあることから，食品に添加されたり，食器類，食品製造機器類などの殺菌目的に使用されている．現在，わが国では過酸化水素のほか，次亜塩素酸ナトリウム及び高度サラシ粉及び亜塩素酸ナトリウムなど塩素系殺菌料4品目が指定されている．高度サラシ粉には使用基準が設けられていない（表8−14）．

表 8-14　殺菌料

品　名	許可年（元号年）	使用基準[1)]	ADI[2)] mg / kg	備　考
過酸化水素	1948（昭 23）	○	設定値なし	強力な殺菌作用があるため，1948 年から，殺菌料または漂白剤として特に，ゆでめん，かまぼこなどの水産ねり製品に使用されていた．しかし，ゆでめんなどに高濃度に残存することや微弱ながら発がん性が認められたため，1980 年（昭和 55 年）最終食品に残留しないことを条件に，使用が認められるようになった．現在は，かずのこの漂白・殺菌及びロングライフ「LL」牛乳容器の殺菌のみに使用が認められている．
次亜塩素酸ナトリウム	1950（昭 25）	○	設定値なし	殺菌消毒剤として飲料水，果実，野菜の消毒，乳製品製造をはじめ各種食品の製造加工において装置，器具の殺菌消毒などに用いられている．本品には「ごまに使用してはならない」の使用制限がある．
高度サラシ粉	1959（昭 34）	×	設定値なし	1907 年（明 40 年）ドイツの会社で開発された殺菌剤で漂白作用も有する．現在ではサラシ粉に代わって本品が主に使用されている．
次亜塩素酸水（強酸性・微酸性）	2002 年（平成 14 年）	○	設定値なし	塩酸または食塩水を電気分解することにより得られる次亜塩素酸を主成分とする水溶液．強酸性次亜塩素酸水（pH2.7 以下）と微酸性次亜塩素酸水（pH5.0 ～ 6.5）がある．本品には，「最終食品の完成前に除去しなければならない」の使用制限がある．

1）○：使用基準あり，×：使用基準なし
2）ADI：1日摂取許容量

④　酸化防止剤

食品の変質には微生物の増殖が原因で生じる腐敗・変敗と，酸化反応による酸敗がある．腐敗・変敗は食品中の炭水化物・タンパク質が微生物により分解代謝されることによるものであるのに対して，酸敗は主に食品中の油脂が酸化反応を受けることによって変質する現象を意味する．特に油脂類が酸化されると色や風味が悪くなるばかりでなく，酸化によって生じた過酸化物による消化器障害を引き起こすこともある．また，褐変や退色，栄養価の低下の原因にもなる．酸化防止剤は，それ自身が酸化されることによって食品の酸化を防ぐタイプが大部分である．また，酸化反応は金属イオンなどにより促進されるため，この金属イオンを封じ込めるタイプ（エチレンジアミン四酢酸塩類）などもある．

現在，水溶性の酸化防止剤，脂溶性の酸化防止剤など全15品目が指定を受け，そのうち11品目に使用基準が設けられている（表8−15）．

表**8−15**　酸化防止剤

品　名	許可年（元号年）	使用基準[1]	ADI[2] mg/kg	備　考
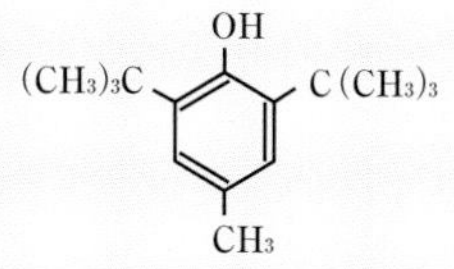 BHT ジブチルヒドロキシトルエン	1956（昭31）	○	0.125	フェノール系の脂溶性酸化防止剤で，ほかの酸化防止剤と比較して熱に対する安定性が高く，加熱調理後も効果が低下しないことなどの長所を有している．また本品は単独で使用されることは少なく，ほかの酸化防止剤と併用されることが多い．しかし，本品は体外への排泄速度が遅く，体内への蓄積性が指摘されており，多量摂取は避けたい．
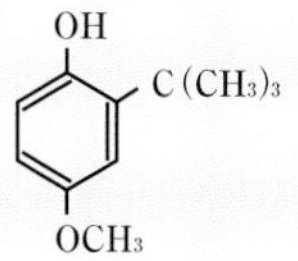 BHA ブチルヒドロキシアニソール	1954（昭29）	○	0.5	BHTと同様フェノール系の優れた脂溶性酸化防止剤で，その作用はBHTと同等またはそれ以上である．しかし，動物実験で発がん性が指摘されているため，現在使用禁止にするかの判断が求められている．諸外国では，パーム原料油（マーガリンの原料）に用いられているが，わが国では，ほとんど使用されていないのが現状である．
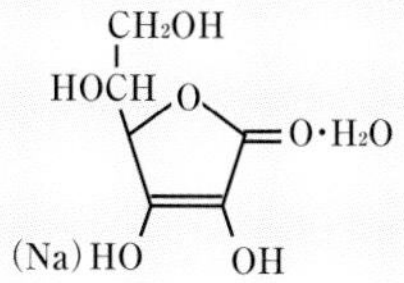 エリソルビン酸，同ナトリウム（ビタミンC）	1961（昭36）	×	設定値なし	イソアスコルビン酸とも呼ばれ，アスコルビン酸（ビタミンC）の異性体であり，強い還元力を有することから酸化防止剤として使用されている．対象食品や使用制限は設けられていない．なお，ビタミンCとしての作用はない．

表 **8-15** のつづき

品　名	許可年 (元号年)	使用基準[1]	ADI[2] mg / kg	備　考
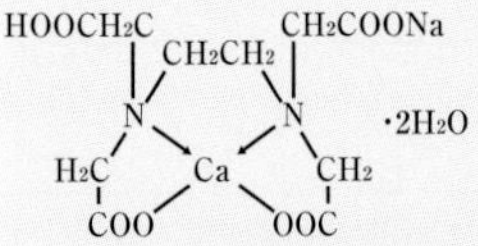 エチレンジアミン四酢酸 カルシウム二ナトリウム (EDTA·$CaNa_2$)	1983 (昭 58)	○	2.5	一般にそれぞれ EDTA・$CaNa_2$ 及び EDTA・Na_2 と略称され，種々の金属イオンと結合し錯塩を形成するキレート剤である．この性質を利用して，食品中の酸化反応を促進する金属イオン(銅，鉛，マンガン)をマスクすることで酸化防止剤としての効果が得られる．なお，EDTA・Na_2 が人体に摂取されたとき，体液中のカルシウムイオンと結合し，体外に排泄する作用があるが，EDTA・$CaNa_2$ にはその作用がない．そのため，使用制限として，EDTA・Na_2 は最終食品の完成前に EDTA・$CaNa_2$ にしなければならない．
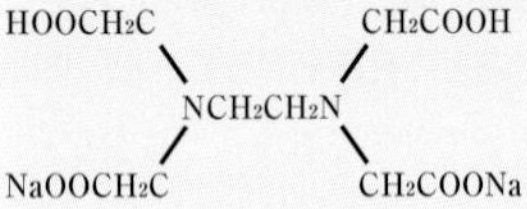 エチレンジアミン四酢酸 二ナトリウム (EDTA·Na_2)	1983 (昭 58)	○	2.5	
クエン酸イソプロピル	1983 (昭 58)	○	14	本品は油脂やマーガリン中に微量存在する鉄やそのほかの金属イオンと結合することで油脂の酸化を防止する．
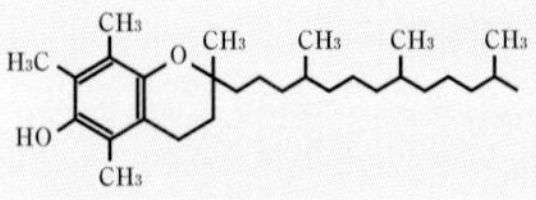 *dl*-α-トコフェロール (ビタミンE)	1971 (昭 46)	○	設定値なし	本品は抗不妊因子として発見され，ビタミン E の名称が与えられた．その後，効果の強さの順に，α，β，γ-トコフェロールと呼んだ．これらの物質は紫外線に不安定で，酸化されやすい性質がある．特に生理活性が最も高い α 体が酸化防止剤として用いられている．

1)　○：使用基準あり
2)　ADI ：1日摂取許容量

(2)　食品の嗜好を高めるもの

①　甘味料

甘味料は消費者の食欲を満たすためにも，大変重要な役割を演じている食品添加物の1つである．一方，これまで天然系甘味料として汎用されてきた砂糖（ショ糖）はその使用量の増加に伴って，肥満や虫歯などの原因となり，ノン・カロリー，低カロリーの合成（人工）甘味料（アスパルテーム，サッカリンなど）が使用されるようになった．現在指定を受けている甘味料8品目中5品目の許可年，ADIなどを表8-16に示す．

表8-16 甘味料

品 名	許可年（元号年）	使用基準[1]	ADI[2] mg/kg	備 考
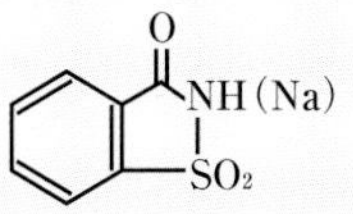 サッカリン 同ナトリウム	1961（昭36） 1948（昭23）	○ ○	5 5	本品は1884年に米国で市販されて以来，世界各国で使用されてきた人工甘味料で，ショ糖の約500倍の甘味がある．わが国では，サッカリンが難溶性であることもあって，対象食品はチューインガムに限定されている．これに対して，同ナトリウム塩は水溶性であるため，漬物類，つくだ煮，粉末清涼飲料水など，その用途範囲は広い．ただし，本品は酸，アルカリに対して不安定で分解するなどの欠点や発がんプロモータの疑いもあり，その使用に問題を提起する人もいる．
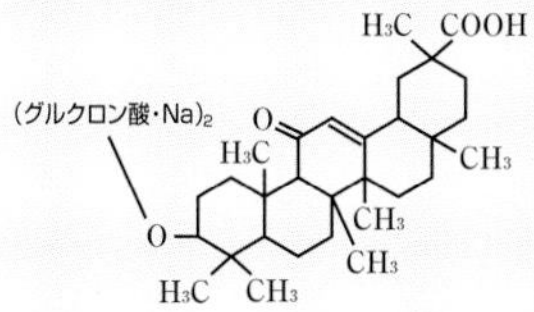 グリチルリチン酸ナトリウム	1969（昭44）	○	設定値なし	主に中国や旧ソ連地域に広く分布するマメ科植物「甘草」の甘味成分で，古くから薬用にも使用されている．甘味はショ糖の約200倍で，わが国ではみそ，しょう油に限られ使用が許可されている．なお，原植物の甘草またはそのエキスは天然物として扱われているため，食品添加物としての使用制限はない．
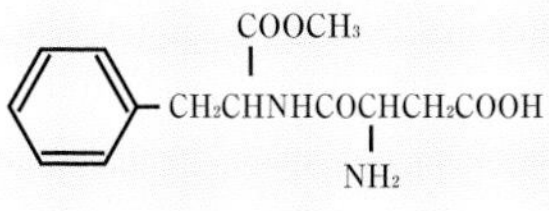 アスパルテーム	1983（昭58）	×	40	アミノ酸のアスパラギン酸とフェニルアラニンからなるジペプチドで，ショ糖の約500倍の甘味がある．また，本品の溶解度は1％と水に難溶で，熱に対して安定でないことが欠点である．わが国では，食品添加物としての使用制限はなく，清涼飲料水などに広く使用されている．なお，フェニルケトン尿症の患者には，体内に吸収された際に，構成アミノ酸のフェニルアラニンが遊離するため，本品の使用にあたっては注意が必要である．
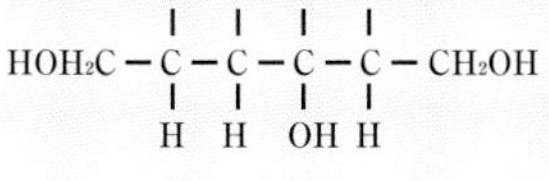 D-ソルビトール	1957（昭32）	×	設定値なし	果実類に多く存在する糖アルコールの一種で，ブドウ糖を還元することで得られ，ショ糖の約6割程度の甘味がある．甘味料としては非常に多く用いられている．

1）○：使用基準あり，×：使用基準なし
2）ADI：1日摂取許容量

表 **8-16** のつづき

品　名	許可年 (元号年)	使用基準[1]	ADI[2] mg / kg	備　考
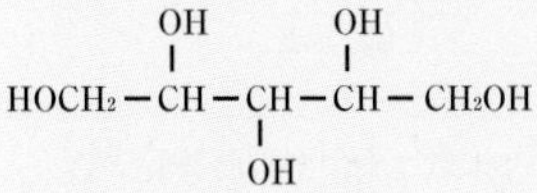 キシリトール	1997年 (平成9年)	×	設定値なし	プラム，イチゴ，カリフラワー等に含まれている糖アルコールの1つで，ショ糖と同程度の甘味度をもつが，ショ糖と異なり血中のグルコース濃度にはほとんど影響を与えない．
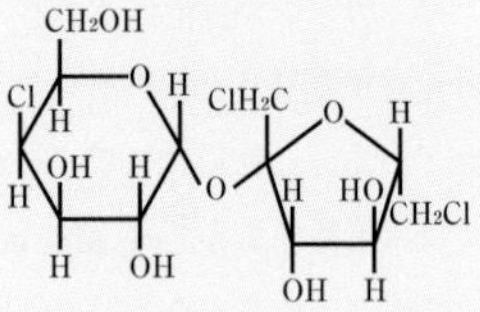 スクラロース	1999年 (平成11年)	○	15	1970年代，英国にて，ショ糖の化学修飾にショ糖の600倍の甘味度を有するものが発見された．現在，飲料，デザート，ドレッシング等100品目以上の食品に，甘味料として使用されている．
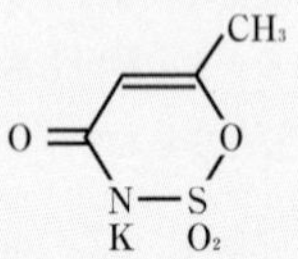 アセスルファムカリウム	2000年 (平成12年)	○	15	ショ糖の200～300倍の甘さを有しており，炭酸飲料などのダイエット用甘味料として用いられている．サッカリンの二の舞にならないように徹底的に安全性試験が行われた．

1)　○：使用基準あり，×：使用基準なし
2)　ADI：1日摂取許容量

②　着色料

食品がもつ色は，食欲を増進させたり，食生活を豊かにする効果がある．しかし，自然の状態の色は，日光，酸素，pHなどにより変色したり脱色することがあり，長期にわたってきれいな色を維持することが大変難しい．そこで，加工食品の色調を人為的に着色するために着色料が使われてきた．このうち，合成着色料である酸性タール色素は少量で鮮明な色を出し，安価で退色しにくいという優れた特徴をもっている．現在，食用赤色（2号，3号，40号，102号，104号，105号，106号），食用黄色（4号，5号），食用青色（1号，2号），食用緑色3号の12種類とそのアルミニウムレーキ8種類が指定されている（表8-17）．それらには使用基準が定められ，カステラ，きなこ（うぐいす粉を除く），魚肉漬物，鯨肉漬物，こんぶ類，しょう油，食肉，食肉漬物，スポンジケーキ，鮮魚介類（鯨肉を含む），茶，のり類，マーマレード，豆類，みそ，めん類（ワンタンを含む）野菜及びわかめ類に使用してはならないことになっている．

一方，天然着色料には，カイガラムシ科の昆虫から抽出したコチニール色素（赤色）やクチナシ色素（黄色，赤色，青色），カラメル色素（Ⅰ，Ⅱ，Ⅲ，Ⅳ；茶色），ニンジン，トマトなどから抽出したカロテン（カロチン）色素（黄色～褐色；β-カロテンは現在化学的合成による）などがある．天然着色料は，これまでの食経験もあって現在，広く使用

されているが，タール色素に比べ，pHや光や酸素による影響を受けやすく，高価であるという欠点がある．

着色料には，品質，鮮度等に関して消費者の判断を誤らせるおそれがあるため，生鮮食品等（鮮魚介類，食肉，野菜類）に使用することが禁じられている．

表 8-17 着色料

品 名		許可年（元号年）	使用基準[1)]	ADI[2)] mg/kg	備 考
酸性タール色素	食用赤色2号（アゾ系）[a)]	1948（昭23）	○	0.5	食品添加物に指定されている12品目のタール色素はその化学構造から下記の4タイプに分類され，いずれも水溶性の酸性タール色素とも呼ばれている．そのうち8種類のタール色素は，水酸化アルミニウムに吸着させ，水に不溶性の色素（アルミニウムレーキ）として用いられている．また，タール色素は複雑な工程を経て化学合成されるため，不純物が混入しやすい．そのため安全性には細心の注意が払われ，公的機関による製品検査が実施され「製品検査合格証」の証紙で封印したものに限ってその使用が認められている． 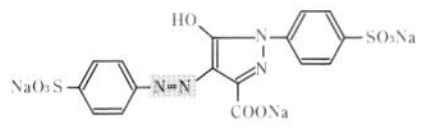 アゾ系（黄色4号） 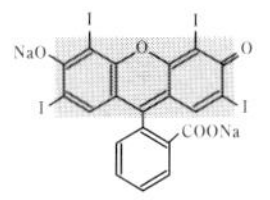 キサンテン系（赤色3号） 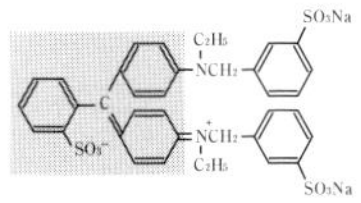 トリフェニルメタン系（青色1号） 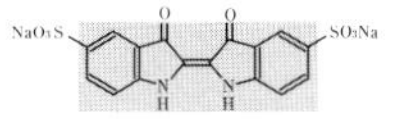 インジゴイド系（青色2号）
	食用赤色3号（キサンテン系）[a)]	1948	○	0.1	
	食用赤色40号（アゾ系）[a)]	1991（平3）	○	7	
	食用赤色102号（アゾ系）	1948	○	4	
	食用赤色104号（キサンテン系）	1948	○	設定値なし	
	食用赤色105号（キサンテン系）	1948	○	設定値なし	
	食用赤色106号（キサンテン系）	1957（昭32）	○	設定値なし	
	食用黄色4号（アゾ系）[a)]	1948	○	7.5	
	食用黄色5号（アゾ系）[a)]	1948	○	2.5	
	食用緑色3号（トリフェニルメタン系）[a)]	1948	○	25	
	食用青色1号（トリフェニルメタン系）[a)]	1948	○	12.5	
	食用青色2号（インジゴイド系）[a)]	1948	○	5	
β-カロチン		1960（昭35）	○	5	本品はビタミンAの前駆物質としても知られている脂溶性の天然系由来の色素であるが，添加物としては化学的合成品が用いられている．
水溶性アナトー（ノルビキシンカリウム）（ノルビキシンナトリウム）		1968（昭43）	○	設定値なし	「ベニノキ」の種子の赤色被覆物から加水分解を経てつくられた水溶性着色料である．色素の主成分はカロテノイド色素の一種で，ノルビキシンカリウムまたはナトリウム塩である．欧米では古くからチーズ，バターの着色に用いられていた．わが国では，染着力が優れていることから，ウインナソーセージの表面の着色などに用いられている．

1) ○：使用基準あり
2) ADI：1日摂取許容量
a) 同色素のアルミニウムレーキを含む
b) 暫定的な設定値

表8-17のつづき

品　名	許可年（元号年）	使用基準[1]	ADI[2] mg/kg	備　考
三二酸化鉄	1957（昭32）	○	0.5	最も古い顔料の1つで「べんがら」と称され，赤色絵の具として使用されている．本品の毒性試験に関する資料はみあたらない．
二酸化チタン	1983（昭58）	○	設定値なし	地球上で10番目に多く存在する元素の酸化物で，カナダ，デンマーク，フランス，ドイツ，英国，米国など多くの国で食品添加物として使用されている．
銅クロロフィル	1959（昭34）	○	15[b]	植物から抽出された油溶性の緑色物質で，緑葉中に存在する青緑色素であるクロロフィルのマグネシウム元素を銅元素で置換したものである．
銅クロロフィリンナトリウム	1962（昭37）	○	15[b]	本品は銅クロロフィルをけん化することで，安定な水溶性の色素としたものである．
鉄クロロフィリンナトリウム	1955（昭30）	○	15[b]	本品は銅クロロフィルナトリウムの銅元素を鉄に置換することで，より安定な水溶性色素にしたものである．

1）○：使用基準あり
2）ADI：1日摂取許容量
a）同色素のアルミニウムレーキを含む
b）暫定的な設定値

③　発色剤

発色剤は着色料とは異なり，それ自身に色は着いていないが，食品中の成分と反応し有色成分となったり，食品中の色素成分を安定化させたりする作用をもつ食品添加物である．現在7品目が指定を受けており，主な発色剤の許可年，ADIなどを表8-18に示す．なお，硫酸第一鉄は発色剤としての指定は受けていないが栄養強化剤として指定を受け，成分規格が指定されているので併記した．

④　調味料及び香料

調味料とは，食品に旨味を与えることを目的とする物質で，主にアミノ酸系，核酸系，有機酸系，無機塩系など55品目が指定されている．そのうちで，グルタミン酸カルシウム，クエン酸カルシウム，乳酸カルシウム，β-マンニトールの計4品目に使用基準がある．また，香料とは，食品に香を与えることを目的とする物質で，エステル類，ケトン類など96品目が指定を受けている．また，本品は，着香を目的とする場合は，使用対象食品，使用量などの制限はない．

表 8-18 主な発色剤の ADI・使用基準

品　名	許可年（元号年）	使用基準 1)	ADI 2) mg / kg	備　考
亜硝酸ナトリウム	1959（昭 34）	○	0.2 *	加熱することで食肉中のタンパク質ミオグロビンと反応し，紅色の色素を生成する性質を利用して，食肉加工品(ハム，ソーセージなど)の発色剤として利用されている．一方，本品は酸性条件下で二級アミンと反応し，発がん物質として知られているニトロソアミンの生成が考えられるため，使用量には制限が設けられている．なお，諸外国ではボツリヌス菌に対する抗菌作用も期待し，高い濃度(200 ~ 300 ppm)で使用されているのに対して，わが国の規制値は 70 ppm 以下と低値に設定されており，発色作用以外に抗菌作用はない．
硝酸カリウム 硝酸ナトリウム	1971（昭 46） 1957（昭 32）	○ ○	5 設定値なし	野菜などの天然物にも多く存在する物質であり，食品中の微生物により亜硝酸塩に還元されることで，その効果を得るものである．わが国では，亜硝酸ナトリウム同様その使用制限が設けられている．また最近では，本品の代わりに亜硝酸ナトリウムを直接用いることが多くなっている．
硫酸第一鉄	1957（昭 32）	×	設定値なし	染色，インクなどにも使用されている鉄製剤である．食品添加物としては，野菜，果菜，くろまめや漬物類に用いられており，食品中の色素と結合し，安定化することで食品の変色を防ぐ作用がある．発色剤以外に栄養強化剤の目的でも使用されている．

1) ○：使用基準あり，×：使用基準なし
2) ADI ：1 日摂取許容量
＊：暫定的な設定値

(3) 食品の品質と保持に必要なもの

① 漂白剤

漂白剤とは，有色物質を酸化あるいは還元することで化学的に脱色し漂白する作用のある物質で，酸化漂白剤（小麦粉改良剤，亜塩素酸ナトリウムなど）及び還元漂白剤（亜硫酸塩類）などが許可され使用されている．また，これら漂白剤には殺菌効果や酸化防止効果もあり，特に亜硫酸系の還元漂白剤は，多くの食品加工処理段階で多目的に使用されている．

(4) その他

その他の食品添加物として，食品に粘性を与える目的として用いる増粘剤や小麦粉処理剤・品質改良剤，酸味料，乳化剤，栄養強化剤など数多くある．

以上，これら食品添加物の品目名，使用基準などは巻末資料5に示した．

(5) 天然食品添加物

食品添加物の規制の対象は，これまで化学的合成品と呼ばれる化学物質のみに限定していたため，それ以外の天然由来の食品添加物については許可指定を受けなくてもその使用が認められていた．しかし，1995年（平成7年）食品衛生法の改正に伴い，天然食品添加物のうち，既存添加物名簿に記載の419品目についても従来の化学的合成品と同等の扱いとなった．その結果，天然由来の食品添加物はこれまで使用実績のない天然物にも食品添加物への道が開かれる一方，これまで食用に用いられていたシソ色素，ベニ花色素や500種類にも及ぶ香料などは従来通り指定の対象外となっている．規制対象外になっている1000品目以上の天然食品添加物については，化学的合成品に見られるような安全性に関する資料はほとんど見受けられないなど課題を残している．主な天然食品添加物を表8-19に示す．

表8-19　主な天然食品添加物

添加物名	起　源	用　途
ステビア	南米パラグアイ原産のキク科の植物 *Steviarebaudiana* の葉に含まれる甘味成分ステビオサイド．甘味度はショ糖の150倍．	漬物，珍味，菓子類の甘味料
甘草抽出物	グリチルリチン酸二ナトリウムの原材料にあたる甘草のアルコール抽出液を濃縮して得られるエキス．	しょう油，珍味類，漬物などの甘味料
ソーマチン	西アフリカに生育している植物ソーマットコッカス・ダニエリの果実から得られるタンパク質，甘味度はショ糖の約3000倍	菓子類，ダイエット食などの甘味料
アナトー抽出液	ベニノキの種子に含まれる色素(アナトー)を食用油で抽出	水溶性アナトーに同じ(着色料)
ウコン抽出液	多年生植物ウコンの根茎からの抽出物．主成分はクルクミン．	水産加工品，カレー粉，たくあん漬けなどの着色料
カラメル	ショ糖，水あめなどの糖類を熱処理して得られる暗褐色物．	菓子類，ソース，しょう油などの着色料
コチニール抽出色素	中南米の砂漠地帯でサボテンに寄生するエンジ虫の乾燥，抽出物．主成分はアントラキノン系色素．	オレンジジュース，シロップ，ゼリーなどの着色料

練 習 問 題

問 1　食品添加物に関する記述である．間違っているのはどれか．

a　食品添加物は，食品衛生法で，指定添加物，既存添加物，天然香料に分類されている．

b　1 日摂取許容量（ADI）は，ヒトが一生涯にわたって毎日摂取し続けても何ら影響の現われない量である．

c　ADI は，動物実験で得られた最大無毒性量に 100 を乗じて算出される．

d　ADI は，ヒトの体重 1 kg 当たりの 1 日摂取量を重量（mg）として表わされる．

e　使用基準は，国民栄養調査等によって指定される添加物の摂取量が 1 日摂取許容量（ADI）を下回るように定められている．

1. a と c　　2. a と e　　3. b と d　　4. b と e　　5. c と d

問 2　食品添加物に関する記述である．正しいのはどれか．

a　1 日摂取許容量（ADI）は，実験動物が一生涯毎日食べ続けても影響を及ぼさない量のことで，ただちにヒトに当てはめることはできない．

b　指定添加物は，厚生労働大臣により指定されている添加物である．

c　指定添加物は，天然添加物として使用実績が認められている添加物である．

d　指定添加物には，対象食品，使用量の制限が定められていない．

e　わが国ではポジティブリスト制度のもとに添加物の使用が許可されている．

1. a と c　　2. a と e　　3. b と d　　4. b と e　　5. c と d

問 3　食品添加物に関する記述である．正しいのはどれか．

a　食肉製品の鮮紅色を維持するために，赤色のタール色素が使われる．

b　保存料は，食品中の微生物の増殖を抑制するために使われる．

c　エリソルビン酸は，保存料として使われる．

d　β-カロテンは，栄養強化の目的以外に使うことはできない．

e　亜硝酸塩類は，食肉の発色作用を目的として使われる．

1. a と c　　2. a と e　　3. b と d　　4. b と e　　5. c と d

問 4　添加物の表示に関する記述である．正しいのはどれか．

a　表示の必要度の高い甘味料，着色料，保存料など 8 用途の添加物は，物質名のみを簡略名や類別名を使わずに表示しなければならない．

b　消泡剤として使われるシリコーン樹脂は使用量が少なく，食品には微量しか残存しないため表示が免除される．

c　佃煮には材料のしょう油に使用された安息香酸がキャリーオーバーで含まれているので，物質名の他に用途名も併記せねばならない．

d　バラ売りの食品といえども，防カビ剤とサッカリン及びサッカリンナトリウムを使用した食品はその旨の表示が必要である．

e　甘味料のアスパルテームは，フェニルアラニンを含むので，糖尿病の人の摂取を避けるため「フェニルアラニンを含む」旨の表示が必要である．

1. aとc　2. aとe　3. bとd　4. bとe　5. cとd

問5　食品添加物の物質名と用途の組合せである．正しいのはどれか．

a　亜硝酸ナトリウム ―――――― 漂白剤

b　イマザリル ―――――― 防カビ剤

c　エリソルビン酸 ―――――― 保存料

d　過酸化水素 ―――――― 凝固剤

e　αトコフェロール ―――――― 酸化防止剤

1. aとc　2. aとe　3. bとd　4. bとe　5. cとd

問6　食品添加物に関する記述である．正しいものはどれか．

a　天然色素は表示しなくてもよい．

b　加工助剤として使用した添加物は表示が免除される．

c　複数の甘味料は一括して「甘味料」として表示できる．

d　ビタミンCを酸加防止の目的で使用した場合は，表示しなくてもよい．

e　調味料は一括名表記が原則であるが，アミノ酸系，有機酸系などを組み合わせて使用した場合は，調味料（アミノ酸等）と表記する．

1. aとc　2. aとe　3. bとd　4. bとe　5. cとd

問7　食品の表示に関する記述である．正しいものはどれか．

a　賞味期限と消費期限は，同じ意味である．

b　賞味期限は，品質の劣化が早いもの（おおむね製造後5日以内）に適用される．

c　遺伝子組換え食品は原料中の重量割合が上位3位以内で，かつ全重量の5%以上含まれる場合にのみ表示義務がある．

d　添加物を使用した食品は，原則として全ての添加物を表示しなければならない．

e　食物アレルギーを起こす特定原材料として，大豆は表示が義務付けられている．

1. aとc　2. aとe　3. bとd　4. bとe　5. cとd

【答】　問1―1，問2―4，問3―4，問4―3，問5―4，問6―4，問7―5

第9章 新しい食品の安全性問題

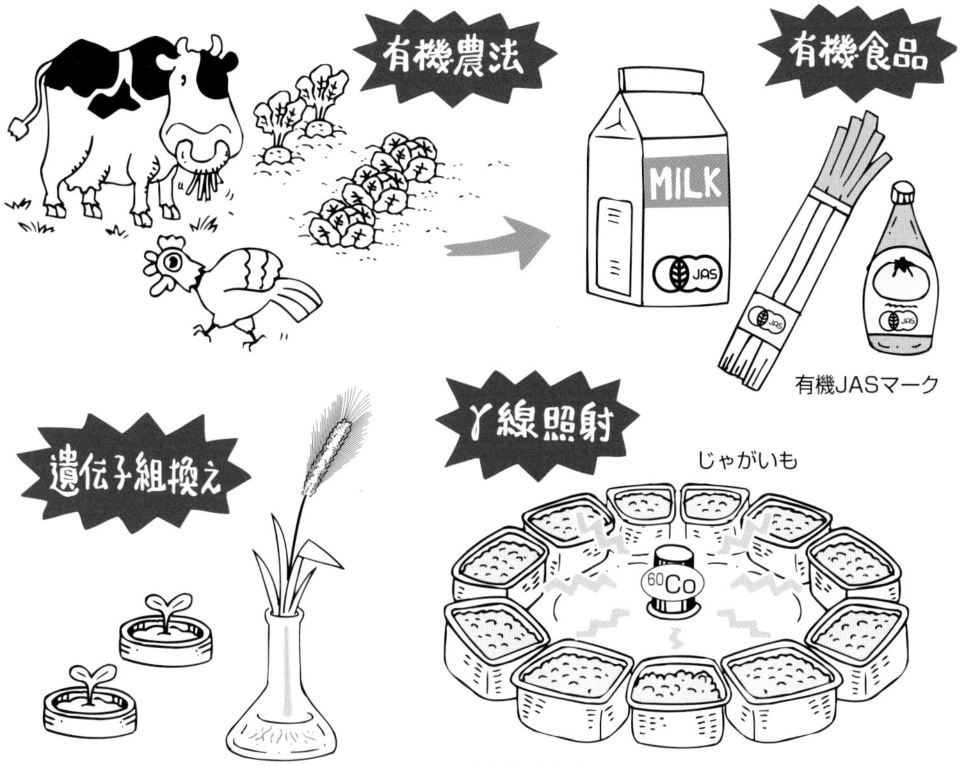
有機農法
有機食品
MILK
JAS
有機JASマーク
遺伝子組換え
γ線照射
じゃがいも
60Co
北海道・士幌農協のみ,1974年~,10月~3月に照射

農薬，化学肥料，動物医薬品，添加物の安全性に対する消費者の関心は高い．安全，安心の代名詞として「有機」が取り扱われ，「有機農業」が広がってきた．現在，わが国では「有機農産物」などの日本農林規格（有機 **JAS**）が定められており，消費者は有機 **JAS** マークで検査認証された食品を確認することができる．

遺伝子組換え食品は，実用化から年月を経ていないことから安全性に不安を感じる消費者も少なくない．そのため食品衛生法，**JAS** 法で表示が義務付けられている．

また，わが国では放射線照射食品に対して慎重な見方や反対意見もあるが，ジャガイモの発芽防止の目的だけにコバルト **60** のガンマ線照射が許可されている．

本章では以上のことを理解するため，次の項目について学ぶ．

1） 有機農産物，有機畜産物，有機農産物加工品の基準と検査認証制度

2） 特別栽培農産物の定義と表示

3） 遺伝子組換え食品の安全性評価と表示

4） 食品への放射線利用の現状

9.1　有機栽培農産物と特別栽培農産物

食品に残留する農薬等（飼料添加物，動物用医薬品を含む）の安全性に対する消費者の関心は高く，輸入農産物がわが国の残留農薬基準に違反した事例などが社会問題となった．

安全，安心の代名詞のように「有機」や「オーガニック」が取り扱われ，これまでの農業への批判と反省から有機農業（化学肥料や農薬を使用しない農業）が提唱され啓蒙，普及されてきた．一方，2006年（平成18年）5月29日より一定の量を超えて農薬等が残留する食品の販売等を禁止するいわゆるポジティブリスト制度が施行され，例えば残留基準が設定されていない無登録農薬が一律基準を超えて食品に残留していることが明らかになった場合に，規制できるようになった．

しかし，有機農業が広がる中で不当に「無農薬」，「減農薬」，「有機」などと表示するケースが見られたり，有機栽培野菜が原因で寄生虫症や原虫症が報告されるなど，消費者の安心を損なう側面もあることは見逃せない．

現在わが国では「有機農産物」，「有機畜産物」，「有機農産物加工品」の日本農林規格（以下有機JAS）が定められて，その規格に合格したもののみ，「有機」，「オーガニック」などと表示できる．JASに適合すれば，有機**JAS**マークがつけられ，「有機栽培トマト」，「有機納豆」，「オーガニック紅茶」などと表示できる．これによって，「低農薬栽培」，「有機減農薬栽培」などのまぎらわしい表示が規制され，消費者は有機JASマークで有機食品であることが確認できる．

(1)　有機農産物，有機畜産物及び有機農産物加工品の基準

①　有機農産物

化学的に合成された肥料及び農薬の使用を避けることを基本とし，種まきまたは植付け前2年以上（多年生作物にあっては，最初の収穫前3年以上）の間，堆肥等による土作りを行ったほ場において生産された農作物のこと．

ほ場は周辺から使用禁止資材，すなわち肥料，土地改良資材または農薬（有機JASに掲げてあるものを除く）が飛来しないように明確に区分され，また水田にあってはその用水に使用禁止資材の混入を防止するための必要な措置が講じられていなければならない．

②　有機畜産物

家畜排泄物由来の堆肥の施用等により環境への負荷をできる限り低減して生産された飼料（いわゆる有機飼料）を給与すること，及び動物用医薬品の使用を避けることを基本として，動物の生理学的及び行動学的要求を尊重して飼育された家畜または家きんより生産

された畜産物をいう．飼育場は1頭当たりの最低面積が確保されており，また野外への飼育場への自由な出入りが可能であるか，週2回以上の放牧をすることを要件としている．

③　有機加工食品

原材料である有機農産物及び有機畜産物のもつ特性が製造または加工の過程において保持されることを旨とし，化学的に合成された食品添加物及び薬剤の使用を避けることを基本として製造された加工食品のこと．食塩及び水の重量を除いた原材料のうち，有機農産物及び有機畜産物の原材料に占める割合が95％以上であることが必要とされている（図9−1）．

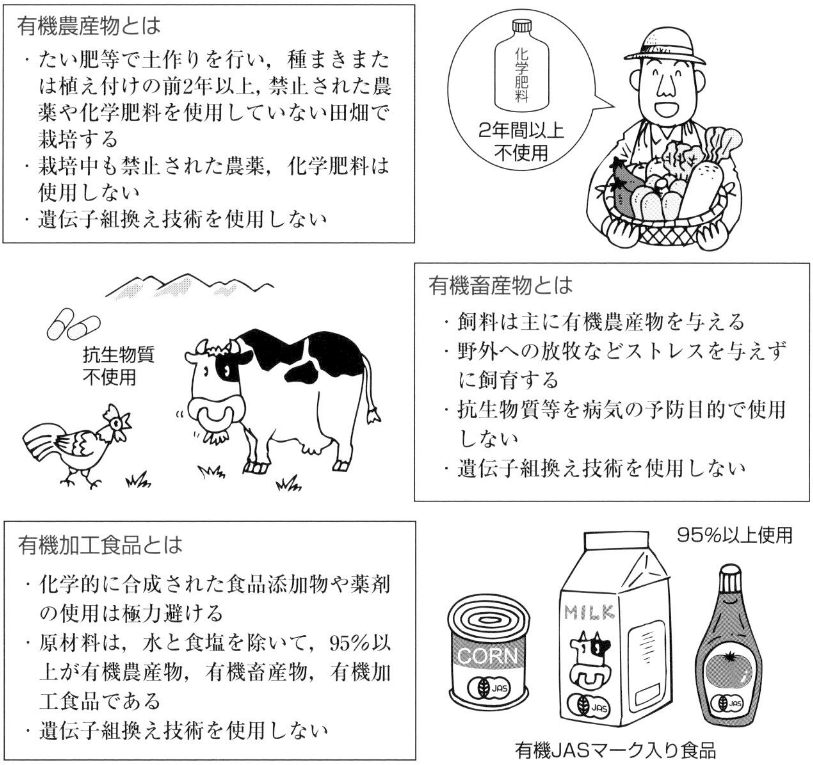
有機農産物とは
・たい肥等で土作りを行い，種まきまたは植え付けの前2年以上，禁止された農薬や化学肥料を使用していない田畑で栽培する
・栽培中も禁止された農薬，化学肥料は使用しない
・遺伝子組換え技術を使用しない
化学肥料
2年間以上不使用
抗生物質不使用
有機畜産物とは
・飼料は主に有機農産物を与える
・野外への放牧などストレスを与えずに飼育する
・抗生物質等を病気の予防目的で使用しない
・遺伝子組換え技術を使用しない
有機加工食品とは
・化学的に合成された食品添加物や薬剤の使用は極力避ける
・原材料は，水と食塩を除いて，95%以上が有機農産物，有機畜産物，有機加工食品である
・遺伝子組換え技術を使用しない
95%以上使用
CORN
MILK
有機JASマーク入り食品

図9−1　有機農産物・有機畜産物・有機加工食品

この有機食品のJAS規格に適合した生産が行われていることを登録認定機関が検査し，その結果，認定された事業者のみが有機JASマークを貼ることができる．

この有機JASマークがない農産物や農産物加工食品に，「有機」，「オーガニック」などの名称の表示や，これとまぎらわしい表示を付すことは法律で禁止されている．

有機食品の検査認証制度を図9−2に示す．

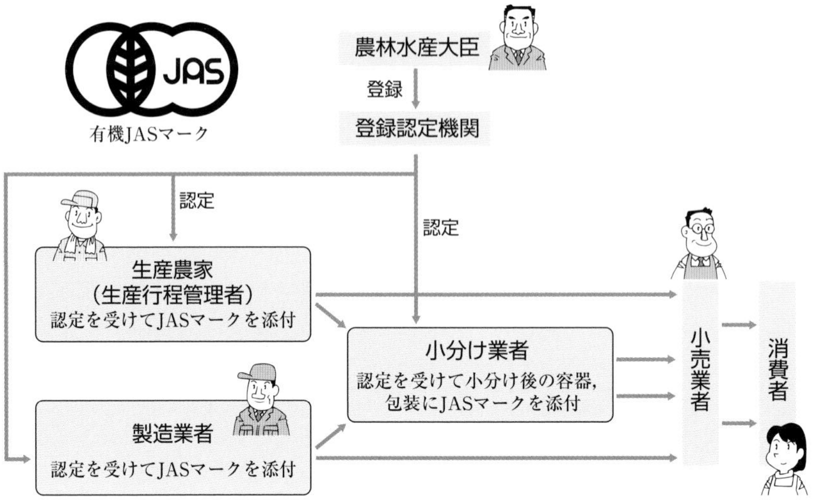
JAS
有機JASマーク
農林水産大臣
登録
登録認定機関
認定
認定
生産農家
(生産行程管理者)
認定を受けてJASマークを添付
小分け業者
認定を受けて小分け後の容器，
包装にJASマークを添付
製造業者
認定を受けてJASマークを添付
小売業者
消費者

図 9-2　有機食品の検査認証制度

(2)　特別栽培農産物

特別栽培農産物とは化学合成農薬を減らして栽培するなど特色のある生産方法で生産された農産物で，「特別栽培農産物に係る表示ガイドライン」(2004年（平成16年）4月1日に改正，施行）によりその表示の適正化と普及・定着が図られている．

この表示ガイドラインの対象となる農産物は，その農産物が生産された地域の慣行レベルに対し，化学合成農薬の使用回数が50％以下でかつ化学肥料の窒素成分量が50％以下で栽培された農作物である（図9-3）．また，「無農薬栽培農産物」，「無化学肥料栽培農産物」，「減農薬栽培農産物」及び「減化学肥料栽培農産物」という名称で区分されていた農産物を「特別栽培農産物」に統一し，これまでの消費者の誤認や，あいまいで不明確な印象を抱くといった問題点を解消している．

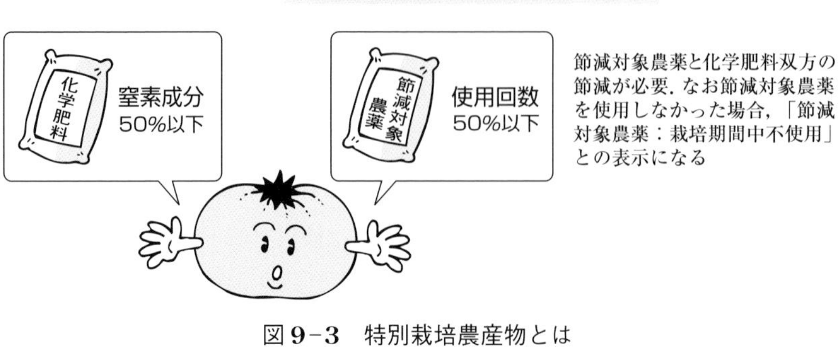
その農産物が生産された地域の慣行レベル（各地域の慣行的に行われている節減対象農薬および化学肥料の使用状況）に比べて，
節減対象農薬の使用回数が50%以下
化学肥料の窒素成分量が50%以下
で栽培された農産物
化学肥料
窒素成分
50%以下
節減対象農薬
使用回数
50%以下
節減対象農薬と化学肥料双方の節減が必要．なお節減対象農薬を使用しなかった場合，「節減対象農薬：栽培期間中不使用」との表示になる

図 9-3　特別栽培農産物とは

9.2 遺伝子組換え食品

(1) 遺伝子組換えとは

遺伝子工学技術の進歩により細菌などの遺伝子の一部を切り取って，その構成要素の並び方を変えてもとの生物の遺伝子にもどしたり，別の種類の生物の遺伝子に組み入れたりすることが容易に行えるようになった．例えば，細菌のもつ除草剤の成分を分解する性質を発現させる遺伝子を，植物の遺伝子に挿入することで，除草剤に強い作物を作り出すことができる．このように，生物から有用な性質をもつ遺伝子を取り出し，植物等に組み込み，新しい性質を付与することを遺伝子組換えという（図9-4）．

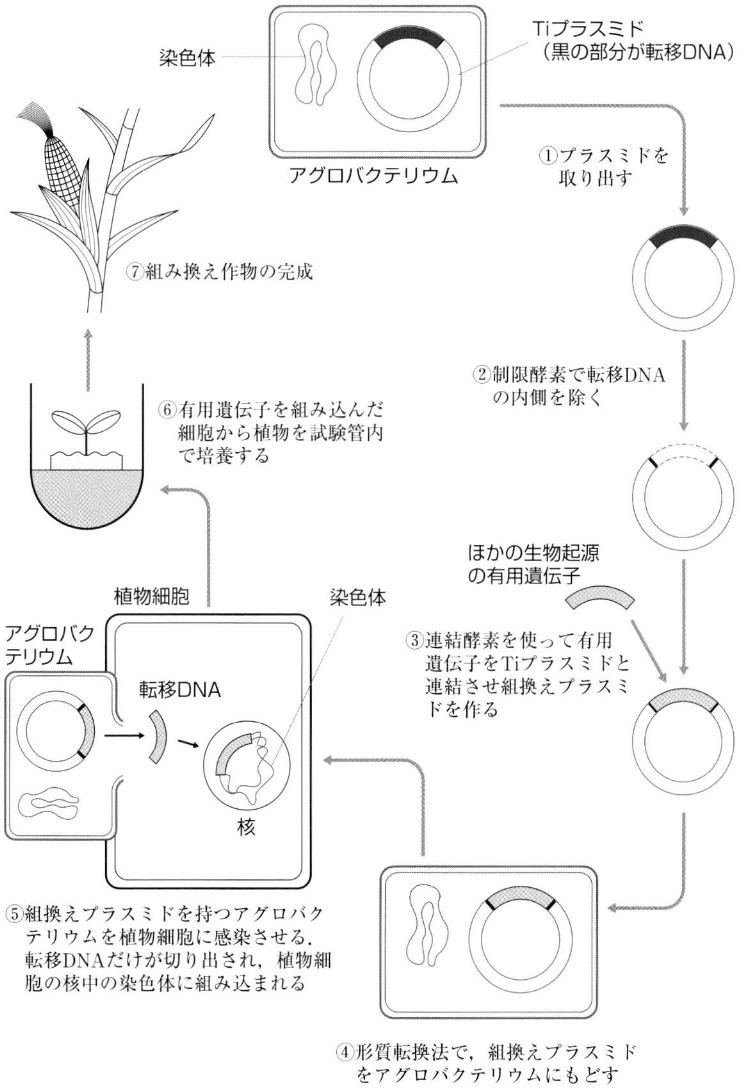
染色体
Tiプラスミド
（黒の部分が転移DNA）
アグロバクテリウム
①プラスミドを
取り出す
⑦組み換え作物の完成
②制限酵素で転移DNA
の内側を除く
⑥有用遺伝子を組み込んだ
細胞から植物を試験管内
で培養する
ほかの生物起源
の有用遺伝子
植物細胞
染色体
アグロバク
テリウム
転移DNA
核
③連結酵素を使って有用
遺伝子をTiプラスミドと
連結させ組換えプラスミ
ドを作る
⑤組換えプラスミドを持つアグロバク
テリウムを植物細胞に感染させる．
転移DNAだけが切り出され，植物細
胞の核中の染色体に組み込まれる
④形質転換法で，組換えプラスミド
をアグロバクテリウムにもどす

図9-4 アグロバクテリウム法による遺伝子組換え作物の作り方

従来，交配による品種改良では自然に起きる遺伝子の組換えや人為的な遺伝子の突然変異を利用していたが，遺伝子組換え技術により，種の壁を越えて他の生物に遺伝子を導入したり，品種改良の範囲を大幅に拡大したり，また改良の期間を短縮できるようになった．

(2)　遺伝子組換え食品

遺伝子組換えにより害虫抵抗性や除草剤耐性などの性質を付与され改良された農作物を遺伝子組換え作物（Genetically Modified Organism ； GMO）といい，この作物をそのままあるいは加工調理して食品としたものを遺伝子組換え食品（Genetically Modified Food ； GMF）という．なお，GMFは，農作物（組換え体）そのものと，組換え体そのものを食べないもの（食品添加物として利用する場合など）に分けられる．後者の具体例として，チーズを作るときに用いられる凝乳酵素「レンネット（キモシン）」や，でんぷん糖の製造などに用いられる加水分解酵素「α-アミラーゼ」等がある．これらの酵素を作り出す遺伝子を微生物に挿入し，この微生物（組換え体）を培養することで，簡便かつ効率的に大量の酵素を得ることができる．

日本では2022年（令和4年）10月27日現在，安全性審査の手続きを経た遺伝子組換え食品は，ジャガイモ，大豆，てんさい，からしななど9作物；331品種，食品添加物はα-アミラーゼ，キモシンなど24種類；75品目がある（表9-1）．現在のところ，わが国において商業栽培が行われている遺伝子組換え農産物はない．

(3)　遺伝子組換え食品の安全性評価

近年，遺伝子組換え食品の開発は国際的にも急速に拡大しているが，実用化されてからまだ間がなく，年月を経ていないことからその安全性に不安を感じている消費者が多い．

現在，安全性審査は食品安全委員会が国際的な食品等の基準を定めるコーデックス委員会の遺伝子組換え食品の安全性評価基準に準拠して行っている．安全性評価は安全性審査基準に基づいて科学的に実施されている．その評価の基本は既存食品との「実質的同等性」（同等とみなすことができる）という考え方である．実質的同等性は（1）遺伝的素材に関する事項，（2）広範囲な人に安全な食経験に関する資料，（3）食品の構成成分に関する資料，（4）既存種と新品種の使用方法の相異に関する資料，の各要素について，当該植物と既存のものが全体として食品としての同等性を失っていないことが客観的に証明されなければならない．

厚生労働省では安全性審査がされていないものが国内で流通しないよう，安全性審査を食品衛生法上の義務とし，2001年（平成13年）4月1日から，安全性審査を受けていない遺伝子組換え作物またはこれを原材料に用いた食品は，輸入，販売等が法的に禁止されている．

表 9-1 わが国で安全性審査が行われている遺伝子組換え食品と添加物

食 品(9作物)	性 質*1
ジャガイモ(12品種)	害虫抵抗性(図9-6) ウイルス抵抗性
大豆(29品目)	除草剤耐性 高オレイン酸形質 害虫抵抗性
てんさい(3品種)	除草剤耐性
トウモロコシ(209品種)	害虫抵抗性 除草剤耐性 高リシン形質 耐熱性アミラーゼ産生 乾燥耐性
なたね(23品種)	除草剤耐性 稔性回復性 雄性不稔性
わた(48品種)	害虫抵抗性 除草剤耐性
アルファルファ(5品種)	除草剤耐性
パパイヤ(1品種)	ウイルス抵抗性
からしな(1品種)*2	除草剤耐性 稔性回復性

食品添加物(24種類)	性 質*3
α-アミラーゼ(17品目)	生産性向上 耐熱性向上
ホスホリパーゼ(6品目)	生産性向上
リパーゼ(6品目)	生産性向上
キモシン(5品目)	生産性向上 凝乳活性向上
グルコアミラーゼ(5品目)	生産性向上
プルラナーゼ(4品目)	生産性向上 酵素活性向上
α-グルコシルトランスフェラーゼ(4品目)	生産性向上 性質改変
その他 プロテアーゼなど17種類	生産性向上 など

2022(令和4)年10月27日現在

*1 遺伝子組換え食品の各性質は，単独のものもあればそれらを2～3種類組み合わせたものもある．

*2 からしなは，令和4年3月に承認された最も新しい遺伝子組み換え食品．

*3 食品添加物は24種類の内、品目の多い7種類を掲載した．

安全性の審査は主に，①組換え遺伝子技術により付加されるすべての性質，②組換え遺伝子技術に起因し発生するその他の影響が生ずる可能性，の2点について行われ，具体的には（1）挿入遺伝子の安全性，（2）挿入遺伝子により産生されるタンパク質の有害性の有無，（3）アレルギー誘発性の有無，（4）挿入遺伝子が間接的に作用し，他の有害物質を産生する可能性の有無，（5）遺伝子を挿入したことにより成分に重大な変化を起こす可能性の有無等を確認する．

遺伝子組換え食品の安全性審査は，厚生労働省に提出された遺伝子組換え食品に係る安全性審査の申請に対し，専門家により構成される食品安全委員会において，評価が行われる（食品健康影響評価）．

(4)　遺伝子組換え食品の表示

(食品表示基準 第3条，第9条；別表17，第18条；別表18)

2001年(平成13年) 4月より表示が義務化され，大豆，とうもろこし，ジャガイモ，ナタネ，綿実，アルファルファ，てん菜，パパイヤ，からしなの9種類の農産物(生食ならばすべて表示) とそれらの加工食品33食品群及び特定遺伝子組換え農産物とその加工品(ステアドリン酸産生大豆など) に表示が義務付けられている(表9-2)．ただし，表示は組換え作物が原材料の上位3品目に入っており，かつ，重量比で5%以上を占める場合に限定される．

表9-2　特定遺伝子組換え農産物

対象農産物	形質(特徴)
ステアリドン酸産生大豆	ステアリドン酸大豆は，ヒトが摂取すると，体内でドコサヘキサエン酸(DHA)やエイコサペンタエン酸(EPA)に変わり，心血管系疾患のリスクを軽減する効果がある．
高リシンとうもろこし	高リシンとうもろこしは家畜の飼料用に開発されたもので，主に家畜に投与されているが，食品としての安全性審査を終了している．このとうもろこしを使用して製造した食用油は，リシンが油中に残らないことから，通常のとうもろこしと同様に表示義務はない．

※特定遺伝子組換え農産物のうち「高オレイン酸大豆」は従来育種法により生産可能となったことから，2023(令和4)年3月30日に削除された．

特定遺伝子組換え農産物の表示例

・分別生産流通管理が行われた特定遺伝子組換え農産物の場合
　大豆(ステアリドン酸産生遺伝子組み換えのものを分別)
・特定遺伝子組換え農産物と非特定遺伝子組換え農産物が意図的に混合された場合
　とうもろこし(高リシン遺伝子組換えのものを混合)

「遺伝子組換え」,「遺伝子組換え不分別」は義務表示,「遺伝子組換えでない(非組換え)」は任意表示であるが，一貫した分別生産流通管理(IPハンドリング) と証明書類が必要となる．しかし，大豆及びとうもろこしの任意表示「遺伝子組換えでない」については，分別生産流通管理を実施し，遺伝子組換え農産物の混入を5%以下に抑えているものについては，「遺伝子組換えでない」旨の表示を可能としていたが，2023年4月より ① 分別生産流通管理を実施し，遺伝子組換え農産物の混入を5%以下に抑えているものについては，適切に分別生産流通管理している旨(分別流通管理済みなど) の表示を行えることとし，② 遺伝子組換え農産物の混入が全く認められない(不検出) 場合のみ「遺伝子組換えでない」旨の表示ができるように改正された(図9-5)．

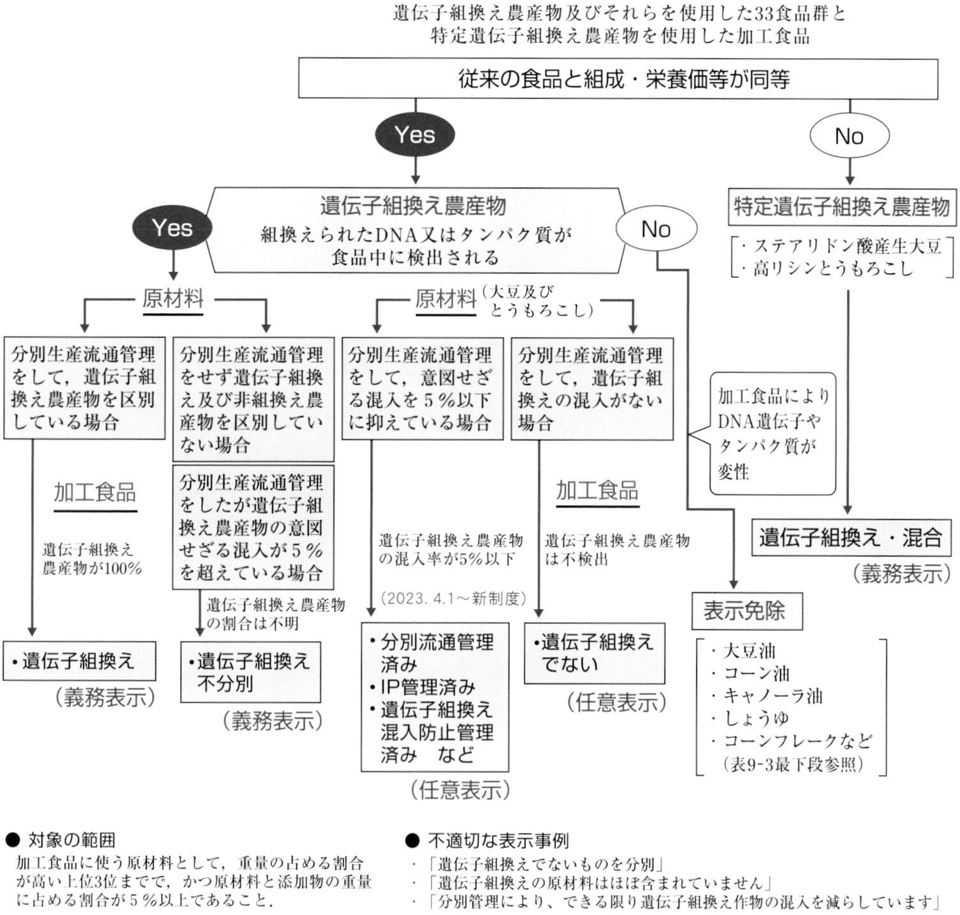
遺伝子組換え農産物及びそれらを使用した33食品群と
特定遺伝子組換え農産物を使用した加工食品
従来の食品と組成・栄養価等が同等
Yes
No
遺伝子組換え農産物
組換えられたDNA又はタンパク質が
食品中に検出される
Yes
No
特定遺伝子組換え農産物
・ステアリドン酸産生大豆
・高リシンとうもろこし
原材料
原材料（大豆及び
とうもろこし）
分別生産流通管理をして，遺伝子組換え農産物を区別している場合
分別生産流通管理をせず遺伝子組換え及び非組換え農産物を区別していない場合
分別生産流通管理をしたが遺伝子組換え農産物の意図せざる混入が5％を超えている場合
分別生産流通管理をして，意図せざる混入を5％以下に抑えている場合
分別生産流通管理をして，遺伝子組換えの混入がない場合
加工食品によりDNA遺伝子やタンパク質が変性
加工食品
遺伝子組換え農産物が100%
遺伝子組換え農産物の割合は不明
遺伝子組換え農産物の混入率が5%以下
(2023. 4.1～新制度)
加工食品
遺伝子組換え農産物は不検出
遺伝子組換え・混合
(義務表示)
表示免除
・遺伝子組換え
(義務表示)
・遺伝子組換え不分別
(義務表示)
・分別流通管理済み
・IP管理済み
・遺伝子組換え混入防止管理済み　など
(任意表示)
・遺伝子組換えでない
(任意表示)
・大豆油
・コーン油
・キャノーラ油
・しょうゆ
・コーンフレークなど
(表9-3最下段参照)
● 対象の範囲
加工食品に使う原材料として，重量の占める割合が高い上位3位までで，かつ原材料と添加物の重量に占める割合が5％以上であること．
● 不適切な表示事例
・「遺伝子組換えでないものを分別」
・「遺伝子組換えの原材料はほぼ含まれていません」
・「分別管理により、できる限り遺伝子組換え作物の混入を減らしています」

図9-5　遺伝子組換え食品の表示と免除

ちょっとメモ　「分別生産流通管理」とは

IP（Identity Preserved）ハンドリングともいい，遺伝子組換え農産物と非遺伝子組換え農産物を生産，流通及び食加工の各段階で混入が起こらないよう管理し，そのことが書類などにより証明されていることをいう．

(5)　遺伝子組換え食品の表示免除

表9-3下段の大豆油，キャノーラ（ナタネ）油，しょうゆ，水あめ，ブドウ糖，コーンフレークなど，① 組み込まれたDNAや生じたタンパク質が検出できない場合（任意で表示することは可能），② 組換え作物が原材料の上位3品目に入っていないか，重量比で5%未満の場合，③ 遺伝子組換えにより作られた食品添加物（表9-1参照），④ 容器又は包装の面積が30cm^{2}以下である場合も表示免除となる．国内で栽培される米や小麦などの作物には遺伝子組換え品種がないため，任意でも非組換え作物表示は禁止．

表 9-3　遺伝子組換え表示の対象となる加工食品（33 食品群）

① 豆腐･油揚げ類	⑱ ポップコーン
② 凍豆腐,おから及びゆば	⑲ 冷凍とうもろこし
③ 納豆	⑳ とうもろこし缶詰及びとうもろこし瓶詰
④ 豆乳類	㉑ コーンフラワーを主な原材料とするもの
⑤ みそ	㉒ コーングリッツを主な原材料とするもの（コーンフレークを除く）
⑥ 大豆煮豆	㉓ とうもろこし（調理用）を主な原材料とするもの
⑦ 大豆缶詰及び大豆瓶詰	㉔ ⑯～⑳までを主な原材料とするもの
⑧ きな粉	㉕ ポテトスナック菓子
⑨ 大豆いり豆	㉖ 乾燥ばれいしょ
⑩ ①～⑨までを主な原材料とするもの	㉗ 冷凍ばれいしょ
⑪ 大豆（調理用）を主な原材料とするもの	㉘ ばれいしょでんぷん
⑫ 大豆粉を主な原材料とするもの	㉙ ㉕～㉘までを主な原材料とするもの
⑬ 大豆タンパクを主な原材料とするもの	㉚ ばれいしょ（調理用）を主な原材料とするもの
⑭ 枝豆を主な原材料とするもの	㉛ アルファルファを主な原材料とするもの
⑮ 大豆もやしを主な原材料とするもの	㉜ てん菜（調理用）を主な原材料とするもの
⑯ コーンスナック菓子	㉝ パパイヤを主な原材料とするもの
⑰ コーンスターチ	

〈表示しなくてよい加工食品の例〉
しょうゆ，大豆油，コーンフレーク，水あめ，異性化液糖，デキストリン，コーン油，キャノーラ（ナタネ）油，綿実油，砂糖，マッシュポテト，ポテトフレーク，冷凍ばれいしょ製品，缶詰ばれいしょ製品，レトルトばれいしょ製品，冷凍・缶詰・レトルトばれいしょを主な原材料とする食品

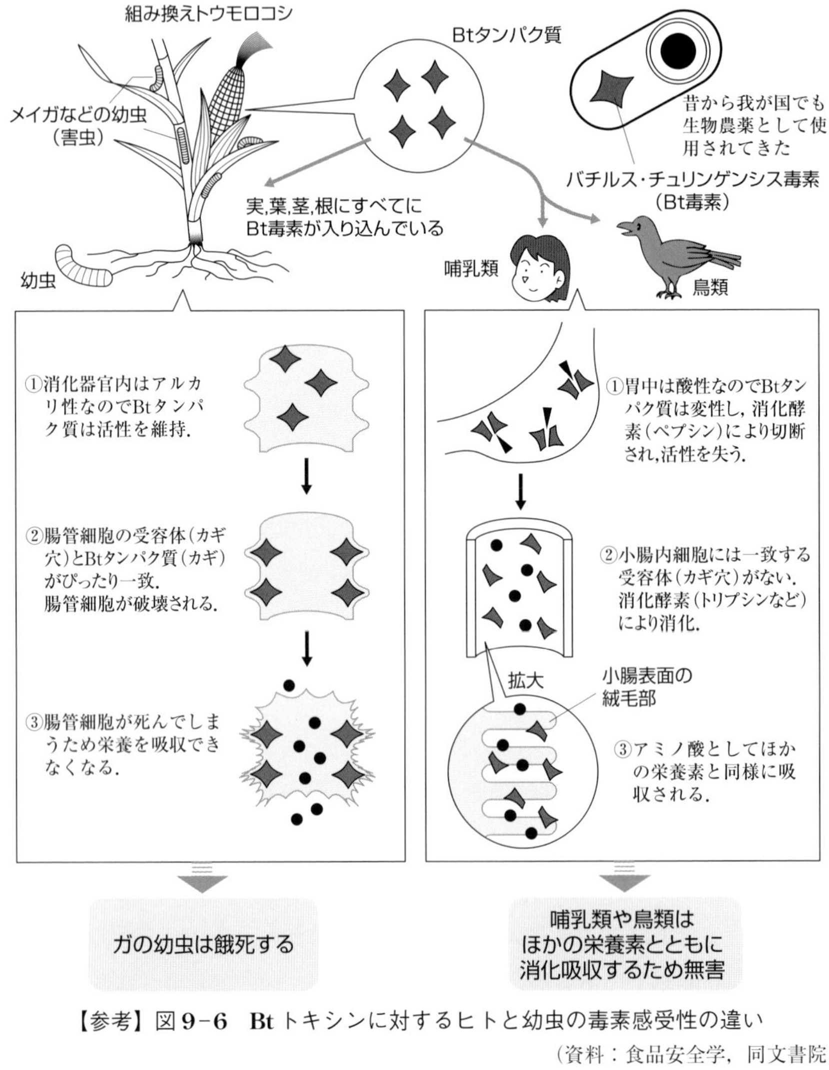
組み換えトウモロコシ
メイガなどの幼虫
（害虫）
幼虫
Btタンパク質
昔から我が国でも
生物農薬として使
用されてきた
バチルス・チュリンゲンシス毒素
（Bt毒素）
実,葉,茎,根にすべてに
Bt毒素が入り込んでいる
哺乳類
鳥類
①消化器官内はアルカリ性なのでBtタンパク質は活性を維持.
②腸管細胞の受容体（カギ穴）とBtタンパク質（カギ）がぴったり一致.
腸管細胞が破壊される.
③腸管細胞が死んでしまうため栄養を吸収できなくなる.
①胃中は酸性なのでBtタンパク質は変性し，消化酵素（ペプシン）により切断され,活性を失う.
②小腸内細胞には一致する受容体（カギ穴）がない.
消化酵素（トリプシンなど）により消化.
拡大
小腸表面の
絨毛部
③アミノ酸としてほかの栄養素と同様に吸収される.
ガの幼虫は餓死する
哺乳類や鳥類は
ほかの栄養素とともに
消化吸収するため無害

【参考】図 9-6　Bt トキシンに対するヒトと幼虫の毒素感受性の違い

（資料：食品安全学，同文書院を改変）

9.3 放射線照射食品

(1) 食品照射

放射線は医療，工業，学術その他の分野で利用されている．放射線利用技術のうち食品照射技術は放射線による生物学的作用（致死作用，代謝撹乱作用）を利用して食品の衛生化（病原菌，寄生虫の殺滅）や保存性の延長（腐敗菌，食害昆虫の殺滅，発芽防止や熟度調整）を行うために食品に放射線を照射する技術である．食品照射に用いられる放射線は電子線，X線，ガンマ線であり，放射能生成がないエネルギーに限られている．放射線を照射された食品を「放射線照射食品」または「照射食品」という．

(2) わが国における食品照射

わが国では1967年（昭和42年），原子力委員会が食品照射研究開発基本計画を策定し，国家プロジェクトとして食品照射の研究を開始した．その結果，その対象品目のうち，ジャガイモについて，健全性に影響はないとの結果を踏まえて，1972年（昭和47年）に食品衛生法に基づく許可がなされ，1974年（昭和49年）に実用化された．以降，現在まで，新しい照射食品の許可はないが，ジャガイモについては，現在，年間8千トン程度が発芽防止を目的として放射線照射され，国内のジャガイモ供給の端境期（はざかいき）である3月下旬～4月に出荷されている．

放射線照射が許可された以降も食品への照射に対しては慎重な見方や反対する見方が存在しており，消費者団体による反対運動もあった．その後，コールドチェーンの進展や発芽防止に化学薬剤（毒性の問題により使用できない品目もある）が使用されたことなどもあり，食品照射が他の技術と比較して，著しく優位性があるとはいえない状況が続き，国内的にあまり議論が行われてない．

(3) 放射線照射食品の許可及び表示

現在，照射食品について，わが国では，食品衛生法第13条に基づき定められる食品の製造・加工基準，保存基準において，原則禁止とした上で，ジャガイモの発芽防止の目的でのみ放射線照射が許可されている．

① 使用する放射線の線源及び種類はコバルト60のガンマ線とすること

② ジャガイモの吸収線量が150グレイを超えてはならないこと

③ 照射加工を行ったジャガイモに対しては再度照射してはならないこと

が加工基準として示されている．

なお，照射食品を流通する際には，再照射を防止する観点から，食品衛生法に基づき，放射線を照射した旨を容器包装を開かないでも容易に見ることができるように当該容器包装または包装の見やすい場所に表示することが義務付けられている．また，消費者の商品選択に資するために飲食料品の品質に関する表示を義務付けているJAS法（農林物資の規格化等に関する法律）においても，照射食品（容器に入れ，または包装されたものに限る）について，同様に放射線照射されている旨を表示することが義務付けられている．

(4)　国外での放射線照射食品

2003年4月現在で，食品照射は50ヶ国以上で許可されている．アメリカでは1985年，寄生虫の抑制を目的とした豚肉（生）への放射線照射が許可され，1986年には，成熟の抑制を目的とした青果物への放射線照射，殺虫を目的とした全食品への放射線照射，殺菌を目的とした香辛料・調味料への放射線照射，1990年以降，病原菌制御を目的とした食鳥肉，牛肉などの赤身肉，卵（殻付き）への放射線照射などが許可されている（表9-4）．

表9-4　国外での食品照射の応用区分，対象品目，線量

応用区分	品　目	線量(kGy)
発芽防止	ジャガイモ，タマネギ，ニンニク，ショウガなど	0.05 ～ 0.15
殺虫及び害虫不妊化	穀類，豆，生鮮果実，乾燥魚，乾燥肉，豚肉など	0.15 ～ 0.5
熟度調整(成熟の遅延)	生鮮果実，野菜など	0.5 ～ 1.0
貯蔵期間の延長	生鮮魚，イチゴなど	1.0 ～ 3.0
殺菌(病原菌や腐敗菌)	生鮮魚介類，冷凍魚介類，生鮮鶏肉 及び畜肉，冷凍鶏肉及び畜肉など	1.0 ～ 7.0
品質改善 (食品の物性変化)	ブドウ(搾汁率の向上)，乾燥野菜(調理時間短縮)など	2.0 ～ 7.0
工業的滅菌 (加温との組み合わせ)	肉，鶏肉，魚介類，調理済み食品，病院用滅菌食など	30.0 ～ 50.0
調味料，食品素材の殺菌	スパイス，酵素製剤，天然ガムなど	10.0 ～ 50.0

（資料：「食品への放射線照射についての科学的知見のとりまとめ業務報告書(2010年5月改訂)」より）

ちょっとメモ　放射線の働き

放射線による食品照射は，食品に放射線を照射して生成するフリーラジカルが病原菌，腐敗菌，害虫，作物等のDNAに作用して細胞死が起こることを利用したもので，食品の殺菌，殺虫，発芽防止などを行うものである．放射線の照射量でその効果が変わるため，それぞれの目的に応じた放射線量を照射する必要がある．またフリーラジカルは，一般の加熱処理の際にも食品の中で生成され，放射線照射の際よりも生成量は多いとされている．放射線照射と加熱調理のいずれにおいても，生成されるフリーラジカルの性質は基本的に同じで区別できず，短期間で消滅するとされている．

9.4　食品中の放射性物質

わが国では，1986年のチェルノブイリ原子力発電所事故を受け，同年に輸入食品中のセシウム134と137の暫定限度を370 Bq/kgと定め，検疫所にて監視してきた．事故直後に，きのこ，ゼンマイ，ハーブ茶などで基準値を超えるものが多く見つかったが，近年では徐々に減少している．しかし，国内の食品に対する放射性物質の基準値はなく，2011年3月の福島原子力発電所事故後，厚生労働省は3月17日以降，ヨウ素，セシウム，ウラン，などについて暫定的な基準値を定めた．これを超える食品については，食品衛生法第6条第2号違反となり，販売が禁止される．しかし，食品の安全と安心を確保する観点から，2012年4月より食事による被ばく量の上限値を5ミリシーベルトから1ミリシーベルトに引き下げ，それに基づく放射性セシウムの基準を以下のように新たに設定した（表9−5）．半減期が短く，すでに検出が認められない放射性ヨウ素や，原発敷地内でも天然の存在レベルと変わらないウランの基準値は設定されていない．

放射性物質の暫定規制値

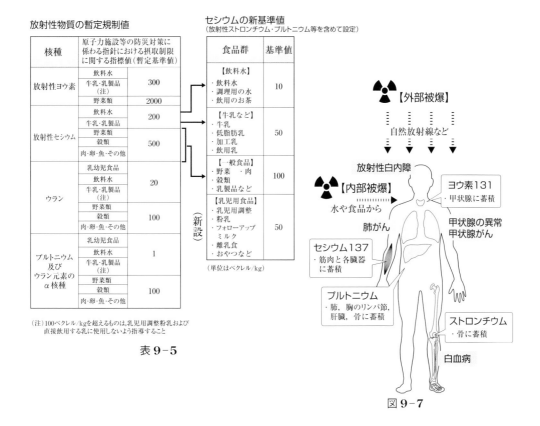

<table>
<tr><th>核種</th><th colspan="2">原子力施設等の防災対策に係わる指針における摂取制限に関する指標値(暫定基準値)</th></tr>
<tr><td rowspan="3">放射性ヨウ素</td><td>飲料水</td><td rowspan="2">300</td></tr>
<tr><td>牛乳·乳製品(注)</td></tr>
<tr><td>野菜類</td><td>2000</td></tr>
<tr><td rowspan="5">放射性セシウム</td><td>飲料水</td><td rowspan="2">200</td></tr>
<tr><td>牛乳·乳製品</td></tr>
<tr><td>野菜類</td><td rowspan="3">500</td></tr>
<tr><td>穀類</td></tr>
<tr><td>肉·卵·魚·その他</td></tr>
<tr><td rowspan="6">ウラン</td><td>乳幼児食品</td><td rowspan="3">20</td></tr>
<tr><td>飲料水</td></tr>
<tr><td>牛乳·乳製品(注)</td></tr>
<tr><td>野菜類</td><td rowspan="3">100</td></tr>
<tr><td>穀類</td></tr>
<tr><td>肉·卵·魚·その他</td></tr>
<tr><td rowspan="6">プルトニウム及びウラン元素のα核種</td><td>乳幼児食品</td><td rowspan="3">1</td></tr>
<tr><td>飲料水</td></tr>
<tr><td>牛乳·乳製品(注)</td></tr>
<tr><td>野菜類</td><td rowspan="3">100</td></tr>
<tr><td>穀類</td></tr>
<tr><td>肉·卵·魚·その他</td></tr>
</table>

(注) 100ベクレル/kgを超えるものは，乳児用調整粉乳および直接飲用する乳に使用しないよう指導すること

セシウムの新基準値
(放射性ストロンチウム·プルトニウム等を含めて設定)

食品群	基準値
【飲料水】 ·飲料水 ·調理用の水 ·飲用のお茶	10
【牛乳など】 ·牛乳 ·低脂肪乳 ·加工乳 ·飲用乳	50
【一般食品】 ·野菜　·肉 ·穀類 ·乳製品など	100
(新設) 【乳児用食品】 ·乳児用調整 ·粉乳 ·フォローアップミルク ·離乳食 ·おやつなど	50

(単位はベクレル/kg)

表9−5

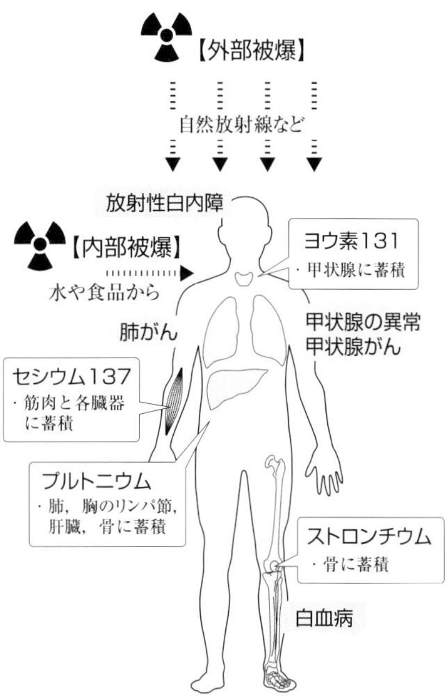
【外部被爆】
自然放射線など
放射性白内障
【内部被爆】
水や食品から
ヨウ素131
·甲状腺に蓄積
肺がん
甲状腺の異常
甲状腺がん
セシウム137
·筋肉と各臓器に蓄積
プルトニウム
·肺，胸のリンパ節，肝臓，骨に蓄積
ストロンチウム
·骨に蓄積
白血病

図9−7

放射性ヨウ素はガス状で，呼吸などを通じて体内に入ると甲状腺に集まり，甲状腺がんを引き起こす危険性がある（図9−7）．ただし放射性物質の量が半分になる半減期が約8

日と短く，尿に排出されやすい．一方，放射性セシウムは体内に取り込まれるとカリウムと同様，筋肉や臓器に蓄積され，遺伝子の突然変異を起こすことがある．物理学的半減期が30年（生物学的半減期は約100日）と長く，食品分野で大きな問題となっている．一般にがんになる確率が増えるのは，1度に100ミリシーベルト以上の放射線を浴びたときとされる．

練習問題

問1　有機食品及び特別栽培農産物に関する記述である．誤っているのはどれか．

a. 有機JASの基準に合格すれば，「低農薬」，「減農薬」などの表示ができる．

b. 有機農産物とは種まきまたは植え付け前2年以上，禁止された農薬や化学肥料を使用していない田畑で栽培された農産物をいう．

c. 有機畜産物は有機飼料を与え，動物用医薬品の使用を避けて生産された家畜または家きんから生産された畜産物をいう．

d. 有機農産物加工食品の原材料は，水と食塩を除いてその95％以上が有機食品であることが求められる．

e. 特別栽培農産物とは農産物が生産された地域の慣行レベルに対し，化学合成農薬の使用回数が50％以下，あるいは化学肥料の窒素成分量が50％以下で栽培された農作物をいう．

1. aとc　2. aとe　3. bとd　4. bとe　5. cとd

問2　遺伝子組換え食品と放射線照射に関する記述である．誤っているのはどれか．

a. 遺伝子組換え食品には遺伝子組換え微生物が生産した食品添加物は含まれない．

b. 遺伝子組換え食品の表示は食品衛生法及びJAS法により義務付けられている．

c. わが国で安全性が確認された遺伝子組換え食品にはてん菜も含まれている．

d. わが国では，ジャガイモの発芽防止にのみ放射線照射が認められている．

e. わが国では，ジャガイモの発芽防止の目的で使用される放射線はコバルト60のX線である．

1. aとc　2. aとe　3. bとd　4. bとe　5. cとd

【答】　問1―2，問2―2

第10章 食品の表示と規格基準

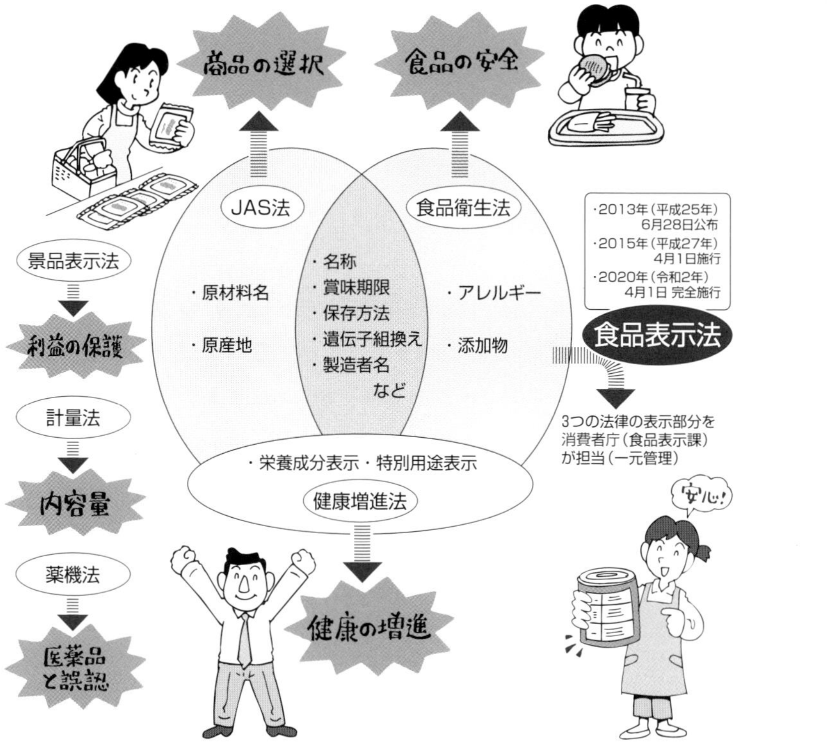
商品の選択
食品の安全
JAS法
食品衛生法
・2013年（平成25年）6月28日公布
・2015年（平成27年）4月1日施行
・2020年（令和2年）4月1日 完全施行
景品表示法
利益の保護
・原材料名
・原産地
・名称
・賞味期限
・保存方法
・遺伝子組換え
・製造者名
など
・アレルギー
・添加物
食品表示法
3つの法律の表示部分を消費者庁（食品表示課）が担当（一元管理）
計量法
内容量
・栄養成分表示・特別用途表示
健康増進法
安心!
薬機法
健康の増進
医薬品と誤認

★食品衛生法…飲食に起因する衛生上の危害発生を防止すること
★JAS法　……原材料や原産地など品質に関する適正な表示により消費者の選択に資すること
★健康増進法…栄養の改善その他の国民の健康の増進を図ること
★その他………不当景品類及び不当表示防止法（優良誤認，有利誤認），計量法，薬機法など

わが国では，消費者への適切な商品選択のための情報提供と安全性の確保から，上の図のように，① 農林物資の規格化等に関する法律（**JAS**法），② 食品衛生法，③ 健康増進法の**3**つの法律により食品表示の一般的なルールを定めてきた．しかし，目的が異なる**3**つの法律にルールが定められていたために，制度が複雑で，分かりにくいものとなっていたことから，上記**3**法の食品の表示に関する規定を統合した新たな食品表示法が，**2020**年（令和**2**年）**4**月**1**日から完全施行された．

新法は単に**3**つの法律を**1**つにしただけではなく，アレルギー表示の見直し，栄養成分表示の義務化，機能性表示食品制度の導入などさまざまな変更点が加えられた．変更点が多いため，加工食品等の新ルールへの経過措置期間は**5**年（生鮮食品は**1**年半）が設けられていた．本章では，以下のポイントについて学ぶ．

1）食品表示制度の概要について理解する
2）新しい食品表示法のしくみや，主な変更点について理解する
3）期限表示，栄養成分表示，遺伝子組換え表示，アレルギー表示等について理解する
4）健康や栄養に関する表示制度について理解する
5）保健機能が表示できる**3**つの食品と，それらの表示の特徴について理解する
6）特定保健用食品の**4**区分と，主な保健用途と関与成分について理解する

10.1　食品表示制度

(1) 食品表示法の目的

・食品を摂取する際の安全性の確保及び自主的かつ合理的な食品の選択の機会を確保すること.
・消費者の利益の増進を図り，国民の健康の保護・増進，食品の生産・流通の円滑化，消費者の需要に即した食品の生産振興に寄与すること.

(2) 食品表示基準の構造・別表の内容と由来する元の法律

食品表示法の下位法令である食品表示基準は，JAS法の52基準，食品衛生法の5基準，健康増進法1基準の合計58基準を1本の基準に統合したもので,新基準は階層構造となっている．第2章は「加工食品」，第3章は「生鮮食品」，第4章は「添加物」とし，さらにそれらを「一般用」「業務用」「食品関連事業者以外の販売者」の3区分とし,その下に「横断的義務表示」「個別的義務表示」「義務表示の特例」「推奨表示」「任意表示」「表示の方式など」「表示禁止事項」の基準が整理されている．食品表示基準の条文の一覧を表10-1に示す.

たとえば,「加工食品」で消費者向けの「一般用」の食品表示は，食品表示基準の第3条から第9条までが該当し，第3条の「横断的義務表示」は,「第1項　全ての食品に共通の表示」として，名称，原材料名，添加物，内容量，消費期限または賞味期限，食品関連事業者（製造者など)，栄養表示などが規定され,「第2項　一定の食品に共通の表示」としてアレルゲンや遺伝子組換え表示が規定され,第3項には表示の省略が示されている．これまでは,原材料名はJAS法,添加物は食品衛生法,栄養表示は健康増進法で法律によって項目が分かれていたが，それが全て1つの基準に再構築され区分ごとにまとめられている．また基準も整理され，詳細は別表にまとめられた構造になっている.

また，食品表示基準の条文の後には，別表が25と別記様式が4つ続く．従来の3法の個別の表示基準が移行したもので，別表の一覧と別記様式を表10-2に示す．別表には，これまでJAS法で定められていた「品質」の事項と,食品衛生法で定められていた「安全」の事項,健康増進法で定められていた「保健」の事項が別表に移されており（例;別表1「加工食品の定義」，別表2「生鮮食品の定義」，別表6～8「添加物」)，ルールの詳細は別表に項目ごとに移行している.

さらに，別記様式として，加工食品，栄養成分表示の様式（義務・任意)，精米及び玄米の表示様式の4つが追加されており，実際の表示はこの別記様式に沿って表示をする．食品表示基準の条文と別表等をあわせると量は多いが，食品表示基準の構造（3区分×3区分の下に横断義務，個別義務，任意，禁止表示事項と別表からなること）を理解しておけば，必要な個所がどこにあたるかがわかる仕組みとなっている．

表 10-1 食品表示基準の条文一覧

対象	区分	条	内容
第 1 章 総則			
		1 条	適用範囲(飲食店などの場合は，一部を除き，適用対象外)
		2 条	用語の定義
第 2 章 加工食品			
食品関連事業者	一般用	3 条	横断的義務表示 1 項　全ての食品に共通の表示（名称，原材料名，保存方法など） 2 項　一定の食品に共通の表示（アレルゲン，遺伝子組換えなど） 3 項　表示の省略（1 項・2 項の例外）
		4 条	個別的義務表示（旧 JAS 法の個別の基準，食肉，乳製品など）
		5 条	義務表示の特例（酒類，現地販売・無償譲渡に係る特例規定）
		6 条	推奨表示（飽和脂肪酸，食物繊維）
		7 条	任意表示（特色のある原材料，栄養成分表示，栄養強調表示など）
		8 条	表示の方式など（様式，文字サイズ，製造所固有記号の表示箇所など）
		9 条	表示禁止事項（横断的禁止事項，個別食品に係る禁止事項）
	業務用	10 条	義務表示 1 項　横断的義務表示，個別的義務表示 2 項　表示方法の例外 3 項　表示の省略
		11 条	義務表示の特例（酒類，外食用・現地販売用・無償譲渡用などに係る特例規定）
		12 条	任意表示（特色のある原材料，栄養成分表示など）
		13 条	表示の方式など（容器包装，送り状に記載できる事項など）
		14 条	表示禁止事項（9 条 1 項に準用）
上記以外の販売者		15 条	義務表示事項（名称，保存方法，消費期限など）
		16 条	表示の方式など
		17 条	表示禁止事項（9 条 1 項に準用）
第 3 章 生鮮食品			
食品関連事業者	一般用	18 条	横断的義務表示（名称，原産地，遺伝子組換えなど）
		19 条	個別的義務表示（玄米・精米，食肉，乳，ふぐなど）
		20 条	義務表示の特例（現地販売・無償譲渡，容器包装なしに係る特例規定）
		21 条	任意表示（栄養成分表示，栄養強調表示など）
		22 条	表示の方式など（表示媒体，文字サイズなど）
		23 条	表示禁止事項（横断的禁止事項，個別食品に係る禁止事項）
	業務用	24 条	義務表示（名称，原産地など）
		25 条	義務表示の特例（外食用・現地販売用，無償譲渡用，容器包装なしに係る特例規定）
		26 条	任意表示（栄養成分表示）
		27 条	表示の方式など（容器包装，送り状に記載できる事項など）
		28 条	表示禁止事項（23 条 1 項に準用）
上記以外の販売者		29 条	義務表示（名称，遺伝子組換えなど）
		30 条	表示の方式など
		31 条	表示禁止事項（23 条 1 項に準用）
第 4 章 添加物			
食品関連事業者		32 条	義務表示（名称，添加物である旨，消費期限など）
		33 条	義務表示の特例（無償譲渡に係る特例規定）
		34 条	任意表示（栄養成分表示）
		35 条	表示の方式など（様式，文字サイズなど）
		36 条	表示禁止事項
上記以外の販売者		37 条	義務表示（名称，添加物である旨，消費期限など）
		38 条	表示の方式など（様式，文字サイズなど）
		39 条	表示禁止事項（36 条に準用）
第 5 章 雑則			
		40 条	生食用牛肉の注意喚起表示
		41 条	努力義務(任意表示，書類の整備・保存に係る努力義務)

【附則】1 条：施行期日 /2 条：現行の府令及び告示の廃止 /3 ～ 4 条：食品表示の経過措置 /5 条：処分，罰則等に係る経過措置

表 10-2 食品表示基準の別表の内容と由来する元の法律

別表又は別記様式	関連条項	分類	内容	表示事項 ※括弧内は由来する元の法律 衛生（食品衛生法）	保健（健康増進法）	品質（JAS 法）
別表 1	2 条	食品の分類	加工食品の定義	○		○
別表 2	2 条		生鮮食品の定義			○
別表 3	2 条		定義			○
別表 4	3 条	個別品目の表示	個別品目の横断的義務表示	○		○
別表 5	3 条	表示禁止	名称規則			○
別表 6	3 条	添加物	添加物の用途名	○		
別表 7	3 条		添加物の簡略名	○		
別表 8	32 条		名称の表示が不要な添加物	○		
別表 9	3，7，12，34 条	栄養表示	栄養成分の単位，測定法等		○	
別表 10	3，18 条		栄養素等表示基準値		○	
別表 11	7，9，21，23 条		栄養機能食品の表示可能成分，表示事項など		○	
別表 12	7 条		栄養成分の強調表示〔高い，含む，強化〕		○	
別表 13	7 条		栄養成分の強調表示〔含まない，低い，低減〕		○	
別表 14	3 条	アレルゲン	アレルゲン義務食品	○		
別表 15	3 条	原料原産地	原料原産地表示義務品目			○
別表 16	2 条	遺伝子組換え	遺伝子組換え表示義務品目（農産物）	○		○
別表 17	3，9 条		遺伝子組換え表示義務品目（加工食品）	○		○
別表 18	3，18 条		遺伝子組換え義務表示品目（栄養改変）			○
別表 19	4，5 条	個別品目の表示	加工食品の個別義務表示	○		○
別表 20	8 条		加工食品の表示の様式・表示方法	○		○
別表 21	9 条		牛乳の表示禁止事項（切り欠き）	○		○
別表 22	9 条	表示禁止	加工食品の個別表示禁止事項	○		○
別表 23	13 条	業者間取引	業務用加工食品における容器包装に表示が必要な事項	○		
別表 24	19，20，24，25 条	個別品目の表示	生鮮食品の個別義務表示	○		○
別表 25	27 条	業者間取引	業務用生鮮食品における容器包装に表示が必要な事項	○		
別記様式 1	8 条	表示の様式	加工食品の様式			○
別記様式 2	8，22，35 条		栄養成分表示の様式		○	
別記様式 3	8，22，35 条		栄養成分表示の様式		○	
別記様式 4	22 条		精米及び玄米の表示の様式			○

・衛生：食品衛生法で定められていた，食品を摂取する際の安全性に重要な影響を及ぼす事項
・保健：健康増進法で定められていた，国民の健康の増進を図るための，必要な食品に関する事項
・品質：JAS 法で定められていた，食品の原材料，原産地その他食品の品質に関する表示の適正化を図るために必要と認められる事項

文献；www.fukushihoken.metro.tokyo.jp/shokuhin/... /2015_leafret...
　パンフレット「食品表示法ができました！」東京都福祉保健局健康安全部食品監視課，平成 27 年 3 月発行より引用

(3) これまでの食品表示制度からの新規・変更点（一部抜粋）

①　新規1『機能性表示食品』

野菜や果物などの生鮮食品や加工食品，サプリメントなどについて，健康の維持・増進効果等を具体的に示すこと（機能性表示）ができるようになった．機能性表示をするためには，食品に表示する内容，食品関連事業者に関する基本情報（事業者名，連絡先等），安全性・機能性の根拠に関する情報，生産・製造・品質の管理に関する情報，健康被害の情報収集体制その他必要な事項を，販売日の60日前までに消費者庁長官に届け出る必要がある（詳細については，10.2（1）④機能性表示食品を参照）．

※機能性表示食品に必要な記載事項（一部抜粋）
①　機能性表示食品である旨
②　科学的根拠を有する機能性関与成分及び当該成分または当該成分を有する食品が有する機能性
③　栄養成分表示（1日の摂取目安量当たりの成分値を記載）
④　1日の摂取目安量当たりの機能性関与成分の含有量等，全16項目（10.2（1）④d機能性表示の例参照）

②　新規2『栄養成分表示の義務化』

これまで表示義務がなく，事業者が任意で行っていた栄養成分表示が義務化された（一部除外あり，⑤変更点3参照）．

③　変更点1《原材料名と添加物の表示方法》

一般消費者に添加物と添加物以外の原材料が容易に区別できるように「添加物」の項目名を設けたり，ピリオドや／で区切るなど，明確に表示することとした（図10-1）．

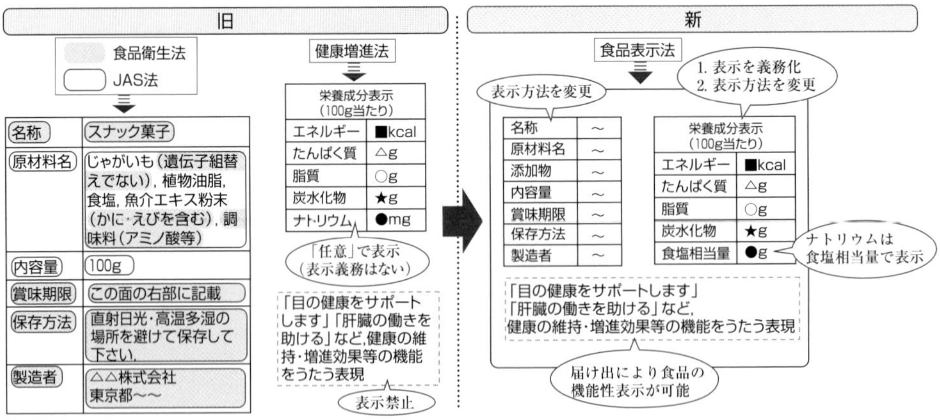
旧
食品衛生法
JAS法
名称
スナック菓子
原材料名
じゃがいも(遺伝子組替えでない)，植物油脂，食塩，魚介エキス粉末(かに・えびを含む)，調味料(アミノ酸等)
内容量
100g
賞味期限
この面の右部に記載
保存方法
直射日光・高温多湿の場所を避けて保存して下さい．
製造者
△△株式会社
東京都〜〜
健康増進法
栄養成分表示
(100g当たり)
エネルギー　■kcal
たんぱく質　△g
脂質　○g
炭水化物　★g
ナトリウム　●mg
「任意」で表示
(表示義務はない)
「目の健康をサポートします」「肝臓の働きを助ける」など，健康の維持・増進効果等の機能をうたう表現
表示禁止
新
食品表示法
表示方法を変更
1. 表示を義務化
2. 表示方法を変更
名称　〜
原材料名　〜
添加物　〜
内容量　〜
賞味期限　〜
保存方法　〜
製造者　〜
栄養成分表示
(100g当たり)
エネルギー　■kcal
たんぱく質　△g
脂質　○g
炭水化物　★g
食塩相当量　●g
ナトリウムは
食塩相当量で表示
「目の健康をサポートします」
「肝臓の働きを助ける」など，
健康の維持・増進効果等の機能をうたう表現
届け出により食品の
機能性表示が可能

パンフレット「食品表示法ができました！」東京都福祉保健局健康安全部食品監視課，平成27年3月発行より引用

図10-1　食品表示法施行により変わる表示方法

また，これまで添加物と添加物以外の原材料を区分せず重量順に表示することを定めていた，旧JAS法の個別の品質表示基準（パン類，食用植物油脂，ドレッシング及びドレッ

シングタイプ調味料，風味調味料）について，原材料の表示方法を他の加工食品と同様に，添加物と添加物以外の原材料を区分し，それぞれに占める重量の割合の高いものから順に表示することにした．

④　変更点 **2**《アレルゲンの表示方法》

1. 以下の特定加工食品と拡大表記の表示方法を廃止し，食品に含まれる特定原材料※1は全て表示することとなった（図 10-2）．

※1：「特定原材料」とは，アレルゲン表示対象品目のうち，特に症状が重篤な，または症例数が多い品目のこと（図 1-7 参照）．
2021 年（令和 3 年）1 月 1 日現在，卵・乳・小麦・落花生・そば・えび・かにの 7 品目が定められている．

①　その名称が，特定原材料を原材料として含むことが容易に判別できるもの（「特定加工食品」という）

［例］マヨネーズ（含まれる特定原材料：卵），うどん（含まれる特定原材料：小麦）など

②　特定加工食品の表記を含むことで，特定原材料を使った食品を含むことが予測できるもの（「拡大表記」という）［例］からしマヨネーズ，焼きうどんなど

⇒新基準では，「マヨネーズ（卵を含む）」，「焼きうどん（小麦を含む）」などと表示する必要がある．

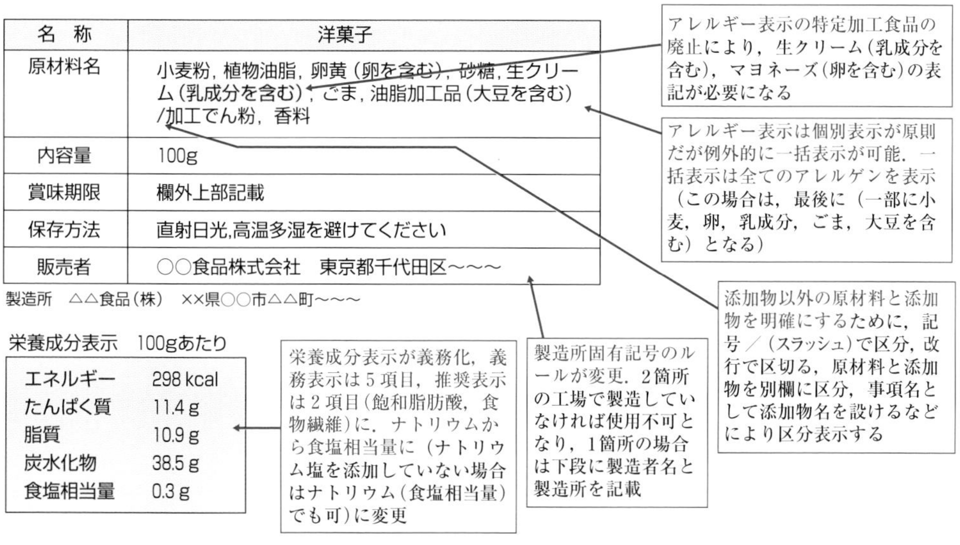
名　称
洋菓子
原材料名
小麦粉，植物油脂，卵黄（卵を含む），砂糖，生クリーム（乳成分を含む），ごま，油脂加工品（大豆を含む）/加工でん粉，香料
内容量
100g
賞味期限
欄外上部記載
保存方法
直射日光,高温多湿を避けてください
販売者
○○食品株式会社　東京都千代田区～～～
製造所　△△食品（株）　××県○○市△△町～～～
栄養成分表示　100gあたり
エネルギー　298 kcal
たんぱく質　11.4 g
脂質　10.9 g
炭水化物　38.5 g
食塩相当量　0.3 g
アレルギー表示の特定加工食品の廃止により，生クリーム（乳成分を含む），マヨネーズ（卵を含む）の表記が必要になる
アレルギー表示は個別表示が原則だが例外的に一括表示が可能．一括表示は全てのアレルゲンを表示（この場合は，最後に（一部に小麦，卵，乳成分，ごま，大豆を含む）となる）
添加物以外の原材料と添加物を明確にするために，記号／（スラッシュ）で区分，改行で区切る，原材料と添加物を別欄に区分，事項名として添加物名を設けるなどにより区分表示する
栄養成分表示が義務化，義務表示は 5 項目，推奨表示は 2 項目（飽和脂肪酸，食物繊維）に．ナトリウムから食塩相当量に（ナトリウム塩を添加していない場合はナトリウム（食塩相当量）でも可）に変更
製造所固有記号のルールが変更．2 箇所の工場で製造していなければ使用不可となり，1 箇所の場合は下段に製造者名と製造所を記載

図 10-2　新たな食品表示法による表示の主な変更点

（菜果フォーラム第 20 号：2015 年 6 月 30 日発行 http://www.fruit-safety.com/ より引用）

2. 個々の原材料の直後に括弧書きする方法（「個別表示」）を原則とし，表示面積に限りがあり，一括表示でないと表示が困難な場合等，例外的に原材料の直後にまとめて括弧書きする方法（「一括表示」）を可能とした．

3. 一括表示する場合，全ての特定原材料を一括表示欄に表示することとした．

今後は，原材料に「卵」，「小麦」（特定原材料）または「たまご」，「コムギ」（代替表記※2）が表示されていても，一括表示欄に改めて「卵」，「小麦」の表示が必要となる．

※2：「代替表記」とは，特定原材料の記載と同一のものであると認められるもの．
　　［例］卵→玉子，たまご，タマゴ，エッグ／小麦→こむぎ，コムギ

⑤　変更点3《栄養成分表示の義務化・ナトリウムの表示方法》

1. 原則として，全ての消費者向けの予め包装された加工食品及び添加物に栄養成分表示が義務付けられた．なお，消費税法第9条第1項において消費税を納める義務が免除されている事業者は，栄養成分表示の省略が認められる．また，当分の間，小規模事業者（概ね従業員が20人以下．商業，サービス業は5人以下）についても，栄養成分の表示が免除される．
2. ナトリウムの量は食塩相当量で表示する．任意でナトリウムを表示する場合は，ナトリウム量の次に「食塩相当量」を括弧書きで表示する．ただし，ナトリウムの表示ができるのは，ナトリウム塩を添加していない食品に限定される．

⑥　変更点4《栄養強調表示の方法》

1. 低減された旨の表示（熱量，脂質，飽和脂肪酸，コレステロール，糖類及びナトリウム）及び強化された旨の表示（たんぱく質及び食物繊維）には，基準値以上の絶対差に加え，新たに25%以上の相対差が必要となる（図10-6参照）．
2. 強化された旨の表示をする場合（ミネラル類（ナトリウムを除く），ビタミン類）には，強化された旨の基準値以上の絶対差が必要となる．
3. 糖類無添加，ナトリウム塩無添加に関する強調表示は，一定の要件を満たす必要がある．

	補給ができる旨の表示（多いことを強調）			適切な摂取ができる旨の表示（少ないことを強調）		
強調表示の種類	高い旨	含む旨	強化された旨	含まない旨	低い旨	低減された旨
	絶対表示		相対表示	絶対表示		相対表示
強調表示に必要な基準	・基準値以上であること		・基準値以上の絶対差 ・相対差（25%以上）※ ・強化された量（割合）及び比較対象品名を明記	・基準値未満であること		・基準値以上の絶対差 ・相対差（25%以上） ・低減された量（割合）及び比較対象品名を明記
強調表示の表現例	・高○○ ・△△豊富 ・××多く含む	・○○含有 ・△△入り ・×× 源	・○○ 30%アップ ・△△ 2倍	・無○○ ・△△ゼロ ・ノン×× ・☆☆フリー	・低○○ ・△△控えめ ・××ライト	・○○ 30%カット ・△△～gオフ ・×× ハーフ
該当する栄養成分	たんぱく質，食物繊維，ミネラル類（ナトリウムを除く．），ビタミン類			熱量，脂質，飽和脂肪酸，コレステロール，糖類，ナトリウム		

※強化された旨の相対差（＞25%）は，たんぱく質及び食物繊維のみに適用

（パンフレット「食品表示法ができました！」東京都福祉保健局健康安全部食品監視課，平成27年3月発行より引用）

⑦　変更点 5《栄養機能食品のルールの変更》

1. 栄養成分の機能が表示できるものとして，新たに n-3 系脂肪酸，ビタミン K 及びカリウムが追加された．
2. 鶏卵以外の生鮮食品についても，栄養機能食品の対象範囲となった．
3. 次の事項の記載が新たに必要（または変更）となった．
   ①　栄養素等表示基準値の対象年齢，基準熱量に関する文言
   ②　特定の対象者（疾患に罹患している者，妊産婦等）に対し注意を必要とするものは，当該注意事項
   ③　栄養成分の量及び熱量を表示する際の食品単位は，1 日当たりの摂取目安量当たりの成分値を記載
   ④　生鮮食品に栄養成分の機能を表示する場合，保存の方法を表示
   （常温で保存すること以外に保存方法に留意点がないものは省略可）

⑧　変更点 6《加工食品と生鮮食品の区分の統一》

食品表示法施行前の JAS 法と食品衛生法とで異なっていた食品の区分について，JAS 法の考え方に基づいて区分が整理された．

［例］簡単な加工（生干し，軽度の撒塩など）をしたもの（ドライマンゴーなど）
・旧基準（以前の食品衛生法）：アレルゲン，製造所所在地については表示義務対象外
・新基準：加工食品の区分に整理したため，アレルゲン，製造所所在地が必要

⑨　変更点 7《製造所固有記号の使用方法》

原則として，製造所固有記号を使用せず，製造所（または加工所）の所在地，製造者（または加工者）の氏名または名称を表示する（図 10-3）．

ただし，同一製品を 2 以上の製造所で製造する場合のみ，例外的に製造所固有記号を使用できるが，その場合は次のいずれかの事項を商品に表示する必要がある．

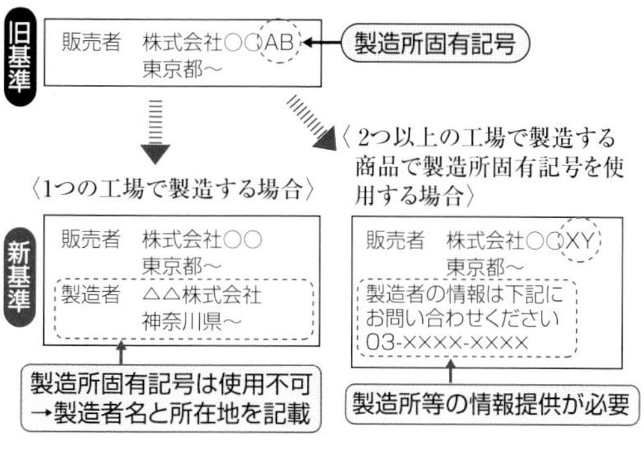
旧基準
販売者　株式会社○○AB
東京都～
製造所固有記号
〈1つの工場で製造する場合〉
〈2つ以上の工場で製造する商品で製造所固有記号を使用する場合〉
新基準
販売者　株式会社○○
東京都～
製造者　△△株式会社
神奈川県～
製造所固有記号は使用不可
→製造者名と所在地を記載
販売者　株式会社○○XY
東京都～
製造者の情報は下記にお問い合わせください
03-××××-××××
製造所等の情報提供が必要

図 10-3　製造所固有記号の使用と表示方法

①　製造所所在地等の情報提供を求められたときに回答する者の連絡先
②　製造所所在地等を表示したウェブサイトのアドレス等
③　当該商品の製造を行っている全ての製造所所在地等

なお，業務用食品については変更はなく，2 以上の工場で製造するか否かに係わらず，これまでと同様に製造所固有記号が使用できる

⑩　変更点8《表示可能面積が小さい食品の表示方法》

フェニルアラニン化合物を含む旨については，省略不可となった．そのため，表示可能面積がおおむね30cm² 以下の場合でも，以下の項目を必ず記載することになった．

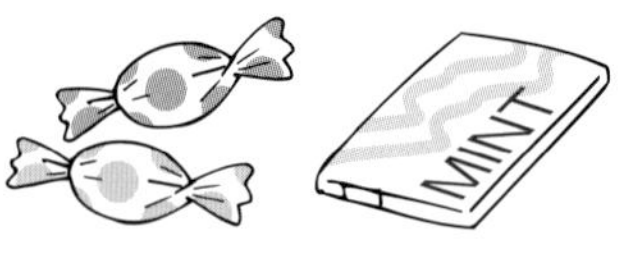
MINT

名称，保存方法，消費期限または賞味期限，アレルゲン，L-フェニルアラニン化合物を含む旨，食品関連事業者の氏名または名称及び住所

(4) 食品表示に関する基準

①　期限表示（図10-4）

1. 賞味期限

定義：定められた方法により保存した場合において，期待されるすべての品質の保持が十分に可能であると認められる期限を示す年月日をいう．ただし，当該期限を超えた場合であっても，これらの品質が保持されていることがあるものとする．

2. 消費期限

定義：定められた方法により保存した場合において，腐敗，変敗その他の品質の劣化に伴い安全性を欠くこととなるおそれがないと認められる期限を示す年月日をいう．

3. 期限の設定は誰がどのようにして行うか

食品の情報を正確に把握している製造業者（輸入食品は輸入業者）等が科学的，合理的根拠をもって適正に設定する．業者は理化学検査，微生物学検査，官能検査等について独自の試験を実施し，それに1未満の安全係数（実際には0.8）を掛け算出している．

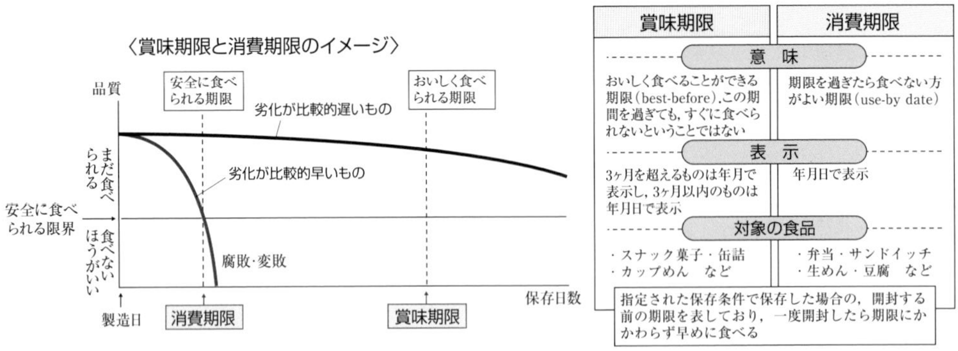
〈賞味期限と消費期限のイメージ〉
品質
安全に食べられる期限
おいしく食べられる期限
劣化が比較的遅いもの
劣化が比較的早いもの
まだ食べられる
安全に食べられる限界
食べないほうがいい
腐敗・変敗
製造日
消費期限
賞味期限
保存日数
賞味期限
消費期限
意　味
おいしく食べることができる期限（best-before），この期間を過ぎても，すぐに食べられないということではない
期限を過ぎたら食べない方がよい期限（use-by date）
表　示
3ヶ月を超えるものは年月で表示し，3ヶ月以内のものは年月日で表示
年月日で表示
対象の食品
・スナック菓子・缶詰
・カップめん　など
・弁当・サンドイッチ
・生めん・豆腐　など
指定された保存条件で保存した場合の，開封する前の期限を表しており，一度開封したら期限にかかわらず早めに食べる

（JAS法の改定により，消費期限のおおむね5日以内の語句は削除された）

図**10-4**　賞味期限と消費期限の意味と表示方法

（農林水産省HP：http://www.maff.go.jp/j/jas/hyoji/kigen.html より引用）

②　栄養成分表示

1. 栄養表示基準制度

この制度は，食品の栄養成分に関する適切な情報を広く国民に提供するため，1995年（平

成7年）に栄養改善法（現；健康増進法）の中に導入された．また，容器包装に入れられた食品を対象に，消費者が食品を購入する際の情報として，その食品に含まれる栄養成分をパッケージ（外装）に表示（栄養表示）する場合に適用される基準制度である．近年，日本人の食生活の変化による生活習慣病（高血圧：塩分過多，メタボリックシンドローム等）への対応など，健康維持への情報としての役割が大きくなってきたため，2015年（平成27年）4月の食品表示法施行より表示が義務化された．表示が求められる成分は表10-3のように定められており，この中で従来の『ナトリウム』としての表示が，ナトリウムに2.54を乗じて算出した『食塩相当量』を表示するように変更された．

また，飽和脂肪酸，食物繊維は消費者にとって必要性が高い情報として，将来的な義務化も視野に入れて『推奨』となっている（表10-3）．また，食品表示基準制定前までは栄養表示は任意で，加工食品のみがその対象であったが，現行制度では生鮮食品等にも表示が可能となり，一般用加工食品及び添加物は表示が義務化された（表10-4）．

表10-3　栄養表示が定められた栄養成分等（健康増進法第31条，第1項で規定）

義務		エネルギー（熱量），たんぱく質，脂質，炭水化物，食塩相当量
任意	推奨	飽和脂肪酸，食物繊維
	その他	糖質，糖類，コレステロール，n-3系脂肪酸，n-6系脂肪酸，ビタミン類，ミネラル類

表10-4　栄養表示の義務化対象食品と任意表示食品

	一般用	業務用
加工食品	義務	任意
添加物	義務	任意
生鮮食品	任意	任意

2. 表示の方法

① 表示場所

容器包装の見やすい場所に読みやすく表示する．

② 表示項目と表示の順番

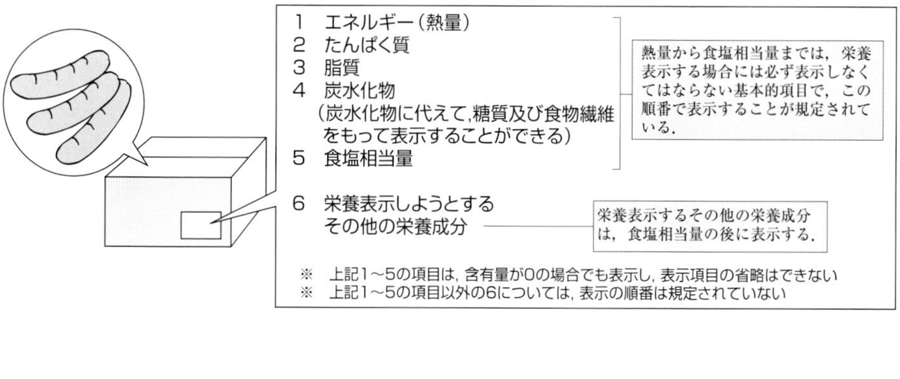
1 エネルギー（熱量）
2 たんぱく質
3 脂質
4 炭水化物
（炭水化物に代えて,糖質及び食物繊維をもって表示することができる）
5 食塩相当量
熱量から食塩相当量までは，栄養表示する場合には必ず表示しなくてはならない基本的項目で，この順番で表示することが規定されている．
6 栄養表示しようとするその他の栄養成分
栄養表示するその他の栄養成分は，食塩相当量の後に表示する．
※ 上記1～5の項目は，含有量が0の場合でも表示し，表示項目の省略はできない
※ 上記1～5の項目以外の6については，表示の順番は規定されていない

③　表示の具体例（図10-5）

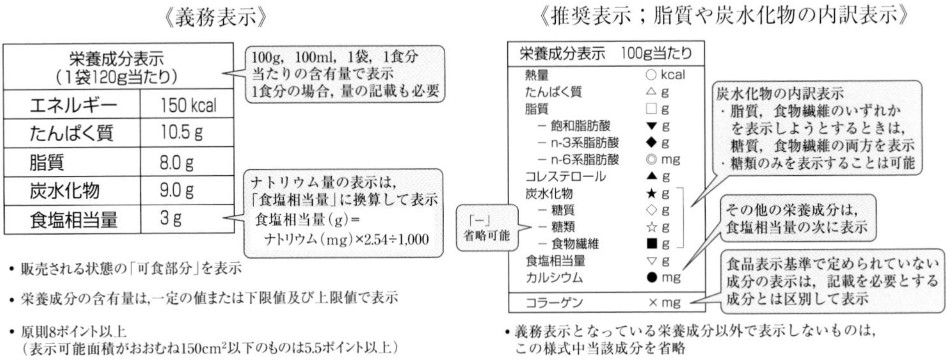
《義務表示》
栄養成分表示
（1袋120g当たり）
エネルギー　150 kcal
たんぱく質　10.5 g
脂質　8.0 g
炭水化物　9.0 g
食塩相当量　3 g
100g，100ml，1袋，1食分当たりの含有量で表示
1食分の場合，量の記載も必要
ナトリウム量の表示は，「食塩相当量」に換算して表示
食塩相当量（g）＝ナトリウム（mg）×2.54÷1,000
• 販売される状態の「可食部分」を表示
• 栄養成分の含有量は，一定の値または下限値及び上限値で表示
• 原則8ポイント以上
（表示可能面積がおおむね150cm²以下のものは5.5ポイント以上）
《推奨表示；脂質や炭水化物の内訳表示》
栄養成分表示　100g当たり
熱量　○ kcal
たんぱく質　△ g
脂質　□ g
－ 飽和脂肪酸　▼ g
－ n-3系脂肪酸　◆ g
－ n-6系脂肪酸　◎ mg
コレステロール　▲ g
炭水化物　★ g
－ 糖質　◇ g
－ 糖類　☆ g
－ 食物繊維　■ g
食塩相当量　▽ g
カルシウム　● mg
コラーゲン　× mg
「－」省略可能
炭水化物の内訳表示
・脂質，食物繊維のいずれかを表示しようとするときは，糖質，食物繊維の両方を表示
・糖類のみを表示することは可能
その他の栄養成分は，食塩相当量の次に表示
食品表示基準で定められていない成分の表示は，記載を必要とする成分とは区別して表示
• 義務表示となっている栄養成分以外で表示しないものは，この様式中当該成分を省略

図10-5　栄養表示の具体例（義務表示と推奨表示）

3．許容誤差の範囲について

栄養成分表示の妥当性は公定法による分析により確認され，表示値に対する分析値の比率が許容誤差の範囲外であった場合，食品表示基準違反となる．

許容誤差の範囲…

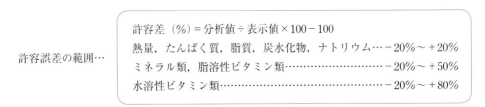

許容差（%）＝分析値÷表示値×100－100
熱量，たんぱく質，脂質，炭水化物，ナトリウム…－20%～＋20%
ミネラル類，脂溶性ビタミン類………………………－20%～＋50%
水溶性ビタミン類…………………………………………－20%～＋80%

4．栄養成分表示の設定方法

表示値を得る方法としては，分析値，計算値（栄養成分表より），参照値またはこれらの併用値を用いる．

5．栄養強調表示

強調表示には一定のルールがあり，強調表示できる栄養成分や使用できる用語（表10-5）が定められている．

表10-5　栄養強調表示の用語例

表示内容		強調したい内容	表示用語例
絶対表示	補給ができる旨	高い旨	高，多，豊富
		含む旨	源，供給，含有，入り，使用，添加
	適切な摂取ができる旨	含まない旨	無，ゼロ，ノン
		低い旨	低，控えめ，少，ライト，ダイエット
相対表示	他の食品との比較	強化された旨 低減された旨	○○%アップ，△△g強化，■%プラス ○○%減，△△gカット，■%オフ

『強化された旨』，『低減された旨』は相対強調表示といわれ，その成分を強化（または低減）していない通常食品や，日本食品標準成分表に記載されている食品などと比較対照食品が必要となる．また，相対強調表示では比較対照食品に対して栄養成分ごとに個別の基準値を満たすだけでなく，相対差が25%以上あることが必要となった（『低減された旨』

は全成分，『強化された旨』は食物繊維，たんぱく質が対象）．ナトリウムの相対表示例を図 10-6 に示す．

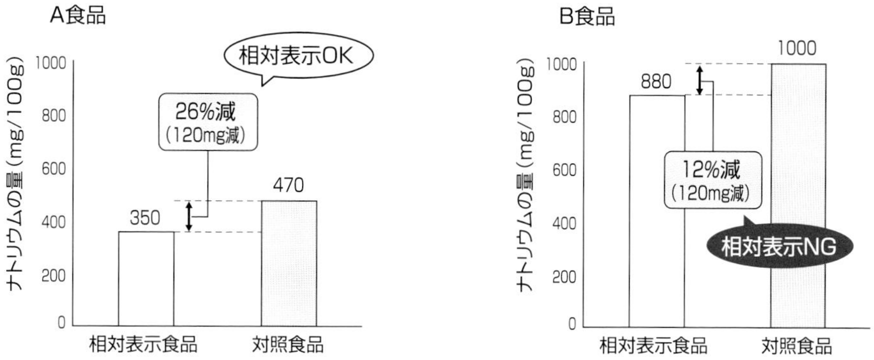
A食品
相対表示OK
ナトリウムの量（mg/100g）
1000
800
600
400
200
0
26%減
（120mg減）
350
470
相対表示食品
対照食品
B食品
1000
880
12%減
（120mg減）
相対表示NG
相対表示食品
対照食品

図 **10-6**　ナトリウムの相対表示例

6. 免除規定

食品表示基準では原則としてすべての容器包装に入った一般用加工食品と添加物に栄養表示を義務付けている．ただし，以下の場合は免除される．

①　栄養の供給源としての寄与の程度が小さいもの（スパイスや表示必須成分がすべて 0 と表示できるミネラルウォーターやお茶類など）

②　加工食品の原材料として使用される食品（業務用加工食品）

③　酒類

④　容器包装の表示可能面積がおおむね 30cm^2 以下の小包装食品

⑤　極めて短い期間で原材料（配合割合）が変更されるもの（日替わり弁当など）

⑥　製造場所で直接販売される食品

⑦　消費税法で消費税を納める義務が免除される事業者が販売するもの（小規模事業者）

7. 経過措置

食品表示基準施行後 5 年間は経過措置として栄養成分表示をしなくてもよかったが，2020 年（令和 2 年）4 月 1 日からは完全実施されることとなった．

③　遺伝子組換え食品の表示

第 9 章　9.2　遺伝子組換え食品を参照

④　アレルギー物質（アレルゲン）を含む食品の表示

本章　10.1（3）-④　変更点 2 及び第 1 章　1.4（8）を参照

⑤　食品添加物の表示

第 8 章　8.6（1）添加物の表示方法を参照

10.2　健康や栄養に関する表示の制度

(1) 保健機能食品制度

1991年（平成3年）に施行された「保健機能食品制度」は，消費者が安心して食生活の状況に応じた食品の選択ができるよう適切な情報提供をすることを目的として2001年（平成13年）に制度化されたもので，「保健機能食品」は，個別に国による許可が必要な「特定保健用食品」と基準を満たしていることが条件の「栄養機能食品」に，2015年（平成27年）4月から「機能性表示食品」が加わり以下の3つに分類された（図10-7）.

①　特定保健用食品（通称；トクホ）

特定保健用食品制度は，1991年（平成3年）に栄養改善法に基づく特別用途食品の一分野として創設され，身体の生理機能などに影響を与える保健機能成分（関与成分）の「保健用途」を表示できる制度で，事業者は，有効性，安全性，品質などに関する科学的根拠

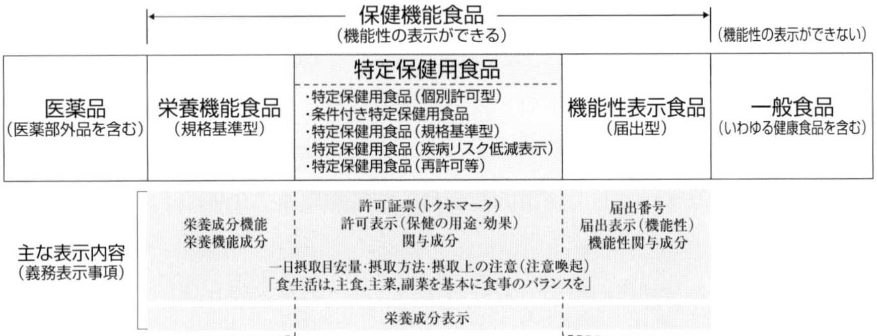
保健機能食品
（機能性の表示ができる）
（機能性の表示ができない）
医薬品
（医薬部外品を含む）
栄養機能食品
（規格基準型）
特定保健用食品
・特定保健用食品（個別許可型）
・条件付き特定保健用食品
・特定保健用食品（規格基準型）
・特定保健用食品（疾病リスク低減表示）
・特定保健用食品（再許可等）
機能性表示食品
（届出型）
一般食品
（いわゆる健康食品を含む）
主な表示内容
（義務表示事項）
栄養成分機能
栄養機能成分
許可証票（トクホマーク）
許可表示（保健の用途・効果）
関与成分
届出番号
届出表示（機能性）
機能性関与成分
一日摂取目安量・摂取方法・摂取上の注意（注意喚起）
「食生活は，主食，主菜，副菜を基本に食事のバランスを」
栄養成分表示

類　型	マーク	内　容
個別許可型	消費者庁許可 特定保健用食品	当該食品の生理的機能や特定の保健機能を示す有効性や安全性等に関する科学的根拠について，審議会で個別に審査を受けて許可を得る必要があるもの
疾病リスク低減表示		特定の成分を摂取することにより，疾病リスクが低減する効果が医学的・栄養学的に確立されている場合は，「疾病リスク低減表示」が認められるもの
規格基準型		特定保健用食品としての許可件数が多く，科学的根拠が蓄積したと考えられるものについて，規格基準を定め，審議会の個別審査を受けず事務局審査で許可されるもの
再許可等		既に許可を受けている食品について、商品名や風味等の軽微な変更等をした特定保健用食品
条件付き特定保健用食品	消費者庁許可 条件付き 特定保健用食品	特定保健用食品の審査で求められている有効性の科学的根拠のレベルには届かない（無作為化比較試験で5%以下の危険率で有効性が認められない）ものの，一定の有効性が確認されている食品の場合，「○○を含んでおり，根拠は必ずしも確立されていませんが，△△に適している可能性がある食品です」と，限定的な科学的根拠であることがわかる表示をすることを条件として許可されるもの

※ 疾病リスク低減表示（現在，以下の2つが疾病リスク低減表示として認められている）

① カルシウムと骨粗鬆症　　② 葉酸と子どもの神経管閉鎖障害

図10-7　保健機能食品として国が制度化しているもの

について個別審査を受け，消費者庁長官の許可を受けることが必要となる（健康増進法第43条）．許可を受けたものには，許可証票（トクホマーク）がつけられ，「お腹の調子を整える」「血圧や血中コレステロールを正常に保つ」などの表示は認められるが，「高血圧を改善する」や「老化予防に役立つ食品です」のような医薬品と類似した表示は認められない（表10–6）．トクホの種類は，2005年以降に「条件付き」「疾病リスク低減表示」「規格基準型」「再許可等」が追加され，現在5種類となっている．

表 10–6　特定保健用食品の主な保健の用途と関与成分

<table>
<tr><th colspan="2">表示内容</th><th colspan="2">代表的な関与成分</th></tr>
<tr><td colspan="2" rowspan="3">おなかの調子を整える</td><td>オリゴ糖類</td><td>ガラクトオリゴ糖，キシロオリゴ糖，コーヒー豆マンノオリゴ糖，大豆オリゴ糖，フラクトオリゴ糖，乳果オリゴ糖など</td></tr>
<tr><td>菌類</td><td>B. ブレーベ・ヤクルト株，L. アシドフィルス CK92 株，L. ヘルベティカス CK60 株，LC1 乳酸菌など</td></tr>
<tr><td>食物繊維類</td><td>小麦ふすま，還元タイプ難消化性デキストリン，ポリデキストロース，サイリウム種皮など</td></tr>
<tr><td rowspan="2">お通じを良好に保つのに役立つ</td><td>お通じの改善</td><td colspan="2">プロピオン酸菌による乳清発酵物，低分子化アルギン酸ナトリウム，難消化性デキストリン</td></tr>
<tr><td>腸内環境を改善</td><td colspan="2">乳果オリゴ糖</td></tr>
<tr><td rowspan="3">骨の健康維持に役立つ</td><td>カルシウムの吸収を高めるなど</td><td colspan="2">CPP（カゼインホスホペプチド），CCM（クエン酸リンゴ酸カルシウム），ビタミン K_2 など</td></tr>
<tr><td>カルシウムの維持に役立つなど</td><td colspan="2">大豆イソフラボン</td></tr>
<tr><td>骨密度を高める</td><td colspan="2">乳塩基性タンパク質</td></tr>
<tr><td rowspan="3">歯の健康維持に役立つ</td><td>歯を丈夫で健康にする</td><td colspan="2">キシリトール，リン酸一水素カルシウム，CPP–ACP（乳タンパク分解物）など</td></tr>
<tr><td>虫歯の原因になりにくい</td><td colspan="2">マルチトール，還元パラチノース，エリスリトール，茶ポリフェノール，緑茶フッ素，パラチノース</td></tr>
<tr><td>口内環境を整える</td><td colspan="2">リン酸化オリゴ糖カルシウム（POs–Ca）</td></tr>
<tr><td colspan="2">血圧が高めの方に適する</td><td colspan="2">ラクトトリペプチド，カゼインドデカペプチド，杜仲茶配糖体（ゲニポシド酸等），サーデンペプチドなど</td></tr>
<tr><td colspan="2">血糖値が気になり始めた方あるいは血糖値の気になる方に適する</td><td colspan="2">グァバ茶ポリフェノール，難消化性デキストリン，小麦アルブミン，豆鼓エキス</td></tr>
<tr><td rowspan="3">中性脂肪が気になる方に適する</td><td>中性脂肪が気になる方</td><td colspan="2">DHA（ドコサヘキサエン酸），EPA（エイコサペンタエン酸）</td></tr>
<tr><td>血中中性脂肪が高めの方</td><td colspan="2">ウーロン茶重合ポリフェノール</td></tr>
<tr><td>脂肪の多い食事を摂りがちな方</td><td colspan="2">グロビンタンパク分解物</td></tr>
<tr><td colspan="2">コレステロールが気になる方あるいはコレステロールが高めの方に適する</td><td colspan="2">キトサン，サイリウム種皮，植物ステロール，大豆タンパク質，低分子化アルギン酸ナトリウムなど</td></tr>
<tr><td colspan="2">体脂肪が気になる方に適する</td><td colspan="2">茶カテキン，中鎖脂肪酸</td></tr>
<tr><td colspan="2">貧血気味の方に適する</td><td colspan="2">ヘム鉄</td></tr>
</table>

【特定保健用食品に表示すべき事項】

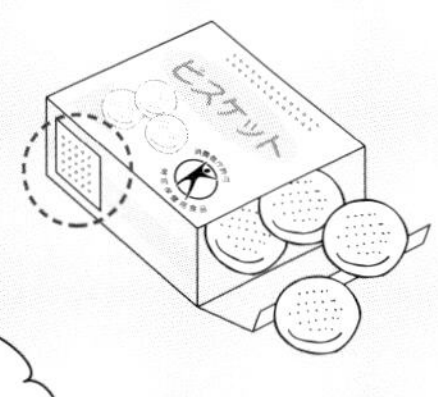
ビスケット

- 商品名
- 内容量・原材料名
- 特定保健用食品である旨（条件付の場合は「条件付」）
- 許可及び承認を受けた許可表示
- 栄養成分量及び熱量
- 1日当りの摂取目安量
- 摂取方法
- 摂取する上での注意事項
- バランスのとれた食生活の普及啓発を図る文言
- 1日当たりの摂取目安量に含まれる機能表示する成分の栄養所要量に対する割合
- 調理または保存の方法
- 製造者氏名・所在地
- 消費期限又は賞味期限

「食生活は，主食・主菜・副菜を基本に，食事のバランスを」

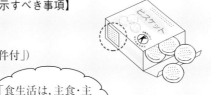

②　特別用途食品

特別用途食品とは，「乳児の発育や，妊産婦，授乳婦，えん下困難者，病者などの健康の保持・回復などに適する」という特別の用途について表示ができる（特別用途表示）食品で，これを販売するには，その表示について消費者庁長官の許可を受けなければならない（健康増進法第 43 条）．

病者用食品はさらに，定められた基準を満たせば表示可能な許可基準型（適合性を評価）の 4 食品と，製品を 1 つひとつ科学的な評価をし，適切と判断された場合のみ表示可能な個別評価型（厳しい評価）とに分類される（図 10–8）．

総合栄養食品とは，いわゆる濃厚流動食のことで，1 食品が許可されている．健康増進法に基づく「特別の用途に適する旨の表示」の許可には特定保健用食品も含まれる．

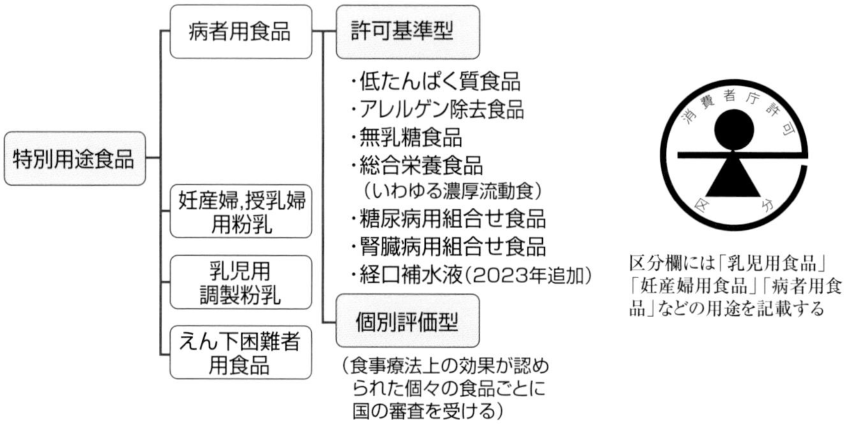
特別用途食品
病者用食品
許可基準型
・低たんぱく質食品
・アレルゲン除去食品
・無乳糖食品
・総合栄養食品
（いわゆる濃厚流動食）
・糖尿病用組合せ食品
・腎臓病用組合せ食品
・経口補水液（2023年追加）
個別評価型
（食事療法上の効果が認められた個々の食品ごとに国の審査を受ける）
妊産婦，授乳婦用粉乳
乳児用調製粉乳
えん下困難者用食品
消費者庁許可
区分
区分欄には「乳児用食品」「妊産婦用食品」「病者用食品」などの用途を記載する

図 **10–8**　特別用途食品の分類図と許可マーク

③　栄養機能食品

栄養機能食品とは，高齢化や食生活の乱れなどで不足しがちなビタミンやカルシウムなど特定の栄養成分を補給・補完することを目的とした食品で，定められた規格基準に適合していれば，国への許可申請や届出なしに，消費者庁が指定した栄養成分の機能を表示できる食品をいう．

栄養機能が表示できる成分は 20 種類（表 10–7）で，それぞれに注意喚起すべき事項や規定が定められている（表 10–8）．また，特定保健用食品（トクホ）と違って，「特定の保健の目的が期待できる」旨の表示はできないが，カプセルや錠剤の形状食品も可能である．

栄養機能食品は，2015 年（平成 27 年）4 月の新食品表示法より，対象成分（n–3 系脂肪酸，ビタミン K，カリウムの 3 成分が追加），対象食品（鶏卵を除く加工食品が対象であったが，ほうれん草などの一般生鮮食品も対象となった），以下に示す表示事項（食品表示基準第 7 条）の 3 点に変更が加えられた．

《表示事項の変更点；2015 年 4 月～》

・栄養表示基準値の対象年齢（18 歳以上）及び基準熱量（2,200kcal）に関する文言を

表示すること

・特定の対象者（疾病に罹患している者，妊産婦等）に対し，定型文以外の注意を必要とするものにあっては当該注意事項を表示すること

・栄養成分の量及び熱量を表示する際の食品単位は，1日当たりの摂取目安量とすること

・生鮮食品に栄養成分の機能を表示する場合，保存の方法を表示すること

表 10-7　規格基準が定められている栄養成分（20 種類）

栄養素	栄養成分
脂肪酸（1 種類）	n-3 系脂肪酸（α-リノレン酸，EPA や DHA など）※
ビタミン類（13 種類）	ナイアシン，パントテン酸，ビオチン，ビタミン A，ビタミン B_1，ビタミン B_2，ビタミン B_6，ビタミン B_{12}，ビタミン C，ビタミン D，ビタミン E，ビタミン K※，葉酸
ミネラル類（6 種類）	亜鉛，カリウム※，カルシウム，鉄，銅，マグネシウム

※ 2015 年（平成 27 年）4 月から追加された 3 成分

《表示における注意事項の一例》（詳細については表 10-8 参照）

★ビタミン K の表示は「ビタミン K は正常な血液凝固能を維持する栄養素です」となっており，注意事項として「血液凝固阻止薬を服用している方は本品の摂取を避けてください」の表示が必要.

★ n-3 系脂肪酸の表示は「n-3 系脂肪酸は，皮膚の健康維持を助ける栄養素です」と決められており，認知能や冠動脈疾患に関するような表記は認められていない.

★カリウムについては，過剰摂取のリスク（腎機能低下者において最悪の場合，心停止）を回避するため，錠剤，カプセル剤等の食品は対象外.

【栄養機能食品として表示すべき事項】

・栄養機能食品である旨
・栄養成分の名称及び機能
・1日当たりの摂取目安量
・摂取方法及び摂取するうえでの注意事項
・バランスの取れた食生活の普及啓発を図る文言
・消費者庁長官による個別審査を受けたものではない旨
・1日当たりの摂取目安量に含まれる機能に関する表示を行っている栄養成分の量が栄養素等表示基準値に占める割合
・調理または保存の方法（生鮮食品）
・栄養表示基準値の対象年齢及び基準熱量に関する文言
・特定の対象者に対し注意を必要とするものにあっては当該注意事項

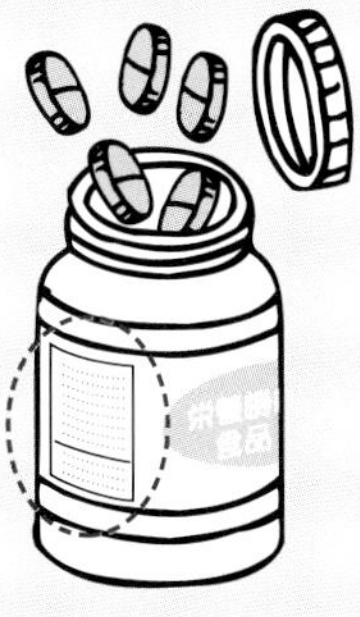

④　機能性表示食品

2015 年（平成 27 年）4 月の食品表示法の施行に伴い発足した新制度で，第 3 の保健機能食品とも呼ばれ（図 10-9），事業者の責任において科学的根拠に基づいた保健効果（機

表 10-8　栄養機能食品における栄養成分の機能表示

栄養成分	1日当たりの摂取目安量に含まれる栄養成分の量		栄養成分の機能	摂取をする上での注意事項
	下限値	上限値		
n-3系脂肪酸	0.6g	2.0g	n-3系脂肪酸は，皮膚の健康維持を助ける栄養素です．	本品は，多量摂取により疾病が治癒したり，より健康が増進するものではありません．1日の摂取目安量を守ってください．
亜鉛	2.64mg	15mg	亜鉛は，味覚を正常に保つのに必要な栄養素です．亜鉛は，皮膚や粘膜の健康維持を助ける栄養素です．亜鉛は，たんぱく質･核酸の代謝に関与して，健康の維持に役立つ栄養素です．	本品は，多量摂取により疾病が治癒したり，より健康が増進するものではありません．亜鉛の摂り過ぎは，銅の吸収を阻害するおそれがありますので，過剰摂取にならないよう注意してください．1日の摂取目安量を守ってください．乳幼児・小児は本品の摂取を避けてください．
カリウム	840mg	2,800mg	カリウムは正常な血圧を保つのに必要な栄養素です．	本品は，多量摂取により疾病が治癒したり，より健康が増進するものではありません．1日の摂取目安量を守ってください．腎機能が低下している方は本品の摂取を避けてください．
カルシウム	204mg	600mg	カルシウムは，骨や歯の形成に必要な栄養素です．	本品は，多量摂取により疾病が治癒したり，より健康が増進するものではありません．1日の摂取目安量を守ってください．
鉄	2.04mg	10mg	鉄は，赤血球をつくるのに必要な栄養素です．	
銅	0.27mg	6.0mg	銅は，赤血球の形成を助ける栄養素です．銅は，多くの体内酵素の正常な働きと骨の形成を助ける栄養素です．	本品は，多量摂取により疾病が治癒したり，より健康が増進するものではありません．1日の摂取目安量を守ってください．乳幼児・小児は本品の摂取を避けてください．
マグネシウム	96mg	300mg	マグネシウムは，骨や歯の形成に必要な栄養素です．マグネシウムは，多くの体内酵素の正常な働きとエネルギー産生を助けるとともに，血液循環を正常に保つのに必要な栄養素です．	本品は，多量摂取により疾病が治癒したり，より健康が増進するものではありません．多量に摂取すると軟便（下痢）になることがあります．1日の摂取目安量を守ってください．乳幼児・小児は本品の摂取を避けてください．
ナイアシン	3.9mg	60mg	ナイアシンは，皮膚や粘膜の健康維持を助ける栄養素です．	本品は，多量摂取により疾病が治癒したり，より健康が増進するものではありません．1日の摂取目安量を守ってください．
パントテン酸	1.44mg	30mg	パントテン酸は，皮膚や粘膜の健康維持を助ける栄養素です．	
ビオチン	15μg	500μg	ビオチンは，皮膚や粘膜の健康維持を助ける栄養素です．	
ビタミンA	231μg	600μg	ビタミンAは，夜間の視力の維持を助ける栄養素です．ビタミンAは，皮膚や粘膜の健康維持を助ける栄養素です．	本品は，多量摂取により疾病が治癒したり，より健康が増進するものではありません．1日の摂取目安量を守ってください．妊娠3か月以内又は妊娠を希望する女性は過剰摂取にならないよう注意してください．
ビタミンB_1	0.36mg	25mg	ビタミンB_1は，炭水化物からのエネルギー産生と皮膚や粘膜の健康維持を助ける栄養素です．	本品は，多量摂取により疾病が治癒したり，より健康が増進するものではありません．1日の摂取目安量を守ってください．
ビタミンB_2	0.42mg	12mg	ビタミンB_2は，皮膚や粘膜の健康維持を助ける栄養素です．	
ビタミンB_6	0.39mg	10mg	ビタミンB_6は，たんぱく質からのエネルギーの産生と皮膚や粘膜の健康維持を助ける栄養素です．	
ビタミンB_{12}	0.72mg	60μg	ビタミンB_{12}は，赤血球の形成を助ける栄養素です．	
ビタミンC	30mg	1,000mg	ビタミンCは，皮膚や粘膜の健康維持を助けるとともに，抗酸化作用を持つ栄養素です．	
ビタミンD	1.65μg	5.0μg	ビタミンDは，腸管でのカルシウムの吸収を促進し，骨の形成を助ける栄養素です．	
ビタミンE	1.89mg	150mg	ビタミンEは，抗酸化作用により，体内の脂質を酸化から守り，細胞の健康維持を助ける栄養素です．	
ビタミンK	45μg	150μg	ビタミンKは，正常な血液凝固能を維持する栄養素です．	本品は，多量摂取により疾病が治癒したり，より健康が増進するものではありません．1日の摂取目安量を守ってください．血液凝固阻止薬を服用している方は本品の摂取を避けてください．
葉酸	72μg	200μg	葉酸は，赤血球の形成を助ける栄養素です．葉酸は，胎児の正常な発育に寄与する栄養素です．	本品は，多量摂取により疾病が治癒したり，より健康が増進するものではありません．1日の摂取目安量を守ってください．葉酸は，胎児の正常な発育に寄与する栄養素ですが，多量摂取により胎児の発育が良くなるものではありません．

能性）を表示できる食品をいう．国の定めたルールに基づき，事業者が安全性や機能性に関する科学的根拠（食品や機能性関与成分の研究論文の分析結果；システマティックレビュー）などの必要な情報を消費者庁へ提出し，受理されれば60日後から機能性を表示できる．特定保健用食品とは異なり，消費者庁の個別の審査を受ける必要はない．

《機能性表示食品の要件》

a. 対象者　疾病に罹患していない者（境界域までの者）を対象とし，未成年者，妊産婦（妊娠を計画している者を含む），授乳婦は対象外とする．

b. 対象食品　サプリメント形状の加工食品，その他加工食品，生鮮食品など食品全般を対象とする．機能性関与成分が明確であり，食事摂取基準が定められた栄養素は対象外であるが，以下の栄養成分（表10-9）は対象となる．

表 **10-9**　機能性表示食品の対象となる栄養成分

食事摂取基準に摂取基準が策定されている栄養素	対象成分となり得る左記の構成成分等
たんぱく質	各種アミノ酸，各種ペプチド
n-6系脂肪酸	γ-リノレン酸，アラキドン酸
n-3系脂肪酸	α-リノレン酸，EPA，DHA
食物繊維	難消化性デキストリン，グアーガム分解物
ビタミンA	プロビタミンAカロテノイド（β-カロテン，α-カロテン，β-クリプトキサンチン等）

c. 対象外食品

・特別用途食品及び栄養機能食品
・アルコールを含有する飲料
・脂質，飽和脂肪酸，コレステロール，糖類（単糖類または二糖類であって，糖アルコールでないものに限る），ナトリウムなどの過剰摂取につながるもの

d. 機能性表示の例

病気の治療・予防効果の表示は認められないが，健康の維持・増進の範囲に限って機能性表示が可能になり，「肝臓の働きを助けます」「目の健康をサポートします」「鼻の調子を整えます」といった体の特定な部位（目・血管・膝）についての表示ができる．

《生鮮食品の機能性表示例》

・温州ミカン…β-クリプトキサンチンを含み，骨の健康を保つ食品で更年期以降の女性の方に適しています
・ホウレンソウ…ルテインを補い，目の健康維持に役立ちます
・豆乳…β-コングリシニンを含んでいるため，遊離脂肪酸を減らす働きにより，正常な中性脂肪の値の維持に役立ちます

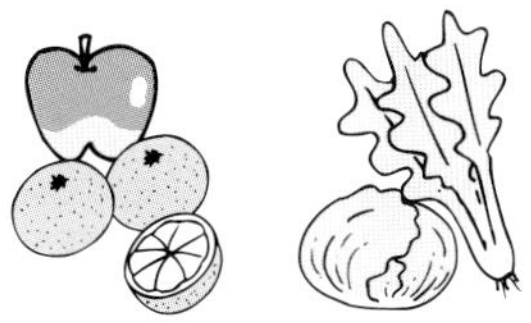

分類	栄養機能食品	特定保健用食品 （トクホ）	NEW 機能性表示食品 （具体的なガイドラインは今後出る見通し）	一般食品
マーク・記号など	消費者に一目でわかるような場所に栄養機能食品である旨の表示と，その後に続けて，かっこ書きで栄養成分名を表示する． 例：栄養機能食品（カルシウム）	消費者庁許可 特定保健用食品 消費者庁許可 条件付き 特定保健用食品	パッケージ主要面に「機能性表示食品」であることを明記する	
表示可能な項目	・栄養成分の含有表示ができる ・栄養機能について表示できる	・栄養成分の含有表示ができる ・特定の保健用途の表示ができる ・疾病リスク低減表示ができる	・栄養成分の含有が表示できる ・機能性関与成分の機能性が表示できる	栄養成分の含有表示のみ
機能性表示例	「カルシウムは，骨や歯の形成に必要な栄養素です」「ナイアシンは，皮膚や粘膜の健康維持を助ける栄養素です」など	「糖の吸収を緩やかにし,血糖値が気になる人に適する」「脂肪を消費しやすくする」「健全な骨の健康を維持し,骨粗鬆症になるリスクを低減するかもしれない」など	「健康を維持する」「働きをサポートする」「健康増進する」「調整する」など．高い・低い,低下・上昇などの程度を示す表現や,意図的な健康増強を標ぼうする表現は不可	機能性や効果・効能があるような表示は不可
対象となる食品	・加工食品 （2015年4月より生鮮食品も追加）	・加工食品 ・生鮮，農水産物	・加工食品 ・生鮮，農水産物	
審査・基準	〈規格基準型〉 消費者庁が定めた上・下限値の規格基準に沿っていれば，栄養成分の機能が表示できる．国への許可申請や届出は不要	〈個別評価型〉 ・消費者庁が特定の商品で審査，許可した内容で表示が可能． ・許可実績が十分ある場合,個別審査が不要な「規格基準型トクホ」，科学的根拠が限定的な「条件付きトクホ」がある	〈規格基準型+個別評価型〉 消費者庁が定めたガイドラインに沿って,商品での臨床試験もしくは,成分（食品）に関するシステマティックレビューを行い,その結果が基準に達していれば機能性表示が可能	
対象となる成分	ミネラル5成分，ビタミン12成分（2015年4月より,「n-3系脂肪酸」「ビタミンK」「カリウム」が追加された. カリウムは錠剤･カプセル不可）	オリゴ糖，キシリトール，食物繊維，ペプチド，乳酸菌，ビフィズス菌，グァバ葉ポリフェノールなど	特定用途食品,栄養機能食品,アルコール飲料および,たくさんとると脂質,飽和脂肪酸,コレステロール,糖類（単糖類または二糖類で糖アルコール以外のもの）,ナトリウムの過剰摂取につながるものを除く食品全般	
特徴	骨，歯，皮膚，細胞などの部位に対する定められた栄養機能成分の機能を表示できる	評価が本人の自覚による「疲労」「免疫」などの表示は現状，認められていない	「目」「脳」など部位を表示できる.「疲労」「ストレス」「睡眠」など,トクホにない機能性表示が可能になるかも	
疾病名の使用	病気の予防・治癒などに関する表現はどれも不可			

図 **10–9**　保健機能が表示できる **3** つの食品と一般食品の比較

（日経ヘルス＆メディカル HP より引用）

《容器包装に表示が義務付けられる項目》（図 10–10）

- 機能性表示食品である旨
- 科学的根拠を有する機能性関与成分及び当該成分または当該成分を含有する食品が有する機能性
- 1 日当たりの摂取目安量
- 1 日当たりの摂取目安量当たりの栄養成分の量及び熱量
- 1 日当たりの摂取目安量当たりの機能性関与成分の含有量
- 届出番号
- 食品関連事業者の連絡先として，電話番号
- 機能性及び安全性について，国による評価を受けたものでない旨
- 摂取の方法
- 摂取する上での注意事項
- バランスのとれた食生活の普及啓発を図る文言

- 調理または保存方法に関し特に注意を必要とするものにあっては当該注意事項
- 疾病の診断，治療，予防を目的としたものではない旨
- 疾病に罹患している者，未成年，妊産婦（妊娠を計画している者を含む）及び授乳婦に対し訴求したものではない旨（生鮮食品を除く）
- 疾病に罹患している者は医師，医薬品を服用している者は医師，薬剤師に相談した上で摂取すべき旨
- 体調に異変を感じた際は速やかに摂取を中止し医師に相談すべき旨

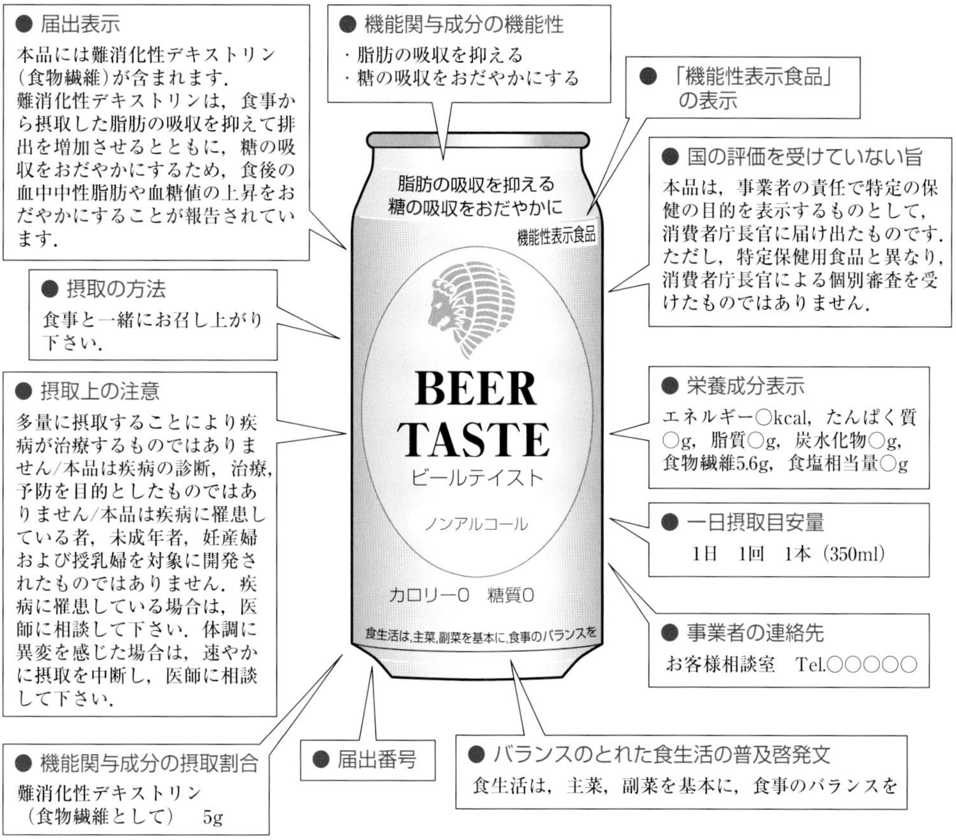
● 届出表示
本品には難消化性デキストリン（食物繊維）が含まれます．難消化性デキストリンは，食事から摂取した脂肪の吸収を抑えて排出を増加させるとともに，糖の吸収をおだやかにするため，食後の血中中性脂肪や血糖値の上昇をおだやかにすることが報告されています．
● 機能関与成分の機能性
・脂肪の吸収を抑える
・糖の吸収をおだやかにする
●「機能性表示食品」の表示
● 国の評価を受けていない旨
本品は，事業者の責任で特定の保健の目的を表示するものとして，消費者庁長官に届け出たものです．ただし，特定保健用食品と異なり，消費者庁長官による個別審査を受けたものではありません．
● 摂取の方法
食事と一緒にお召し上がり下さい．
● 摂取上の注意
多量に摂取することにより疾病が治療するものではありません/本品は疾病の診断，治療，予防を目的としたものではありません/本品は疾病に罹患している者，未成年者，妊産婦および授乳婦を対象に開発されたものではありません．疾病に罹患している場合は，医師に相談して下さい．体調に異変を感じた場合は，速やかに摂取を中断し，医師に相談して下さい．
脂肪の吸収を抑える
糖の吸収をおだやかに
機能性表示食品
BEER TASTE
ビールテイスト
ノンアルコール
カロリー0　糖質0
食生活は，主菜，副菜を基本に，食事のバランスを
● 栄養成分表示
エネルギー○kcal，たんぱく質○g，脂質○g，炭水化物○g，食物繊維5.6g，食塩相当量○g
● 一日摂取目安量
1日　1回　1本（350ml）
● 事業者の連絡先
お客様相談室　Tel.○○○○○
● 機能関与成分の摂取割合
難消化性デキストリン（食物繊維として）　5g
● 届出番号
● バランスのとれた食生活の普及啓発文
食生活は，主菜，副菜を基本に，食事のバランスを

図 **10-10**　機能性表示食品の表示に必要な表示項目（一部）

⑤　いわゆる健康食品

1．健康食品 ＝ 保健機能食品 ＋ いわゆる健康食品

健康食品は，法令上に定義されている食品ではないが，一般的には，健康の保持または増進に係わる効果，機能等を表示して販売・利用されている食品（栄養補助食品，健康補助食品，サプリメントなど）全般を指すものとして用いられている．健康食品のうち，厚生労働省が提示した一定の条件を満たした食品を「保健機能食品」と称し，それ以外を「いわゆる健康食品」と呼んでいる．

2. いわゆる健康食品に関連する法律

a. 医薬品医療機器等法による規制

使用されている原材料，標ぼうする効能効果，形状及び用法用量が医薬品的であるかどうかを総合的に検討し，医薬品に該当すると判断された場合には，医薬品医療機器等法で必要な承認や許可に基づかないため，「無承認無許可医薬品」となる．

b. 景品表示法・健康増進法による規制（虚偽誇大広告などの禁止）

いわゆる健康食品の広告・宣伝の中には，健康の保持増進の効果等が必ずしも実証されていないにもかかわらず，当該効果を期待させる虚偽または誇大と思われる広告や不当表示（優良誤認表示）のおそれのある宣伝等は，不当景品類及び不当表示防止法（景品表示法）または健康増進法による禁止の対象となる．具体的に，健康増進法第32条の2では「何人も，食品として販売に供する物に関して広告その他の表示をするときは，健康の保持増進の効果その他内閣府令で定める『健康保持増進効果等』について，著しく事実に相違する表示をし，または著しく人を誤認させるような表示をしてはならない」がある．また，栄養成分の効果を表示する場合は，食品衛生法第19条（表示及び広告）に基づく基準に従った表示をしなければならない．

c. 景品表示法及び健康増進法で問題となる表示例（広告・宣伝）

(1) 疾病の治療または予防を目的とする効果の表示
(2) 身体の組織機能の一般的増強，増進を主たる目的とする効果の表示
(3) 特定の保健の用途に適する旨の効果の表示
(4) 人の身体を美化し，魅力を増し，容ぼうを変え，皮膚もしくは毛髪を健やかに保つ効果の表示

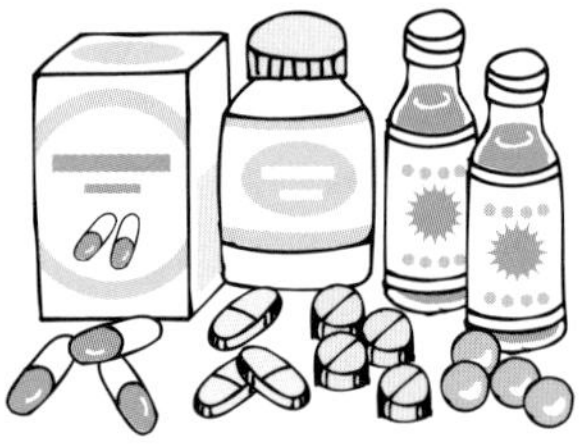

- 最高のダイエットサプリメント！　絶対に痩せられるサプリ!!
- 私たちはたった1粒飲んで楽ヤセしました！
- 寝ている間に勝手にダイエット!?
- 体験談の表示（都合の良い体験談のみや体験者の都合の良いコメントのみ引用）
- うそや大げさな表示，消費者をだますような表示

表示内容を裏付ける
合理的な根拠がない

10.3 規 格 基 準

(1) 製造・加工・調理基準

① 一般食品の規格・基準

日本国内で流通する全ての食品は，食品衛生法の適用を受け，成分規格及び製造，加工・調理，保存の基準等により規制されている．また，一定の品質の確保や，腐敗しやすくその安全性の確保が困難と思われる食品には規格基準が設定されており，乳製品，食肉製品，魚肉ねり製品，生食用かき及び生食用冷凍魚介類などがその対象となっている．乳・乳製品には1950年（昭和25年）に，「乳・乳製品及び類似乳製品の成分規格等に関する省令：旧乳等省令」が，食肉製品には1954年（昭和29年），生食用冷凍かき及び魚肉ねり製品には1962年（昭和37年），生食用冷凍魚介類には1971年（昭和46年），1977年（昭和52年）には容器包装詰加圧加熱殺菌食品（レトルト食品）に規格基準が設定された．

また，2011年（平成23年）10月1日より，牛の生食用食肉（内臓を除く；ユッケ，牛刺し，牛タタキなど）として販売されるものに，生食用食肉の成分規格（腸内細菌科菌群が陰性で，それらに係わる記録を1年間保存），加工基準（肉塊の深さ1cm以上の部分までを60℃で2分間以上加熱），保存基準（4℃以下で保存）や調理基準が設定された（表10-10，表10-11）．個々の食品の規格基準（成分規格，製造基準，保存基準）については巻末資料4「食品一般・食品別規格基準」を参照．

表10-10 食品の成分規格（1）

対象食品		成分規格
清涼飲料水		混濁，沈澱物（認めず），スズ（150ppm），大腸菌群（陰性） ※ミネラルウォーター類では腸球菌，緑膿菌（陰性）など追加基準あり
粉末清涼飲料		混濁，沈澱物（認めず），ヒ素，鉛（検出せず），大腸菌群（陰性），細菌数（3,000/g以下） ※乳酸菌を加えたものは，細菌数から乳酸菌を除く
氷雪		大腸菌群（陰性） 細菌数（100/mL以下）
氷菓		大腸菌群（陰性），細菌数（1万/mL以下） ※はっ酵乳または乳酸菌飲料原料は，細菌数から乳酸菌及び酵母を除く．
食鳥卵	殺菌液卵（鶏卵）	サルモネラ属菌（陰性/25g）
	未殺菌液卵（鶏卵）	細菌数（100万/g以下）
食肉製品	乾燥食肉製品 （ビーフジャーキーなど）	亜硝酸根（0.070g/kg以下），*E. coli*（陰性），水分活性（0.87未満）
	非加熱食肉製品 （水分活性0.95以上：パルマハム等）（水分活性0.95未満：ラックスハム等）	亜硝酸根（0.070g/kg以下），*E. coli*最確数（100/g以下），黄色ブドウ球菌（1,000/g以下），サルモネラ属菌（陰性/25g），リステリア菌（100/g以下）

（次頁へつづく）

対象食品		成分規格
	特定加熱食肉製品 （ローストビーフ等）	亜硝酸根（0.070g/kg 以下），*E. coli* 最確数（100/g 以下）黄色ブドウ球菌（1,000/g 以下），サルモネラ属菌（陰性/25 g），クロストリジウム属菌（1,000/g 以下）
	加熱食肉製品（乾燥食肉製品，非加熱食肉製品及び特定加熱食肉製品以外の食肉製品をいうロースハム，ウィンナーソーセージ，ベーコン等）	亜硝酸根（0.070g/kg 以下）※包装後加熱したもの 大腸菌群（陰性），クロストリジウム属菌（1,000/g 以下） ※加熱後包装したもの *E. coli*（陰性），黄色ブドウ球菌（1,000/g 以下），サルモネラ属菌（陰性 /25g）
鯨肉製品		大腸菌群（陰性） ※鯨肉ベーコンのみ（亜硝酸根 0.070 g/kg 以下）追加
生食用食肉	牛の食肉（内臓を除く）で生食用として販売するもの；ユッケ，牛刺しなど	(1) 腸内細菌科菌群：陰性 (2) (1)に係わる記録：1 年間保存
魚肉ねり製品（魚肉すり身を除く）		大腸菌群（陰性） ※魚肉ソーセージ，魚肉ハムのみ（亜硝酸根 0.050g/kg）追加
いくら，すじこ，たらこ		亜硝酸根（0.005g/kg 以下）
ゆでだこ，ゆでがに		腸炎ビブリオ（陰性）
冷凍ゆでだこ		細菌数（10 万 /g 以下）大腸菌群（陰性），腸炎ビブリオ（陰性）
冷凍ゆでがに		細菌数（10 万 /g 以下），大腸菌群（陰性），腸炎ビブリオ（陰性） ※飲食に供する際に加熱を要するものは，腸炎ビブリオを除く
生食用鮮魚介類 （切り身またはむき身にしたものに限る）		腸炎ビブリオ最確数（100/g 以下）
生食用かき		細菌数（5 万/g 以下），*E. coli* 最確数（230/100g 以下） ※むき身のものには以下を追加 腸炎ビブリオ最確数（100/g 以下）

表 10-11　食品の成分規格（2）

対象食品		項目	成分規格
寒天		ホウ素化合物	1g/kg 以下
米（玄米）		カドミウム，カドミウム化合物	0.4ppm 未満
豆類		シアン化合物	不検出（但し，サルタニ豆等では HCN として 500ppm 以下）
生あん		シアン化合物	不検出
即席めん類		酸価（AV）・過酸化物価（POV）	AV が 3 以下又は POV が 30 以下
油脂で処理した菓子（指導要領）		酸価・過酸化物価	AV が 3 以下で，かつ POV が 30 以下 AV が 5 以上又は POV が 50 以下
冷凍食品	無加熱摂取冷凍食品	細菌数	10 万 /g 以下
		大腸菌群	陰性
	加熱後摂取冷凍食品（凍結直前加熱）	細菌数	10 万 /g 以下
		大腸菌群	陰性
	加熱後摂取冷凍食品（凍結直前加熱以外のもの）	細菌数	300 万 /g 以下
		E. coli	陰性
	生食用冷凍鮮魚介類（凍結直前加熱以外のもの）	細菌数	10 万 /g 以下
		大腸菌群	陰性
		腸炎ビブリオ最確数	100/g 以下
容器包装詰加圧加熱殺菌食品（レトルト食品）		恒温試験	膨張又は漏れを認めない
		細菌試験	陰性

② 食品中の汚染物質に関する規格基準

＜米のカドミウムに関する規格基準について＞

第6章 6.2 (7)-③ カドミウム及び表6-5（161頁）を参照…0.4 ppm 未満

＜マイコトキシンに関する規格基準について＞

第6章 6.1 カビ毒を参照

① 麦類におけるデオキシニバレノール（DON）の規格基準（暫定）…1.1 ppm（mg/kg）

② りんごジュースにおけるパツリンに関する規格基準…50 ppb（μg/L）

③ 落花生及び木の実（アーモンド，イチジクなど）におけるアフラトキシンの規格基準…加工用・直接消費用とも総アフラトキシンとして10 ppb（μg/kg）

＜食品添加物に関する規格基準ついて＞

第8章 8.5 添加物の成分規格及び巻末資料5「使用基準のある食品添加物」を参照

＜残留農薬基準値（MRL）の設定ついて＞

第6章 6.2 (1)-① 農薬に対する規制を参照

・ポジティブリスト制度の導入により残留農薬基準が定められていない農薬について…一律0.01 ppm 未満

③ 加熱殺菌

食品一般の製造，加工及び調理基準の中で，生乳または生山羊乳を使用して食品を製造する場合は，その食品の製造工程中において，生乳または生山羊乳を保持式により63℃で30分間加熱殺菌するか，またはこれと同等以上の殺菌効果を有する方法で加熱殺菌（乳等省令）することや，牛の肝臓または豚の食肉を使用する場合は，食肉の中心部の温度を63℃で30分間以上加熱するか，同等の条件で加熱殺菌しなければならない．また，鶏の卵を使用して食品を製造，加工または調理する場合は，70℃で1分間以上加熱するか，これと同等以上の殺菌効果を有する方法で加熱殺菌する．容器包装詰加圧加熱殺菌食品の製造基準については，pHが4.6を超え，かつ，水分活性が0.94を超えるものにあっては，中心部の温度を120℃で4分間加熱する方法またはこれと同等以上の効力を有する方法で加熱殺菌することなどが定められている．

④ 洗 浄

食品衛生法では，洗浄剤の成分規格と使用基準を規定しており，含有する界面活性剤の種類や剤型によって規格及び基準が異なるが，対象となるのは，野菜，果物及び飲食器に用いられる洗浄剤で，固型石けんや飲食器のみに使用される洗浄剤は対象外である．また，使用基準は界面活性剤の種類及び剤型により使用濃度が規定されており，洗浄時間及びすすぎ方法についての規定がある（表10-12）．

表 10-12　野菜果実用洗浄剤の成分規格と使用基準

成分規格	・酵素及び漂白作用を有する成分を含まない． ・化学的合成品の香料は，指定添加物に限る． ・化学系合成品の着色料は，指定添加物の他 4 種類（キノリンイエローなど）に限る． ・アニオン系界面活性剤を含む洗浄剤は，生分解度が 85％以上であること
使用基準	《使用濃度》 ・脂肪酸系洗浄剤は 0.5％以下．脂肪酸系以外の洗浄剤は 0.1％以下． 《野菜と果実に関して，以下の使い方が規定されている》 ・洗浄剤の溶液に 5 分間以上浸漬すること． ・洗浄剤を使用した後は，飲用適の水で，30 秒以上すすぐか，ため水をかえて 2 回以上すすぐこと（飲食器は 5 秒以上）．

（2）保存基準

①　保存温度・大腸菌群等

食品の保存に関する基準では，保存の目的で食品に抗生物質を使用や，放射線の照射，さらに食用以外で食品を冷やす目的で使用する氷雪に大腸菌群が含まれてはいけないことなどが保存基準として定められている．また，保存温度に関しては，直射日光を避けて保存（即席めん），4℃以下（非加熱･特定加熱食肉製品，8℃以下（鶏の液卵），10℃以下（多くの食品），－15℃以下（一般冷凍食品）で保存することが定められている．その他，食品の包装・運搬容器については，材質の指定もある．

★個々の食品の保存基準等については，巻末資料 4「食品一般･食品別規格基準」を参照．

（3）器具・容器包装の規格基準

①　原材料一般の規格

食器，食品に使用する器具，包装材などは，直接食品と接触することから，重金属や化学物質等の溶出により食品が汚染される可能性があるため，これら食品に接する器具・容器包装の安全性については以下の 1 ～ 7 に示すように，食品衛生法第 18 条により材質・使用用途別に規格基準が設定されている．

1. 器具は，銅もしくは鉛またはこれらの合金が削り取られるおそれのある構造ではない．
2. 食品に接触する部分に使用するメッキ用スズは，鉛を 0.1％を超えて含有していない．
3. 鉛を 0.1％を超えてまたはアンチモンを 5％以上含む金属により製造または修理してはならない．
4. 食品に接触する部分の製造または修理に用いるハンダは，鉛を 0.2％を超えて含有してはならない．
5. 着色料として食品添加物以外の化学的合成着色料を使用してはならない．ただし，着色料が溶出または浸出して食品に混和するおそれのないように加工されている場合はこの限りでない．

6. 電流を直接食品に通ずる装置を有する器具の電極は，鉄，アルミニウム，白金及びチタンの金属を使用する．
　ただし，食品を流れる電流が微量である場合にあっては，ステンレスを電極として使用してもよい．
7. 油脂または脂肪性食品を含有する食品に接触する器具または容器包装には，フタル酸ビス（2-エチルヘキシル）を原材料として用いたポリ塩化ビニルを主成分とする合成樹脂を原材料として用いてはならない．ただし，フタル酸ビス（2-エチルヘキシル）が溶出または浸出して食品に混和するおそれのないように加工されている場合にあっては，この限りでない．

② ガラス，陶磁器，ホウロウ製器具及び容器包装の規格（表10-13）

表10-13　ガラス，陶磁器，ホウロウ器具のカドミウムと鉛の溶出規格

材質	器具の種類		溶出金属	溶出濃度
ガラス	加熱調理用器具		カドミウム	0.05 μg/mL 以下
			鉛	0.5 μg/mL 以下
	加熱調理用器具以外	容量 600mL～3L 以上	カドミウム	0.25～0.5 μg/mL 以下
			鉛	0.5～1.5 μg/mL 以下
陶磁器	加熱調理用器具		カドミウム	0.05 μg/mL 以下
			鉛	0.5 μg/mL 以下
	加熱調理用器具以外	容量 1.1mL 未満～3L 以上	カドミウム	0.25～0.5 μg/mL 以下
			鉛	0.5～2 μg/mL 以下
ホウロウ引き	容量 3L 以上		カドミウム	0.5 μg/cm^2 以下
			鉛	1 μg/cm^2 以下
	容量 3L 未満	加熱調理用器具以外	カドミウム	0.07 μg/mL 以下
			鉛	0.8 μg/mL 以下
		加熱調理用器具	カドミウム	0.07 μg/mL 以下
			鉛	0.4 μg/mL 以下

③ プラスチック製品

〈食品用器具・容器包装及び乳幼児向けおもちゃの規格基準〉

　合成樹脂については，食品衛生法第18条に基づく規格基準により，すべての樹脂に適用される一般規格（材質試験：カドミウム及び鉛，溶出試験：重金属，過マンガン酸カリウム消費量）に加え，個別の合成樹脂に対しそれぞれの特質に応じ，ポリエチレン，ポリプロピレン等13種類の主要樹脂について，個別規格が定められている．

　しかし，1999年（平成11年），市販の弁当にプラスチック可塑性フタル酸ビス（2-エチルヘキシル）（DEHP）が検出され，その主たる原因が塩化ビニル製手袋であることが判明したことから，2000年（平成12年）6月から使用の自粛が行われ，2003年（平成15年）8月（告示の施行）からは，可塑剤としてDEHPを含有する塩化ビニル製手袋の食品への使用や，油脂または脂肪性食品を含有する食品に接触する器具・容器包装に，DEHPを含有するポリ塩化ビニルの使用が法的に禁止されることとなった．また，おもちゃにつ

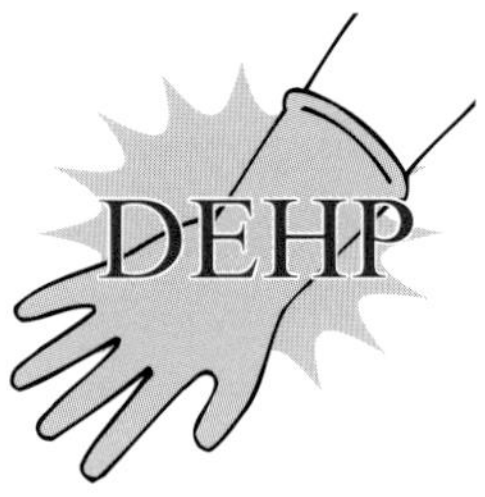
DEHP

いても，おしゃぶり等，乳幼児が口に接触する合成樹脂製のおもちゃには，DEHPあるいはフタル酸ジイソノニル（DINP）を含有するポリ塩化ビニルを用いてはならないことが，同時に適用された．おもちゃは6歳未満が対象．基準値0.1%．

また，食品用器具・容器包装に使用される熱可塑性樹脂については,食品衛生法に加え,食品衛生を目的に設立された業界団体であるポリオレフィン等衛生協議会，塩ビ食品衛生協議会及び塩化ビニリデン衛生協議会の3団体（3衛生協議会）において，ポリマー及び添加剤を定めたポジティブリストと衛生試験法からなる自主基準を制定し，自主基準への適合性を証明する確認証明制度による自主規制が行われている．

一方，米国，欧州，中国等では，食品接触用途の合成樹脂には，安全性を評価した上で許可されたモノマーや添加剤しか使用できないというポジティブリスト（PL）制度を採用している．また，タイや韓国などのアジア諸国もポジティブリスト制度の導入に向けての検討を開始している．こうした状況を踏まえ，日本においても，国際整合化を勘案しつつ，規制の見直しの検討が必要となっている（図10-11）．

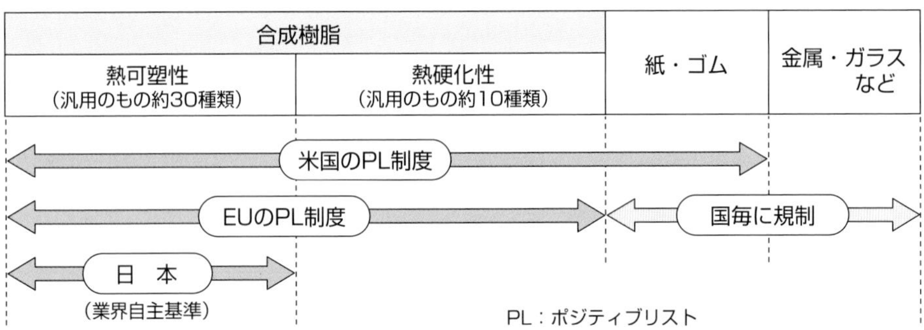
合成樹脂
熱可塑性
（汎用のもの約30種類）
熱硬化性
（汎用のもの約10種類）
紙・ゴム
金属・ガラスなど
米国のPL制度
EUのPL制度
国毎に規制
日　本
（業界自主基準）
PL：ポジティブリスト

図 **10-11**　食品用器具及び器包装に使われる材質とポジティブリスト（**PL**）制度

資 料 1

感染症法の対象となる感染症の類型と定義

2023（令和 5）年 5 月 8 日改正

分 類 （感染症数）	疾病名	性 格
一類感染症 （7）	・エボラ出血熱 ・クリミア・コンゴ出血熱 ・南米出血熱 ・ペスト ・マールブルグ病 ・ラッサ熱 ・痘そう	● 感染力，り患した場合の重篤性等に基づく総合的な観点からみた危険性が極めて高い感染症 ● 対応・措置 ・原則入院 ・消毒などの対物処置 （例外的に建物への措置，通航制限の措置）
二類感染症 （7）	・急性灰白髄炎 ・重症呼吸器症候群（SARS）※1 ・中東呼吸器症候群（MERS）※2 ・結核 ・ジフテリア ・鳥インフルエンザ（H5N1） ・鳥インフルエンザ（H7N9）	● 感染力，り患した場合の重篤性等に基づく総合的な観点からみた危険性が高い感染症 ● 対応・措置 ・状況に応じて入院 ・消毒などの対物処置
三類感染症 （5）	・コレラ ・細菌性赤痢 ・腸管出血性大腸菌感染症 ・腸チフス ・パラチフス	● 感染力やり患した場合の重篤性などに基づく総合的な観点からみた危険性は高くないものの，特定の職業に就業することにより感染症の集団発生を起こしうる感染症 ● 対応・措置 ・特定職種への就業制限 ・消毒などの対物処置
四類感染症 （44）	・E 型肝炎 ・A 型肝炎 ・黄熱 ・Q 熱 ・鳥インフルエンザ※3 ・ボツリヌス症 ・炭疽 ・狂犬病 など	● 人から人への伝染はほとんどないが，動物，飲食物などの物件を介して人に感染し，国民の健康に影響を与えるおそれのある感染症 ● 対応・措置 ・感染症発生状況の収集，分析とその結果の公開・提供 ・媒介動物の輸入規制や消毒などの対物措置
五類感染症 （49）	・インフルエンザ ・ウイルス性肝炎 （E 型肝炎及び A 型肝炎を除く） ・クリプトスポリジウム症 ・後天性免疫不全症候群（AIDS） ・メチシリン耐性黄色ブドウ球菌感染症 ・梅毒 ・麻しん ・性器クラミジア感染症 ・新型コロナウイルス感染症 など	● 国が感染症発生動向調査を行い，その結果に基づき必要な情報を国民や医療関係者などに提供・公開していくことによって，発生・拡大を防止すべき感染症 ● 対応・措置 ・発生動向調査のみを行う
新型インフルエンザ等感染症	・再興型インフルエンザ ・再興型コロナウイルス感染症 ・新型インフルエンザ	● 人から人に伝染すると認められるが一般に国民が免疫を獲得しておらず，全国的かつ急速なまん延により国民の生命及び健康に重大な影響を与えるおそれがある感染症
新感染症		● 人から人に伝染すると認められ，既知の感染症と症状等が明らかに異なり，その伝染力及びり患した場合の重篤度から危険性が極めて高い感染症
指定感染症		● 既知の感染症の中で，一から三類及び新型インフルエンザ等感染症に分類されないが同等の措置が必要となった感染症（延長含め最長 2 年）

※1 病原体がベータコロナウイルス属 SARS コロナウイルスであるものに限る．
※2 病原体がベータコロナウイルス属 MERS コロナウイルスであるものに限る．
※3 鳥インフルエンザ（H5N1 及び H7N9）を除く．

（厚生労働省資料より作成）

資　料　2

病因物質別食中毒発生状況

			1999年（平成11年）	2003年（平成15年）	2005年（平成17年）	2011年（平成23年）	2014年（平成26年）	2019年（令和元年）
総　数		件　数（件）	2,697	1,585	1,622	1,062	976	1,061
		患者数（人）	35,214	29,355	28,228	21.616	19,355	13,018
		死者数（人）	7	6	7	11	2	4
病因物質判明総数		件　数（%）	2,602 (96.5)	1,513 (95.5)	1,545 (95.3)	994 (93.6)	953 (97.6)	1,044 (98.4)
		患者数（%）	33,470 (95.0)	27,780 (94.6)	27,019 (95.7)	20,600 (95.3)	18,906 (97.7)	12,742 (97.9)
		死者数（%）	7 (100.0)	6 (100.0)	7 (100.0)	11 (100.0)	2 (100.0)	4 (100.0)
細菌	総　数	件　数	2,356 (90.5)	1,110 (73.4)	1,065 (68.9)	543 (43.0)	440 (45.1)	385 (36.3)
		患者数	27,741 (82.9)	16,551 (59.6)	16,678 (61.7)	10,948 (42.2)	7,210 (37.3)	4,739 (36.4)
		死者数	4 (57.1)	1 (16.7)	1 (14.3)	10 (90.9)	—　—	—　—
	サルモネラ属菌	件　数	825 (31.7)	350 (22.1)	144 (13.5)	67 (5.0)	35 (3.6)	21 (2.0)
		患者数	11,888 (35.5)	6,517 (22.2)	3,700 (13.7)	3,068 (11.8)	440 (2.3)	476 (3.7)
		死者数	3 (42.9)	—　—	1 (14.3)	3 (27.3)	—　—	—　—
	ブドウ球菌	件　数	67 (2.6)	59 (3.7)	63 (4.0)	37 (3.0)	26 (2.7)	23 (2.2)
		患者数	736 (2.6)	1,438 (4.9)	1,948 (7.2)	792 (3.0)	1,277 (6.6)	393 (3.0)
		死者数	—　—	—　—	—　—	—　—	—　—	—　—
	ボツリヌス菌	件　数	3 (0.1)	—　—	—　—	—　—	—　—	—　—
		患者数	3 (0.0)	—　—	—　—	—　—	—　—	—　—
		死者数	—　—	—　—	—　—	—　—	—　—	—　—
	腸炎ビブリオ	件　数	667 (25.6)	108 (6.8)	113 (7.3)	9 (1.0)	6 (0.6)	—　—
		患者数	9,396 (28.1)	1,342 (4.6)	2,301 (8.5)	87 (0.3)	47 (0.2)	—　—
		死者数	1 (14.3)	—　—	—　—	—　—	—　—	—　—
	腸管出血性大腸菌	件　数	8 (0.3)	12 (0.8)	24 (1.6)	25 (2.0)	25 (2.6)	20 (1.9)
		患者数	46 (0.1)	184 (0.6)	105 (0.4)	714 (2.7)	766 (4.0)	165 (1.3)
		死者数	—　—	1 (16.7)	—　—	7 (63.6)	—　—	—　—
	病原大腸菌*	件　数	237 (9.1)	35 (2.2)	25 (1.6)	24 (2.0)	3 (0.3)	7 (0.7)
		患者数	2,238 (6.7)	1,375 (4.7)	1,734 (6.4)	967 (3.7)	81 (0.4)	373 (2.9)
		死者数	—　—	—　—	—　—	—　—	—　—	—　—
	ウエルシュ菌	件　数	22 (0.8)	34 (2.1)	27 (1.7)	24 (2.0)	25 (2.6)	22 (2.1)
		患者数	1,517 (4.5)	2,824 (9.6)	2,643 (9.8)	2,784 (10.7)	2,373 (12.3)	1,166 (9.0)
		死者数	—　—	—　—	—　—	—　—	—　—	—　—
	セレウス菌	件　数	11 (0.4)	12 (0.8)	16 (1.0)	10 (1.0)	6 (0.6)	6 (0.6)
		患者数	59 (0.2)	118 (0.4)	324 (1.2)	122 (0.5)	44 (0.2)	229 (1.8)
		死者数	—　—	—　—	—　—	—　—	—　—	—　—
	エルシニア・エンテロコリチカ	件　数	2 (0.1)	—　—	—　—	—　—	1 (0.1)	—　—
		患者数	2 (0.0)	—　—	—　—	—　—	16 (0.1)	—　—
		死者数	—　—	—　—	—　—	—　—	—　—	—　—
	カンピロバクター・ジェジュニ/コリ	件　数	493 (18.9)	491 (31.0)	645 (41.7)	336 (27.0)	306 (31.4)	286 (27.0)
		患者数	1,802 (5.4)	2,642 (9.0)	3,439 (12.7)	2,341 (9.0)	1,893 (9.8)	1,937 (14.9)
		死者数	—　—	—　—	—　—	—　—	—　—	—　—
	ナグビブリオ	件　数	2 (0.1)	2 (0.1)	—　—	—　—	1 (0.1)	—　—
		患者数	4 (0.0)	2 (0.0)	—　—	—　—	1 (0.0)	—　—
		死者数	—　—	—　—	—　—	—　—	—　—	—　—
	コレラ菌**	件　数		—　—	—　—	—　—	—　—	—　—
		患者数		—　—	—　—	—　—	—　—	—　—
		死者数		—　—	—　—	—　—	—　—	—　—
	赤痢菌**	件　数		1 (0.1)	—　—	7 (1.0)	—　—	—　—
		患者数		10 (0.0)	—　—	52 (0.2)	—　—	—　—
		死者数		—　—	—　—	—　—	—　—	—　—

（次頁へつづく）

			1999年 (平成11年)	2003年 (平成15年)	2005年 (平成17年)	2011年 (平成23年)	2014年 (平成26年)	2019年 (令和元年)
細菌	チフス菌※※	件数		— —	— —	— —	1 (0.1)	— —
		患者数		— —	— —	— —	18 (0.1)	— —
		死者数		— —	— —	— —	— —	— —
	パラチフスA菌※※	件数		— —	— —	— —	— —	— —
		患者数		— —	— —	— —	— —	— —
		死者数		— —	— —	— —	— —	— —
	その他の細菌	件数	19 (0.7)	6 (0.4)	8 (0.5)	4 (0.0)	5 (0.5)	— —
		患者数	50 (0.1)	99 (0.3)	484 (1.8)	21 (0.1)	254 (1.3)	— —
		死者数	— —	— —	— —	— —	— —	— —
ウイルス	総数	件数	116 (4.5)	282 (17.8)	275 (17.8)	302 (24.0)	301 (30.8)	
		患者数	5,217 (15.6)	10,702 (36.5)	8,728 (32.3)	8,737 (33.6)	10,707 (55.3)	
		死者数	— —	— —	— —	— —	— —	
	ノロウイルス	件数	116 (4.5)	278 (17.5)	274 (17.7)	296 (24.0)	293 (30.0)	
		患者数	5,217 (15.6)	10,603 (36.1)	8,727 (32.3)	8,619 (33.2)	10,506 (54.3)	
		死者数	— —	— —	— —	— —	— —	
	その他のウイルス	件数	— —	4 (0.3)	1 (0.1)	6 (0.0)	8 (0.8)	
		患者数	— —	99 (0.3)	1 (0.0)	118 (0.5)	201 (1.0)	
		死者数	— —	— —	— —	— —	— —	
寄生虫※※※	総数	件数					122 (12.5)	218 (20.5)
		患者数					508 (2.6)	7,031 (54.0)
		死者数					— —	1 (25.0)
	クドア	件数					43 (4.4)	17 (1.6)
		患者数					429 (2.2)	188 (1.4)
		死者数					— —	— —
	サルコシスティス	件数					— —	— —
		患者数					— —	— —
		死者数					— —	— —
	アニサキス	件数					79 (8.1)	328 (30.9)
		患者数					79 (0.4)	336 (2.6)
		死者数					— —	— —
	その他の寄生虫(クリプトスポリジウムなど)	件数					— —	2 (0.2)
		患者数					— —	10 (0.1)
		死者数					— —	— —
化学物質	総数	件数	8 (0.3)	8 (0.5)	14 (0.9)	12 (1.0)	10 (1.0)	9 (0.8)
		患者数	134 (0.4)	218 (0.7)	111 (0.4)	222 (0.9)	70 (0.4)	229 (1.8)
		死者数	— —	— —	— —	— —	— —	— —
自然毒	総数	件数	121 (4.7)	112 (7.1)	106 (6.9)	69 (6.0)	79 (8.1)	81 (7.6)
		患者数	377 (1.1)	308 (1.0)	285 (1.1)	171 (0.7)	288 (1.5)	172 (1.3)
		死者数	3 (42.9)	5 (83.3)	6 (85.7)	1 (9.1)	2 (100.0)	3 (75.0)
	植物性	件数	87 (3.3)	66 (4.2)	58 (3.8)	47 (4.0)	48 (4.9)	53 (5.0)
		患者数	310 (0.9)	229 (0.8)	210 (0.8)	139 (0.5)	235 (1.2)	134 (1.0)
		死者数	1 (14.3)	2 (33.3)	4 (57.1)	— —	1 (50.0)	2 (50.0)
	動物性	件数	34 (1.3)	46 (2.9)	48 (3.1)	22 (2.0)	31 (3.2)	28 (2.6)
		患者数	67 (0.2)	79 (0.3)	75 (0.3)	32 (0.1)	53 (0.3)	38 (0.3)
		死者数	2 (28.6)	3 (50.0)	2 (28.6)	1 (9.1)	1 (50.0)	1 (25.0)

(病因物質別の件数，患者数，死者数の%は病因物質判明総数を100.0として算出した.)

※ 1999(平成11)年度より腸管出血大腸菌以外の病原大腸菌を表示.

※※ 2000(平成12)年度より表示.

※※※ 2013(平成25)年度より表示.

資　料　3

食品衛生法（抜粋）

（昭和22年12月24日　法律第233号）
（最終改正：令和5年6月14日　法律第52号）

第1章　総　　則

（目　的）

第1条　この法律は，食品の安全性の確保のために公衆衛生の見地から必要な規制その他の措置を講ずることにより，飲食に起因する衛生上の危害の発生を防止し，もって国民の健康の保護を図ることを目的とする．

（国民の債務）

第2条　国，都道府県，地域保健法（昭和22年法律第101号）第5条第1項の規定に基づく政令で定める市（以下「保健所を設置する市」という．）及び特別区は，教育活動及び広報活動を通じた食品衛生に関する正しい知識の普及，食品衛生に関する情報の収集，整理，分析及び提供，食品衛生に関する研究の推進，食品衛生に関する検査の能力の向上並びに食品衛生の向上にかかわる人材の養成及び資質の向上を図るために必要な措置を講じなければならない．

② 国，都道府県，保健所を設置する市及び特別区は，食品衛生に関する施策が総合的かつ迅速に実施されるよう，相互に連携を図らなければならない．

③ 国は，食品衛生に関する情報の収集，整理，分析及び提供並びに研究並びに輸入される食品，添加物，器具及び容器包装についての食品衛生に関する検査の実施を図るための体制を整備し，国際的な連携を確保するために必要な措置を講ずるとともに，都道府県，保健所を設置する市及び特別区（以下「都道府県等」という．）に対し前2項の責務が十分に果たされるように必要な技術的援助を与えるものとする．

（食品事業者の債務）

第3条　食品等事業者（食品若しくは添加物を採取し，製造し，輸入し，加工し，調理し，貯蔵し，運搬し，若しくは販売すること若しくは器具若しくは容器包装を製造し，輸入し，若しくは販売することを営む人若しくは法人又は学校，病院その他の施設において継続的に不特定若しくは多数の者に食品を供与する人若しくは法人をいう．以下同じ．）は，その採取し，製造し，輸入し，加工し，調理し，貯蔵し，運搬し，販売し，不特定若しくは多数の者に授与し，又は営業上使用する食品，添加物，器具又は容器包装（以下「販売食品等」という．）について，自らの責任においてそれらの安全性を確保するため，販売食品等の安全性の確保に係る知識及び技術の習得，販売食品等の原材料の安全性の確保，販売食品等の自主検査の実施その他の必要な措置を講ずるよう努めなければならない．

② 食品等事業者は，販売食品等に起因する食品衛生上の危害の発生の防止に必要な限度において，」当該食品等事業者に対して販売食品等又はその原材料の販売を行った者の名称その他必要な情報に関する記録を作成し，これを保存するよう努めなければならない．

③ 食品等事業者は，販売食品等に起因する食品衛生上の危害の発生を防止するため，前項に規定する記録の国，都道府県等への提供，食品衛生上の危害の原因となった販売食品等の廃棄その他の必要な措置を適確かつ迅速に講ずるよう努めなければならない．

（定　義）

第4条　この法律で食品とは，全ての飲食物をいう．ただし，医薬品，医療機器等の品質，有効性及び安全性の確保等に関する法律（昭和35年法律第145号）に規定する医薬品，医薬部外品及び再生医療等製品は，これを含まない．

② この法律で添加物とは，食品の製造の過程において又は食品の加工若しくは保存の目的で，食品に添加，混和，浸潤その他の方法によって使用する物をいう．

③ この法律で天然香料とは，動植物から得られた物又はその混合物で，食品の着香の目的で使用される添加物をいう．

④ この法律で器具とは，飲食器，割ぽう具その他食品又は添加物の採取，製造，加工，調理，貯蔵，運搬，陳列，授受又は摂取の用に供され，かつ，食品又は添加物に直接接触する機械，器具その他の物をいう．ただし，農業及び水産業における食品の採取の用に供される機械，器具その他の物は，これを含まない．

⑤ この法律で容器包装とは，食品又は添加物を入れ，又は包んでいる物で，食品又は添加物を授受する場合そのままで引き渡すものをいう．

⑥ この法律で食品衛生とは，食品，添加物，器具及び容器包装を対象とする飲食に関する衛生をいう．

⑦ この法律で営業とは，業として，食品若しくは添加物を採取し，製造し，輸入し，加工し，調理し，貯蔵し，運搬し，若しくは販売すること又は器具若しくは容器包装を製造し，輸入し，若しくは販売することをいう．ただし，農業及び水産業における食品の採取業は，これを含まない．

⑧ この法律で営業者とは，営業を営む人又は法人をいう．

⑨ この法律で登録検査機関とは，第33条第1項の規定により厚生労働大臣の登録を受けた法人をいう．

第2章　食品及び添加物

（食品の衛生）

第5条　販売（不特定又は多数の者に対する販売以外の授与を含む．以下同じ．）の用に供する食品又は添加物の採取，製造，加工，使用，調理，貯蔵，運搬，陳列及び授受は，清潔で衛生的に行われなければならない．

（不衛生食品等の販売等の禁止）

第6条　次に掲げる食品又は添加物は，これを販売し（不特定又は多数の者に授与する販売以外の場合を含む．以下同じ．），又は販売の用に供するために，採取し，製造し，輸入し，加工し，使用し，調理し，貯蔵し，若しくは陳列してはならない．

1　腐敗し，若しくは変敗したもの又は未熟であるもの．ただし，一般に人の健康を損なうおそれがなく飲食に適すると認められているものは，この限りでない．

2　有毒な，若しくは有害な物質が含まれ，若しくは付着し，又はこれらの疑いがあるもの．ただし，人の健康を損なうおそれがない場合として厚生労働大臣が定める場合においては，この限りでない．

3　病原微生物により汚染され，又はその疑いがあり，人の健康を損なうおそれがあるもの．

4　不潔，異物の混入又は添加その他の事由により，人の健康を損なうおそれがあるもの．

（安全性未確認の新たな食品の販売の禁止）

第7条　厚生労働大臣は，一般に飲食に供されることがなかった物であって人の健康を損なうおそれがない旨の確証がないもの又はこれを含む物が新たに食品として販売され，又は販売されることとなった場合において，食品衛生上の危害の発生を防止するため必要があると認めるときは，薬事・食品衛生審議会の意見を聴いて，それらの物を食品として販売することを禁止することができる．

② 厚生労働大臣は，一般に食品として飲食に供されている物であって当該物の通常の方法と著しく異なる方法により飲食に供されているものについて，人の健康を損なうおそれがない旨の確証がなく，食品衛生上の危害の発生を防止するため必要があると認めるときは，薬事・食品衛生審議会の意見を聴いて，その物を食品として販売することを禁止することができる．

③ 厚生労働大臣は，食品によるものと疑われる人の健康に係る重大な被害が生じた場合において，当

該被害の態様からみて当該食品に当該被害を生ずるおそれのある一般に飲食に供されることがなかった物が含まれていることが疑われる場合において，食品衛生上の危害の発生を防止するため必要があると認めるときは，薬事・食品衛生審議会の意見を聴いて，その食品を販売することを禁止することができる．

④ 厚生労働大臣は，前3項の規定による販売の禁止をした場合において，厚生労働省令で定めるところにより，当該禁止に関し利害関係を有する者の申請に基づき，又は必要に応じ，当該禁止に係る物又は食品に起因する食品衛生上の危害が発生するおそれがないと認めるときは，薬事・食品衛生審議会の意見を聴いて，当該禁止の全部又は一部を解除するものとする．

⑤ 厚生労働大臣は，第1項から第3項までの規定による販売の禁止をしたとき，又は前項の規定による禁止の全部若しくは一部の解除をしたときは，官報で告示するものとする．

（指定成分含有食品による健康被害の届出）

第8条 食品衛生上の危害の発生を防止する見地から特別の注意を必要とする成分又は物であって，厚生労働大臣が薬事・食品衛生審議会の意見を聴いて指定したもの（第3項及び第70条第1項において「指定成分等」という．）を含む食品（以下この項において「指定成分等含有食品」という．）を取り扱う営業者は，その取り扱う指定成分等含有食品が人の健康に被害を生じ，又は生じさせるおそれがある旨の情報を得た場合は，当該情報を，厚生労働省令で定めるところにより，遅滞なく，都道府県知事，保健所を設置する市の市長又は特別区の区長（以下「都道府県知事等」という．）に届け出なければならない．

② 都道府県知事等は，前項の規定による届出があったときは，当該届出に係る事項を厚生労働大臣に報告しなければならない．

③ 医師，歯科医師，薬剤師その他の関係者は，指定成分等の摂取によるものと疑われる人の健康に係る被害の把握に努めるとともに，都道府県知事等が，食品衛生上の危害の発生を防止するため指定成分等の摂取によるものと疑われる人の健康に係る被害に関する調査を行う場合において，当該調査に関し必要な協力を要請されたときは，当該要請に応じ，当該被害に関する情報の提供その他必要な協力をするよう努めなければならない．

（特定の食品又は添加物の販売，製造，輸入等の禁止）

第9条 厚生労働大臣は，特定の国若しくは地域において採取され，製造され，加工され，調理され，若しくは貯蔵され，又は特定の者により採取され，製造され，加工され，調理され，若しくは貯蔵される特定の食品又は添加物について，第26条第1項から第3項まで又は第28条第1項の規定による検査の結果次に掲げる食品又は添加物に該当するものが相当数発見されたこと，生産地における食品衛生上の管理の状況その他の厚生労働省令で定める事由からみて次に掲げる食品又は添加物に該当するものが相当程度含まれるおそれがあると認められる場合において，人の健康を損なうおそれの程度その他の厚生労働省令で定める事項を勘案して，当該特定の食品又は添加物に起因する食品衛生上の危害の発生を防止するため特に必要があると認めるときは，薬事・食品衛生審議会の意見を聴いて，当該特定の食品又は添加物を販売し，又は販売の用に供するために，採取し，製造し，輸入し，加工し，使用し，若しくは調理することを禁止することができる．

1 第6条各号に掲げる食品又は添加物
2 第12条に規定する食品
3 第13条第1項の規定により定められた規格に合わない食品又は添加物
4 第13条第1項の規定により定められた基準に合わない方法により添加物を使用した食品
5 第13条第3項に規定する食品

② 厚生労働大臣は，前項の規定による禁止をしようとするときは，あらかじめ，関係行政機関の長に協議しなければならない．

③ 厚生労働大臣は，第1項の規定による禁止をした場合において，当該禁止に関し利害関係を有する

者の申請に基づき，又は必要に応じ，厚生労働省令で定めるところにより，当該禁止に係る特定の食品又は添加物に起因する食品衛生上の危害が発生するおそれがないと認めるときは，薬事・食品衛生審議会の意見を聴いて，当該禁止の全部又は一部を解除するものとする．

④　厚生労働大臣は，第１項の規定による禁止をしたとき，又は前項の規定による禁止の全部若しくは一部の解除をしたときは，官報で告示するものとする．

（病肉等の販売等の制限）

第10条　第１号若しくは第３号に掲げる疾病にかかり，若しくはその疑いがあり，第１号若しくは第３号に掲げる異常があり，又はへい死した獣畜（と畜場法（昭和28年法律第104号）第３条第１項に規定する獣畜及び厚生労働省令で定めるその他の物をいう．以下同じ.）の肉，骨，乳，臓器及び血液又は第２号若しくは第３号に掲げる疾病にかかり，若しくはその疑いがあり，第２号若しくは第３号に掲げる異常があり，又はへい死した家きん（食鳥処理の事業の規制及び食鳥検査に関する法律（平成２年法律第70号）第２条第１号に規定する食鳥及び厚生労働省令で定めるその他の物をいう．以下同じ.）の肉，骨及び臓器は，厚生労働省令で定める場合を除き，これを食品として販売し，又は食品として販売の用に供するために，採取し，加工し，使用し，調理し，貯蔵し，若しくは陳列してはならない．ただし，へい死した獣畜又は家きんの肉，骨及び臓器であって，当該職員が，人の健康を損なうおそれがなく飲食に適すると認めたものは，この限りでない．

１　と畜場法第14条第６項各号に掲げる疾病又は異常

２　食鳥処理の事業の規制及び食鳥検査に関する法律第15条第４項各号に掲げる疾病又は異常

３　前２号に掲げる疾病又は異常以外の疾病又は異常であって厚生労働省令で定めるもの

②　獣畜の肉，乳及び臓器並びに家きんの肉及び臓器並びに厚生労働省令で定めるこれらの製品（以下この項において「獣畜の肉等」という.）は，輸出国の政府機関によって発行され，かつ，前項各号に掲げる疾病にかかり，若しくはその疑いがあり，同項各号に掲げる異常があり，又はへい死した獣畜の肉，乳若しくは臓器若しくは家きんの肉若しくは臓器又はこれらの製品でない旨その他厚生労働省令で定める事項（以下この項において「衛生事項」という.）を記載した証明書又はその写しを添付したものでなければ，これを食品として販売の用に供するために輸入してはならない．ただし，厚生労働省令で定める国から輸入する獣畜の肉等であって，当該獣畜の肉等に係る衛生事項が当該国の政府機関から電気通信回線を通じて，厚生労働省の使用に係る電子計算機（入出力装置を含む.）に送信され，当該電子計算機に備えられたファイルに記録されたものについては，この限りでない．

（輸入食品等の安全性の確保）

第11条　食品衛生上の危害の発生を防止するために特に重要な工程を管理するための措置が講じられていることが必要なものとして厚生労働省令で定める食品又は添加物は，当該措置が講じられていることが確実であるものとして厚生労働大臣が定める国若しくは地域又は施設において製造し，又は加工されたものでなければ，これを販売の用に供するために輸入してはならない．

②　第６条各号に掲げる食品又は添加物のいずれにも該当しないことその他厚生労働省令で定める事項を確認するために生産地における食品衛生上の管理の状況の証明が必要であるものとして厚生労働省令で定める食品又は添加物は，輸出国の政府機関によって発行され，かつ，当該事項を記載した証明書又はその写しを添付したものでなければ，これを販売の用に供するために輸入してはならない．

（未許可（指定外）添加物の使用禁止）

第12条　人の健康を損なうおそれのない場合として厚生労働大臣が薬事・食品衛生審議会の意見を聴いて定める場合を除いては，添加物（天然香料及び一般に食品として飲食に供されている物であって添加物として使用されるものを除く.）並びにこれを含む製剤及び食品は，これを販売し，又は販売の用に供するために，製造し，輸入し，加工し，使用し，貯蔵し，若しくは陳列してはならない．

（許可（指定）添加物や残留農薬等の規格・基準）

第13条　厚生労働大臣は，公衆衛生の見地から，薬事・食品衛生審議会の意見を聴いて，販売の用に供する食品若しくは添加物の製造，加工，使用，調理若しくは保存の方法につき基準を定め，又は販売の用に供する食品若しくは添加物の成分につき規格を定めることができる．

② 前項の規定により基準又は規格が定められたときは，その基準に合わない方法により食品若しくは添加物を製造し，加工し，使用し，調理し，若しくは保存し，その基準に合わない方法による食品若しくは添加物を販売し，若しくは輸入し，又はその規格に合わない食品若しくは添加物を製造し，輸入し，加工し，使用し，調理し，保存し，若しくは販売してはならない．

③ 農薬（農薬取締法（昭和 23 年法律第 82 号）第 2 条第 1 項に規定する農薬をいう．次条において同じ．），飼料の安全性の確保及び品質の改善に関する法律（昭和 28 年法律第 35 号）第 2 条第 3 項の規定に基づく農林水産省令で定める用途に供することを目的として飼料（同条第 2 項に規定する飼料をいう．）に添加，混和，浸潤その他の方法によって用いられる物及び医薬品，医療機器等の品質，有効性及び安全性の確保等に関する法律第 2 条第 1 項に規定する医薬品であって動物のために使用されることが目的とされているものの成分である物質（その物質が化学的に変化して生成した物質を含み，人の健康を損なうおそれのないことが明らかであるものとして厚生労働大臣が定める物質を除く．）が，人の健康を損なうおそれのない量として厚生労働大臣が薬事・食品衛生審議会の意見を聴いて定める量を超えて残留する食品は，これを販売の用に供するために製造し，輸入し，加工し，使用し，調理し，保存し，又は販売してはならない．ただし，当該物質の当該食品に残留する量の限度について第 1 項の食品の成分に係る規格が定められている場合については，この限りでない．

（農林水産大臣に対する協力要請）

第 14 条　厚生労働大臣は，前条第 1 項の食品の成分に係る規格として，食品に残留する農薬，飼料の安全性の確保及び品質の改善に関する法律第 2 条第 3 項に規定する飼料添加物又は医薬品，医療機器等の品質，有効性及び安全性の確保等に関する法律第 2 条第 1 項に規定する医薬品であって専ら動物のために使用されることが目的とされているもの（以下この条において「農薬等」という．）の成分である物質（その物質が化学的に変化して生成した物質を含む．）の量の限度を定めるとき，同法第 2 条第 9 項に規定する再生医療等製品であって専ら動物のために使用されることが目的とされているもの（以下この条において「動物用再生医療等製品」という．）が使用された対象動物（同法 83 条第 1 項の規定により読み替えられた同法第 14 条第 2 項第 3 号ロに規定する対象動物をいう．）の肉，乳その他の生産物について食用に供することができる範囲を定めるときその他必要があると認めるときは，農林水産大臣に対し，農薬等の成分又は動物用再生医療等製品の構成細胞，導入遺伝子その他厚生労働省令で定めるものに関する資料の提供その他必要な協力を求めることができる．

第 3 章　器具及び容器包装

（器具，容器包装の原則）

第 15 条　営業上使用する器具及び容器包装は，清潔で衛生的でなければならない．

（有毒，有害な器具又は容器包装の販売等の禁止）

第 16 条　有毒な，若しくは有害な物質が含まれ，若しくは付着して人の健康を損なうおそれがある器具若しくは容器包装又は食品若しくは添加物に接触してこれらに有害な影響を与えることにより人の健康を損なうおそれがある器具若しくは容器包装は，これを販売し，販売の用に供するために製造し，若しくは輸入し，又は営業上使用してはならない．

（特定の器具又は容器包装の販売，製造，輸入等の禁止）

第 17 条　厚生労働大臣は，特定の国若しくは地域において製造され，又は特定の者により製造される特定の器具又は容器包装について，第 26 条第 1 項から第 3 項まで又は第 28 条第 1 項の規定による検査の結果次に掲げる器具又は容器包装に該当するものが相当数発見されたこと，製造地における食品衛生上の管理の状況その他の厚生労働省令で定める事由からみて次に掲げる器具又は容器包装に該当するものが相当程度含まれるおそれがあると認められる場合において，人の健康を損なうおそれの程度その他の厚生労働省令で定める事項を勘案して，当該特定の器具又は容器包装に起因する食品衛生上の危害の発生を防止するため特に必要があると認めるときは，薬事・食品衛生審議会の意見を聴いて，当該特定の器具又は容器包装を販売し，販売の用に供するために製造し，若しくは輸入し，又は営業上使用することを禁止することができる．

1　前条に規定する器具又は容器包装

2　次条第1項の規定により定められた規格に合わない器具又は容器包装

3　次条第3項の規定に違反する器具又は容器包装

② 厚生労働大臣は，前項の規定による禁止をしようとするときは，あらかじめ，関係行政機関の長に協議しなければならない．

③ 第9条第3項及び第4項の規定は，第1項の規定による禁止が行われた場合について準用する．この場合において，同条第2項中「食品又は添加物」とあるのは，「器具又は容器包装」と読み替えるものとする．

（器具又は容器包装の規格基準・材質）

第18条　厚生労働大臣は，公衆衛生の見地から，薬事・食品衛生審議会の意見を聴いて，販売の用に供し，若しくは営業上使用する器具若しくは容器包装若しくはこれらの原材料につき規格を定め，又はこれらの製造方法につき基準を定めることができる．

② 前項の規定により規格又は基準が定められたときは，その規格に合わない器具若しくは容器包装を販売し，販売の用に供するために製造し，若しくは輸入し，若しくは営業上使用し，その規格に合わない原材料を使用し，又はその基準に合わない方法により器具若しくは容器包装を製造してはならない．

③ 器具又は容器包装には，成分の食品への溶出又は浸出による公衆衛生に与える影響を考慮して政令で定める材質の原材料であって，これに含まれる物質（その物質が化学的に変化して生成した物質を除く.）について，当該原材料を使用して製造される器具若しくは容器包装に含有されることが許容される量又は当該原材料を使用して製造される器具若しくは容器包装から溶出し，若しくは浸出して食品に混和することが許容される量が第1項の規格に定められていないものは，使用してはならない．ただし，当該物質が人の健康を損なうおそれのない量として厚生労働大臣が薬事・食品衛生審議会の意見を聴いて定める量を超えて溶出し，又は浸出して食品に混和するおそれがないように器具又は容器包装が加工されている場合（当該物質が器具又は容器包装の食品に接触する部分に使用される場合を除く.）については，この限りでない．

第4章　表示及び広告

（器具又は容器包装の表示基準）

第19条　内閣総理大臣は，一般消費者に対する器具又は容器包装に関する公衆衛生上必要な情報の正確な伝達の見地から，消費者委員会の意見を聴いて，前条第1項の規定により規格又は基準が定められた器具又は容器包装に関する表示につき，必要な基準を定めることができる．

② 前項の規定により表示につき基準が定められた器具又は容器包装は，その基準に合う表示がなければ，これを販売し，販売の用に供するために陳列し，又は営業上使用してはならない．

③ 販売の用に供する食品及び添加物に関する表示の基準については，食品表示法（平成25年法律第70号）で定めるところによる．

（虚偽・誇大な表示・広告の禁止）

第20条　食品，添加物，器具又は容器包装に関しては，公衆衛生に危害を及ぼすおそれがある虚偽の又は誇大な表示又は広告をしてはならない．

第5章　食品添加物公定書

（食品添加物公定書）

第21条　厚生労働大臣及び内閣総理大臣は，食品添加物公定書を作成し，第13条第1項の規定により基準又は規格が定められた添加物及び食品表示法第4条第1項の規定により基準が定められた添加物につき当該基準及び規格を収載するものとする．

第6章　監視指導

（監視指導指針）

第21条の2　国及び都道府県等は，食品，添加物，器具又は容器包装に起因する中毒患者又はその疑いのある者（以下「食中毒患者等」という．）の広域にわたる発生又はその拡大を防止し，及び広域にわたり流通する食品，添加物，器具又は容器包装に関してこの法律又はこの法律に基づく命令若しくは処分に係る違反を防止するため，その行う食品衛生に関する監視又は指導（以下「監視指導」という．）が総合的かつ迅速に実施されるよう，相互に連携を図りながら協力しなければならない．

（監視指導における連携協力体制）

第21条の3　厚生労働大臣は，監視指導の実施に当たっての連携協力体制の整備を図るため，厚生労働省令で定めるところにより，国，都道府県等その他関係機関により構成される広域連携協議会（以下この条及び第66条の2において「協議会」という．）を設けることができる．

②　協議会は，必要があると認めるときは，当該協議会の構成員以外の都道府県等その他協議会が必要と認める者をその構成員として加えることができる．

③　協議会において協議が調った事項については，協議会の構成員は，その協議の結果を尊重しなければならない．

④　前3項に定めるもののほか，協議会の運営に関し必要な事項は，協議会が定める．

第22条　厚生労働大臣及び内閣総理大臣は，国及び都道府県等が行う監視指導の実施に関する指針（以下「指針」という．）を定めるものとする．

②　指針は，次に掲げる事項について定めるものとする．

1　監視指導の実施に関する基本的な方向
2　重点的に監視指導を実施すべき項目に関する事項
3　監視指導の実施体制に関する事項
4　監視指導の実施に当たっての国，都道府県等その他関係機関相互の連携協力の確保に関する事項
5　その他監視指導の実施に関する重要事項

③　厚生労働大臣及び内閣総理大臣は，指針を定め，又はこれを変更したときは，遅滞なく，これを表するとともに，都道府県知事等に通知しなければならない．

（輸入食品の監視指導計画）

第23条　厚生労働大臣は，指針に基づき，毎年度，翌年度の食品，添加物，器具及び容器包装の輸入について国が行う監視指導の実施に関する計画（以下「輸入食品監視指導計画」という．）を定めるものとする．

②　輸入食品監視指導計画は，次に掲げる事項について定めるものとする．

1　生産地の事情その他の事情からみて重点的に監視指導を実施すべき項目に関する事項
2　輸入を行う営業者に対する自主的な衛生管理の実施に係る指導に関する事項
3　その他監視指導の実施のために必要な事項

③　厚生労働大臣は，輸入食品監視指導計画を定め，又はこれを変更したときは，遅滞なく，これを公表するものとする．

④　厚生労働大臣は，輸入食品監視指導計画の実施の状況について，公表するものとする．

（都道府県等の監視指導計画）

第 24 条　都道府県知事等は，指針に基づき，毎年度，翌年度の当該都道府県等が行う監視指導の実施に関する計画（以下「都道府県等食品衛生監視指導計画」という．）を定めなければならない．

②　都道府県等食品衛生監視指導計画は，次に掲げる事項について定めるものとする．

1　重点的に監視指導を実施すべき項目に関する事項

2　食品等事業者に対する自主的な衛生管理の実施に係る指導に関する事項

3　監視指導の実施に当たっての国，他の都道府県等その他関係機関との連携協力の確保に関する事項

4　その他監視指導の実施のために必要な事項

③　都道府県等食品衛生監視指導計画は，当該都道府県等の区域における食品等事業者の施設の設置の状況，食品衛生上の危害の発生の状況その他の地域の実情を勘案して定められなければならない．

④　都道府県知事等は，都道府県等食品衛生監視指導計画を定め，又はこれを変更したときは，遅滞なく，これを公表するとともに，厚生労働省令・内閣府令で定めるところにより，厚生労働大臣及び内閣総理大臣に報告しなければならない．

⑤　都道府県知事等は，都道府県等食品衛生監視指導計画の実施の状況について，厚生労働省令・内閣府令で定めるところにより，公表しなければならない．

第 7 章　検　査

（食品等の検査）

第 25 条　第 13 条第 1 項の規定により規格が定められた食品若しくは添加物又は第 18 条第 1 項の規定により規格が定められた器具若しくは容器包装であって政令で定めるものは，政令で定める区分に従い厚生労働大臣若しくは都道府県知事又は登録検査機関の行う検査を受け，これに合格したものとして厚生労働省令で定める表示が付されたものでなければ，販売し，販売の用に供するために陳列し，又は営業上使用してはならない．

第 2 項～第 5 項　（略）

（食品等の検査命令）

第 26 条　都道府県知事は，次の各号に掲げる食品，添加物，器具又は容器包装を発見した場合において，これらを製造し，又は加工した者の検査の能力等からみて，その者が製造し，又は加工する食品，添加物，器具又は容器包装がその後引き続き当該各号に掲げる食品，添加物，器具又は容器包装に該当するおそれがあり，食品衛生上の危害の発生を防止するため必要があると認めるときは，政令で定める要件及び手続に従い，その者に対し，当該食品，添加物，器具又は容器包装について，当該都道府県知事又は登録検査機関の行う検査を受けるべきことを命ずることができる．

1　第 6 条第 2 号又は第 3 号に掲げる食品又は添加物

2　第 13 条第 1 項の規定により定められた規格に合わない食品又は添加物

3　第 13 条第 1 項の規定により定められた基準に合わない方法により添加物を使用した食品

4　第 13 条第 3 項に規定する食品

5　第 16 条に規定する器具又は容器包装

6　第 18 条第 1 項の規定により定められた規格に合わない器具又は容器包装

7　第 18 条第 3 項の規定に違反する器具又は容器包装

②　厚生労働大臣は，食品衛生上の危害の発生を防止するため必要があると認めるときは，前項各号に掲げる食品，添加物，器具若しくは容器包装又は第 12 条に規定する食品を製造し，又は加工した者が製造し，又は加工した同種の食品，添加物，器具又は容器包装を輸入する者に対し，当該食品，添加物，器具又は容器包装について，厚生労働大臣又は登録検査機関の行う検査を受けるべきことを命

ずることができる.

③　厚生労働大臣は，食品衛生上の危害の発生を防止するため必要があると認めるときは，生産地の事情その他の事情からみて第1項各号に掲げる食品，添加物，器具若しくは容器包装又は第12条に規定する食品に該当するおそれがあると認められる食品，添加物，器具又は容器包装を輸入する者に対し，当該食品，添加物，器具又は容器包装について，厚生労働大臣又は登録検査機関の行う検査を受けるべきことを命ずることができる.

④　前3項の命令を受けた者は，当該検査を受け，その結果についての通知を受けた後でなければ，当該食品，添加物，器具又は容器包装を販売し，販売の用に供するために陳列し，又は営業上使用してはならない.

⑤　前項の通知であって登録検査機関がするものは，当該検査を受けるべきことを命じた都道府県知事又は厚生労働大臣を経由してするものとする.

⑥　第1項から第3項までの規定による厚生労働大臣又は登録検査機関の行う検査を受けようとする者は，検査に要する実費の額を考慮して，厚生労働大臣の行う検査にあつては厚生労働大臣が定める額の，登録検査機関の行う検査にあつては当該登録検査機関が厚生労働大臣の認可を受けて定める額の手数料を納めなければならない.

⑦　前条第3項から第5項までの規定は，第1項から第3項までの検査について準用する.

（食品等の輸入の届出）

第27条　販売の用に供し，又は営業上使用する食品，添加物，器具又は容器包装を輸入しようとする者は，厚生労働省令で定めるところにより，その都度厚生労働大臣に届け出なければならない.

（臨検と収去）

第28条　厚生労働大臣，内閣総理大臣又は都道府県知事等は，必要があると認めるときは，営業者その他の関係者から必要な報告を求め，当該職員に営業の場所，事務所，倉庫その他の場所に臨検し，販売の用に供し，若しくは営業上使用する食品，添加物，器具若しくは容器包装，営業の施設，帳簿書類その他の物件を検査させ，又は試験の用に供するのに必要な限度において，販売の用に供し，若しくは営業上使用する食品，添加物，器具若しくは容器包装を無償で収去させることができる.

②　前項の規定により当該職員に臨検検査又は収去をさせる場合においては，これにその身分を示す証票を携帯させ，かつ，関係者の請求があるときは，これを提示させなければならない.

③　第1項の規定による権限は，犯罪捜査のために認められたものと解釈してはならない.

④　厚生労働大臣，内閣総理大臣又は都道府県知事等は，第1項の規定により収去した食品，添加物，器具又は容器包装の試験に関する事務を登録検査機関に委託することができる.

（食品等の衛生検査施設）

第29条　国及び都道府県は，第25条第1項又は第26条第1項から第3項までの検査（以下「製品検査」という.）及び前条第1項の規定により収去した食品，添加物，器具又は容器包装の試験に関する事務を行わせるために，必要な検査施設を設けなければならない.

②　保健所を設置する市及び特別区は，前条第1項の規定により収去した食品，添加物，器具又は容器包装の試験に関する事務を行わせるために，必要な検査施設を設けなければならない.

③　都道府県等の食品衛生検査施設に関し必要な事項は，政令で定める.

（食品衛生監視員による監視と指導）

第30条　第28条第1項に規定する当該職員の職権及び食品衛生に関する指導の職務を行わせるために，厚生労働大臣，内閣総理大臣又は都道府県知事等は，その職員のうちから食品衛生監視員を命ずるものとする.

②　都道府県知事等は，都道府県等食品衛生監視指導計画の定めるところにより，その命じた食品衛生監視員に監視指導を行わせなければならない.

③　内閣総理大臣は，指針に従い，その命じた食品衛生監視員に食品，添加物，器具及び容器包装の表

示又は広告に係る監視指導を行わせるものとする.

④ 厚生労働大臣は，輸入食品監視指導計画の定めるところにより，その命じた食品衛生監視員に食品，添加物，器具及び容器包装の輸入に係る監視指導を行わせるものとする.

⑤ 前各項に定めるもののほか，食品衛生監視員の資格その他食品衛生監視員に関し必要な事項は，政令で定める.

第8章 登録検査機関

第31条～第47条 （略）

第9章 営 業

（食品衛生管理者）

第48条 乳製品，第12条の規定により厚生労働大臣が定めた添加物その他製造又は加工の過程において特に衛生上の考慮を必要とする食品又は添加物であって政令で定めるものの製造又は加工を行う営業者は，その製造又は加工を衛生的に管理させるため，その施設ごとに，専任の食品衛生管理者を置かなければならない．ただし，営業者が自ら食品衛生管理者となって管理する施設については，この限りでない.

② 営業者が，前項の規定により食品衛生管理者を置かなければならない製造業又は加工業を2以上の施設で行う場合において，その施設が隣接しているときは，食品衛生管理者は，同項の規定にかかわらず，その2以上の施設を通じて1人で足りる.

③ 食品衛生管理者は，当該施設においてその管理に係る食品又は添加物に関してこの法律又はこの法律に基づく命令若しくは処分に係る違反が行われないように，その食品又は添加物の製造又は加工に従事する者を監督しなければならない.

④ 食品衛生管理者は，前項に定めるもののほか，当該施設においてその管理に係る食品又は添加物に関してこの法律又はこの法律に基づく命令若しくは処分に係る違反の防止及び食品衛生上の危害の発生の防止のため，当該施設における衛生管理の方法その他の食品衛生に関する事項につき，必要な注意をするとともに，営業者に対し必要な意見を述べなければならない.

⑤ 営業者は，その施設に食品衛生管理者を置いたときは，前項の規定による食品衛生管理者の意見を尊重しなければならない.

⑥ 次の各号のいずれかに該当する者でなければ，食品衛生管理者となることができない.

1 医師，歯科医師，薬剤師又は獣医師

2 学校教育法（昭和22年法律第26号）に基づく大学，旧大学令（大正7年勅令第388号）に基づく大学又は旧専門学校令（明治36年勅令第61号）に基づく専門学校において医学，歯学，薬学，獣医学，畜産学，水産学又は農芸化学の課程を修めて卒業した者（当該課程を修めて同法に基づく専門職大学の前期課程を修了した者を含む.）

3 都道府県知事の登録を受けた食品衛生管理者の養成施設において所定の課程を修了した者

4 学校教育法に基づく高等学校若しくは中等教育学校若しくは旧中等学校令（昭和18年勅令第36号）に基づく中等学校を卒業した者又は厚生労働省令で定めるところによりこれらの者と同等以上の学力があると認められる者で，第1項の規定により食品衛生管理者を置かなければならない製造業又は加工業において食品又は添加物の製造又は加工の衛生管理の業務に3年以上従事し，かつ，都道府県知事の登録を受けた講習会の課程を修了した者

⑦ 前項第4号に該当することにより食品衛生管理者たる資格を有する者は，衛生管理の業務に3年以上従事した製造業又は加工業と同種の製造業又は加工業の施設においてのみ，食品衛生管理者となる

ことができる.

⑧　第1項に規定する営業者は，食品衛生管理者を置き，又は自ら食品衛生管理者となったときは，15日以内に，その施設の所在地の都道府県知事に，その食品衛生管理者の氏名又は自ら食品衛生管理者となった旨その他厚生労働省令で定める事項を届け出なければならない．食品衛生管理者を変更したときも，同様とする.

第49条（略）

（有毒物質の混入防止等の措置基準）

第50条　厚生労働大臣は，食品又は添加物の製造又は加工の過程において有毒な又は有害な物質が当該食品又は添加物に混入することを防止するための措置に関し必要な基準を定めることができる.

②　営業者（食鳥処理の事業の規制及び食鳥検査に関する法律第6条第1項に規定する食鳥処理業者を除く.）は，前項の規定により基準が定められたときは，これを遵守しなければならない.

（HACCPに沿った衛生管理の制度化）

第51条　厚生労働大臣は，営業（器具又は容器包装を製造する営業及び食鳥処理の事業の規制及び食鳥検査に関する法律第2条第5号に規定する食鳥処理の事業（第54条及び第57条第1項において「食鳥処理の事業」という.）を除く.）の施設の衛生的な管理その他公衆衛生上必要な措置（以下この条において「公衆衛生上必要な措置」という.）について，厚生労働省令で，次に掲げる事項に関する基準を定めるものとする.

1　施設の内外の清潔保持，ねずみ及び昆虫の駆除その他一般的な衛生管理に関すること.

2　食品衛生上の危害の発生を防止するために特に重要な工程を管理するための取組（小規模な営業者（器具又は容器包装を製造する営業者及び食鳥処理の事業の規制及び食鳥検査に関する法律第6条第1項に規定する食鳥処理業者を除く．次項において同じ.）その他の政令で定める営業者にあっては，その取り扱う食品の特性に応じた取組）に関すること.

②　営業者は，前項の規定により定められた基準に従い，厚生労働省令で定めるところにより公衆衛生上必要な措置を定め，これを遵守しなければならない.

③　都道府県知事等は，公衆衛生上必要な措置について，第1項の規定により定められた基準に反しない限り，条例で必要な規定を定めることができる.

（器具又は容器包装製造事業者における製造管理）

第52条　厚生労働大臣は，器具又は容器包装を製造する営業の施設の衛生的な管理その他公衆衛生上必要な措置（以下この条において「公衆衛生上必要な措置」という.）について，厚生労働省令で，次に掲げる事項に関する基準を定めるものとする.

1　施設の内外の清潔保持その他一般的な衛生管理に関すること.

2　食品衛生上の危害の発生を防止するために必要な適正に製造を管理するための取組に関すること.

②　器具又は容器包装を製造する営業者は，前項の規定により定められた基準（第18条第3項に規定する政令で定める材質以外の材質の原材料のみが使用された器具又は容器包装を製造する営業者にあっては，前項第1号に掲げる事項に限る.）に従い，公衆衛生上必要な措置を講じなければならない.

③　都道府県知事等は，公衆衛生上必要な措置について，第1項の規定により定められた基準に反しない限り，条例で必要な規定を定めることができる.

（器具又は容器包装製造等事業者間の適切な情報伝達）

第53条　第18条第3項に規定する政令で定める材質の原材料が使用された器具又は容器包装を販売し，又は販売の用に供するために製造し，若しくは輸入する者は，厚生労働省令で定めるところにより，その取り扱う器具又は容器包装の販売の相手方に対し，当該取り扱う器具又は容器包装が次の各号のいずれかに該当する旨を説明しなければならない.

1　第18条第3項に規定する政令で定める材質の原材料について，同条第1項の規定により定められた規格に適合しているもののみを使用した器具又は容器包装であること.

2　第18条第3項ただし書に規定する加工がされている器具又は容器包装であること．

② 器具又は容器包装の原材料であって，第18条第3項に規定する政令で定める材質のものを販売し，又は販売の用に供するために製造し，若しくは輸入する者は，当該原材料を使用して器具又は容器包装を製造する者から，当該原材料が同条第1項の規定により定められた規格に適合しているものである旨の確認を求められた場合には，厚生労働省令で定めるところにより，必要な説明をするよう努めなければならない．

（営業施設の業種別基準）

第54条　都道府県は，飲食店営業その他公衆衛生に与える影響が著しい営業（食鳥処理の事業を除く．）であって，政令で定めるものの施設につき，厚生労働省令で定める基準を参酌して，条例で，公衆衛生の見地から必要な基準を定めなければならない．

（営業許可）

第55条　前条に規定する営業を営もうとする者は，厚生労働省令で定めるところにより，都道府県の許可を受けなければならない．

② 前項の場合において，都道府県知事は，その営業の施設が前条の規定による基準に合うと認めるときは，許可をしなければならない．ただし，同条に規定する営業を営もうとする者が次の各号のいずれかに該当するときは，同項の許可を与えないことができる．

1　この法律又はこの法律に基づく処分に違反して刑に処せられ，その執行を終わり，又は執行を受けることがなくなった日から起算して2年を経過しない者

2　第59条から第61条までの規定により許可を取り消され，その取消しの日から起算して2年を経過しない者

3　法人であって，その業務を行う役員のうちに前2号のいずれかに該当する者があるもの

③ 都道府県知事は，第1項の許可に5年を下らない有効期間その他の必要な条件を付けることができる．

（許可営業者の地位の承継）

第56条　前条第1項の許可を受けた者（以下この条において「許可営業者」という．）について相続，合併又は分割（当該営業を承継させるものに限る．）があったときは，相続人（相続人が2人以上ある場合において，その全員の同意により当該営業を承継すべき相続人を選定したときは，その者），合併後存続する法人若しくは合併により設立された法人又は分割により当該営業を承継した法人は，許可営業者の地位を承継する．

② 前項の規定により許可営業者の地位を承継した者は，遅滞なく，その事実を証する書面を添えて，その旨を都道府県知事に届け出なければならない．

（営業の届出）

第57条　営業（第54条に規定する営業，公衆衛生に与える影響が少ない営業で政令で定めるもの及び食鳥処理の事業を除く．）を営もうとする者は，厚生労働省令で定めるところにより，あらかじめ，その営業所の名称及び所在地その他厚生労働省令で定める事項を都道府県知事に届け出なければならない．

② 前条の規定は，前項の規定による届出をした者について準用する．この場合において，同条第1項中「前条第1項の許可を受けた者」とあるのは「次条第1項の規定による届出をした者」と，「許可営業者」とあるのは「届出営業者」と，同条第2項中「許可営業者」とあるのは「届出営業者」と読み替えるものとする．

（回収の届出）

第58条　営業者が，次の各号のいずれかに該当する場合であって，その採取し，製造し，輸入し，加工し，若しくは販売した食品若しくは添加物又はその製造し，輸入し，若しくは販売した器具若しくは容器包装を回収するとき（次条第1項又は第2項の規定による命令を受けて回収するとき，及び食品衛生上の危害が発生するおそれがない場合として厚生労働省令・内閣府令で定めるときを除く．）

は，厚生労働省令・内閣府令で定めるところにより，遅滞なく，回収に着手した旨及び回収の状況を都道府県知事に届け出なければならない．

1　第6条，第10条から第12条まで，第13条第2項若しくは第3項，第16条，第18条第2項若しくは第3項又は第20条の規定に違反し，又は違反するおそれがある場合

2　第9条第1項又は第17条第1項の規定による禁止に違反し，又は違反するおそれがある場合

②　都道府県知事は，前項の規定による届出があつたときは，厚生労働省令・内閣府令で定めるところにより，当該届出に係る事項を厚生労働大臣又は内閣総理大臣に報告しなければならない．

（回収と廃棄）

第59条　厚生労働大臣又は都道府県知事は，営業者が第6条，第10条から第12条まで，第13条第2項若しくは第3項，第16条若しくは第18条第2項若しくは第3項の規定に違反した場合又は第9条第1項若しくは第17条第1項の規定による禁止に違反した場合においては，営業者若しくは当該職員にその食品，添加物，器具若しくは容器包装を廃棄させ，又はその他営業者に対し食品衛生上の危害を除去するために必要な処置をとることを命ずることができる．

②　内閣総理大臣又は都道府県知事は，営業者が第20条の規定に違反した場合においては，営業者若しくは当該職員にその食品，添加物，器具若しくは容器包装を廃棄させ，又はその他営業者に対し虚偽の若しくは誇大な表示若しくは広告による食品衛生上の危害を除去するために必要な処置をとることを命ずることができる．

（許可の停止，禁止，取り消し）

第60条　都道府県知事は，営業者が第6条，第8条第1項，第10条から第12条まで，第13条第2項若しくは第3項，第16条，第18条第2項若しくは第3項，第19条第2項，第20条，第25条第1項，第26条第4項，第48条第1項，第50条第2項，第51条の2項，第52条第2項若しくは第53条第1項の規定に違反した場合，第7条第1項から第3項まで，第9条第1項若しくは第17条第1項の規定による禁止に違反した場合，第55条第2項第1号若しくは第3号に該当するに至った場合又は同条第3項の規定による条件に違反した場合においては，同条第1項の許可を取り消し，又は営業の全部若しくは一部を禁止し，若しくは期間を定めて停止することができる．

②　厚生労働大臣は，営業者（食品，添加物，器具又は容器包装を輸入することを営む人又は法人に限る．）が第6条，第8条第1項，第10条第2項，第11条，第12条，第13条第2項若しくは第3項，第16条，第18条第2項若しくは第3項，第26条第4項，第50条第2項，第51条第2項，第52条第2項若しくは第53条第1項の規定に違反した場合又は第7条第1項から第3項まで，第9条第1項若しくは第17条第1項の規定による禁止に違反した場合においては，営業の全部若しくは一部を禁止し，又は期間を定めて停止することができる．

（基準に違反する場合の処分）

第61条　都道府県知事は，営業者がその営業の施設につき第54条の規定による基準に違反した場合においては，その施設の整備改善を命じ，又は第55条第1項の許可を取り消し，若しくはその営業の全部若しくは一部を禁止し，若しくは期間を定めて停止することができる．

第10章　雑　則

（国庫の負担）

第62条　国庫は，政令で定めるところにより，次に掲げる都道府県又は保健所を設置する市の費用に対して，その2分の1を負担する．

1　第28条第1項（第68条第1項及び第3項において準用する場合を含む．）の規定による収去に要する費用

2　第30条第1項（第68条第1項及び第3項において準用する場合を含む．）の規定による食品衛

生監視員の設置に要する費用

3　第55条第1項（第68条第1項において準用する場合を含む．）の規定による営業の許可に要する費用

4　第59条（第68条第1項及び第3項において準用する場合を含む．）の規定による廃棄に要する費用

5　第64条第1項又は第2項（第68条において準用する場合を含む．）の規定による死体の解剖に要する費用

6　この法律の施行に関する訴訟事件に要する費用及びその結果支払う賠償の費用

（食中毒の処置・患者の届出）

第63条　食中毒患者等を診断し，又はその死体を検案した医師は，直ちに最寄りの保健所長にその旨を届け出なければならない．

②　保健所長は，前項の届出を受けたときその他食中毒患者等が発生していると認めるときは，速やかに都道府県知事等に報告するとともに，政令で定めるところにより，調査しなければならない．

③　都道府県知事等は，前項の規定により保健所長より報告を受けた場合であって，食中毒患者等が厚生労働省令で定める数以上発生し，又は発生するおそれがあると認めるときその他厚生労働省令で定めるときは，直ちに，厚生労働大臣に報告しなければならない．

④　保健所長は，第2項の規定による調査を行ったときは，政令で定めるところにより，都道府県知事等に報告しなければならない．

⑤　都道府県知事等は，前項の規定による報告を受けたときは，政令で定めるところにより，厚生労働大臣に報告しなければならない．

（死体の解剖）

第64条　都道府県知事等は，原因調査上必要があると認めるときは，食品，添加物，器具又は容器包装に起因し，又は起因すると疑われる疾病で死亡した者の死体を遺族の同意を得て解剖に付することができる．

②　前項の場合において，その死体を解剖しなければ原因が判明せず，その結果公衆衛生に重大な危害を及ぼすおそれがあると認めるときは，遺族の同意を得ないでも，これに通知した上で，その死体を解剖に付することができる．

③　前2項の規定は，刑事訴訟に関する規定による強制の処分を妨げない．

④　第1項又は第2項の規定により死体を解剖する場合においては，礼意を失わないように注意しなければならない．

第65条　厚生労働大臣は，食中毒患者等が厚生労働省令で定める数以上発生し，若しくは発生するおそれがある場合又は食中毒患者等が広域にわたり発生し，若しくは発生するおそれがある場合であって，食品衛生上の危害の発生を防止するため緊急を要するときは，都道府県知事等に対し，期限を定めて，食中毒の原因を調査し，調査の結果を報告するように求めることができる．

（広域連携協議会）

第66条　前条に規定する場合において，厚生労働大臣は，必要があると認めるときは，協議会を開催し，食中毒の原因調査及びその結果に関する必要な情報を共有し，関係機関等の連携の緊密化を図るとともに，食中毒患者等の広域にわたる発生又はその拡大を防止するために必要な対策について協議を行うよう努めなければならない．

（食品衛生推進員）

第67条　都道府県等は，食中毒の発生を防止するとともに，地域における食品衛生の向上を図るため，食品等事業者に対し，必要な助言，指導その他の援助を行うように努めるものとする．

②　都道府県等は，食品等事業者の食品衛生の向上に関する自主的な活動を促進するため，社会的信望があり，かつ，食品衛生の向上に熱意と識見を有する者のうちから，食品衛生推進員を委嘱すること

ができる．

③　食品衛生推進員は，飲食店営業の施設の衛生管理の方法その他の食品衛生に関する事項につき，都道府県等の施策に協力して，食品等事業者からの相談に応じ，及びこれらの者に対する助言その他の活動を行う．

第68条（略）

（処分違反者の公表等）

第69条　厚生労働大臣，内閣総理大臣及び都道府県知事は，食品衛生上の危害の発生を防止するため，この法律又はこの法律に基づく処分に違反した者の名称等を公表し，食品衛生上の危害の状況を明らかにするよう努めるものとする．

（国民の意見の聴取）

第70条　厚生労働大臣は，第6条第2号ただし書（第68条第1項及び第2項において準用する場合を含む.）に規定する人の健康を損なうおそれがない場合を定めようとするとき，第7条第1項から第3項までの規定による販売の禁止をしようとし，若しくは同条第4項の規定による禁止の全部若しくは一部の解除をしようとするとき，第8条第1項の規定により指定成分等を指定しようとするとき，第10条第1項の厚生労働省令を制定し，若しくは改廃しようとするとき，第12条に規定する人の健康を損なうおそれのない場合を定めようとするとき，第13条第1項（第68条第1項及び第2項において準用する場合を含む.）に規定する基準若しくは規格を定めようとするとき，第13条第3項に規定する人の健康を損なうおそれのないことが明らかである物質若しくは人の健康を損なうおそれのない量を定めようとするとき，第18条第1項（第68条第1項及び第3項において準用する場合を含む.）に規定する基準若しくは規格を定めようとするとき，第18条第3項ただし書に規定する人の健康を損なうおそれのない量を定めようとするとき，第23条第1項に規定する輸入食品監視指導計画を定め，若しくは変更しようとするとき，第51条第1項に規定する基準を定めようとするとき，又は第52条第1項若しくは第54条の厚生労働省令を制定し，若しくは改廃しようとするときは，その趣旨，内容その他の必要な事項を公表し，広く国民の意見を求めるものとする．ただし，食品衛生上の危害の発生を防止するため緊急を要する場合で，あらかじめ広く国民の意見を求めるいとまがないときは，この限りでない．

②　都道府県知事等は，第24条第1項に規定する都道府県等食品衛生監視指導計画を定め，又は変更しようとするときは，その趣旨，内容その他の必要な事項を公表し，広く住民の意見を求めなければならない．

③　厚生労働大臣は，第1項ただし書の場合においては，事後において，遅滞なく，広く国民の意見を求めるものとする．

④　第1項及び前項の規定は，内閣総理大臣が第19条第1項（第68条第1項において準用する場合を含む.）に規定する表示についての基準を定めようとするとき，並びに厚生労働大臣及び内閣総理大臣が指針を定め，又は変更しようとするときについて準用する．

（国民の意見の反映）

第71条　厚生労働大臣，内閣総理大臣及び都道府県知事等は，食品衛生に関する施策に国民又は住民の意見を反映し，関係者相互間の情報及び意見の交換の促進を図るため，当該施策の実施状況を公表するとともに，当該施策について広く国民又は住民の意見を求めなければならない．

第72条　第70条第1項本文に規定する場合には，厚生労働大臣は，あらかじめ，内閣総理大臣に協議しなければならない．

②　内閣総理大臣は，第19条第1項（第68条第1項において準用する場合を含む.）に規定する表示についての基準を定めようとするときは，あらかじめ，厚生労働大臣に協議しなければならない．

③　厚生労働大臣は，第18条第1項（第68条第1項及び第3項において準用する場合を含む.）又は第68条第1項若しくは第2項において準用する第13条第1項に規定する基準又は規格を定めたとき

その他必要があると認めるときは，内閣総理大臣に対し，第19条第1項（第68条第1項において準用する場合を含む.）に規定する表示についての基準を定めることを求めることができる.

第73条 厚生労働大臣及び内閣総理大臣は，飲食に起因する衛生上の危害の発生を防止するため，必要な情報交換を行うことその他相互の密接な連携の確保に努めるものとする.

（読替規定）

第76条 第48条第8項，第55条，第56条第2項（第57条第2項において読み替えて準用する場合を含む.），第57条第1項，第58条，第59条，第60条第1項，第61条及び第69条中「都道府県知事」とあるのは，保健所を設置する市又は特別区にあっては，「市長」又は「区長」とする．ただし，政令で定める営業に関する政令で定める処分については，この限りでない.

第77条～**第80条** （略）

第11章 罰 則

（罰 則）

第81条 次の各号のいずれかに該当する者は，これを3年以下の懲役又は300万円以下の罰金に処する.

1 第6条（第68条第1項及び第2項において準用する場合を含む.），第10条第1項又は第12条（第68条第1項において準用する場合を含む.）の規定に違反した者

2 第7条第1項から第3項までの規定による禁止に違反した者

3 第59条第1項（第68条第1項及び第3項において準用する場合を含む.）の規定による厚生労働大臣若しくは都道府県知事（第76条の規定により読み替えられる場合は，市長又は区長．以下この号において同じ.）の命令若しくは第59条第2項（第68条第1項及び第3項において準用する場合を含む.）の規定による内閣総理大臣若しくは都道府県知事の命令に従わない営業者（第68条第3項に規定する食品を供与する者を含む.）又は第60条（第68条第1項及び第3項において準用する場合を含む.）の規定による処分に違反して営業を行った者

② 前項の罪を犯した者には，情状により懲役及び罰金を併科することができる.

第82条 第13条第2項（第68条第1項及び第2項において準用する場合を含む.）若しくは第3項，第16条（第68条第1項及び第3項において準用する場合を含む.），第19条第2項（第68条第1項において準用する場合を含む.），第20条（第68条第1項において準用する場合を含む.）又は第55条第1項（第68条第1項において準用する場合を含む.）の規定に違反した者は，2年以下の懲役又は200万円以下の罰金に処する.

② 前項の罪を犯した者には，情状により懲役及び罰金を併科することができる.

第83条 次の各号のいずれかに該当する者は，これを1年以下の懲役又は100万円以下の罰金に処する.

1 第10条第2項，第11条，第18条第2項（第68条第1項及び第3項において準用する場合を含む.）若しくは第3項，第25条第1項（第68条第1項及び第3項において準用する場合を含む.），第26条第4項（第68条第1項において準用する場合を含む.）又は第63条第1項（第68条第1項において準用する場合を含む.）の規定に違反した者

2 第9条第1項（第68条第1項において準用する場合を含む.）又は第17条第1項（第68条第1項及び第3項において準用する場合を含む.）の規定による禁止に違反した者

3 第40条第1項の規定に違反して，その職務に関して知り得た秘密を漏らした者

4 第54条（第68条第1項及び第3項において準用する場合を含む.）の規定による基準又は第55条第3項（第68条第1項において準用する場合を含む.）の規定による条件に違反した者

5 第61条（第68条第1項及び第3項において準用する場合を含む.）の規定による都道府県知事（第76条の規定により読み替えられる場合は，市長又は区長）の命令に従わない営業者（同項に規定する食品を供与する者を含む.）又は第61条（第68条第1項及び第3項において準用する場合

を含む.）の規定による処分に違反して営業を行った者

第 84 条　第 43 条の規定による業務の停止の命令に違反した場合には，その違反行為をした登録検査機関の役員又は職員は，1 年以下の懲役又は 100 万円以下の罰金に処する.

第 85 条　次の各号のいずれかに該当する者は，これを 50 万円以下の罰金に処する.

1　第 28 条第 1 項（第 68 条第 1 項及び第 3 項において準用する場合を含む.）の規定による当該職員の臨検検査又は収去を拒み，妨げ，又は忌避した者

2　第 28 条第 1 項（第 68 条第 1 項及び第 3 項において準用する場合を含む.）の規定による報告をせず，又は虚偽の報告をした者

3　第 27 条，第 48 条第 8 項（それぞれ第 68 条第 1 項において準用する場合を含む.），第 57 条第 1 項又は第 58 条第 1 項の規定による届出をせず，又は虚偽の届出をした者

4　第 46 条第 2 項の規定による命令に違反した者

第 86 条　次の各号のいずれかに掲げる違反があった場合には，その違反行為をした登録検査機関の役員又は職員は，50 万円以下の罰金に処する.

1　第 38 条の許可を受けないで製品検査の業務の全部を廃止したとき.

2　第 44 条の規定に違反して同条に規定する事項の記載をせず，虚偽の記載をし，又は帳簿を保存しなかったとき.

3　第 47 条第 1 項の規定による報告をせず，又は虚偽の報告をしたとき.

4　第 47 条第 1 項の規定による検査を拒み，妨げ，若しくは忌避し，又は同項の規定による質問に対して答弁をせず，若しくは虚偽の答弁をしたとき.

（食品衛生管理者の罰則）

第 87 条　食品衛生管理者が第 48 条第 3 項に規定する職務を怠ったときは，当該施設においてその管理に係る食品又は添加物に関し第 81 条から第 83 条までの違反に該当する行為があった場合において，その行為の態様に応じ各本条の罰金刑を科する．ただし，その食品衛生管理者がその行為を行った者であるときは，この限りでない.

第 88 条　（略）

第 89 条　第 39 条第 1 項の規定に違反して財務諸表等を備えて置かず，財務諸表等に記載すべき事項を記載せず，若しくは虚偽の記載をし，又は正当な理由がないのに同条第 2 項各号の規定による請求を拒んだ者は，20 万円以下の過料に処する.

別表（第33条関係）

理化学的検査	1. 遠心分離機 2. 純水製造装置 3. 超低温槽 4. ホモジナイザー 5. ガスクロマトグラフ 6. ガスクロマトグラフ質量分析計 （食品に残留する農薬取締法第2条第1項に規定する農薬の検査を行う者に限る.） 7. 原子吸光分光光度計 8. 高速液体クロマトグラフ	次の各号のいずれかに該当すること. 1　学校教育法に基づく大学（短期大学を除く.），旧大学令に基づく大学又は旧専門学校令に基づく専門学校において医学，歯学，薬学，獣医学，畜産学，水産学，農芸化学若しくは応用化学の課程又はこれらに相当する課程を修めて卒業した後，1年以上理化学的検査の業務に従事した経験を有する者であること. 2　学校教育法に基づく短期大学（同法に基づく専門職大学の前期課程を含む.）又は高等専門学校において工業化学の課程又はこれに相当する課程を修めて卒業した後（同法に基づく専門職大学の前期課程にあっては，修了した後），3年以上理化学的検査の業務に従事した経験を有する者であること. 3　前2号に掲げる者と同等以上の知識経験を有する者であること.	4名
細菌学的検査	1. 遠心分離機 2. 純水製造装置 3. 超低温槽 4. ホモジナイザー 5. 乾熱滅菌器 6. 光学顕微鏡 7. 高圧滅菌器 8. ふ卵器	次の各号のいずれかに該当すること. 1　学校教育法に基づく大学（短期大学を除く.），旧大学令に基づく大学又は旧専門学校令に基づく専門学校において医学，歯学，薬学，獣医学，畜産学，水産学，農芸化学若しくは生物学の課程又はこれらに相当する課程を修めて卒業した後，1年以上細菌学的検査の業務に従事した経験を有する者であること. 2　学校教育法に基づく短期大学（同法に基づく専門職大学の前期課程を含む.）又は高等専門学校において生物学の課程又はこれに相当する課程を修めて卒業した後（同法に基づく専門職大学の前期課程にあっては，修了した後），3年以上細菌学的検査の業務に従事した経験を有する者であること. 3　前2号に掲げる者と同等以上の知識経験を有する者であること.	4名
動物を用いる検査	1. 遠心分離機 2. 純水製造装置 3. 超低温槽 4. ホモジナイザー	次の各号のいずれかに該当すること. 1　学校教育法に基づく大学（短期大学を除く.），旧大学令に基づく大学又は旧専門学校令に基づく専門学校において医学，歯学，薬学，獣医学，畜産学，水産学，農芸化学若しくは生物学の課程又はこれらに相当する課程を修めて卒業した後，一年以上動物を用いる検査の業務に従事した経験を有する者であること. 2　学校教育法に基づく短期大学（同法に基づく専門職大学の前期課程を含む.）又は高等専門学校において生物学の課程又はこれに相当する課程を修めて卒業した後（同法に基づく専門職大学の前期課程にあっては，修了した後），三年以上動物を用いる検査の業務に従事した経験を有する者であること. 3　前二号に掲げる者と同等以上の知識経験を有する者であること.	3名

資 料 4

食品一般・食品別規格基準（抜粋）

（令和3年1月1日現在）

区分	規格基準		備考
食品一般	成分規格	1 食品は，抗生物質又は化学的合成品※たる抗菌性物質及び放射性物質を含有してはならない．ただし，抗生物質及び化学的合成品たる抗菌性物質について次のいずれかに該当する場合にあっては，この限りでない． (1) 当該物質が，食品衛生法（昭和22年法律第233号）第10条の規定により人の健康を損なうおそれのない場合として厚生労働大臣が定める添加物と同一である場合 (2) 当該物質について，5，6，7，8又は9において成分規格が定められている場合 (3) 当該食品が，5，6，7，8又は9において定める成分規格に適合する食品を原材料として製造され，又は加工されたものである場合（5，6，7，8又は9において成分規格が定められていない抗生物質又は化学的合成品たる抗菌性物質を含有する場合を除く．）	※化学的合成品 化学的手段により元素又は化合物に分解反応以外の化学的反応を起こさせて得られた物質をいう．
		2 食品が組換えDNA技術※によって得られた生物の全部もしくは一部であり，又は当該生物の全部もしくは一部を含む場合は，厚生労働大臣が定める安全性審査の手続きを経た旨の公表がなされたものでなければならない．	※組換えDNA技術 酵素等を用いた切断及び再結合の操作によって，DNAをつなぎ合わせた組換えDNA分子を作製し，それを生細胞に移入し，かつ，増殖させる技術をいう．
		3 食品が組換えDNA技術によって得られた微生物を利用して製造された物であり，又は当該物を含む場合は，厚生労働大臣が定める安全性審査の手続きを経た旨の公表がなされたものでなければならない．	
		4 食品衛生法施行規則第21条第1項第1号ミに規定する特定保健用食品は，厚生労働大臣が定める安全性及び効果の審査を経たものでなければならない．	
		5 (1) の表に掲げる農薬等※の成分である物質（その物質が化学的に変化して生成した物質を含む，以下同じ．）は，食品に含有されるものであってはならない．※2 (1) 食品において「不検出」とされる農薬等の成分である物質 1 2，4，5－T（平成29年11月24日告示） 2 イプロニダゾール（平成29年2月23日告示） 3 オラキンドックス（平成27年2月20日告示） 4 カプタホール 5 カルバドックス 6 クマホス 7 クロラムフェニコール 8 クロルプロマジン 9 クロルスロン（平成27年9月18日告示） 10 ジエチルスチルベストロール 11 ジメトリダゾール 12 ダミノジッド 13 ニトロフラゾン（平成19年5月31日告示） 14 ニトロフラントイン（平成19年5月31日告示） 15 フラゾリドン（平成19年5月31日告示） 16 フラルタドン（平成19年5月31日告示） 17 プロファム 18 マラカイトグリーン（平成18年5月30日告示） 19 メトロニダゾール 20 ロニダゾール	※農薬等 ・農薬取締法に規定する農薬 ・飼料の安全性の確保及び品質の改善に関する法律に基づき飼料に添加・混和・浸潤その他の方法によって用いられるもの ・医薬品，医療機器等の品質，有効性及び安全性の確保等に関する法律に規定する医薬品であって動物のために使用するもの ※2 定義された食品の指定された部位を検体として，規定する試験法によって試験した場合に検出されるものであってはならない．

<table>
<tr><th>区 分</th><th colspan="2">規 格 基 準</th><th>備 考</th></tr>
<tr><td></td><td></td><td>6 5の規定にかかわらず，6の表（ただし表は省略）に掲げる農薬等の成分である物質は，同表に掲げる食品の区分に応じ，それぞれ同表の定める量を超えて当該食品に含有されるものであってはならない．[※3]
7 6に定めるもののほか，7の表（ただし表は省略）に掲げる農薬等の成分である物質は，同表の食品の区分に応じ，それぞれ同表に定める量を超えて当該食品に含有されるものであってはならない．[※3]
8 5から7までにおいて成分規格が定められていない場合であって，農薬等の成分である物質[※4]が自然に食品に含まれる物質と同一であるとき，当該食品において当該物質が含まれる量は，通常含まれる量を超えてはならない．ただし，通常含まれる量をもって人の健康を損なうおそれのある物質を含む食品については，この限りでない．
9 9の表（ただし表は省略）に掲げる農薬等の成分である物質は，同表の食品の区分に応じ，それぞれ同表の定める量を超えて当該食品に含有されるものであってはならない．
10 6又は9に定めるもののほか，6から9までにおいて成分規格が定められている食品を原材料として製造され，又は加工される食品については，その原材料たる食品が，それぞれ6から9までに定める成分規格に適合するものでなくてはならない．
11 6又は9に定めるもののほか，5から9までにおいて成分規格が定められていない食品を原材料として製造され，又は加工される食品については，当該製造され，又は加工される食品の原材料たる食品が，法第11条第3項の規定により人の健康を損なうおそれのない量として厚生労働大臣が定める量を超えて，農薬等の成分である物質[※4]を含有するものであってはならない．
12 食品中の放射性セシウム（放射性物質のうち，セシウム134及びセシウム137の総和）は，次の表に掲げる食品の区分に応じ，それぞれ同表に定める濃度を超えて食品に含有されるものであってはならない．
<table><tr><td>ミネラルウォーター類（水のみを原料とする清涼飲料水）</td><td>10 Bq/kg</td></tr><tr><td>原料に茶を含む清涼飲料水</td><td>10 Bq/kg</td></tr><tr><td>飲用に供する茶</td><td>10 Bq/kg</td></tr><tr><td>乳児の飲食に供することを目的として販売する食品[※5]</td><td>50 Bq/kg</td></tr><tr><td>上記以外の食品（乳等を除く）</td><td>100 Bq/kg</td></tr></table></td><td>[※3] 定義された食品の指定された部位を検体として試験しなければならず，農薬等の成分である物質について「不検出」と定めている食品については規定する試験法によって試験した場合に検出されるものであってはならない．

[※4] 法第11条第3項の規定により人の健康を損なうおそれのないことが明らかであるものとして厚生労働大臣が定める物質を除く．

[※5] 乳及び乳製品の成分規格等に関する省令に規定する乳及び乳製品，これらを主要原料とする食品で，乳児の飲食に供することを目的として販売するものを除く．</td></tr>
<tr><td></td><td>製造，加工，調理基準</td><td>1 食品を製造し，又は加工する場合：食品に放射線[※6]を照射してはならない．ただし，食品の製造工程，又は加工工程の管理のために照射する場合であって，食品の吸収線量が0.10グレイ以下のとき，及び食品各条の項で特別に定めた場合を除く．
2 生乳又は生山羊乳を使用して食品を製造する場合：その食品の製造工程中において，生乳又は生山羊乳を63℃，30分間加熱殺菌するか，又はこれと同等以上の殺菌効果を有する方法で加熱殺菌しなければならない．食品に添加し，又は食品の調理に使用する乳は，牛乳，特別牛乳，殺菌山羊乳，成分調整牛乳，低脂肪牛乳，無脂肪牛乳又は加工乳でなければならない．</td><td>[※6] 放射線
原子力基本法第3条第5号に規定するもの．</td></tr>
</table>

<table>
<tr><th>区　分</th><th colspan="2">規　格　基　準</th><th>備　考</th></tr>
<tr><td></td><td></td><td>
3 血液，血球又は血漿（獣畜のものに限る）を使用して食品を製造，加工又は調理する場合：その食品の製造，加工又は調理の工程中で，血液，血球，血漿を63℃，30分加熱又はこれと同等以上の殺菌効果を有する方法で加熱殺菌しなければならない．
4 食品の製造，加工又は調理に使用する鶏の殻付き卵は，食用不適卵[※1]であってはならない．鶏卵を使用して食品を製造，加工又は調理する場合は，その工程中において70℃で1分以上加熱するか，又はこれと同等以上の殺菌効果を有する方法で加熱殺菌しなければならない．ただし，賞味期限内の生食用の正常卵を使用する場合にあっては，この限りではない．
5 魚介類を生食用に調理する場合：食品製造用水（水道事業による水道，専用水道，簡易専用水道により供給される水又は次の表に掲げる規格に適合する水）で十分に洗浄し，製品を汚染するおそれのあるものを除去しなければならない．
<table>
<tr><td>一般細菌</td><td>100/mL以下
（標準寒天培地法）</td></tr>
<tr><td>大腸菌群</td><td>検出されない（LB-BGLB法[※2]）</td></tr>
<tr><td>カドミウム</td><td>0.01 mg/L以下</td></tr>
<tr><td>水銀</td><td>0.0005 mg/L以下</td></tr>
<tr><td>鉛</td><td>0.1 mg/L以下</td></tr>
<tr><td>ヒ素</td><td>0.05 mg/L以下</td></tr>
<tr><td>六価クロム</td><td>0.05 mg/L以下</td></tr>
<tr><td>シアン（シアンイオン及び塩化シアン）</td><td>0.01 mg/L以下</td></tr>
<tr><td>硝酸性窒素及び亜硝酸性窒素</td><td>10 mg/L以下</td></tr>
<tr><td>フッ素</td><td>0.8 mg/L以下</td></tr>
<tr><td>有機リン</td><td>0.1 mg/L以下</td></tr>
<tr><td>亜鉛</td><td>1.0 mg/L以下</td></tr>
<tr><td>鉄</td><td>0.3 mg/L以下</td></tr>
<tr><td>銅</td><td>1.0 mg/L以下</td></tr>
<tr><td>マンガン</td><td>0.3 mg/L以下</td></tr>
<tr><td>塩素イオン</td><td>200 mg/L以下</td></tr>
<tr><td>カルシウム，マグネシウム等（硬度）</td><td>300 mg/L以下</td></tr>
<tr><td>蒸発残留物</td><td>500 mg/L以下</td></tr>
<tr><td>陰イオン界面活性剤</td><td>0.5 mg/L以下</td></tr>
<tr><td>フェノール類</td><td>フェノールとして0.005 mg/L以下</td></tr>
<tr><td>有機物等（過マンガン酸カリウム消費量）</td><td>10 mg/L以下</td></tr>
<tr><td>pH値</td><td>5.8以上，8.6以下</td></tr>
<tr><td>味</td><td>異常でない</td></tr>
<tr><td>臭気</td><td>異常でない</td></tr>
<tr><td>色度</td><td>5度以下</td></tr>
<tr><td>濁度</td><td>2度以下</td></tr>
</table>
6 組換えDNA技術によって得られた微生物を利用して食品を製造する場合：厚生労働大臣が定める基準に適合する旨の確認を得た方法で行わなければならない．
7 食品を製造し，又は加工する場合：添加物の成分規格・保存基準又は製造基準に適合しない添加物を使用してはならない．
8 牛海綿状脳症（BSE）の発生国・地域において飼養された牛（特定牛）を直接一般消費者に販売する場合は，せき柱を除去しなければならない．
</td><td>
※1 腐敗している殻付き卵，カビの生えた殻付き卵，異物が混入している殻付き卵，血液が混入している殻付き卵，液漏れをしている殻付き卵，卵黄が潰れている殻付き卵（物理的な理由によるものを除く.）及びふ化させるために加温し，途中で加温を中止した殻付き卵をいう．以下同じ．

※2 LB-BGLB法：乳糖ブイヨン−ブリリアントグリーン乳糖胆汁ブイヨン培地法
</td></tr>
</table>

<table>
<tr><th>区 分</th><th colspan="2">規 格 基 準</th><th>備 考</th></tr>
<tr><td></td><td></td><td>食品を製造，加工，調理する場合：特定牛のせき柱を原材料として使用してはならない．ただし，備考欄に該当するものを原材料として使用する場合は，この限りでない．
9 牛の肝臓は，飲食に供する際に加熱を要するものとして販売用に供されなければならない．直接一般消費者に販売する場合は，飲食に供する際に牛の肝臓の中心部まで十分な加熱を要する等の必要な情報を提供しなければならない．
牛の肝臓を使用した食品を製造，加工，調理する場合：食品の製造，加工，調理の工程中において，牛の肝臓の中心部の温度を63℃で30分間以上加熱又はこれと同等以上の殺菌効果を有する方法で加熱殺菌しなければならない．ただし，加熱することを前提として食品を販売する場合を除く．その際，販売者は飲食に供する際に食品の中心部まで十分な加熱を要する等の必要な情報を一般消費者に提供しなければならない．</td><td>・特定牛の脊柱に由来する油脂を，高温かつ高圧の条件の下で，加水分解，けん化又はエステル交換したもの．
・月齢が30月以下の特定牛の脊柱を，脱脂，酸による脱灰，酸若しくはアルカリ処理，ろ過及び138℃以上で4秒間以上の加熱殺菌を行つたもの又はこれらと同等以上の感染性を低下させる処理をして製造したもの．</td></tr>
<tr><td></td><td>保 存 基 準</td><td>・飲食用以外で，直接接触させることにより食品を保存する場合の氷雪：大腸菌群（融解水中）陰性（L.B. 培地法）
・食品を保存する場合：抗生物質を使用しないこと．ただし，法第10条の規定により人の健康を損なうおそれのない場合として厚生労働大臣が定める添加物についてはこの限りでない．
・食品保存の目的で，食品に放射線を照射しないこと．</td><td></td></tr>
<tr><td>清 涼 飲 料 水</td><td>成 分 規 格</td><td>1. 一般規格
①混濁[※1]：認めない
②沈殿物[※1]又は固形異物[※2]：認めない
③スズ：150.0 ppm を超えない
（注）金属製容器包装入りの場合に必要
④大腸菌群：陰性（LB-BGLB 法）
2. 個別規格
1) ミネラルウォーター類(水のみを原料とする清涼飲料水をいう)のうち殺菌又は除菌を行わないもの
一般規格の①～④に加え，次の表に掲げる規格に適合するものでなければならない．
<table>
<tr><td>アンチモン</td><td>0.005 mg/L 以下</td></tr>
<tr><td>カドミウム</td><td>0.003 mg/L 以下</td></tr>
<tr><td>水 銀</td><td>0.0005 mg/L 以下</td></tr>
<tr><td>セレン</td><td>0.01 mg/L 以下</td></tr>
<tr><td>銅</td><td>1 mg/L 以下</td></tr>
<tr><td>鉛</td><td>0.05 mg/L 以下</td></tr>
<tr><td>バリウム</td><td>1 mg/L 以下</td></tr>
<tr><td>ヒ 素</td><td>0.01 mg/L 以下</td></tr>
<tr><td>マンガン</td><td>0.4 mg/L 以下</td></tr>
<tr><td>六価クロム</td><td>0.05 mg/L 以下</td></tr>
<tr><td>シアン[※3]</td><td>0.01 mg/L 以下</td></tr>
<tr><td>亜硝酸性窒素</td><td>0.04 mg/L 以下</td></tr>
<tr><td>硝酸性窒素及び亜硝酸性窒素</td><td>10 mg/L</td></tr>
<tr><td>フッ素</td><td>2 mg/L 以下</td></tr>
<tr><td>ホウ素</td><td>5 mg/L 以下</td></tr>
<tr><td>腸球菌（注）</td><td>陰性[※4]</td></tr>
<tr><td>緑膿菌（注）</td><td>陰性[※5]</td></tr>
</table>
（注）容器包装内の二酸化炭素圧力が 98 kPa（20℃）未満である場合に必要</td><td>別に調理基準（清涼飲料水全自動調理機で調理されるもの）あり．

※1 混濁，沈殿物
原材料，着香もしくは着色の目的に使用される添加物又は一般に人の健康を損なうおそれがないと認められる死滅した微生物（製品原材料に混入することがやむを得ないものに限る）に起因するものを除く．

※2 固形異物
原材料としての植物性固形物で，その容量百分率が30％以下であるものを除く．

※3 シアンイオン及び塩化シアン
※4 AC 培地法
※5 アスパラギンブイヨン法</td></tr>
</table>

<table>
<tr><th>区　分</th><th>規　格　基　準</th><th>備　考</th></tr>
<tr><td></td><td>
2）ミネラルウォーター類（水のみを原料とする清涼飲料水をいう）のうち殺菌又は除菌を行うもの．
一般規格の①～④に加え，次の表に掲げる規格に適合するものでなければならない．
<table>
<tr><td>アンチモン</td><td>0.005 mg/L 以下</td></tr>
<tr><td>カドミウム</td><td>0.003 mg/L 以下</td></tr>
<tr><td>水　銀</td><td>0.0005 mg/L 以下</td></tr>
<tr><td>セレン</td><td>0.01 mg/L 以下</td></tr>
<tr><td>銅</td><td>1 mg/L 以下</td></tr>
<tr><td>鉛</td><td>0.05 mg/L 以下</td></tr>
<tr><td>バリウム</td><td>1 mg/L 以下</td></tr>
<tr><td>ヒ　素</td><td>0.01 mg/L 以下</td></tr>
<tr><td>マンガン</td><td>0.4 mg/L 以下</td></tr>
<tr><td>六価クロム</td><td>0.05 mg/L 以下</td></tr>
<tr><td>亜塩素酸</td><td>0.6 mg/L 以下</td></tr>
<tr><td>塩素酸</td><td>0.6 mg/L</td></tr>
<tr><td>クロロホルム</td><td>0.06 mg/L</td></tr>
<tr><td>残留塩素</td><td>3 mg/L</td></tr>
<tr><td>シアン※6</td><td>0.01 mg/L 以下</td></tr>
<tr><td>四塩化炭素</td><td>0.002 mg/L</td></tr>
<tr><td>1,4- ジオキサン</td><td>0.04 mg/L 以下</td></tr>
<tr><td>ジクロロアセトニトリル</td><td>0.01 mg/L 以下</td></tr>
<tr><td>1,2- ジクロロエタン</td><td>0.004 mg/L 以下</td></tr>
<tr><td>ジクロロメタン</td><td>0.02 mg/L 以下</td></tr>
<tr><td>シス -1,2- ジクロロエチレン及びトランス -1,2- ジクロロエチレン</td><td>0.04 mg/L 以下（シス体とトランス体の和として）</td></tr>
<tr><td>ジブロモクロロメタン</td><td>0.1 mg/L 以下</td></tr>
<tr><td>臭素酸</td><td>0.01 mg/L 以下</td></tr>
<tr><td>亜硝酸性窒素</td><td>0.04 mg/L 以下</td></tr>
<tr><td>硝酸性窒素及び亜硝酸性窒素</td><td>10 mg/L 以下</td></tr>
<tr><td>総トリハロメタン</td><td>0.1 mg/L 以下</td></tr>
<tr><td>テトラクロロエチレン</td><td>0.01 mg/L 以下</td></tr>
<tr><td>トリクロロエチレン</td><td>0.004 mg/L 以下</td></tr>
<tr><td>トルエン</td><td>0.4 mg/L 以下</td></tr>
<tr><td>フッ素</td><td>2 mg/L 以下</td></tr>
<tr><td>ブロモジクロロメタン</td><td>0.03 mg/L 以下</td></tr>
<tr><td>ブロモホルム</td><td>0.09 mg/L 以下</td></tr>
<tr><td>ベンゼン</td><td>0.01 mg/L 以下</td></tr>
<tr><td>ホウ素</td><td>5 mg/L 以下</td></tr>
<tr><td>ホルムアルデヒド</td><td>0.08 mg/L 以下</td></tr>
<tr><td>有機物等（全有機炭素）</td><td>3 mg/L 以下</td></tr>
<tr><td>味</td><td>異常でないこと．</td></tr>
<tr><td>臭　気</td><td>異常でないこと．</td></tr>
<tr><td>色　度</td><td>5 度以下</td></tr>
<tr><td>濁　度</td><td>2 度以下</td></tr>
</table>
3）ミネラルウォーター類以外の清涼飲料水
一般規格の①～④に加え，次の表に掲げる規格に適合するものでなければならない．
<table>
<tr><td>ヒ素</td><td>検出しない</td></tr>
<tr><td>鉛</td><td>検出しない</td></tr>
<tr><td>パツリン（注）</td><td>0.050 ppm 以下</td></tr>
</table>
（注）りんごの搾汁及び搾汁された果汁のみを原料とする場合に必要
</td><td>※6 シアンイオン及び塩化シアン</td></tr>
<tr><td>製造基準</td><td>1. 一般基準
製造に使用する器具及び容器包装は適当な方法で洗浄し，殺菌したものであること．（未使用の容器で殺菌又は殺菌効果を有する方法で製造され，汚染するおそれのないように取り扱われた容器は除く）</td><td></td></tr>
</table>

区 分	規 格 基 準	備 考

2．個別基準

1） ミネラルウォーター類のうち殺菌又は除菌を行わないもの（容器包装内の二酸化炭素圧力が98 kPa（20℃）未満）

〈原水〉

・鉱水のみを原水とし，水源及び採水地点の衛生確保に十分に配慮すること．

・構成成分，湧出量及び温度が安定したものであること．

・人為的な環境汚染物質を含まないこと．（別途成分規格が設定されている場合はこの限りではない）

・病原微生物に汚染されたもの又は汚染されたことを疑わせるような生物若しくは物質を含まないこと．

・次の表に掲げる基準に適合するものでなければならない※7．

芽胞形成亜硫酸還元嫌気性菌	陰性（亜硫酸-鉄加寒天培地法）
腸球菌	陰性（KF レンサ球菌寒天培地法）
緑膿菌	陰性（mPA-B 寒天培地法）
大腸菌群	陰性（LB-BGLB 法）
細菌数	［原水］5/mL 以下 ［容器包装詰め直後の製品］20/mL 以下（標準寒天培地法）

〈製造方法等〉

・原水は，泉源から直接採水したものを自動的に容器包装に充填した後，密栓又は密封すること．

・原水には，沈殿，ろ過，曝気又は二酸化炭素の注入若しくは脱気以外の操作を施さないこと．

・施設及び設備を清潔かつ衛生的に保持すること．

・採水から容器包装詰めまでの作業を清潔かつ衛生的に行うこと．

2） ミネラルウォーター類のうち殺菌又は除菌を行わないもの．（容器包装内の二酸化炭素圧力が98 kPa（20℃）以上）

〈原水〉

・次の表に掲げる基準に適合するものでなければならない．

細菌数	100/mL 以下（標準寒天培地法）
大腸菌群	陰性（L.B. 培地法）

3） ミネラルウォーター類のうち殺菌又は除菌を行うもの

・次の基準に適合する方法で製造すること．

〈原料として使用する水〉

・次の表に掲げる基準に適合するものでなければならない．

細菌数	100/mL 以下（標準寒天培地法）
大腸菌群	陰性（L.B. 培地法）

〈殺菌，除菌，製造方法等〉

・容器包装に充填し，密栓若しくは密封した後殺菌するか，又は自記温度計をつけた殺菌器等で殺菌したもの若しくはろ過器等で除菌したものを自動的に容器包装に充填した後，密栓若しくは密封すること．

・殺菌又は除菌は，中心温度を85℃で30分間加熱する方法，又は原料とする水等に由来し食品中に存在し，発育し得る微生物を死滅又は除去するのに十分な効力を有する方法で行うこと※8．

（備考）

※7 記録は6ヶ月間保存しなければならない．

※8 記録は6ヶ月間保存しなければならない．

<table>
<tr><th>区 分</th><th></th><th>規 格 基 準</th><th>備 考</th></tr>
<tr><td></td><td></td><td>
4）清涼飲料水（ミネラルウォーター類，冷凍果実飲料及び原料用果汁以外）
〈原料として用いる水〉
・水道水又は次のいずれかであること．
①ミネラルウォーター類（殺菌又は除菌を行わないもの）
②ミネラルウォーター類（殺菌又は除菌を行うもの）
①又は②の成分規格の個別規格（腸球菌，緑膿菌は除く）及び製造基準（採水から容器包装詰めまでに係る基準は除く）に適合し，かつ，次の基準に適合すること．
鉄：0.3 mg/L 以下
カルシウム，マグネシウム等（硬度）：300 mg/L 以下
〈原料〉
・製造に使用する果実，野菜等の原料は，鮮度その他の品質が良好なものであり，必要に応じて十分洗浄したものであること．
〈殺菌，除菌，製造方法等〉
・容器包装に充填し，密栓若しくは密封した後殺菌するか，又は自記温度計をつけた殺菌器等で殺菌したもの若しくはろ過器等で除菌したものを自動的に容器包装に充填した後，密栓若しくは密封すること．
・殺菌又は除菌は次の表に掲げた方法で行うこと[※9]．（容器包装内の二酸化炭素圧力が98 kPa（20℃）以上で植物又は動物の組織成分を含有しない場合は殺菌及び除菌を要しない）
殺菌 ① pH 4.0 未満：中心部の温度を65℃で10分間加熱する方法，又はこれと同等以上の効力を有する方法
殺菌 ② pH 4.0 以上（pH 4.6 以上，水分活性が0.94を超えるものを除く）：中心部の温度を85℃で3分間加熱する方法，又はこれと同等以上の効力を有する方法
殺菌 ③ pH 4.6 以上で水分活性が 0.94 を超えるもの：原材料等に由来して当該食品中に存在し，発育し得る微生物を死滅させるのに十分な効力を有する方法，又は②に定める方法
除菌：原材料等に由来して当該食品中に存在し，発育し得る微生物を除去するのに十分な効力を有する方法
・紙栓により打栓する場合は，打栓機械により行うこと．
5）冷凍果実飲料
〈原料〉
・原料用果実は健全なものを用いること．
〈殺菌，減菌，製造方法等〉
・原料用果実は水，洗浄剤等に浸して果皮の付着物を膨潤させ，ブラッシングその他の適当な方法で洗浄し，十分に水洗した後，適当な殺菌剤を用いて殺菌し，十分に水洗すること．
・殺菌した原料用果実は，衛生的に取り扱うこと．
・搾汁及び搾汁された果汁の加工は，衛生的に行うこと．
</td><td>※9 記録は6ヶ月間保存しなければならない．</td></tr>
</table>

鉄	0.3 mg/L 以下
カルシウム，マグネシウム等（硬度）	300 mg/L 以下

殺菌	① pH 4.0 未満	中心部の温度を65℃で10分間加熱する方法，又はこれと同等以上の効力を有する方法
殺菌	② pH 4.0 以上（pH 4.6 以上，水分活性が0.94を超えるものを除く）	中心部の温度を85℃で3分間加熱する方法，又はこれと同等以上の効力を有する方法
殺菌	③ pH 4.6 以上で水分活性が 0.94 を超えるもの	原材料等に由来して当該食品中に存在し，発育し得る微生物を死滅させるのに十分な効力を有する方法，又は②に定める方法
除菌	原材料等に由来して当該食品中に存在し，発育し得る微生物を除去するのに十分な効力を有する方法	

<table>
<tr><th>区 分</th><th colspan="2">規 格 基 準</th><th>備 考</th></tr>
<tr><td></td><td></td><td>・製造に使用する器具及び容器包装は適当な方法で洗浄し，殺菌したものであること．（未使用の容器で殺菌又は殺菌効果を有する方法で製造され，汚染するおそれのないように取り扱われた容器は除く）
・搾汁された果汁（密閉型全自動搾汁機により搾汁されたものを除く）の殺菌又は除菌は次の表に掲げた方法で行うこと※10．
<table>
<tr><td rowspan="2">殺菌</td><td>① pH 4.0 未満</td><td>中心部の温度を 65℃で10 分間加熱する方法，又はこれと同等以上の効力を有する方法</td></tr>
<tr><td>② pH 4.0 以上</td><td>中心部の温度を 85℃で30 分間加熱する方法，又はこれと同等以上の効力を有する方法</td></tr>
<tr><td>除菌</td><td colspan="2">原材料等に由来して当該食品中に存在し，発育し得る微生物を除去するのに十分な効力を有する方法</td></tr>
</table>
・搾汁された果汁は，自動的に容器包装に充填し，密封すること．
・化学合成品たる添加物（酸化防止剤を除く）を使用しないこと．
6） 原料用果汁
・製造に使用する果実は，鮮度その他の品質が良好なものであり，必要に応じて十分洗浄したものであること．
・搾汁及び搾汁された果汁の加工は，衛生的に行うこと．</td><td>※10 記録は 6 ヶ月間保存しなければならない．</td></tr>
<tr><td></td><td>保存基準</td><td>・紙栓をつけたガラス瓶に収められたもの：10℃以下
・冷凍果実飲料，冷凍した原料用果汁：－15℃以下
・原料用果汁：清潔で衛生的な容器包装で保存
・清涼飲料水（ミネラルウォーター類，冷凍果実飲料，原料用果汁以外）のうち pH 4.6 以上かつ水分活性が 0.94 を超えるものであり，原材料等に由来して当該食品中に存在し，かつ発育し得る微生物を死滅させるのに十分な効力を有する方法で殺菌していないもの：10℃以下</td><td></td></tr>
<tr><td>粉末清涼飲料水</td><td>成分規格</td><td>・混濁・沈殿物：飲用時の倍数の水で溶解した液が「清涼飲料水」の成分規格の一般規格混濁及び沈殿物の項に適合すること
・ヒ素，鉛：検出しない
・スズ：150.0 ppm 以下
（注） 金属製容器包装入りの場合に必要
〔乳酸菌を加えないもの〕
・大腸菌群：陰性（L.B. 培地法）
・細菌数：3,000/g 以下（標準寒天培地法）
〔乳酸菌を加えたもの〕
・大腸菌群：陰性（L.B. 培地法）
・細菌数（乳酸菌を除く）：3,000/g 以下</td><td>別に製造基準，及び保存基準（コップ販売式自動販売機に収めたもの）あり．</td></tr>
<tr><td rowspan="2">氷雪</td><td>成分規格</td><td>・大腸菌群（融解水）：陰性（LB-BGLB 法）
・細菌数（融解水）：100/mL 以下（標準寒天培地法）</td><td rowspan="2"></td></tr>
<tr><td>製造基準</td><td>・原水：食品製造用水</td></tr>
<tr><td rowspan="3">氷菓</td><td>成分規格</td><td>・細菌数（融解水）：10,000/mL 以下（標準寒天培地法）
・大腸菌群（融解水）：陰性（0.1 mL×2，デソキシコーレイト寒天培地法）</td><td rowspan="3">はっ酵乳又は乳酸菌飲料を原料として使用したものにあっては，細菌数の中に乳酸菌及び酵母を含めない．

別に製造基準あり．</td></tr>
<tr><td>製造基準</td><td>・原水：食品製造用水</td></tr>
<tr><td>保存基準</td><td>・保存する場合に使用する容器は適当な方法で殺菌したものであること．
・原料及び製品は，有蓋の容器に貯蔵し，取扱中手指を直接原料及び製品に接触させないこと．</td></tr>
</table>

区 分	規 格 基 準		備 考
食肉・鯨肉（生食用食肉・生食用冷凍鯨肉を除く）	保存基準	・10℃以下保存．ただし，容器包装に入れられた，細切りした食肉，鯨肉の凍結品は－15℃以下． ・清潔で衛生的な有蓋の容器に収めるか，清潔で衛生的な合成樹脂フィルム，合成樹脂加工紙，パラフィン紙，硫酸紙，布で包装，運搬のこと．	
	調理基準	・衛生的な場所で，清潔で衛生的な器具を用いて行わなければならない．	
生食用食肉	成分規格	(1) 腸内細菌科菌群：陰性（増菌培地法） (2) (1) に係わる記録：1年間保存	牛の食肉（内臓を除く）で生食用として販売するもの． ユッケ，タルタルステーキ，牛刺し，牛タタキなど 左記以外に加工基準あり 別に調理基準あり
	加工基準	・肉塊は，凍結させていないものであり，衛生的に枝肉から切り出されたものを使用すること．処理後速やかに，気密性のある清潔で衛生的な容器包装に入れ，密封し，肉塊の表面から深さ 1 cm 以上の部分までを 60℃で 2 分間以上加熱する方法又はこれと同等以上の殺菌効果を有する方法で加熱殺菌を行った後，速やかに 4℃以下に冷却すること．	
	保存基準	・4℃以下保存（凍結させたもの：－15℃以下） ・清潔で衛生的な容器包装に入れ，保存	
食鳥卵	成分規格	〔殺菌液卵（鶏卵）〕 ・サルモネラ属菌：陰性 /25 g（増菌培地法） 〔未殺菌液卵（鶏卵）〕 ・細菌数 1,000,000/g 以下（標準寒天培地法）	別に製造基準あり
	保存基準（鶏の液卵に限る）	・8℃以下（冷凍したもの：－15℃以下） ・製品の運搬に使用する器具は，洗浄，殺菌，乾燥したもの ・製品の運搬に使用するタンクは，ステンレス製，かつ，定置洗浄装置により洗浄，殺菌する方法又は同等以上の効果を有する方法で洗浄，殺菌したもの	
	使用基準	・鶏の殻付き卵を加熱殺菌せずに飲食に供する場合：賞味期限を経過していない生食用の正常卵を使用すること．	
血液・血球・血漿	保存基準	・4℃以下保存 ・冷凍したもの：－18℃以下保存 ・清潔で衛生的な容器包装に収めて保存のこと	別に加工基準あり
食肉製品	成分規格	(1) 一般規格 ・亜硝酸根含有量：0.0070 g/kg を超えないこと． (2) 個別規格	

	乾燥食肉製品	非加熱食肉製品	特定加熱食肉製品	加熱食肉製品	
				包装後加熱殺菌	加熱殺菌後包装
E.coli（EC 培地法）	陰性	100/g 以下	100/g 以下	—	陰性
黄色ブドウ球菌（卵黄加マンニット食塩寒天培地法）	—	1,000/g 以下	1,000/g 以下	—	1,000/g 以下
サルモネラ属菌（増菌培地法）	—	陰性	陰性	—	陰性
クロストリジウム属菌（クロストリジウム培地法）	—	—	1,000/g 以下	1,000/g 以下	—
大腸菌群（B. G. L. B. 培地法）	—	—	—	陰性	—
リステリア・モノサイトゲネス	—	100/g 以下	—	—	—
水分活性	0.87 未満	—	—	—	—

乾燥食肉製品：乾燥させた食肉製品であり，乾燥食肉製品として販売するもの（ビーフジャーキー，ドライドビーフ，サラミソーセージ等）

非加熱食肉製品：食肉を塩漬した後，くん煙・乾燥，その中心部の温度を 63℃で 30 分間加熱又はこれと同等以上の効力を有する加熱殺菌を行っていない食肉製品で，非加熱食肉製品として販売するもの（乾燥食肉製品を除く）

<table>
<tr><th>区 分</th><th colspan="2">規 格 基 準</th><th>備 考</th></tr>
<tr><td></td><td></td><td>（水分活性 0.95 以上：パルマハム，ラックスシンケン，コッパ，カントリーハム等，水分活性 0.95 未満：ラックスハム，セミドライソーセージ等）
特定加熱食肉製品：その中心部の温度を 63℃で 30 分間加熱又はこれと同等以上の効力を有する方法以外の方法による加熱殺菌を行った食肉製品（乾燥食肉製品及び非加熱食肉製品を除く）（ウェスタンタイプベーコン，ローストビーフ等）
加 熱 食 肉 製 品：乾燥食肉製品，非加熱食肉製品，特定加熱食肉製品以外の食肉製品（ボンレスハム，ロースハム，プレスハム，ウインナーソーセージ，フランクフルトソーセージ，ベーコン等）</td><td></td></tr>
<tr><td></td><td>保 存 基 準</td><td>(1)　一般基準
・冷凍食肉製品：－ 15℃以下
・製品は清潔で衛生的な容器に収めて密封又は，ケーシングする．又は清潔で衛生的な合成樹脂フィルム，合成樹脂加工紙，硫酸紙もしくはパラフィン紙で包装，運搬のこと．
(2)　個別基準
<table>
<tr><td>非加熱食肉製品</td><td>4℃以下</td><td>肉塊のみを原料食肉とする場合で水分活性が 0.95 以上のもの</td></tr>
<tr><td></td><td>10℃以下</td><td>肉塊のみを原料食肉とする場合以外で，pH が 4.6 未満又は pH が 5.1 未満かつ水分活性 0.93 未満のものを除く</td></tr>
<tr><td>特定加熱食肉製品</td><td>4℃以下</td><td>水分活性が 0.95 以上のもの</td></tr>
<tr><td></td><td>10℃以下</td><td>水分活性が 0.95 未満のもの</td></tr>
<tr><td>加熱食肉製品</td><td>10℃以下</td><td>気密性のある容器包装に充てんした後，製品の中心部の温度を 120℃で 4 分間加熱する方法又はこれと同等以上の効力を有する方法により殺菌したものを除く</td></tr>
</table>
別に製造基準あり</td><td></td></tr>
<tr><td>鯨肉製品</td><td>成 分 規 格</td><td>・大腸菌群：陰性（LB-BGLB 法）
・亜硝酸根含有量：0.070 g/kg を超えないこと．（鯨肉ベーコン）</td><td>別に製造基準あり</td></tr>
<tr><td></td><td>保 存 基 準</td><td>・10℃以下保存（冷凍製品は－ 15℃以下）．ただし，気密性の容器包装に充てん後，製品の中心部の温度を 120℃，4 分加熱（同等以上の方法も含む）した製品を除く．
・清潔で衛生的な容器に密封又はケーシングする．又は清潔で衛生的な合成樹脂フィルム，同加工紙，硫酸紙もしくはパラフィン紙で包装，運搬のこと．</td><td></td></tr>
<tr><td>魚肉ねり製品</td><td>成 分 規 格</td><td>・大腸菌群：陰性（魚肉すり身を除く）（B.G.L.B. 培地法）
・亜硝酸根含有量：0.050 g/kg を超えないこと．（ただし，魚肉ソーセージ，魚肉ハム）</td><td>別に製造基準あり</td></tr>
<tr><td></td><td>保 存 基 準</td><td>・10℃以下保存（魚肉ソーセージ，魚肉ハム，特殊包装かまぼこ）．ただし，気密性の容器包装に充てん後，製品の中心部の温度を 120℃，4 分加熱（同等以上の方法を含む）した製品及び pH4.6 以下又は水分活性 0.94 以下のものを除く．
・冷凍製品：－15℃以下保存
・清潔で衛生的にケーシングするか，清潔で衛生的な有蓋の容器に収めるか，又は清潔な合成樹脂フィルム，同加工紙，硫酸紙もしくはパラフィン紙で包装，運搬のこと．</td><td></td></tr>
<tr><td>いくら,すじこ,たらこ</td><td>成 分 規 格</td><td>・亜硝酸根含有量：0.005 g/kg を超えないこと．</td><td></td></tr>
<tr><td>ゆ で だ こ</td><td>成 分 規 格</td><td>・腸炎ビブリオ：陰性（増菌培地法）
［冷凍ゆでだこ］
・細菌数：100,000/g 以下（標準寒天培地法）
・大腸菌群：陰性（デソキシコーレイト寒天培地法）
・腸炎ビブリオ：陰性（増菌培地法）</td><td>別に加工基準あり</td></tr>
<tr><td></td><td>保 存 基 準</td><td>・10℃以下保存．
・冷凍ゆでだこ：－ 15℃以下保存</td><td></td></tr>
</table>

区　分		規　格　基　準	備　考
		・清潔で衛生的な有蓋の容器又は清潔で衛生的な合成樹脂フィルム，合成樹脂加工紙，硫酸紙もしくはパラフィン紙で包装運搬．	
ゆでがに	成分規格	飲食に供する際に加熱を要しないものに限る 1）［凍結していないもの］ ・腸炎ビブリオ：陰性（増菌培地法） 2）［冷凍ゆでがに］ ・細菌数：100,000/g 以下（標準寒天培地法） ・大腸菌群：陰性（デソキシコーレイト寒天培地法） ・腸炎ビブリオ：陰性（増菌培地法）	別に加工基準あり ※凍結していない加熱調理・加工用のものについては規格基準は適用されない．
	保存基準	・10℃以下保存（飲食に供する際に加熱を要しないものであって，凍結させていないものに限る） ・冷凍ゆでがに：－15℃以下保存 ・清潔で衛生的な容器包装に入れ保存，ただし二次汚染防止措置を講じて，販売用に陳列する場合を除く．	
生食用鮮魚介類	成分規格	・腸炎ビブリオ最確数：100/g 以下（増菌培地法）	切り身又はむき身にした鮮魚介類（生かきを除く）であって，生食用のもの（凍結させたものを除く）に限る．（凍結させたものは冷凍食品［生食用冷凍鮮魚介類］の項を参照）
	保存基準	・清潔で衛生的な容器包装に入れ，10℃以下で保存	別に加工基準あり
生食用かき	成分規格	・細菌数：50,000/g 以下（標準寒天培地法） ・*E.coli* 最確数：230/100 g 以下（EC 培地法） ［むき身のもの］ ・腸炎ビブリオ最確数：100/g 以下（増菌培地法）	別に加工基準あり 容器包装に採取された海域又は湖沼を表示すること．
	保存基準	・10℃以下保存． ・生食用冷凍かき：－15℃以下保存．清潔で衛生的な合成樹脂，アルミニウム箔又は耐水性加工紙で包装保存すること． ・冷凍品を除く生食用かきは上記のほか，清潔で衛生的な有蓋容器に収めて保存してもよい．	
寒天	成分規格	・ホウ素化合物：1 g/kg（H_3BO_3 として）	
穀類 米 （玄米および精米）	成分規格	・カドミウム及びその化合物：0.4 ppm 以下（Cd として）	
豆類	成分規格	・シアン化合物：不検出（ただし，サルタニ豆，サルタピア豆，バター豆，ペギア豆，ホワイト豆，ライマ豆にあってはHCN として 500 ppm 以下）	
	使用基準	・シアン化合物を検出する豆類の使用は生あんの原料に限る．	
野菜 ばれいしょ	加工基準	・発芽防止の目的で放射線を照射する場合は，次の方法による． （イ）放射線源の種類：コバルト 60 のガンマ線 （ロ）ばれいしょの吸収線量：150 グレイ以下 （ハ）照射加工したばれいしょには再照射しないこと	
生あん	成分規格	・シアン化合物：不検出	別に製造基準あり
豆腐	保存基準	・冷蔵保存，又は，十分に洗浄，殺菌した水槽内で，飲用適の冷水で絶えず換水しながら保存（移動販売用及び，成型後水さらしせずに直ちに販売されるものを除く） ・移動販売用のものは十分に洗浄，殺菌した器具で保冷	別に製造基準あり

<table>
<tr><th>区 分</th><th colspan="2">規 格 基 準</th><th>備 考</th></tr>
<tr><td rowspan="2">即席めん類</td><td>成分規格</td><td>・含有油脂：酸価が3を超え，又は過酸化物価が30を超えないこと．</td><td rowspan="2">めんを油脂で処理したものに限る</td></tr>
<tr><td>保存基準</td><td>・直射日光を避けて保存</td></tr>
<tr><td rowspan="2">冷凍食品</td><td>成分規格</td><td colspan="2">
<table>
<tr><th rowspan="2"></th><th rowspan="2">無加熱摂取冷凍食品</th><th colspan="2">加熱後摂取冷凍食品</th><th rowspan="2">生食用冷凍鮮魚介類</th></tr>
<tr><th>凍結直前加熱</th><th>凍結直前加熱以外</th></tr>
<tr><td>細菌数（標準平板培養法）</td><td>100,000/g以下</td><td>100,000/g以下</td><td>3,000,000/g以下</td><td>100,000/g以下</td></tr>
<tr><td>大腸菌群(デソキシコーレイト寒天培地法)</td><td>陰性</td><td>陰性</td><td>—</td><td>陰性</td></tr>
<tr><td>E.coli（EC培地法）</td><td>—</td><td>—</td><td>陰性※</td><td>—</td></tr>
<tr><td>腸炎ビブリオ最確数（増菌培地法）</td><td>—</td><td>—</td><td>—</td><td>100/g以下</td></tr>
</table>
冷凍食品：製造又は加工した食品（清涼飲料水，食肉製品，鯨肉製品，魚肉ねり製品，ゆでだこ及びゆでがに以外）及び切身，むき身にした鮮魚介類（生かき以外）を凍結させたもので，容器包装に入れられたもの
無加熱摂取冷凍食品：冷凍食品のうち製造又は加工した食品を凍結させたもので，飲食に供する際に加熱を要しないとされているもの
加熱後摂取冷凍食品：冷凍食品のうち製造又は加工した食品を凍結させたもので，無加熱摂取冷凍食品以外のもの
生食用冷凍鮮魚介類：冷凍食品のうち切り身又はむき身にした鮮魚介類で，生食用のものを凍結させたもの
※ただし，小麦粉を主たる原材料とし，摂食前に加熱工程が必要な冷凍パン生地様食品については，E.coliが陰性であることを要しない．
（冷凍食品の成分規格の細菌数に係る部分は，微生物の働きを利用して製造された食品，例えば，生地パン，納豆，ナチュラルチーズ入りパイ等を凍結させたものであって容器包装に入れられたものについては適用しない）
</td></tr>
<tr><td>保存基準</td><td>・−15℃以下保存
・清潔で衛生的な合成樹脂，アルミニウム箔又は耐水性の加工紙で包装し保存</td><td>別に加工基準あり</td></tr>
<tr><td>容器包装詰加圧加熱殺菌食品</td><td>成分規格</td><td>・当該容器包装詰加圧加熱殺菌食品中で発育しうる微生物：陰性
(1) 恒温試験：容器包装を35.0℃で14日間保持し，膨脹又は漏れを認めない．
(2) 細菌試験：陰性（TGC培地法，恒温試験済みのものを検体とする）</td><td>容器包装詰加圧加熱殺菌食品とは，食品（清涼飲料水，食肉製品，鯨肉製品，魚肉ねり製品を除く）を気密性のある容器包装に入れ，密封した後，加圧加熱殺菌したものをいう．
別に製造基準あり</td></tr>
<tr><td>油脂で処理した菓子（指導要領）</td><td>製品の管理</td><td>・製品中に含まれる油脂の酸価が3を超え，かつ過酸化物価が30を超えないこと．
・製品中に含まれる油脂の酸価が5を超え，又は過酸化物価が50を超えないこと．</td><td>製造過程において油脂で揚げる，炒める，吹き付ける，又は塗布する等の処理を施した菓子をいう．粗脂肪として10%（w/w）以上を含むもの</td></tr>
</table>

資料：厚生労働省HPを参考に作成

資料 5

食品添加物（抄）（使用基準のあるもの）

（平成27年1月1日現在）

物質名	対象食品	使用量	使用制限	備考（他の主な用途名）
イーストフード				
炭酸カルシウム		カルシウムとして食品の1.0%以下（特別用途表示の許可又は承認を受けた場合を除く）	食品の製造又は加工上必要不可欠な場合及び栄養の目的で使用する場合に限る	（栄養強化剤，ガムベース，膨脹剤）
硫酸カルシウム				（栄養強化剤，豆腐用凝固剤，膨脹剤）
リン酸三カルシウム				（栄養強化剤，ガムベース，乳化剤，膨脹剤）
リン酸一水素カルシウム				（栄養強化剤，乳化剤，膨脹剤）
リン酸二水素カルシウム				
栄 養 強 化 剤				
亜鉛塩類				
グルコン酸亜鉛	母乳代替食品	標準調乳濃度においてZnとして6.0 mg/L以下		厚生労働大臣の承認を得て調製粉乳に使用する場合を除く
	保健機能食品	当該食品の1日当たりの摂取目安量に含まれるZnの量が15 mgを超えてはならない		
硫酸亜鉛	母乳代替食品	標準調乳濃度においてZnとして6.0 mg/L以下		
β-カロテン			こんぶ類，食肉，鮮魚介類（鯨肉を含む），茶，のり類，豆類，野菜，わかめ類に使用しないこと	（着色料）
デュナリエラカロテン[*1]				
ニンジンカロテン[*1]				
パーム油カロテン[*1]				
グルコン酸第一鉄	母乳代替食品，離乳食品，妊産婦・授乳婦用粉乳			（色調調整剤）
L-システイン塩酸塩	パン，天然果汁			（品質改良剤）
クエン酸カルシウム		カルシウムとして食品の1.0%以下（特別用途表示の許可又は承認を受けた場合を除く）	栄養の目的で使用する場合に限る	（乳化剤，調味料，膨脹剤）
グリセロリン酸カルシウム				
グルコン酸カルシウム				
L-グルタミン酸カルシウム				（調味料）
乳酸カルシウム				（調味料，膨脹剤）
パントテン酸カルシウム				
塩化カルシウム				（豆腐用凝固剤）
水酸化カルシウム				（製造用剤）
炭酸カルシウム				（イーストフード，ガムベース，膨脹剤）

物質名のうち，＊1をつけたものは既存添加物名簿収載品

物質名	対象食品	使用量	使用制限	備考 (他の主な用途名)
ピロリン酸二水素カルシウム			食品の製造又は加工上必要不可欠な場合及び栄養の目的で使用する場合に限る	(乳化剤，膨張剤)
硫酸カルシウム				(イーストフード，豆腐用凝固剤，膨張剤)
リン酸三カルシウム リン酸一水素カルシウム リン酸二水素カルシウム				(イーストフード，ガムベース，乳化剤，膨張剤)
銅塩類				
グルコン酸銅	母乳代替食品	標準調乳濃度においてCuとして0.60 mg/L以下		厚生労働大臣の承認を得て調製粉乳に使用する場合を除く
	保健機能食品	当該食品の1日当たりの摂取目安量に含まれるCuの量が5mgを超えてはならない		
硫酸銅	母乳代替食品	標準調乳濃度においてCuとして0.60 mg/L以下		
ニコチン酸 ニコチン酸アミド			食肉及び鮮魚介類(鯨肉を含む)に使用してはならない	(色調調整剤)
トコフェロール酢酸エステル *d*-α-トコフェロール酢酸エステル	保健機能食品	当該食品の1日当たりの摂取目安量に含まれるα-トコフェロールの量が150 mgを超えないようにしなければならない		
ビチオン	調製粉乳 母乳代替食品 保健機能食品	10 μg/100 kcal以下		
ガムベース				
エステルガム	チューインガム		チューインガム基礎剤以外の用途に使用してはならない	
タルク[*1]	チューインガム	5.0%以下		(製造用剤)
酢酸ビニル樹脂	チューインガム		チューインガム基礎剤及び果実又は野菜の表皮の被膜剤以外に使用してはならない	(被膜剤)
炭酸カルシウム	チューインガム	10%以下 (カルシウムとして)		(イーストフード，栄養強化剤，膨張剤)
ポリイソブチレン ポリブテン	チューインガム			
リン酸三カルシウム リン酸一水素カルシウム	チューインガム	1.0%以下 (カルシウムとして)	食品の製造又は加工上必要不可欠な場合及び栄養の目的で使用する場合に限る	(イーストフード，栄養強化剤，乳化剤，膨張剤)

物　質　名	対象食品	使用量	使用制限	備　考（他の主な用途名）
甘味料				
アセスルファムカリウム	あん類 菓子，生菓子	2.5 g/kg 以下	特別用途表示の許可又は承認を受けた場合は，この限りではない	
	チューインガム	5.0 g/kg 以下		
	アイスクリーム類 ジャム類 たれ 漬け物 氷菓 フラワーペースト	1.0 g/kg 以下		
	果実酒 雑酒 清涼飲料水 乳飲料 乳酸菌飲料 はっ酵乳（希釈して飲用に供する飲料水にあっては，希釈後の飲料水）	0.50 g/kg 以下		
	砂糖代替食品（コーヒー，紅茶等に直接加え，砂糖に代替する食品として用いられるもの）	15 g/kg 以下		
	その他の食品	0.35 g/kg 以下		
	栄養機能食品（錠剤）	6.0 g/kg		
グリチルリチン酸二ナトリウム	しょう油，みそ			
サッカリン	チューインガム	0.050 g/kg 以下（サッカリンとして）		
サッカリンカルシウム サッカリンナトリウム	こうじ漬，酢漬，たくあん漬	2.0 g/kg 未満（サッカリンナトリウムとしての残存量）	サッカリンカルシウムとサッカリンナトリウムを併用する場合にはそれぞれの残存量の和がサッカリンナトリウムとしての基準値以上であってはならない	
	粉末清涼飲料	1.5 g/kg 未満（〃）		
	かす漬，みそ漬，しょう油漬の漬物，魚介加工品（魚肉ねり製品，つくだ煮，漬物，缶詰又は瓶詰食品を除く）	1.2 g/kg 未満（〃）		
	海藻加工品，しょう油，つくだ煮，煮豆	0.50 g/kg 未満（〃）		
	魚肉ねり製品，シロップ，酢，清涼飲料水，ソース，乳飲料，乳酸菌飲料，氷菓	0.30 g/kg 未満（5 倍以上に希釈して用いる清涼飲料水及び乳酸菌飲料の原料に供する乳酸菌飲料又ははっ酵乳にあっては 1.5 g/kg 未満，3 倍以上に希釈して用いる酢にあっては 0.90 g/kg 未満）（〃）		

物質名	対象食品	使用量	使用制限	備考（他の主な用途名）
	アイスクリーム類，あん類，ジャム，漬物（かす漬，こうじ漬，しょう油漬，酢漬，たくあん漬，みそ漬を除く），はっ酵乳（乳酸菌飲料の原料に供するはっ酵乳を除く），フラワーペースト類，みそ	0.20 g/kg 未満（〃）		アイスクリーム類，菓子，氷菓は原料である液状ミックス及びミックスパウダーを含む
	菓子	0.10 g/kg 未満（〃）		
	上記食品以外の食品及び魚介加工品の缶詰又は瓶詰	0.20 g/kg 未満（〃）		
	特別用途表示の許可又は承認を受けた食品	許可量		
スクラロース	菓子，生菓子	1.8 g/kg 以下	特別用途表示の許可又は承認を受けた場合は，この限りではない	
	チューインガム	2.6 g/kg 以下		
	ジャム	1.0 g/kg 以下		
	清酒，合成清酒，果実酒，雑酒，清涼飲料水，乳飲料，乳酸菌飲料（希釈して飲用に供する飲料水にあっては，希釈後の飲料水）	0.40 g/kg 以下		
	砂糖代替食品（コーヒー，紅茶等に直接加え，砂糖に代替する食品として用いられるもの）	12 g/kg 以下		
	その他の食品	0.58 g/kg 以下		
香　料				
アセトアルデヒド アセト酢酸フェニル アセトフェノン アニスアルデヒド (3-アミノ-3-カルボキシプロピル）ジメチルスルホニウム塩化物 アミルアルコール α-アミルシンナムアルデヒド アントラニル酸メチル イオノン イソアミルアルコール イソオイゲノール イソ吉草酸イソアミル イソ吉草酸エチル イソキノリン イソチオシアネート類（毒性が激しいと一般に認められるものを除く） イソチオシアン酸アリル イソバレルアルデヒド イソブタノール イソブチルアルデヒド			ここに収載した香料は別段の規定があるもののほか着香の目的以外に使用してはならない	イソチオシアネート類，インドール及びその誘導体，エステル類，エーテル類，ケトン類，脂肪酸類，脂肪族高級アルコール類，脂肪族高級アルデヒド類，脂肪族高級炭化水素類，チオエーテル類，チオール類，テルペン系炭化水素類，フェノールエーテル類，フェノール類，フルフラール及びその誘導体，芳香族アルコール類，芳香族アルデヒド類，ラクトン類の18項

物質名	対象食品	使用量	使用制限	備考(他の主な用途名)
			ここに収載した香料は別段の規定があるもののほか着香の目的以外に使用してはならない	目については類又は誘導体として指定されています．これらに属する具体的品目については平成 25 年 7 月 25 日食安基発第 0725 第 2 号により示されています．
イソプロパノール				(製造用剤)
イソペンチルアミン				
インドール及びその誘導体				
γ-ウンデカラクトン				
エステル類				
2-エチル-3,5-ジメチルピラジン及び 2-エチル-3,6-ジメチルピラジンの混合物				
エチルバニリン				
2-エチルピラジン				
3-エチルピリジン				
2-エチル-3-メチルピラジン				
2-エチル-5-メチルピラジン				
2-エチル-6-メチルピラジン				
5-エチル-2-メチルピリジン				
エーテル類				
オイゲノール				
オクタナール				
オクタン酸エチル				
ギ酸イソアミル				
ギ酸ゲラニル				
ギ酸シトロネリル				
ケイ皮酸				
ケイ皮酸エチル				
ケイ皮酸メチル				
ケトン類				
ゲラニオール				
酢酸イソアミル				
酢酸エチル				(製造用剤)
酢酸ゲラニル				
酢酸シクロヘキシル				
酢酸シトロネリル				
酢酸シンナミル				
酢酸テルピニル				
酢酸フェネチル				
酢酸ブチル				
酢酸ベンジル				
酢酸 *l*-メンチル				
酢酸リナリル				
サリチル酸メチル				
2,3-ジエチルピラジン				
2,3-ジエチル-5-メチルピラジン				
シクロヘキシルプロピオン酸アリル				
シトラール				
シトロネラール				
シトロネロール				

物　質　名	対象食品	使用量	使用制限	備考（他の主な用途名）
1,8-シネオール			ここに収載した香料は別段の規定があるもののほか着香の目的以外に使用してはならない	
脂肪酸類				
脂肪族高級アルコール類				
脂肪族高級アルデヒド類（毒性が激しいと一般に認められるものを除く）				
脂肪族高級炭化水素類（〃）				
2,3-ジメチルピラジン				
2,5-ジメチルピラジン				
2,6-ジメチルピラジン				
2,6-ジメチルピリジン				
シンナミルアルコール				
シンナムアルデヒド				
チオエーテル類（毒性が激しいと一般に認められるものを除く）				
チオール類（〃）				
デカナール				
デカノール				
デカン酸エチル				
5,6,7,8-テトラヒドロキノキサリン				
2,3,5,6-テトラメチルピラジン				
テルピネオール				
テルペン系炭化水素類				
トリメチルアミン				
2,3,5-トリメチルピラジン				
γ-ノナラクトン				
バニリン				
パラメチルアセトフェノン				
バレルアルデヒド				
ヒドロキシシトロネラール				
ヒドロキシシトロネラールジメチルアセタール				
ピペリジン				
ピペロナール				
ピラジン				
ピロリジン				
ピロール				
フェニル酢酸イソアミル				
フェニル酢酸イソブチル				
フェニル酢酸エチル				
2-(3-フェニルプロピル)ピリジン				
フェネチルアミン				
フェノールエーテル類（毒性が激しいと一般に認められるものを除く）				
フェノール類（〃）				
ブタノール				
ブチルアミン				
ブチルアルデヒド				
フルフラール及びその誘導体（〃）				
プロパノール				
プロピオンアルデヒド				
プロピオン酸				（保存料）
プロピオン酸イソアミル				
プロピオン酸エチル				

物質名	対象食品	使用量	使用制限	備考 (他の主な用途名)
プロピオン酸ベンジル			ここに収載した香料は別段の規定があるもののほか着香の目的以外に使用してはならない	
ヘキサン酸				
ヘキサン酸アリル				
ヘキサン酸エチル				
ヘプタン酸エチル				
l-ペリルアルデヒド				
ベンジルアルコール				
ベンズアルデヒド				
2-ペンタノール				
trans-2-ペンテナール				
1-ペンテン-3-オール				
芳香族アルコール類				
芳香族アルデヒド類（毒性が激しいと一般に認められるものを除く）				
d-ボルネオール				
マルトール				
N-メチルアントラニル酸メチル				
5-メチルキノキサリン				
6-メチルキノリン				
5-メチル-6,7-ジヒドロ-5*H*-シクロペンタピラジン				
メチル-β-ナフチルケトン				
2-メチルピラジン				
2-メチルブタノール				
3-メチル-2-ブタノール				
2-メチルブチルアルデヒド				
trans-2-メチル-2-ブテナール				
3-メチル-2-ブテナール				
3-メチル-2-ブテノール				
dl-メントール				
l-メントール				
酪酸				
酪酸イソアミル				
酪酸エチル				
酪酸シクロヘキシル				
酪酸ブチル				
ラクトン類（毒性が激しいと一般に認められるものを除く）				
リナロオール				
固結防止剤				
ケイ酸カルシウム		食品の2.0％以下（微粒二酸化ケイ素と併用の場合はその合計量）	母乳代替食品及び離乳食品に使用してはならない	
二酸化ケイ素（微粒二酸化ケイ素のみ）		二酸化ケイ素として食品の2.0％以下（ケイ酸カルシウムと併用の場合はその合計量）		
フェロシアン化物 フェロシアン化カリウム フェロシアン化カルシウム フェロシアン化ナトリウム	食塩	0.020 g/kg以下（無水フェロシアン化ナトリウムとして）フェロシアン化物2種以上を併用する場合はその合計量		

物質名	対象食品	使用量	使用制限	備考（他の主な用途名）
小麦粉処理剤				
過硫化ベンゾイル			硫酸アルミニウムカリウム，リン酸のカルシウム塩類，硫酸カルシウム，炭酸カルシウム，炭酸マグネシウム及びデンプンのうち1種又は2種以上を配合して希釈過酸化ベンゾイルとして使用する場合以外に使用してはならない	
過硫酸アンモニウム	小麦粉	0.30 g/kg 以下		
希釈過酸化ベンゾイル	小麦粉	0.30 g/kg 以下		
二酸化塩素	小麦粉			
殺菌料				
亜塩素酸水	精米，豆類，野菜（きのこ類を除く），果実，海藻類，鮮魚介類（鯨肉を含む），食肉，食肉製品，鯨肉製品，これらを塩蔵，乾燥その他の方法により保存したもの	0.40 g/kg 以下（浸漬液又は噴霧液に対し；亜塩素酸として）	最終食品の完成前に分解又は除去すること	
亜塩素酸ナトリウム	漂白剤の項参照		漂白剤の項参照	（漂白剤）
過酸化水素			最終食品の完成前に分解又は除去すること	
次亜塩素酸水 強酸性次亜塩素酸水 弱酸性次亜塩素酸水 微酸性次亜塩素酸水			最終食品の完成前に除去すること	
次亜塩素酸ナトリウム			ごまに使用してはならない	
酸化防止剤				
亜硫酸ナトリウム 次亜硫酸ナトリウム 二酸化硫黄 ピロ亜硫酸カリウム ピロ亜硫酸ナトリウム	漂白剤の項参照	漂白剤の項参照	漂白剤の項参照	（漂白剤，保存料）
エチレンジアミン四酢酸カルシウム二ナトリウム（EDTA・$CaNa_2$）	缶，瓶詰清涼飲料水	0.035 g/kg 以下（EDTA・$CaNa_2$ として）		
エチレンジアミン四酢酸二ナトリウム（EDTA・Na_2）	その他の缶，瓶詰	0.25 g/kg 以下（〃）	EDTA・Na_2 は最終食品完成前に EDTA・$CaNa_2$ にすること	
エリソルビン酸 エリソルビン酸ナトリウム			魚肉ねり製品（魚肉すり身を除く）及びパンには栄養の目的に使用してはならない．その他の食品にあっては，酸化防止の目的に限る	（品質改良剤）

物質名	対象食品	使用量	使用制限	備考（他の主な用途名）
グアヤク脂*1	油脂，バター	1.0 g/kg 以下		
クエン酸イソプロピル	油脂，バター	0.10 g/kg 以下（クエン酸モノイソプロピルとして）		
ジブチルヒドロキシトルエン（BHT）	魚介冷凍品（生食用冷凍鮮魚介類及び生食用冷凍かきを除く），鯨冷凍品（生食用冷凍鯨肉を除く）	1 g/kg 以下（浸漬液に対し；ブチルヒドロキシアニソール又はこれを含む製剤を併用の場合はその合計量）		
	油脂，バター，魚介乾製品，魚介塩蔵品，乾燥裏ごしいも	0.2 g/kg 以下（ブチルヒドロキシアニソール又はこれを含む製剤を併用の場合はその合計量）		
	チューインガム	0.75 g/kg 以下		
dl-α-トコフェロール			酸化防止の目的に限る（β-カロテン，ビタミンA，ビタミンA脂肪酸エステル及び流動パラフィンの製剤中に含まれる場合を除く）	
ブチルヒドロキシアニソール（BHA）	魚介冷凍品（生食用冷凍鮮魚介類及び生食用冷凍かきを除く），鯨冷凍品（生食用冷凍鯨肉を除く）	1 g/kg 以下（浸漬液に対し；ジブチルヒドロキシトルエン又はこれを含む製剤を併用の場合はその合計量）		
	油脂，バター，魚介乾製品，魚介塩蔵品，乾燥裏ごしいも	0.2 g/kg 以下（ジブチルヒドロキシトルエン又はこれを含む製剤を併用の場合はその合計量）		
没食子酸プロピル	油脂	0.20 g/kg 以下		
	バター	0.10 g/kg 以下		
色調調整剤				
グルコン酸第一鉄	オリーブ	0.15 g/kg 以下（鉄として）		（栄養強化剤）
ニコチン酸			食肉及び鮮魚介類（鯨肉を含む）に使用してはならない	（栄養強化剤）
ニコチン酸アミド			食肉及び鮮魚介類（鯨肉を含む）に使用してはならない	（栄養強化剤）
消泡剤				
シリコーン樹脂		0.050 g/kg 以下	消泡以外の目的に使用しないこと	
製造用剤				
アセトン			ガラナ飲料を製造する際のガラナ豆の成分抽出及び油脂の成分を分別する場合に限る．最終食品の完成前に除去すること	

物質名	対象食品	使用量	使用制限	備考 (他の主な用途名)
イソプロパノール	ホップ	20 g/kg 以下 (残存量（ホップ抽出物）)	着香及び食品成分の抽出の目的以外に使用してはならない	(香料) ホップ抽出物は，ビール及び発泡酒（発泡性を有する酒類を含む）の製造に当たり，麦汁に加えるものに限る． 魚肉たん白濃縮物は，魚肉から水分及び脂肪を除去したものをいう． 抽出後の食品及びこれを原料とした食品には，上記ホップ抽出物又は魚肉たん白濃縮物を原料としたものは含まれない
	魚肉	0.25 g/kg 以下 (〃（魚肉たん白濃縮物）)		
	その他の食品	0.2 g/kg 以下 (〃（抽出後の食品及びこれを原料とした食品）)		
イオン交換樹脂			最終食品の完成前に除去すること	
塩酸 水酸化カリウム 水酸化ナトリウム 硫酸			最終食品の完成前に中和又は除去すること	
カラメルⅠ*1 カラメルⅡ*1 カラメルⅢ*1 カラメルⅣ*1 金*1			こんぶ類，食肉，鮮魚介類（鯨肉を含む），茶，のり類，豆類，野菜，わかめ類に使用しないこと ただし，金をのり類に使用する場合はこの限りではない	(着色料)
ケイ酸マグネシウム			油脂のろ過助剤以外の用途に使用してはならない．最終食品の完成前に除去すること	
酢酸エチル			酢酸エチルは，着香の目的以外に使用してはならない．ただし，酢酸エチルを柿の脱渋に使用するアルコール，結晶果糖の製造に使用するアルコール，香辛料の顆粒若しくは錠剤の製造に使用するアルコール，コンニャク粉の製造に使用するアルコール，ジブチルヒドロキシトルエン若しくは，ブチルヒドロキシアニソールの溶剤として使用	(香料)

物　質　名	対 象 食 品	使　用　量	使 用 制 限	備　考 (他の主な用途名)
			するアルコール又は食酢の醸造原料として使用するアルコールを変性する目的で使用する場合，酵母エキス（酵母の自己消化により得られた水溶性の成分をいう．以下この目において同じ）の製造の際の酵母の自己消化を促進する目的で使用する場合及び酢酸ビニル樹脂の溶剤の用途に使用する場合はこの限りではない．なお酵母エキスの製造に使用した酢酸エチルは，最終食品の完成前にこれを除去すること	
シュウ酸			最終食品の完成前に除去すること	
ステアリン酸マグネシウム	保健機能食品（カプセル及び錠剤）			
炭酸カルシウム	イーストフードの項及びガムベースの項参照	イーストフードの項及びガムベースの項参照		(イーストフード，栄養強化剤，ガムベース，膨張剤)
カオリン*1 ケイソウ土*1 酸性白土*1 タルク*1 パーライト*1 ベントナイト*1 上記6種に類似する不溶性の鉱物性物質*1		食品中の残存量0.50%以下（二物質以上使用の場合も同じ）チューインガムにタルクのみを使用する場合は5.0%以下	食品の製造又は加工上必要不可欠の場合に限る	
ナトリウムメトキシド			最終食品の完成前に分解し，生成するメタノールを除去すること	
二酸化ケイ素（微粒二酸化ケイ素を除く） ポリビニルポリピロリドン			ろ過助剤として使用する場合に限る．最終食品の完成前に除去すること	
ピロリン酸二水素カルシウム		栄養強化剤の項参照	栄養強化剤の項参照	(栄養強化剤，乳化剤，膨張剤)
プロピレングリコール	チューインガム軟化剤の項及び品質保持剤の項参照	チューインガム軟化剤の項及び品質保持剤の項参照		(チューインガム軟化剤，品質保持剤)
ヘキサン*1			食用油脂製造の際の油脂の抽出に限る．最終食品の完成前に除去すること	
硫酸アルミニウムアンモニウム 硫酸アルミニウムカリウム			みそに使用しないこと	(膨脹剤)

物質名	対象食品	使用量	使用制限	備考（他の主な用途名）
リン酸三カルシウム		イーストフードの項参照	イーストフードの項参照	（イーストフード，栄養強化剤，ガムベース，乳化剤，膨張剤）
リン酸一水素カルシウム				
リン酸二水素カルシウム				（イーストフード，栄養強化剤，乳化剤，膨張剤）
増粘剤（安定剤・ゲル化剤又は糊料）				
アルギン酸プロピレングリコールエステル		1.0%以下		
カルボキシメチルセルロースカルシウム		2.0%以下	カルボキシメチルセルロースカルシウム，カルボキシメチルセルロースナトリウム，デンプングリコール酸ナトリウム，メチルセルロースの2種以上を併用する場合はそれぞれの使用量の和が食品の2.0%以下であること	
カルボキシメチルセルロースナトリウム		〃		
デンプングリコール酸ナトリウム		〃		
デンプンリン酸エステルナトリウム		〃		
メチルセルロース		〃		
ポリアクリル酸ナトリウム		0.20%以下		
ポリビニルピロリドン	カプセル，錠剤等通常の食品形態でない食品			
着色料				
β-アポ-8′-カロテナール			こんぶ類，食肉，鮮魚介類（鯨肉を含む），茶，のり類，豆類，野菜，わかめ類に使用しないこと	
β-カロテン				（栄養強化剤）
三二酸化鉄	バナナ（果柄の部分に限る），コンニャク			
食用赤色2号			カステラ，きなこ，魚肉漬物，鯨肉漬物，こんぶ類，しょう油，食肉，食肉漬物，スポンジケーキ，鮮魚介類（鯨肉を含む），茶，のり類，マーマレード，豆類，みそ，めん類（ワンタンを含む），野菜及びわかめ類には使用しないこと	
食用赤色2号アルミニウムレーキ				
食用赤色3号				
食用赤色3号アルミニウムレーキ				
食用赤色40号				
食用赤色40号アルミニウムレーキ				
食用赤色102号				
食用赤色104号				
食用赤色105号				
食用赤色106号				
食用黄色4号				
食用黄色4号アルミニウムレーキ				
食用黄色5号				
食用黄色5号アルミニウムレーキ				
食用緑色3号				
食用緑色3号アルミニウムレーキ				
食用青色1号				

物質名	対象食品	使用量	使用制限	備考（他の主な用途名）
食用青色１号アルミニウムレーキ 食用青色２号 食用青色２号アルミニウムレーキ 二酸化チタン			着色の目的以外に使用しないこと	
水溶性アナトー ノルビキシンカリウム ノルビキシンナトリウム 鉄クロロフィリンナトリウム			こんぶ類，食肉，鮮魚介類（鯨肉を含む），茶，のり類，豆類，野菜，わかめ類に使用しないこと	
銅クロロフィリンナトリウム	こんぶ	0.15 g/kg 以下 （無水物中：銅として）		
	果実類，野菜類の貯蔵品	0.10 g/kg 以下 （銅として）		
	シロップ	0.064 g/kg 以下 （〃）		
	チューインガム	0.050 g/kg 以下 （〃）		
	魚肉ねり製品 （魚肉すり身を除く）	0.040 g/kg 以下 （〃）		
	あめ類	0.020 g/kg 以下 （〃）		
	チョコレート，生菓子 （菓子パンを除く）	0.0064 g/kg 以下 （〃）	チョコレートへの使用はチョコレート生地への着色をいうもので，着色したシロップによりチョコレート生地をコーティングすることも含む	生菓子は昭和34年6月23日衛発第580号公衆衛生局長通知にいう生菓子のうち，アンパン，クリームパン等の菓子パンを除く
	みつ豆缶詰又はみつ豆合成樹脂製容器包装詰中の寒天	0.0004 g/kg 以下 （〃）		
銅クロロフィル	こんぶ	0.15 g/kg 以下 （無水物中：銅として）		
	果実類，野菜類の貯蔵品	0.10 g/kg 以下 （銅として）		
	チューインガム	0.050 g/kg 以下 （〃）		
	魚肉ねり製品 （魚肉すり身を除く）	0.030 g/kg 以下 （〃）		
	生菓子 （菓子パンを除く）	0.0064 g/kg 以下 （〃）		
	チョコレート	0.0010 g/kg 以下 （〃）	チョコレートへの使用はチョコレート生地への着色をいうもので，着色したシロップによりチョコレート生地をコーティングすることも含む	
	みつ豆の缶詰又はみつ豆合成樹脂製容器包装詰中の寒天	0.0004 g/kg 以下 （〃）		
既存添加物名簿収載の着色料[*1]及び一般に食品として飲食に供されている物であって添加物として使用されている着色料			こんぶ類，食肉，鮮魚介類（鯨肉を含む），茶，のり類，豆類，野菜，わかめ類に使用しないこと ただし，金をのり類に使用する場合はこの限りではない	

物質名	対象食品	使用量	使用制限	備考（他の主な用途名）

〔品　名〕＊1

アナトー色素
アルミニウム
ウコン色素
オレンジ色素
カカオ色素
カキ色素
カラメルⅠ（製）
カラメルⅡ（製）
カラメルⅢ（製）
カラメルⅣ（製）
魚鱗箔
金（製）
銀

クチナシ青色素
クチナシ赤色素
クチナシ黄色素
クーロー色素
クロロフィリン
クロロフィル
酵素処理ルチン（抽出物）（栄，酸防）
コウリャン色素
コチニール色素
骨炭色素
シアナット色素
シタン色素
植物炭末色素

スピルリナ色素
タマネギ色素
タマリンド色素
デュナリエラカロテン（栄）
トウガラシ色素
トマト色素
ニンジンカロテン（栄）
パーム油カロテン（栄）
ビートレッド
ファフィア色素
ブドウ果皮色素
ペカンナッツ色素
ベニコウジ黄色素

ベニコウジ色素
ベニバナ赤色素
ベニバナ黄色素
ヘマトコッカス藻色素
マリーゴールド色素
ムラサキイモ色素
ムラサキトウモロコシ色素
ムラサキヤマイモ色素
ラック色素
ルチン（抽出物）（酸防）
ログウッド色素

物質名	対象食品	使用量	使用制限	備考（他の主な用途名）
チューインガム軟化剤				
プロピレングリコール	チューインガム	0.60％以下		（品質保持剤）
調味料				
〔アミノ酸〕				
L-グルタミン酸カルシウム		カルシウムとして食品の 1.0％以下（特別用途食品を除く）		（栄養強化剤）
〔有機酸〕				
クエン酸カルシウム		カルシウムとして食品の 1.0％以下（特別用途食品を除く）		（栄養強化剤，乳化剤，膨脹剤）
乳酸カルシウム				（栄養強化剤，膨脹剤）
D-マンニトール	つくだ煮（こんぶを原料とするものに限る）	25％以下（残存量）	塩化カリウム及びグルタミン酸塩を配合して調味の目的で使用する場合（D-マンニトールが塩化カリウム，グルタミン酸塩及びD-マンニトールの合計量の80％以下である場合に限る）はこの限りではない	（品質改良剤）
豆腐用凝固剤				
塩化カルシウム 硫酸カルシウム		カルシウムとして食品の 1.0％以下（特別用途表示の許可又は承認を受けた場合を除く）	食品の製造又は加工上必要不可欠な場合及び栄養目的に限る	（栄養強化剤）（イーストフード，栄養強化剤，膨脹剤）
乳化剤				
ステアロイル乳酸カルシウム ステアロイル乳酸ナトリウム	生菓子製造用ミックスパウダー	10 g/kg 以下	ステアロイル乳酸カルシウムとステアロイル乳酸ナトリウムを併用する場合にはそれぞれの使用量の和がステアロイル乳酸カルシウムとしての基準値以下でなければならない	生菓子は米を原料としたものに限る 菓子は小麦粉を原料とし，ばい焼若しくは油脂で処理したものに限る
	スポンジケーキ，バターケーキ，蒸しパン製造用ミックスパウダー	8.0 g/kg 以下		
	菓子のうち油脂で処理したもの，パン製造用ミックスパウダー	5.5 g/kg 以下		

物　質　名	対象食品	使用量	使用制限	備考（他の主な用途名）
	菓子のうちばい焼したもの（スポンジケーキ及びバターケーキを除く）製造用ミックスパウダー	5.0 g/kg 以下		蒸しパンは小麦粉を原料とし，蒸したパンをいう
	蒸しまんじゅう製造用ミックスパウダー	2.5 g/kg 以下		蒸しまんじゅうは小麦粉を原料とし，蒸したまんじゅうをいう
	生菓子	6.0 g/kg 以下		
	スポンジケーキ，バターケーキ，蒸しパン	5.5 g/kg 以下		
	めん類（マカロニ類を除く）	4.5 g/kg 以下（ゆでめんとして）		めん類は即席めん又はマカロニ類以外の乾めんを除く
	菓子のうちばい焼したもの及び油脂で処理したもの（スポンジケーキ及びバターケーキを除く），パン，マカロニ類	4.0 g/kg 以下（マカロニ類にあっては乾めんとして）		マカロニ類はマカロニ，スパゲッティ，バーミセリー，ヌードル，ラザニア等をいう　マカロニ類（乾めん）は，水分含量は 12％として適用すること
	蒸しまんじゅう	2.0 g/kg 以下		
ポリソルベート 20 ポリソルベート 60 ポリソルベート 65 ポリソルベート 80	カプセル・錠剤等通常の食品形態でない食品	25 g/kg 以下（ポリソルベート 80 として）		
	ココア及びチョコレート製品，ショートニング，即席麺の添付調味料，ソース類，チューインガム並びに乳脂肪代替食品	5.0 g/kg 以下（〃）		
	アイスクリーム類，菓子類の製造に用いる装飾品（糖を主成分とするものに限る），加糖ヨーグルト，ドレッシング，マヨネーズ，ミックスパウダー（焼菓子及び洋生菓子の製造に用いるものに限る），焼菓子（洋菓子に限る），及び洋生菓子	3.0 g/kg 以下（〃）		

物質名	対象食品	使用量	使用制限	備考（他の主な用途名）
	あめ類，スープ，フラワーペースト（ココア及びチョコレートを主要原料とし，これに砂糖，油脂，粉乳，卵，小麦粉等を加え，加熱殺菌してペースト状とし，パン又は菓子に充てん又は塗布して食用に供するものに限る）及び氷菓	1.0 g/kg 以下（〃）		
	海藻の漬物，チョコレートドリンク及び野菜の漬物	0.50 g/kg 以下（〃）		
	非熟成チーズ	0.080 g/kg 以下（〃）		
	海藻の缶詰及び瓶詰並びに野菜の缶詰及び瓶詰	0.030 g/kg 以下（〃）		
	その他の食品	0.020 g/kg 以下（〃）		
クエン酸カルシウム		カルシウムとして食品の 1.0％以下（特別用途表示の許可又は承認を受けた場合を除く）	食品の製造又は加工上必要不可欠な場合及び栄養目的に限る	（栄養強化剤，調味料，膨脹剤）
ピロリン酸二水素カルシウム				（栄養強化剤，膨脹剤）
リン酸三カルシウム				（イーストフード，栄養強化剤，ガムベース，膨脹剤）
リン酸一水素カルシウム				（イーストフード，栄養強化剤，ガムベース，膨脹剤）
リン酸二水素カルシウム				（イーストフード，栄養強化剤，膨脹剤）
発酵調整剤				
硝酸カリウム 硝酸ナトリウム	チーズ	原料乳につき 0.20 g/L 以下（カリウム塩又はナトリウム塩として）		（発色剤）
	清酒	酒母に対し 0.10 g/L 以下（同上）		
発色剤				
亜硝酸ナトリウム	食肉製品，鯨肉ベーコン	0.070 g/kg 以下（亜硝酸根としての残存量）		
	魚肉ソーセージ，魚肉ハム	0.050 g/kg 以下（〃）		
	いくら，すじこ，たらこ	0.0050 g/kg 以下（〃）		たらことはスケトウダラの卵巣を塩蔵したものをいう
硝酸カリウム 硝酸ナトリウム	食肉製品，鯨肉ベーコン	0.070 g/kg 未満（亜硝酸根としての残存量）		（発酵調整剤）

物質名	対象食品	使用量	使用制限	備考（他の主な用途名）
被膜剤				
オレイン酸ナトリウム モルホリン脂肪酸塩	果実，果菜の表皮		被膜剤以外の用途に使用してはならない	
酢酸ビニル樹脂	果実，果菜の表皮		ガムベース及び果実又は果菜の表皮の被膜剤以外に使用してはならない	（ガムベース）
漂白剤				
亜塩素酸ナトリウム	かずのこの加工品（干しかずのこ及び冷凍かずのこを除く），生食用野菜類，卵類（卵殻の部分に限る）	0.50 g/kg 以下（浸漬液に対し；亜塩素酸ナトリウムとして）	最終食品の完成前に分解又は除去すること	（殺菌料）
	かんきつ類果皮（菓子製造に用いるものに限る），さくらんぼ，ふき，ぶどう，もも		最終食品の完成前に分解又は除去すること	
亜硫酸ナトリウム 次亜硫酸ナトリウム 二酸化硫黄 ピロ亜硫酸カリウム ピロ亜硫酸ナトリウム	かんぴょう	5.0 g/kg 未満未満（二酸化硫黄としての残存量）	ごま，豆類及び野菜に使用してはならない	（酸化防止剤，保存料）
	乾燥果実（干しぶどうを除く）	2.0 g/kg 未満（〃）		
	干しぶどう	1.5 g/kg 未満（〃）		
	コンニャク粉	0.90 g/kg 未満（〃）		
	乾燥じゃがいも ゼラチン ディジョンマスタード	0.50 g/kg 未満（〃）		ディジョンマスタードとは，黒ガラシ和ガラシ等の種だけ，または油分を除いていない黄ガラシの種を粉砕，ろ過して得られた調整マスタードをいう
	果実酒，雑酒	0.35 g/kg 未満（〃）		果実酒は果実酒の製造に用いる酒精分 1v/v％以上を含有する果実搾汁及びこれを濃縮したものを除く
	キャンデッドチェリー，糖蜜	0.30 g/kg 未満（〃）		キャンデッドチェリーとは除核したさくらんぼを砂糖漬にしたもの，またはこれに砂糖の結晶を付けたものもしくはこれをシロップ漬にしたものをいう

物質名	対象食品	使用量	使用制限	備考（他の主な用途名）
	糖化用タピオカでんぷん	0.25 g/kg 未満（〃）		糖化用タピオカでんぷんとは，そのまま食用に用いることはせず，でんぷんの分解，水素添加などによって，水あめをつくるために用いられているでんぷんをいう
	水あめ	0.20 g/kg 未満（〃）		
	天然果汁	0.15 g/kg 未満（〃）		天然果汁は5倍以上に希釈して飲用に供するもの
	甘納豆，煮豆，えび（むき身），冷凍生かに（むき身）	0.10 g/kg 未満（〃）		
	その他の食品（キャンデッドチェリーの製造に用いるさくらんぼ及びビールの製造に用いるホップ並びに果実酒の製造に用いる果汁，酒精分1v/v%以上を含有する果実搾汁及びこれを濃縮したものを除く）	0.030 g/kg 未満（〃）ただし，添加物一般の使用基準の表の亜硫酸塩等の項に掲げる場合であって，かつ，同表の第3欄に掲げる食品（コンニャクを除く）1 kg中に同表の第1欄に掲げる添加物が，二酸化硫黄として，0.030 g 以上残存する場合は，その残存量未満		
表面処理剤				
ナタマイシン	ナチュラルチーズ（ハード及びセミハードの表面部分に限る）	0.020 g/kg 未満		ハードチーズとはMFFB（% Moisture on Fat-Free-Basis）49～56%のものをいう．セミハードチーズとはMFFB54～69%のものをいう
品質改良剤				
エリソルビン酸 エリソルビン酸ナトリウム	パン，魚肉ねり製品（魚肉すり身を除く）		栄養の目的に使用してはならない	（酸化防止剤）
L-システイン塩酸塩	パン，天然果汁			（栄養強化剤）
臭素酸カリウム	パン（小麦粉を原料として使用するものに限る）	0.030 g/kg 以下（小麦粉に対し臭素酸として）	最終食品の完成前に分解又は除去すること	
D-マンニトール	ふりかけ類（顆粒を含むものに限る）	顆粒部分に対して50%以下		ふりかけ類には茶漬を含む（調味料）
	あめ類	40%以下		
	らくがん	30%以下		
	チューインガム	20%以下		

物質名	対象食品	使用量	使用制限	備考（他の主な用途名）
品質保持剤				
プロピレングリコール	生めん いかくん製品	2.0％以下（プロピレングリコールとして）		（製造用剤，チューインガム軟化剤）
	ギョウザ，シュウマイ，ワンタン及び春巻の皮	1.2％以下（〃）		
	その他の食品	0.60％以下（〃）		
噴射剤（プロペラント）				
亜酸化窒素	ホイップクリーム類			ホイップクリーム類とは乳脂肪分を主成分とする食品又は乳脂肪代替食品を主原料として泡立てたものをいう
防かび剤				
アゾキシストロビン	かんきつ類（みかんを除く）	0.010 g/kg 以下（残存量）		農産物の残留基準の項参照
イマザリル	かんきつ類（みかんを除く）	0.0050 g/kg 以下（残存量）		農薬等の残留基準の項参照
	バナナ	0.0020 g/kg 以下（〃）		
オルトフェニルフェノール オルトフェニルフェノールナトリウム	かんきつ類	0.010 g/kg 以下（オルトフェニルフェノールとしての残存量）		
ジフェニル	グレープフルーツ レモン オレンジ類	0.070 g/kg 未満（残存量）	貯蔵又は運搬の用に供する容器の中に入れる紙片に浸潤させて使用する場合に限る	
チアベンダゾール	かんきつ類	0.010 g/kg 以下（残存量）		
	バナナ	0.0030 g/kg 以下（〃）		
	バナナ（果肉）	0.0004 g/kg 以下（〃）		
ピリメタニル	あんず，おうとう，かんきつ類（みかんを除く），すもも，もも	0.010 g/kg 以下（残存量）		
	西洋なし，マルメロ，りんご	0.014 g/kg 以下（〃）		
フルジオキソニル	キウィー	0.020 g/kg 以下（残存量）		
	かんきつ類（みかんを除く）	0.010 g/kg 以下（〃）		
	あんず（種子を除く），おうとう（種子を除く），ざくろ，すもも（種子を除く），西洋なし，ネクタリン（種子を除く），びわ，マルメロ，もも（種子を除く），りんご	0.0050 g/kg 以下（〃）		

物質名	対象食品	使用量	使用制限	備考（他の主な用途名）
防虫剤				
ピペロニルブトキシド	穀類	0.024 g/kg 以下		
膨脹剤（膨張剤，ベーキングパウダー又はふくらし粉）				
クエン酸カルシウム		カルシウムとして食品 1.0 % 以下（特別用途食品を除く）		（栄養強化剤，調味料，乳化剤）
炭酸カルシウム				（イーストフード，栄養強化剤，ガムベース，製造用剤）
乳酸カルシウム				（栄養強化剤，調味料）
ピロリン酸二水素カルシウム				（栄養強化剤，調味料）
硫酸カルシウム				（イーストフード，栄養強化剤，豆腐用凝固剤）
リン酸三カルシウム リン酸一水素カルシウム				（イーストフード，栄養強化剤，ガムベース，乳化剤）
リン酸二水素カルシウム				（イーストフード，栄養強化剤の乳化剤）
硫酸アルミニウムアンモニウム 硫酸アルミニウムカリウム			みそに使用しないこと	（製造用剤）
保水乳化安定剤				
コンドロイチン硫酸ナトリウム	マヨネーズ ドレッシング	20 g/kg 以下		
	魚肉ソーセージ	3.0 g/kg 以下		
保存料				
亜硫酸ナトリウム 次亜硫酸ナトリウム 二酸化硫黄 ピロ亜硫酸カリウム ピロ亜硫酸ナトリウム	漂白剤の項参照	漂白剤の項参照	漂白剤の項参照	（酸化防止剤，漂白剤）
安息香酸 安息香酸ナトリウム	キャビア	2.5 g/kg 以下（安息香酸として）		キャビアとはチョウザメの卵を缶詰又は瓶詰にしたもので，生食を原則とし，加熱殺菌することができない
	マーガリン	1.0 g/kg 以下（〃）	マーガリンにあってはソルビン酸，ソルビン酸カリウム，ソルビン酸カルシウム又はこれらのいずれかを含む製剤を併用する場合は安息香酸としての使用量とソルビン酸としての使用量の合計量が 1.0 g/kg を超えないこと	
	清涼飲料水，シロップ，しょう油	0.60 g/kg 以下（〃）		

物質名	対象食品	使用量	使用制限	備考（他の主な用途名）
	菓子の製造に用いる果実ペースト及び果汁（濃縮果汁を含む）	1.0 g/kg 以下（〃）	菓子の製造に用いる果実ペースト及び果汁に対しては安息香酸ナトリウムに限る	果実ペーストとは，果実をすり潰し，又は裏ごししてペースト状にしたものをいう
ソルビン酸 ソルビン酸カリウム ソルビン酸カルシウム	チーズ	3.0g/kg 以下（ソルビン酸として）	チーズにあってはプロピオン酸，プロピオン酸カルシウム又はプロピオン酸ナトリウムと併用する場合はソルビン酸としての使用量とプロピオン酸としての使用量の合計量が3.0 g/kgを超えないこと	フラワーペースト類とは小麦粉，でんぷん，ナッツ類もしくはその加工品，ココア，チョコレート,コーヒー,果肉，果汁，いも類，豆類，又は野菜類を主原料とし，これに砂糖，油脂，粉乳，卵，小麦粉等を加え，加熱殺菌してペースト状とし，パン又は菓子に充てん又は塗布して食用に供するものをいう キャンデッドチェリーについては漂白剤の項参照 たくあん漬とは，生大根，又は干大根を塩漬けにした後，これを調味料,香辛料,色素などを加えたぬか又はふすまで漬けたものをいう．ただし一丁漬たくあん及び早漬たくあんを除く ニョッキとは，ゆでたじゃがいもを主原料とし，これをすりつぶして団子状にした後，再度ゆでたものをいう 果実酒とはぶどう酒，りんご酒，なし酒等果実を主原料として発酵させた酒類をいう
	うに，魚肉ねり製品（魚肉すり身を除く），鯨肉製品，食肉製品	2.0g/kg 以下（〃）		
	いかくん製品 たこくん製品	1.5g/kg 以下（〃）		
	あん類，かす漬，こうじ漬，塩漬，しょう油漬及びみそ漬の漬物，キャンデッドチェリー，魚介乾製品（いかくん製品及びたこくん製品を除く），ジャム，シロップ，たくあん漬，つくだ煮，煮豆，ニョッキ，フラワーペースト類，マーガリン，みそ	1.0g/kg 以下（〃）	菓子の製造用果汁，濃縮果汁，果実ペーストはソルビン酸カリウム，ソルビン酸カルシウムに限る マーガリンにあっては，安息香酸又は安息香酸ナトリウムと併用する場合は，ソルビン酸及び安息香酸としての使用量の合計量が1.0 g/kgを超えないこと	
	ケチャップ，酢漬の漬物，スープ（ポタージュスープを除く），たれ，つゆ，干しすもも	0.50g/kg 以下（〃）		
	甘酒（3倍以上に希釈して飲用するものに限る），はっ酵乳（乳酸菌飲料の原料に供するものに限る）	0.30g/kg 以下（〃）		
	果実酒，雑酒	0.20g/kg 以下（〃）		
	乳酸菌飲料（殺菌したものを除く）	0.050 g/kg 以下（〃）（ただし，乳酸菌飲料原料に供するときは 0.30 g/kg 以下（〃））		
	菓子の製造に用いる果実ペースト及び果汁（濃縮果汁を含む）	1.0 g/kg 以下（〃）	菓子の製造に用いる果実ペースト及び果汁に対してはソルビン酸カリウム，ソルビン酸ナトリウムに限る	

物　質　名	対象食品	使用量	使用制限	備　考 (他の主な用途名)
デヒドロ酢酸ナトリウム	チーズ，バター，マーガリン	0.50 g/kg 以下 （デヒドロ酢酸として）		
ナイシン	食肉製品，チーズ（プロセスチーズを除く），ホイップクリーム類	0.0125 g/kg 以下 （ナイシンAを含む抗菌性ポリペプチドとして）	特別用途表示の許可又は承認を受けた場合は，この限りではない	ホイップクリーム類とは乳脂肪を主成分とする食品を主原料として泡立てたものをいう ソース類は果実ソース，チーズソース等の他，ケチャップも含む．フルーツソースは含まれない． 穀類及びでんぷんを主原料とする洋生菓子とはライスプディングやタピオカプディングをいう
	ソース類，ドレッシング，マヨネーズ	0.010 g/kg 以下 （　〃　）		
	プロセスチーズ，洋菓子	0.00625 g/kg 以下 （　〃　）		
	卵加工品，味噌	0.0050 g/kg 以下 （　〃　）		
	穀類及びでん粉を主原料とする洋生菓子	0.0030 g/kg 以下 （　〃　）		
パラオキシ安息香酸イソブチル	しょう油	0.25 g/L 以下 （パラオキシ安息香酸として）		
パラオキシ安息香酸イソプロピル パラオキシ安息香酸エチル パラオキシ安息香酸ブチル パラオキシ安息香酸プロピル	果実ソース	0.20 g/kg 以下 （　〃　）		
	酢	0.10 g/L 以下 （　〃　）		
	清涼飲料水，シロップ	0.10 g/kg 以下 （　〃　）		
	果実又は果菜（いずれも表皮の部分に限る）	0.012 g/kg 以下 （　〃　）		
プロピオン酸	チーズ	3.0 g/kg 以下 （プロピオン酸として）	チーズにあってはソルビン酸，ソルビン酸カリウム又はソルビン酸カルシウムを併用する場合は，プロピオン酸としての使用量とソルビン酸としての使用量の合計量が 3.0 g/kg を超えないこと	（香料）
プロピオン酸カルシウム プロピオン酸ナトリウム	パン，洋菓子	2.5 g/kg 以下 （　〃　）		
離　型　剤				
流動パラフィン*1	パン	0.10%未満 （パン中の残存量）	パンの製造に際してパン生地を自動分割機で分割する際及びばい焼する際の離型を目的とする場合に限る	

引用：（公社）日本食品衛生学会「食品衛生学雑誌」2015 年 2 月号

引用・参考文献

第 1 章　食品衛生行政と法規

1. 厚生統計協会編「国民衛生の動向・厚生の指標　臨時増刊」, 第 55 巻, 第 9 号, (2008)
2. 厚生労働省（食中毒統計資料）http://www.mhlw.go.jp/topics/syokuchu/04.html#4-2
3. 菅野道廣, 上野川修一, 山田和彦編, 「食べ物と健康 III」, 南江堂, (2006)
4. 全国食品安全自治ネットワーク食品表示ハンドブック作成委員会「食品表示ハンドブック」第 2 版, 群馬県食品安全会議事務局, (2007)

第 2 章　食品の変質

1. 小塚　諭他著, 「イラスト食品衛生学」, 東京教学社, (2007)
2. 白石　淳, 小林秀光編, 「食品衛生学」, 東京化学同人, (2004)
3. 増田邦義, 植木幸英編, 「食品衛生学」, 講談社サイエンティフィク
4. 菅野道廣, 上野川修一, 山田和彦編, 「食べ物と健康 III」, 南江堂, (2006)

第 3 章　食中毒

1. 厚生統計協会編「国民衛生の動向・厚生の指標　臨時増刊」, 第 55 巻, 第 9 号, (2008)
2. 厚生労働省 Web サイト「食中毒統計資料」（過去の食中毒発生状況）
http://www.mhlw.go.jp/topics/syokuchu/04.html#4-2
3. 厚生労働省 Web サイト「食品安全情報」～食品の安全性の確保を通じた国民の健康の保護のために～　http://www.mhlw.go.jp/topics/bukyoku/iyaku/syoku-anzen/index.html
4. 天児和暢, 南嶋洋一編, 「戸田新細菌学」第 31 版, 南山堂, (1997)
5. 加藤延夫編, 「医系微生物学」第 2 版, 朝倉書店, (1996)
6. 本田武司著, 「食中毒学入門」, 大阪大学出版会, (1996)
7. 永井美之, 渡辺治雄編, 「ウイルス・細菌感染 new ファイル」, 羊土社, (1997)
8. 総合食品安全事典編集委員会編, 「食中毒性微生物」, 産調出版, (1997)
9. 東京都衛生局環境衛生部食品衛生課編「こうしておこった食中毒」, 東京都, (1985)
10. 笹井勉著, 「なぜ O157 は大発生するのか・食中毒から身を守るために」, 桐書房, (1997)
11. 山本達男, 病原性大腸菌 O157 とは, 臨床と微生物，23: 増刊号，781–784, (1996)
12. 千葉峻三, ウイルス性胃腸炎, 感染症，27:1–9, (1997)
13. 小林慎一, ウイルス性食中毒について, 愛知県衛生研究所技術情報，21:1–3, (1997)
14. 宇田川悦子, ウイルス性下痢症 : 小型球形ウイルス（SRSV）, 臨床とウイルス，23: 増刊号，184–189, (1995)

第 4 章　食品による感染症・寄生虫症

1. 小塚　諭他著, 「イラスト食品衛生学」, 東京教学社, (2007)
2. 菅野道廣, 上野川修一, 山田和彦編, 「食べ物と健康 III」, 南江堂, (2006)
3. 川井英雄編, 「食品の安全性と衛生管理」, 医歯薬出版, (2004)
4. 中村好志, 西島基弘編, 「食品安全学」, 同文書院, (2005)
5. 「食と健康」 2 月号, (社) 日本食品衛生協会, (2002)
6. 村田以和夫著, 「ぜひ知っておきたい食品の寄生虫」, 幸書房, (2000)
7. 川村　堅著, 「第 27 回女子栄養大学栄養学講座」テキスト, (2006)

8. 中林敏夫,佐藤淳夫,荒木恒治ほか共著,医学要点双書10「寄生虫病学」第2版,金芳堂,(1994)

第5章　食品衛生管理

1. 矢野俊博,岸本満著,「管理栄養士のための大量調理施設の衛生管理」,幸書房,(2005)
2. 社団法人日本食品衛生協会,「よくわかるHACCP」,(1998)
3. 社団法人日本食品衛生協会,「食品の安全を創るHACCP」,(2003)
4. 細谷克也監修　米虫節夫・角野久史・富島邦雄編著「こうすればHACCPシステムが実践できる」,日科技連出版社,(2000)
5. 新山陽子編,「食品安全システムの実践理論」,昭和堂,(2004)
6. 中嶋康博,「食の安全安心の経済学」,コープ出版,(2004)
7. 山本茂貴,山崎省二編,「食品のリスクアナリシス」,オーム社,(2004)
8. 熊谷　進,山本茂貴編,「食の安全とリスクアセスメント」,中央法規出版,(2004)

第6章　食品中の汚染物質

1. ぶんせき(日本分析化学会) 2006年7月号
2. ファルマシア(日本薬学会) 1999年3月号
3. 食中毒予防必携,第2版(日本食品衛生協会)
4. 食品の「異物混入」について；国民生活センター,(2000年)http://www.kokusen.go.jp/pdf/n-20001125.pdf#search='PIO-NET%20%E7%95%B0%E7%89%A9%E6%B7%B7%E5%85%A5

第7章　食品の器具と容器包装

1. 辰濃　隆,中澤裕之編,「内分泌かく乱化学物質と食品容器」,幸書房,(1999)
2. 細貝祐太郎,松本昌雄監修,「食品安全セミナー器具・容器包装」,中央法規出版,(2002)
3. 中村好志,西島基弘編著,「食品安全学」,同文書院,(2005)
4. 厚生統計協会編,「国民衛生の動向」,財団法人厚生統計協会,(2006)
5. 佐尾和子,丹後玲子,根本　稔　編,「プラスチックの海」,海洋工学研究所出版部,(1995)
6. 21世紀包装研究協会編,「食品・医薬品包装ハンドブック」,幸書房,(2000)

第8章　食品添加物

1. 食品表示研究会編,食品表示Q＆A 3訂:制度の概要と実務に役立つ事例,中央法規出版,(2008)
2. 全国食品安全自治ネットワーク食品表示ハンドブック作成委員会「食品表示ハンドブック」第2版,群馬県食品安全会議事務局,(2007)
3. 食品表示研究会編,「食品表示マニュアル」中央法規出版,(2007)
4. 和泉　喬,小田隆弘,貞包治夫,堀井正治,松岡麻男著「新入門食品衛生学」,南江堂(2007)
5. 市川富男,一戸正勝,伊藤誉志男ら著,「図解 食品衛生学 第3版」,講談社サイエンティフィク,(2006)

第9章　新しい食品の安全性問題

1. ジェーン・リスラー,マーガレット・メロン著,「遺伝子組み換え作物と環境への危機」,合同出版,(1999)
2. 緑風出版編集部,「遺伝子組み換え食品の危険性」,緑風出版,(1997)
3. イアン・ショウ,「食の安全」,建帛社,(2006)
4. 菅野道広,上野川修一,山田和彦編,「食べ物と健康III」,南江堂(2006)

5. 原子力委員会食品照射専門部会,「食品への放射線照射について」, (2006)
6. 細貝祐太郎, 松本昌雄編,「新食品衛生学要説」, 医歯薬出版, (2003)
7. 後藤紀久, 加藤博史著,「いま求められる衛生リスク管理の知識」, アイ・ケイコーポレーション, (2004)
8. 中村好志, 西島基弘編著,「食品安全学」, 同文書院, (2005)
9. 厚生統計協会編,「国民衛生の動向」, 財団法人厚生統計協会, (2006)

全般

1. 薩田清明, 寺田厚編著,「食品衛生学」, 同文書院, (2004)
2. 細貝祐太郎, 松本昌雄編,「新食品衛生学要説」, 医歯薬出版, (2003)
3. 和泉　喬, 小田隆弘, 貞包治夫, 堀井正治, 松岡麻男著,「新入門食品衛生学」, 南江堂(2007)
4. 白石　淳, 小林秀光編,「食品衛生学第 2 版」, 化学同人, (2007)
5. 一色賢司編「食品衛生学第 2 版」, 東京化学同人, (2006)
6. 菅家祐輔編著「簡明食品衛生学」, 光生館, (2006)

そのほか

1. (社)日本食品衛生学会編, 食品・食品添加物等規格基準(抄), 食品衛生学雑誌, 49:1, (2008)
2. 蒲原稔治著,「原色日本魚類図鑑」改訂版, 保育社, (1980)
3. 蒲原稔治著,「続原色日本魚類図鑑」, 保育社, (1980)
4. 厚生労働省生活衛生局乳肉衛生課編「改訂日本近海産フグ類の鑑別と毒性」, 中央法規出版, (1994)
5. 吉見昭一監修「日本のきのこ」, 成美堂出版, (1994)
6. 植松黎著,「毒草の誘惑」, 講談社, (1997)
7. (財)日本自然保護協会編集・監修,「野外における危険な生物」, 平凡社, (1994)

索　引

イラスト 食品の安全性 ── 第 4 版 ──

ISBN 978-4-8082-6078-1

2009 年 1 月 30 日 初版発行
2012 年 4 月 1 日 2 版発行
2016 年 4 月 1 日 3 版発行
2021 年 4 月 1 日 4 版発行
2024 年 9 月 1 日 5 刷発行

著者代表 Ⓒ 小 塚 諭
発 行 者 鳥 飼 正 樹
印 刷
製 本 三 美 印 刷 株式会社

発行所 株式会社 東京教学社

郵便番号 112-0002
住 所 東京都文京区小石川 3-10-5
電 話 03（3868）2405
F A X 03（3868）0673
https://www.tokyokyogakusha.com